공중보건학총론

권 오 성 (서남대학교)
김 성 렬 (경남대학교)
김 용 남 (남부대학교)
김 운 신 (광주여자대학교)
김 정 연 (대전보건대학교)
남 형 천 (경북전문대학교)
노 종 수 (대전보건대학교)
박 대 성 (건양대학교)
신 형 수 (경운대학교)
양 승 훈 (전주비전대학교)
유 재 호 (선문대학교)
이 건 철 (경남정보대학교)
이 재 춘 (군장대학교)
이 현 민 (호남대학교)
임 원 식 (안동과학대학교)
(가나다순)

대한나래출판사

서 문

공중보건학은 지역사회의 질병을 예방하고, 수명을 연장시키고, 신체적 및 정신적 효율을 증진시키는 기술과 과학이라고 정의하였습니다.

공중보건학이 차지하는 학문은 자연 및 사회과학, 예방의학, 한의학, 치과의학, 보건, 간호 등 학문에서도 자리를 잡고 있으며, 특히 보건계열 대학과 보건직 분야에 근무하시는 분들에게 중요하게 다루고 있습니다.

이 책에서는 학습자가 공무원 시험 및 국가고시에서 반드시 필독해야 할 부분 위주로 강조하였으며, 건강과 질병, 공중보건학, 역학, 감염병, 환경위생과 보전관리, 산업보건, 보건교육, 식품위생, 모자보건, 인구보건, 학교보건, 사회보장보험, 노인보건, 보건행정, 보건통계 및 지표, 보건영양 등 폭넓게 수록하였습니다.

2014년 새로 개정된 국가고시 위주로 자료를 수집하여 적절하게 이해와 해설을 하였습니다. 본서를 발간하면서 공무원 수험생 및 국가고시를 준비하는 분들에게 도움이 될 수 있기를 바랍니다.

본서를 사용해 주신 모든 분들께 지면으로 감사를 드리오며, 초판에서 미흡한 부분은 향후 개정을 통하여 보완할 것을 약속드리며, 사랑과 조언을 부탁드립니다.

이 책의 발간을 위해 많은 도움을 주신 대한나래출판사의 최용원 대표님과 편집부 일동 및 임직원 분들께 감사드립니다.

2014년 3월

저자 일동

목 차

제 1 장

공중보건학

1. 공중보건학 영역 및 위생학

공중보건학이란 '공중', 즉 인간을 대상으로 건강 보호와 증진, 질병예방 등 건강에 대하여 중점을 두며, 궁극적으로 사람을 건강하게 하려는 목적을 추구하는 '보건'을 위한 학문이라고 할 수 있다. 공중보건학은 의학은 물론 통계학, 행정학, 경영학, 경제학, 생물학, 화학 등 다양한 학문 분야와의 응용과 협력을 필요로 한다. 이런 필요에 따라 보건학은 점차 분야를 세분화하게 되었다. 그 결과 보건통계학, 역학 및 감염병관리학, 보건행정학, 보건경제학, 보건사회학, 보건생태학, 보건인구학, 보건영양학, 모자보건학, 산업보건학, 노인보건학, 환경위생학 등 전문 분야가 생겨났다.

Hygiene의 어원은 희랍 신화에서 태양의 신 Apollo의 아들인 의술의 신 Aesculapius의 딸 중에 Hygieia가 건강을 수호하는 여신으로 불리던 데서 연유하며, 기원후 2세기경에 이탈리아의 의학자 **Galenus(Galen, A.D. 129~200)**가 hygiene이라는 단어를 최초로 사용한 것이 효시가 되었다.

중국의 고서인 "장자"라는 책에서 '위생'이라는 말이 사용되었는데, 이것이 hygiene과 같다는 뜻으로 사용되어 왔다.

근대사회에 있어서 개인과 공중을 한 선으로 구획하기는 매우 곤란하며 위생학은 공중보건학과 그 목적을 같이하고 있지만 학술적 체계에 있어서는 다르다.

위생학은 실험위생학의 이념에 입각하여 개인과 환경과의 관련을 규명하고 기초로 하여 물리·화학적 환경과 생물학적 환경을 개선함으로써 질병을 예방하고 건강을 유지·증진시키는 과학이다.

사회가 발전함에 따라 개인의 건강 문제는 점차로 사회 전체의 환경 변화의 영향을 받게 됨으로써 개인위생에 대응하여 보다 많은 사람들의 집단을 대상으로 하는 공중위생학이라는 말을 사용하게 되었으며, 위생학은 환경위생학(environmental sanitation), 공중위생학(public hygiene) 또는 공중보건학(public health)을 말한다.

공중보건학의 기초 분야에는 (1) 환경위생, (2) 식품위생학, (3) 국민영양, (4) 역학, (5) 급·만성감염병관리, (6) 기생충 질환 관리, (7) 소독, (8) 구충구서, (9) 정신보건, (10) 인구학, (11) 보건통계학, (12) 보건행정, (13) 사회보장, (14) 보건교육이 있다.

임상 분야에는 (1) 모자보건학, (2) 학교보건학, (3) 성인보건학, (4) 가족계획, (5) 보건간호학이 있다.

응용 분야에는 (1) 도시보건 및 농어촌보건, (2) 공해, (3) 산업위생학으로 분류한다.

1) 공중보건학의 정의

공중보건학의 정의를 살펴보면 Galenus(A.D. 129~200)가 처음으로 **'hygiene'**이라는 말을 사용하면서 유래하였으며, 의학 및 사회가 변화함에 따라서 초기에는 공중위생의 개념으로 사용되다가 의학의 눈부신 발전을 통해 개인 차원의 질병예방이 가능해짐에 따라 공중보건학을 위생학과 의과학의 통합 개념으로 간주하였다.

1920년에 이르러 Yeil대의 C. E. A. **Winslow(1877~1957)**의 공중보건학 정의박사가 공중보건학을 정의

하였고 이는 현재까지도 공중보건학을 정의하는 데 다음과 같이 널리 쓰이고 있다.

'공중보건학은 조직적인 지역사회의 노력을 통하여 질병예방, 생명 연장 및 신체적·정신적 효율을 증진시키는 기술이며 과학이다.'

① 환경위생 향상
② 감염병 관리
③ 개인위생에 대한 보건교육
④ 질병의 조기 발견과 조기 진단을 위한 의료 및 간호봉사 사업의 조직화
⑤ 모든 사람들에게 건강 유지에 적합한 생활수준을 보장하는 사회제도의 발전

등을 조직화하여 모든 사람이 건강과 장수라는 생득권을 실현할 수 있도록 노력하는 것이라고 하였다.

1948년 미국의사회는 '공중보건학은 조직화된 지역사회 노력을 통하여 대중의 건강을 유지·보호하고 증진시키는 과학이며 기술'이라고 했다. 그리고 Smillie는 '공중보건학은 본질적으로 지역사회가 책임져야 하는 질병예방과 건강증진을 목적으로 실시하는 사업에 관한 학문'이라고 하였다.

질병을 예방하여 수명을 연장하고 건강과 능률을 향상시키려는 노력은 인간의 역사와 더불어 계속되어 왔다. John J. Hanlon은 '공중보건학은 주어진 시간과 환경 속에서, 가용 지식과 자원으로 육체적·정신적·사회적 안녕과 장수에 도달하도록 노력하는 학문'이라고 하였다. 또한 1948년 미국의사회는 '공중보건학은 조직화된 지역사회 노력을 통하여 대중의 건강을 유지·보호하고 증진시키는 과학이며 기술'이라고 했다.

이러한 공중보건학의 정의와 개념들은 1978년의 **알마아타 선언**을 계기로 더욱 구체화되었다. 알마아타 선언으로 잘 알려진 1978년 WHO 국제회의의 선언은 '만인의 건강(health for all)'을 목표로 하고 그 수단으로는 1차 보건의료라는 개념을 도입하였는데, 이 선언을 계기로 공중보건학은 더욱 발전할 수 있었다.

알마아타 선언에서 1차 보건의료에 대한 주요 내용은 다음과 같다.

- 1차 보건의료는 과학적 방법으로 지역사회가 수용할 수 있어야 하며,
- 주민의 적극적 참여 속에 각 개인이나 가족 등 모든 주민이 쉽게 이용할 수 있어야 하고,
- 국가나 지역사회가 재정적으로 부담이 가능해야 하며,
- 국가의 보건의료체계상 핵심으로 지역사회 개발 정책의 일환으로 유지되어야 하고,
- 최 말단 집단 단위까지 전달될 수 있어야 하며 이러한 말단 집단 단위가 1차 보건의료의 핵심이어야 한다.
- 1차 보건의료는 질병의 치료나 예방과 더불어 신체·정신적 건강증진과 사회적 안녕, 그리고 생활의 질적 향상을 실현시킬 수 있어야 한다고 밝히고 있다.

1986년 세계보건기구 주최로 열린 제1차 국제건강증진회의 결과 채택된 **오타와 헌장**은 공중보건학의 개념에 있어 시대적 변화를 반영하게 했다.

오타와 헌장에서 건강증진은 건강 성취를 위한 수단으로 사람이 가지고 있는 건강 능력을 최대한 개발하는 것이라고 설명하였다. 변화하는 시대의 흐름에 따라 알마아타 선언에서 주장한 '만인의 건강' 목표를 이

루기 위해 오타와 헌장에서는 '건강증진'이라는 개념을 도입하였고, 그 결과 이제는 공중보건학을 설명함에 있어서 매우 중요한 개념으로 자리 잡고 있다. 특히 '건강증진'은 지역사회와 국가가 제공하는 보건의료서비스에 의존했던 기존 개념과는 달리 건강하도록 노력해야 하는 개인 및 지역사회의 책임을 강조하고 있다는 점에서 공중보건학의 변화를 가져왔다.

공중보건학은 국가가 제공하는 수혜의 중심에서 1차 보건의료의 강화를 통해 보건의료서비스의 형평성과 접근성을 향상시키는 것으로서, 그리고 건강증진을 위해 개인과 지역사회가 함께 노력해야 한다는 방향으로 발전되어 왔다.

우리나라의 경우 알마아타 선언에 앞서 1977년부터 한국보건개발원(KHDI)에서 1차 보건의료 시범사업을 실시하였는데, 이듬해 알마아타 선언 이후에는 1차 보건의료에 대한 WHO의 지원 및 국내의 관심이 더욱 확산되어 갔다. 그리하여 1980년 12월 31일 '농어촌 보건의료를 위한 특별조치법'이 제정되어 1차 보건의료 사업에 대한 법적 근거가 마련되었으며, 이 법에 근거하여 1차 보건의료 인력으로서 보건진료원(Community Health Practitioner; CHP)이 개발되었고, 농어촌 등 의료 취약 지역에 보건진료소(Primary Health Post; PHP)가 설치되는 등 사업이 본격적으로 추진되게 되었다. 이후 이외에도 1차 보건의료 접근법은 학교보건, 산업보건, 도시 영세지역 보건, 건강한 도시 가꾸기 사업(healthy city project) 등에도 적용되었다.

2) 공중보건학과 예방의학 비교

공중보건학과 예방의학은 모두 질병의 예방과 건강의 보호·증진으로 인간의 수명을 연장하려는 것을 목적으로 하지만, 그 목적을 달성하는 방법과 활동 영역에 차이가 있다.

(1) 대상

공중보건학은 **인구 집단을 대상**으로 하지만, 예방의학은 인구 집단을 대상으로 할 경우도 있고 **개인**이나 가족을 대상으로 할 때도 있다.

(2) 활동 영역

공중보건학의 경우 지역사회 전반으로 하지만, 예방의학은 의료기관, 직장, 가정 등보다 특정 영역을 위주로 한다.

(3) 문제 해결

공중보건학은 보건 관리와 봉사이지만, 예방의학의 경우 진료와 투약으로 해결하려고 한다.

(4) 진단 방법

공중보건학이 지역사회를 진단하여 그 사회의 건강 수준을 평가하고 대책을 마련하는 데에 초점을 둔다면, 예방의학의 경우 집단을 대상으로 통계와 역학 연구를 통해 질병의 원인 인자 및 위험 요인을 규명하는 데에 초점을 둔다.

(5) 바탕 학문

공중보건학은 예방의학, 인문·사회학, 자연과학이 학문적 바탕이 되지만, 예방의학의 경우 치료의학, 통계학, 역학, 보건행정·관리 등이 학문적 바탕이 된다.

3) 공중보건학과 지역사회보건학 비교

특성	공중보건사업	지역사회보건사업
사업 대상	선택된 인구 집단	지역사회 주민 전체
목적	개인 및 가족의 질병예방과 건강증진	지역사회로부터 세계 인구 집단의 건강증진
사업 결정 기관	정부 및 공공기관	지역사회
행사 특성	제한적 행사	자율적 행사
권력	정치권력과 관계성이 있다.	없다.
법령의 제약	여론의 초점이 안 된다.	여론의 초점이 된다.
평등성	합법성이 전제되므로 평등	평등성이 적다.
사업 절차	정부에서 지역사회로 하향식 전달체계	지역사회에서 정부로 상향식 전달체계
사업 완료 기간	단기간	장기간
지역사회 개발	격리 상태	적극적 추진

4) 우리나라의 공중보건 당면 과제 및 향후 전망

우리나라의 현대 공중보건학은 그 개념이 도입된 8·15 해방 이후, 그동안 어려운 가운데서도 현저한 발전을 가져왔다. 이러한 국민보건의 전반적 향상은 상하수도 관리를 포함한 환경위생의 개선, 국민 영양의 향상, 감염병 관리, 기타 각종 보건사업의 결과에 힘입은 바가 크다고 할 수 있다. 그러나 아직도 여러 선진국과 비교할 때에 미흡한 점이 한두 가지가 아니다. 특히 산업 발전에 수반하여 심각한 문제로 대두하고 있는 환경오염, 인구 도시 집중으로 인한 도시 영세민의 의료문제, 도시 주변의 환경오염, 급격한 인구증가, 성인병 문제 등 공중보건학적 해결 방법을 필요로 하는 각종 문제가 증가하고 있다.

우리나라 공중보건 당면 문제는 내용을 요약하면 다음과 같다.

- 보건의료 행정조직의 다원화(교육, 내무, 보건복지)
- 의료 전달체계의 미확립(1, 2, 3차 진료기관)
- 성과급 제도의 의사 보수 지급 방법의 병폐(의료비 상승)
- 환경오염 대책
- 보건의료의 과학적 관리 기법 도입 등
- 의학적 보호의 편중 해소(무의 지역의 해소)
- 사회보장제도의 약체 문제 등

- 악성 신생물, 뇌졸중, 당뇨병, 고혈압 등 성인병 문제
- 인구의 도시화나 산업장에서 원인이 되는 공해 질병이나 직업병 문제

이러한 문제점을 개선하고 보안하기 위해서는 다음과 같이 제시할 수 있다.

- 농어촌 및 도서 지역을 망라한 전 국민이 질 높은 의학적 보호를 받을 수 있는 제도적 조치가 필요하며,
- 국민보건 향상·발전을 위해 공해 문제 및 직업병 문제 해결과 성인병 관리 및 사회보장을 위한 투자가 필요하고,
- 지역사회 주민들의 적극적 참여로 자신들의 보건 문제를 스스로 해결할 수 있는 능력을 길러주기 위한 적극적 보건교육 활동이 필요하다.

보건학문은 개인보건과 공중보건을 지키는 숭고한 학문으로서 그간 인류의 생명을 지키고 건강을 유지·증진시키는 분야로까지 발달하고 있다. 이제 21세기에는 국민의 생활 습관을 바꾸어 건강한 삶을 향유할 수 있도록 하는 학문으로 발전하고 있다.

우리나라에서의 보건학 교육은 4년제 과정과 대학원 과정으로 분류할 수 있는데, 4년제의 보건 관련 학과는 15개 정도가 있고 그의 명칭은 다양하다(예: 보건학과, 보건교육학과, 보건관리학과, 보건행정학과 등). 또한 대학원 과정은 석사 과정의 보건대학원(전국에 10개)과 박사 과정의 보건학과가 있어 이들 분야의 지도자적 전문 보건 인력을 양성해 오고 있다.

미국의 경우는 100여 개의 4년제 과정은 물론 30여 개의 보건대학원(School of Public Health)에서 석사(master of public health)와 박사(PhD) 과정 인력을 양성하고 있다. 일본의 경우는 4년제의 동경대학 보건학과를 비롯하여 석·박사 과정이 여러 개 있고, 특히 동경대학은 국제보건대학원(School of International Health)에서 세계 여러 나라의 보건 문제를 연구하는 국제적 수준의 보건 인력을 양성하고 있다.

이와 같이 보건학이라는 학문은 국내에서는 물론 외국에서도 그 학문적 가치를 인정받고 있는 유망한 분야이고, 이들 인력의 국가적 기여가 많은 분야이다.

2. 공중보건학의 발달 및 역사

1) 서양 보건학의 역사

공중보건의 발전 과정은 학자에 따라 여러 가지 분류가 있으나 여기서는 고대문명, 암흑기, 요람기, 확립기, 발전기로 나누어 살펴본다.

(1) 고대기(기원전~AD 500년)

질병에 대한 무지는 고대인들로 하여금 이를 초자연적 원인으로 해석하게 하려는 태도를 가져왔다. 즉 병이 자신이 지은 죄에 의한 신의 징벌이라고 생각한 것이 일반적이었으며, 이에 대한 치료도 종교적 또는 근거 없는 과학적 치료, 점성학 등 미신에 의존하는 것이 대부분이었다.

약 4000년 전의 인도 문명에서는 도시가 계획되어 건설되었고, 그 유적에서 목욕탕과 배수관이 발견되고 있으며, 기원전 약 3000~1500년의 미노스인(Minoan)들이나 기원전 약 3000~1,000년의 크레타인(Cretan)들은 변소나 배수 시설을 갖추고 있었으며, 그리스인으로서 유럽 최초의 역사가인 헤로도투스(Herodotus)의 기록에 의하면 "기원전 1,000년의 이집트인들은 그 당시 모든 문명 국가 중 가장 건강한 종족이었으며, 개인위생이 강조되고 공중위생 개념이 뛰어나 공동 하수구나 정화조 또는 치료 약제들을 소유하고 있었다"고 그의 저서 "역사"에서 밝히고 있다.

메소포타미아 문명의 의학은 종교적 색채가 농후하여 병에 걸리지 않으려면 여러 신들을 섬기고 죄에 대한 용서를 빌고 기도를 드려야 한다고 믿었다. 이러한 특징은 예배 시 청결이 강조되어 청결 관념이 보급되고, 종교 의식 시에 목욕을 한다든지 물을 오염시키지 않게 한다든지 등의 공중위생에는 좋은 영향을 가져다 준 측면도 있다. 한편으로 나환자, 성병환자들은 성스러움에 반하는 자들로 간주되어 도시에서 쫓겨났는데 이 역시 결과적으로는 집단의 보건에 좋은 것이었다.

기원전 1500년경에 처음으로 위생 법전이 모세에 의해 '레위기(Leviticus)'에 기록되어 있다. '레위기'는 전장 27장 중 18장이 보건에 관한 계율인데, 여기에는 유대인들이 지켜야 할 위생에 관한 것들로서 악성 피부병과 나환자의 조기 진단 방법 및 격리를 통한 감염 예방, 산모의 부정을 벗기는 의식, 청결한 개인위생과 성병 예방을 위한 그릇된 성관계를 금하는 규정 등을 치유 절차와 함께 구체적으로 기록하고 있어 인류 최초의 보건 법전이라고 할 수 있다.

희랍시대의 "Corpus Hippocraticum 전집"(70권)에는 **장기설**(miasma theory)과 인체는 **혈액, 점액, 황담즙 및 흙담즙**을 가지고 있다는 **4액체설**이 있었고, 이러한 조화에 의해 유지가 되며, 이와 같은 조화가 깨질 때 병이 된다는 것이다. 이 4액체설은 그 뒤로도 Galenus에 의하여 계승 발전되었다.

고대 로마의 경우는 그리스를 계승한 방식이었다. 치료의학보다는 위생 분야에 있어서 많은 발전이 있어 하수도, 공중목욕탕, 급수 등이 이에 해당한다. 2세기경에는 도시에서 공적인 의사 제도가 마련되었다. 또 이 시기에는 **갈레누스**(Galenus, A.D. 129~200)가 히포크라테스 학설을 계승 발전시켜 이후 17세기까지 그의 의학이 지배적 위치를 차지하게 된다.

(2) 중세기(500~1500년)

중세기는 서양 문명의 암흑기였고, 교회의 지배하에 모든 의학이 이루어졌으며 종교적 색채가 강하였다. 사람의 질병이 죄에 대한 신의 벌 내지는 악마에 의해 발생한다고 믿었고 기도와 회개하는 방식으로 질병에서 벗어나고자 했던 것이다. 결국 고대 후반기의 그리스 로마 시대에 점차 발전하던 과학적·합리적 질병관이 다시 그 이전 시대로 퇴보하게 된다.

Mohammed의 사망 후 종교적인 행사를 위해 그의 출생지인 Mecca로 각처에서 사람들이 모여 콜레라가 만연했고, 이 순례자들이 귀향하는 경유지와 그들의 고국에 콜레라를 파급시켰다. 그 결과 감염병이 범세계적(pandemic)으로 유행하게 되었다.

중세기 초에는 이집트에서 소아시아로 전파된 것으로 보이는 나병이 십자군과 다른 민족의 대이동을 통해 유럽 각지에 전파되었다. 이 병이 천벌로 인식되어 민법상 사망으로 간주되었으며, 환자와 접촉하는 행위 및 환자의 이동을 금지하는 법률을 제정하였다. 그리고 나환자들은 구별되는 옷을 입고 종을 울리면서 다니도록 하였으며 그 결과 나병이 점차 감소했다.

이렇게 의학은 시대를 역행하는데 중세기에는 인구가 몇몇 도시로 밀집되면서 환경 위생이 불량해졌고 이로 인해 많은 감염성 질환이 유행하게 된다. 대표적인 것들이 나병과 페스트였으며 범발생적(pandemic) 유행이 일어나 많은 이의 목숨을 앗아갔다. 이외에도 콜레라, 디프테리아, 홍역, 결핵 등이 만연하였다.

이렇게 유행성 질환으로 혹독한 경험을 거치면서 이에 대항하는 노력이 있었는데, 페스트 환자는 이미 죽은 자로 선고받아 격리되었고, 페스트 유행 지역에서 온 사람은 항구에서 떨어진 일정 장소에서 2개월간 머물러야 입항을 허락하는 등 이른바 검역 제도가 유래한 것이다. 1383년에는 페스트의 대유행으로 Marseilles에서는 40일간 교통 차단을 하기도 하였다. 검역 제도는 감염병으로 인한 많은 희생들 속에서 이뤄낸 이 시기의 중요한 업적인 것이다.

또한 인류가 질병으로 인하여 가장 심각하게 손실을 입게 되는 페스트가 유행하였다. 중국, 인도, 이집트, 유럽에서 페스트가 대유행하여 엄청난 인명이 사망하였다. 1693년의 런던의 경우를 보면 인구의 1/6이 희생되었고, 1625년에 다시 1/6, 1665년에 1/5이 페스트로 사망하였으며, 특히 유럽 지역을 주기적으로 휩쓸었다.

감염병으로 인한 참담한 경험을 거치면서 거기에 대처하려는 노력이 있었다. 예를 들면, 베니스에서는 1348년에 오염되었거나 의심이 가는 배와 여행자의 입항을 금지시켰으며, 로구사(Rogusa; 현재의 Dubrovnik)에서는 페스트 유행 지역에서 온 여행자는 항구 밖의 일정한 장소에서 질병이 없어질 때까지 2개월간 머물다가 입항이 허락되었다. 이것은 역사적으로 검역(quarantine; 40일을 의미함)의 시초가 되었다. 그 후 1383년에 Marseilles에서 **최초로 검역법**이 통과되었으며, 처음으로 **검역소가 설치·운영**되었던 것은 감염병 예방이라는 측면에서 중요한 업적이라 할 수 있다.

(3) 여명기(요람기: 1500~1850년)

이 시기는 중세(1500~1750년)와 근대(1750~19세기 후반)의 일부를 포함하는 시기이다. 르네상스를 통하여 중세의 침체기에서 벗어나 근대 과학 기술이 태동하는 진전이 있었고, 한편으로는 프랑스 혁명을 통해 봉건사회가 무너짐으로써 영국에서는 산업혁명이 일어나는 등 사회·과학·경제·문화적으로 커다란 변화가 있었던 시기이다. 처음으로 개인위생에서 공중보건으로 개념이 전환된 시기로, 생산 수단의 도구가 기계로 대체되어 대량 생산이 가능해짐에 따라 산업혁명이 가속화되었고 도시 지역에 인구의 집중이 늘어났으며 노동자, 특히 연소자의 근로 조건 등이 심각한 보건 문제로 대두하게 되었다.

이로 인하여 이 시대의 보건 문제는 주로 빈곤, 작업장 환경 및 근로 조건에 관련된 것이었으며, 사회 개혁론자들이 이에 깊은 관심을 가지고 헌신적 활동을 전개하였다. Edwin Chadwick(1800~1875)의 'Fever report'에 따르면 도제로 들어가 일하는 아이들의 반수 이상이 일한 지 5년 이내에 사망하였으며, 한편 런던 위생위원회가 1843년에 발표한 사망표와 Liverpool 시의 자료를 보면 평균 사망 연령이 상류사회는 36세, 상인들은 22세, 노동자들은 16세 정도였다.

Ramazzini는 **직업병**에 관한 저서를 출간하였고, 독일의 J. P. **Frank**(1745~1821)는 '국민의 건강을 확보하는 것은 국가의 책임이다'라고 주장한 바 있으며, 의사경찰체계라는 위생 행정에 관하여 출간된 12권의 저서가 **최초의 공중보건학 저서**로 알려져 있다. 그는 이 책에서 기본적으로 국민의 건강은 국가의 책임이라는 개념을 도입하였고, 공중보건과 개인위생을 체계화시켰다.

스웨덴은 1749년에 세계 최초로 국세 조사를 실시하였으며 Jenner는 1798년에 **우두종두법을 개발**하였는데, 이는 보건사에 아주 중요한 업적이었다. 그 당시 유럽의 각국에서 영아 사망의 가장 큰 원인은 천연두였다. 우두종두법의 발견으로 예방접종의 대중화가 가능해졌으며 그 결과 지구상에서 천연두가 근절되는 계기가 되었다.

(4) 확립기(1850~1900년)

근대 후반기를 포함하며 과학을 기반으로 세균학 및 면역 분야에 있어서 많은 업적들이 있었고, 공중보건학적 사상이 점차 확립되어 갔다.

영국의 **스노(Snow J, 1813~1858)는 1855년,** '콜레라 발생의 전파 양식에 대하여(On the mode of communication of cholera)'라는 보고서에서 체계적 역학 접근 방식을 통해 기존의 장기설을 뒤집고, 감염성 병원체에 의한 감염설을 지지하였다. 이는 **코흐(Koch R, 1843~1910)가 콜레라균**을 발견하기 30년 전의 일로서 오늘날까지도 역학 조사의 성서로 여겨지고 있다.

그 밖에 현대의학의 창시자라 할 수 있는 프랑스의 **L. Pasteur**(1822~1895)는 Anthrax균(1877), 닭 Cholera균(1880)의 발견과 광견병 항혈청을 개발(1883)하였으며, 독일의 **R. Koch**(1843~1910)는 Tetanus균(1878), 결핵균(1882), 콜레라균(1883)을 발견하였고, Ehrlick(1845~1915)은 매독 치료제인 Salvarsan을 발명하여 화학요법이 시작되었으며, 그밖에 수많은 세균이 발견되고 백신이 개발되어 질병예방의 기틀이 확립되었다.

제도적인 노력도 점차 발전되어 독일의 **비스마르크**(Bismark O, 1815~1898)는 1883년 **세계 최초로 질병보험을 실시**했고 이는 사회보장제도를 마련하는 데 계기가 되었다. 1866년에는 역시 독일의 **페텐코페르**(Pettenkofer M, 1818~1901)가 **세계 최초로 뮌헨대학에 위생학 교실을 개설**했는데, 주목할 것은 실험위생학의 기초를 확립한 것으로, 영양, 의복, 환기, 난방 등 위생학 전 분야를 실험실에서 연구할 여건이 마련되었다는 점이다.

(5) 발전기(20세기 이후)

20세기에는 보건학의 이론이 과학적으로 발전되었고, 공중보건학과 치료의학의 조화가 점차 중시되어 전문적 분화와 체계적 통합이 동시에 이루어지고 있다. 급격한 의료비의 증가로 인한 비효율성, 지나친 전문화에 대한 대책, 빈민이나 벽지 농어민 등 의료에서 소외된 계층을 포용하기 위해 의료의 중심을 병원 외로 옮길 필요가 생긴 것이다. 새로운 보건의료로서 개인과 동시에 지역 집단을 대상으로 하여 치료뿐만 아니라 예방, 재활, 건강증진 및 보호 활동 등을 포괄하는 총괄적 의료 시스템이 대두했고, 이것이 바로 지역사회 의료 개념이다. 이에 따라 1차 의료(primary care)의 중요성이 점차 강조되고 있다.

1960년대 이후 보건의료에 대한 지역사회의 다양한 요구에 부응하기 위하여 포괄 의료의 필요성이 대두했으며, 보건소의 보급으로 지역사회 보건사업과 국제적 차원에서 국가 간의 협상을 통해 보건 문제를 해결하고자 WHO 등 국제보건기구가 발전했다.

환경오염으로부터 지구를 지키기 위한 노력이 세계적으로 관심을 가져오게 되었으며 국제인간 환경회의(1972)는 Stockholm에서 'The only one earth'라는 슬로건을 내걸고 오직 하나뿐인 지구를 오염으로부터 수호할 것을 다짐하는 인간 환경선언을 하였으며, 1973년에는 국제환경기구(United Nations Environment Program)를 설립하였으며, 보건의료에 관한 국제적 노력도 이에 못지않게 있었다. 1977년 WHO는 'Health for all by the year 2000'라는 인류 건강 실현 목표를 설정한 뒤, 이듬해인 1978년 카자흐스탄에서 **알마아타(Alma Ata)**회의를 주최하여 인류 건강 목표를 달성하기 위한 최선의 방법을 의논하였고 이를 1차 보건의료의 확립으로 보았다. 1986년에는 전 세계인의 건강증진을 위한 제1차 건강증진국제회의가 캐나다 오타와에서 개최되었다. 여기서는 날로 관심이 높아지고 있는 건강증진에 대해서 기본 개념을 정립하고 주요 활동 방안 및 접근 전략에 관한 방향을 제시하는 '**오타와 헌장(Ottawa Charter)'을 제정**하였다. 이후 건강증진 국제회의는 꾸준히 개최되면서 건강증진을 위해 노력을 기울이고 있다. 또한 국제적 합의를 모색하기 위하여 1992년 6월 브라질의 리우에서 185개국 정부 대표단과 114개국 정상이 모여 지구환경정상회담을 개최하여 '리우환경선언(Rio Declaration)'이 선포되었고, 지구인의 행동강령인 '의제 21(Agenda 21)'을 채택하는 등 지구환경보전을 위한 적극적인 노력이 추진되고 있다.

2) 우리나라 보건학의 역사

우리나라 보건사업의 발달도 우리나라 고유의 보건사상 및 미국에서 들어온 서양과 대륙적 보건 사상들이 혼합되어 이루어졌다. 그러나 우리나라 공중보건에 대한 정책은 극히 근세에 와서 수립되었다.

(1) 삼국시대 이전

삼국시대 이전의 고대사회의 위생에 관련된 내용은 "삼국지", "위지동이전" 등에 나타난 기록들로 알 수 있는데, 질병으로 죽은 사람의 집은 버리고 떠나며 죽은 자를 바로 그 날로 야장(野葬)하라는 내용 등에서 추측해 보건대 당시부터 지저분하거나 더러운 것을 피하고 깨끗하고 청결한 것을 숭상하는 풍습이 존재하였다.

(2) 삼국시대(4~7세기 중반)와 통일신라시대(668~935)

이 당시는 감염병의 유행을 잘못된 정치에 대한 경고 내지 견책으로 받아들였다. 감염병뿐만 아니라 천재지변도 마찬가지로 해석되어 이에 따른 구료 대책은 재이론(災異論)에 기반을 두고 있다. 재이(災異)란 전근대사회에서 인간 능력으로 잘 알 수 없는 자연의 이상 현상을 하늘의 예시로 파악한 것을 말한다.

또한 삼국시대에는 샤머니즘도 융성했고 질병의 축출 행위가 널리 퍼져 있었음을 여러 기록을 통해 알 수 있다. 감염병에 관한 파악도 무속적으로 볼 때는 감염병 귀신이 들러붙기 때문이라고 보았던 것이다.

이 당시의 중의 의료제도는 삼국과 통일신라 모두에서 보인다. **고구려**에는 **시의**(侍醫)라는 의료제도가 있었으며, **백제**에는 **약부(藥部)**, **의박사(醫博士)**, **채약사(採藥師)**, **주금사(呪噤師)** 등이 있었다. **신라**의 의료제도에 대해서는 문헌이 없지만 대체로 고구려나 백제와 유사했을 것으로 추측된다. 그러나 **통일신라**는 비교적 잘 짜인 의료제도를 갖고 있었다. **공봉의사(供奉醫師)**, **내공봉의사(內供奉醫師)**, **의관(醫官)**, **국의(國醫)**, **승의(僧醫)**, **의박사(醫博士)** 등의 명칭이 있었다.

(3) 고려시대(918~1392)

고려시대는 감염병의 유행에 대한 기록이 20여 회나 나타난다. 그러나 실제 유행은 이보다 더 많았을 것으로 추측된다. "고려사(高麗史)", "고려사절요(高麗史節要)"의 역(疫)에 대한 서술은 거의 제이론과 오행론(五行論)에 입각해 감염병의 발생은 임금의 부덕에서 비롯된다고 보았다. 즉 감염병이 그릇된 정치에 대한 하늘의 벌과 같은 성격을 가졌기 때문에 그 대책도 단순히 의학적 측면에서만이 아니라 정치적 차원에서 이루어졌다. 따라서 구료대책을 세우는 것뿐만 아니라 명산대천(名山大川)에 정부 차원의 제사를 올리는 일이 자주 행해졌다.

그러나 이전 시대와는 달리 고려시대에는 감염병 유행 지역에 의원을 파견했다는 기록도 보인다. 이것은 감염병에 대한 인식이 높았으며, 의료가 조직화되었음을 나타내는 것이다. 아울러 감염병으로 죽은 시체를 묻고 격리한다는 대책들이 나타나 있는데 이것은 경험적 사고가 발전되었음을 말해 주는 것으로 볼 수 있다. 한편, 고려시대에는 보건의료제도가 정비되어 있었다. 몇 차례 변경이 있었지만, 중앙에서는 의약행정을 총괄하는 **대의감**(大醫監)과 함께 한림원에 한림원 의관이 따로 있었고, 서민의 구료사업을 담당한 **제위보**, **동서대비원**, **혜민국** 등에는 의원이 전속되어 있었으며, 병제(兵制) 중에서도 약원(藥員)을 두고 전옥서(典獄署) 소속으로 의원을 두었다.

(4) 조선시대(1392~1800)

조선시대에도 감염병은 가장 중요한 건강 문제였다. 장티푸스, 천연두, 콜레라 등이 자주 유행해 조선시대 전 기간에 걸쳐 수많은 피해를 입혔다. 특히 임진왜란 이후 농촌의 붕괴와 도시의 형성, 교통의 발달, 인구 밀집으로 인한 환경의 악화 때문에 감염병은 전 지역적 현상이 되었고 아울러 그 피해가 크게 증가했다.

당시에 사대부 층에서는 감염병이 귀신 때문에 생기는 것이 아니라고 인식하고 있었는데, 이는 귀신을 부정하는 성리학의 합리적 사고에 기인한 것이었다. 그러나 적절한 기술이 없었기 때문에 대다수 사람들에게는 기복적 방법이나 감염 지역에서 멀리 떨어지는 것이 예방법의 주류를 이루었다. 따라서 정부에서는 국가 차원에서 제사를 수시로 마련하였고 경우에 따라서는 불교 의식을 치르기도 하였다.

이러한 점에서는 고려시대나 그 이전 시대와 별로 달라진 모습을 보이지 않았다. 그러나 이러한 풍습이 주종을 이루는 가운데서도 의학적 예방 방법이 자주 응용되었으며, 과학적인 감염병 차단법이 비교적 엄격하게 시행되었다.

조선시대의 중앙의료기관으로는 **내의원, 전의감, 재생원, 혜민국, 동서대비원, 종약생, 치종청, 의서습독관** 등과 각 관공서에 배속된 의무관 제도가 있었다. 지방의료기관으로는 심약, 의학교유, 의학생도 및 지방의부, 도호청, 유수부, 진에 배체된 의무관 등이 있었다.

이 시대에는 흉년이 들었을 때 식용으로 이용할 수 있는 초목의 뿌리, 꽃, 잎, 껍질, 과일 등을 채집하여 기아를 방지하는 구황 정책을 일관되게 추진하였다. 이러한 시책은 기근으로 인하여 한꺼번에 많은 사람이 죽거나 역질이 발생하지 않도록 예방하는 데 그 목적이 있었다.

(5) 조선 말 서구 보건의료의 도입(1800~1896)

조선 말 서구 보건의료는 실학적 관심, 개화파의 이용후생, 기독교 전도의 수단, 일본 제국주의의 부산물 등으로써 도입되었다. 이러한 배경에서 갑오·을미개혁 시에는 서구식 공중보건사업을 채택하여 당시 가장 큰 건강 문제였던 감염병을 국가 차원에서 관리하려는 의지가 크게 드러났으며, 1984년 개편된 내용을 통해 보면 위생업무를 경무청(警務廳)이 맡아 감염병 예방, 소독, 검역, 종두, 음료수, 의약, 가축도살장, 묘지 등의 일을 담당하였다. 1895년에는 내각관제와 내부관례가 바뀌었는데, 내부에 위생국이 따로 설치되고 위생과와 의무과로 나뉘었다. 위생과에서는 감염병, 시방병의 예방과 종두 및 기타 일체의 공중위생에 관한 사항이 취급되었고 의무과에서는 의사, 약제사의 업무 및 매약의 관리가 맡겨졌다.

일제 강점 전까지는 새로운 의료제도가 마련되면서 감염병 관리를 위한 많은 '감염병예방규칙', '콜레라 예방규칙 시행규칙'들이 반포되었다.

또한 이 시기에는 **한국 최초의 관립병원이었던 광혜원이 설립**되었으나 1894년 조선정부의 재정 곤란으로 미국 북장로선교회로 넘어갔다. 그러나 이후 1904년 새롭게 신축되면서 세브란스병원으로 개칭되었다. 그리고 이후 한국 정부는 광제원, 대한병원 등 관립병원을 계속 운영했으며, 일본인 거류지에는 자혜병원이 서울을 제외한 주요 도시에 설립되었다. 그러나 자혜병원은 우리나라 사람들을 위한 것이라기보다는 식민지 전초기지로 필요한 기관이었다.

(6) 일제하의 보건의료(1910~1945)

일제는 식민지 인력구조를 유지하기 위하여 감염병 관리에 많은 신경을 썼다. 검역, 예방접종, 발병자 색출, 격리 등을 시행했다. 그러나 이 사업의 대부분은 거의 일본인 거류지를 중심으로 이루어졌으며, 우리나라 사람들에게는 큰 효과가 없었다.

1910년에 개편된 일제의 보건의료제도에서 의료인력은 법적으로 의사, 치과의사, 한의사, 한지의사, 간호부, 산파, 안마사, 침술, 약제사, 약종상, 제약업자, 매약업자 등으로 이루어져 있었다. 그러나 서양식 의사가 절대적으로 부족하고 주로 대도시에서 진료했기 때문에 지방의 벽촌에서는 단기 교육을 받은 한지의사(限地醫師)를 개업하도록 했으며, 공적인 기관을 통해서는 공의(公醫)를 파견하여 주로 공공의료업무를 맡게 하였다.

일제하의 병원은 그 운영 주체에 따라 조선총독부에서 직접 운영하는 관립병원(경성의학전문학교 부속병원, 용산철도병원, 소록도 자혜의원 등 4개), 각도 및 지방에서 운영하는 공립병원(도자혜의원), 기타 민간에서 운영하는 사립병원들이 있었다. 그러나 진료는 주로 일본인과 일부 부유층에 행해져 대다수 사람들과는 거리가 멀었다.

(7) 해방 이후의 보건의료

① 1945~1961년

1945년부터 1961년까지에는 일제로부터 해방되었고 이후 6·25전쟁이 발발하는 등 시대적 상황이 매우 불안정한 격동의 시기였다. 이 시기에는 정부로서도 체계적인 보건의료 정책을 수립할 능력이 없어 거의 방치된 상태였지만, 한편으로 의학 및 의료 기술에는 상당한 발전이 있기도 하였다. 이 시기의 보건의료는 미군정 시기 이후 미국의 영향력이 커지면서 일제식의 보건의료가 미국식의 보건의료로 재편되어 갔던 시기이다.

해방과 더불어 남한에 진주한 미군은 1945년 9월에 법령 제1호로 기존 총독부의 경무국 위생과를 폐지하고 위생국을 설치하며, 이 위생국은 이후 많은 개칭 및 개편을 거쳐 2010년 현재 보건복지부가 된다. 같은 해 11월 법령 제21호로 이전의 보건의료 관계법규의 효력을 유지시키면서 '의학교 병원의 감독에 관한 법령', '마약취제령', '해공항공검역규칙' 등이 1948년까지 꾸준히 제정·공포되었다. 정부수립 이후에는 1950년 4월에 '의료관계자 및 약제사 면허 갱신규정'이 공포되었으며, 6·25전쟁 중에는 국민의 보건 향상과 국민의료의 적정을 목적으로 500여 개의 보건소를 설치하는 것을 주요 내용으로 한 '국민의료법'(1951)이 마련되었다. 이 법은 오늘날 의료법의 모체가 되었다.

보건소사업에 관해서는 해방 후 미군정이 들어온 직후에 시작되었는데, 앞서 말한 법령 제1호에 기반을 두고 1946년에 서울에 모범보건소가 설치된 것을 기점으로 한다. 이후 1951년 국민의료법에 근거해 전국에 500개의 보건진료소를 설치해 보건사업과 일부 진료사업을 병행하였으며, 1953년에는 농촌 지역에 보건소 및 보건지소를 설치하였지만 아직은 미숙한 단계로 제 기능을 다하지는 못하였다. 그러다가 1956년에 보건소법이 제정되어 시·도 관할 보건소가 설치되었고, 1962년 보건소법의 전면 개정으로 오늘날의 시·군 보건소가 탄생하게 되며, 1969년부터는 읍·면에 보건지소를 설치하게 된다.

② 1961~1976년

1961년부터 1976년까지의 시기는 경제개발 5개년 계획이 3차에 걸쳐 추진된 시기였다. 그러나 보건의료 부문에 대한 정책 우선순위는 여전히 낮은 수준으로 이 시기의 주요 보건 정책으로는, 보건의료의 전국적인 조직망을 통하여 보건의료사업의 토대를 구축하고 의료인력 관리를 강화하며, 의사가 부족한 지역의 해소책 추진, 결핵과 기타 감염병에 대한 중점적 관리 등이었다. 한편으로는 보건의료의 법체계가 정비되기 시작하여 1961년에 오물청소법 등 위생관계법규 제정, 1962년에 의료법 및 보건소법 전면 개정, 식품위생법 개정이 있었고 1963년에는 사회보장에 관한 법률, 공해방지법, 산업재해보상보험법, 감염병예방법에 의한 예방접종 의무화, 의료보험법 제정 등 각종 법적인 체계가 갖춰지게 된다.

③ 1977년 이후

1977년 이후에는 우리나라 경제의 눈부신 발전으로 인하여 국민소득이 점차 늘어나면서 국민 생활수준이나 보건의료에 대한 요구가 점차 증대되고 건강에 대한 국민의 인식도 고조되어 갔다. 이 같은 시대적 요구에 맞게 제4차 경제개발계획에서는 이전의 개발계획과는 달리 경제성장 위주의 정책에서 사회보장을 위한 사회발전에 역점을 두기 시작하였고, 보건의료 분야도 사회개발의 한 부분으로서 계획되기 시작하였다.

이 중 가장 먼저 시작한 것이 저렴한 보건의료서비스 제도의 개발을 위한 의료보호 및 보험사업이었다. 의료보호는 1977년 1월부터 생활보호법에 근거해 우선적으로 시행된 뒤 12월에 별도로 의료보호법을 제정 공포하였다. 의료보험의 경우 1977년 7월부터 500인 이상의 근로자를 대상으로 하여 강제 적용하였고, 1979년 1월부터는 공무원 및 사립학교 교직원에 대한 의료보험 제도를 실시하였다. 1981년에는 지역의료보험에 대한 사업을 시범적으로 실시한 후 1988년 1월부터 지역의료보험이 시행되었고, 1989년 7월부터는 도시 지역의료보험이 실시되어 이로부터 전국민의료보험 시대가 열리게 된다. 전국민의료보험 도입 이후에 여러 문제점이 있었는데, 조합 간 재정력의 격차, 농어민에 대한 과중한 보험료 부담, 국고지원 규모의 증가 등이 그것이다. 이후 다각적 노력을 통해 1999년 1월 국민의료보험법이 국회에서 통과되었고 2000년 7월부터 조직적으로 통합된 의료보험체계가 출범하였으며, 2003년 7월에 재정적 통합까지 완전하게 이루게 된다.

이외에도 인력수급의 개선을 통한 보건 인력의 원활한 공급, 공중보건 위생사업의 강화, 상하수도 등 기본적인 생활조건의 개선, 공해방지, 산재방지 등의 기반조성에도 노력을 기울이고 있다.

제 2 장

건강과 질병

1. 건강의 정의 및 역사

1) 건강과 정의

우리는 흔히 건강을 질병이 없는 상태라고 말하고 있다. 과거에는 건강을 육체적 상태의 중심으로 파악하였다가 정신적 문제로 확대되었다. 우리는 단순히 건강은 질병이 없는 상태라고 쉽게 생각하지만, 건강과 질병은 상대적인 개념으로 매우 정의하기가 어려운 것이다. '건강한 정신은 건강한 육체에서(a sound mind in a sound body)'라는 말은 오래전부터 건강의 조건을 육체와 정신을 함께 묶어 생각한 것이며 육체와 정신은 상호 연관성이 있음을 뜻하고 있다.

또한 건강 행태 변화는 일련의 과정을 거쳐서 일어나며, 여러 수준 및 여러 차원의 수많은 행태 결정 요인(health behavior determinants)에 의해 영향을 받는다. 개인 수준의 내적인 요인, 개인 상호 간의 관계, 조직, 그룹 및 지역사회에 관련된 요인과 사회의 정치적, 경제적, 문화적 및 물리적 환경 등에 의해 영향을 받는다. 한편, 개인이나 대상 집단 간의 건강 행태는 역으로 개인 및 대상 집단을 둘러싼 주위 환경 및 생활 여건에 영향을 준다.

건강에 중요한 영향을 미치는 것으로 나타난 개인과 사회의 생활양식 등 건강 관련 행태 변화를 위해서는 과거의 질병 치료 중심 사업에서 질병에 걸린 개인 환자 혹은 대상 집단만을 중심으로 한 접근과는 달리, 대상 집단과 대상 집단을 둘러싼 사회의 여러 수준에서 접근하고, 사업의 내용 또한 교육을 비롯한 여러 차원의 노력이 필요하다

(1) 세계보건기구의 건강의 정의

1948년 세계보건기구(WHO)헌장에서 건강에 대해 다음과 같이 정의하였다. "**건강은 질병이 없거나 허약하지 않을 뿐만 아니라 육체적, 정신적, 사회적 안녕이 완전한 상태이다.**" 즉 육체적 및 정신적으로 건강해야 함은 물론 사회생활 중에 자기의 역할과 기능을 만족스럽게 수행할 수 있는 상태까지를 건강의 개념으로 보았다.

영적 안녕을 구체적으로 명시하지는 않고 있으나 종교적인 신념 등이 건강 행위에 미치는 영향을 포함하고 있는 것으로 이해되고 있으며, 사람에 따라 어느 정도 견해가 다를 수 있는 사항이다. 세계보건기구의 건강의 정의가 수록된 헌장 전문은 다음과 같다.

■ CONSTITUTION OF THE WORLD HEALTH ORGANIZATION ■

The States Parties to this Constitution declare, in conformity with the Charter of the United Nations, that the following principles are basic to the happiness, harmonious relations and security of all peoples:

Health is a state of complete physical, mental and social well-being and net merely the absence of disease or infirmity.

The enjoyment of the highest attainable standard of health is one of the fundamental rights of every human being without distinction of race, religion, economic or social condition.

The health of all peoples is fundamental to the attainment of peace and security and is dependent upon the fullest co-operation of individuals and states.

The achievement of any State in the promotion and protection of health is of value to all.

Unequal development in different countries in the promotion of health and control of disease, especially communicable disease, is a common danger.

Healthy development of the child is of a basic importance ; the ability to live harmoniously in a changing total environment is essential to such development.

The extension to all peoples of the benefits of medical, psychological and related knowledge is essential to the fullest attainment of health.

Informed opinion and active co-operation on the part of the public are of the utmost impotance in the improvement of the health of the people.

Governments have a responsibility for the health of their peoples which can be fulfilled only by the provision of adequate health and social measures.

Accepting these principles, and for the purpose of co-operation among themselves and with others to promote and protect the health of all peoples, the Contracting Parties agree to the present Constitution and herd by establish the World Health Organization as a specialized agency within the terms of Article 57 of the Charter of the United Nations.

■ 세계보건기구 헌장(전문) ■

이 헌장에 서명한 국가들은 유엔 헌장에 따라 다음의 원칙들이 모든 인류의 행복, 조화된 인간관계 그리고 안전을 위하여 가장 기본적인 것임을 선언한다.

얻을 수 있는 최상의 건강을 향유하는 것은 인종, 종교, 정치적 신념, 경제적 혹은 사회적 조건 등에 관계없이 모든 인간의 기본적인 권리 중 하나이다.

건강은 단지 질병이 없거나 육체적으로 허약하지 않을 뿐 아니라 신체적, 정신적 및 사회적으로 완전히 안녕한 상태이다.

모든 인류의 건강은 평화와 안전을 획득하는 데 기본적인 것이며 그것은 개인과 국가가 충분히 협조하는 데 달려 있다.

어떤 국가에서든지 건강을 증진하고 보호하는 것은 모든 사람에게 가치 있는 일이다.

여러 국가에서 건강의 증진과 질병관리 특히 감염병 관리가 균형 있게 발전하지 못하면 이것은 바로 인류의 공동 위험이 된다.

WHO 건강 개념은 현실적이지 않고 막연하다는 비판이 제기되고 있기는 하나, 단순히 건강을 '질병이 없고 허약하지 않은 상태'라고 기존에 흔히 생각했던 안이한 인식에서 벗어날 수 있게 하였다. 더불어 19세기 중엽부터 정신건강과 신체건강을 동시에 이해하는 심신 개념의 건강에서 더 나아가 '사회적 안녕'이라는 생활개념의 건강에도 무게를 두었다는 것에 의의가 있다.

그 후 1998년 1월 101차 세계보건기구 집행이사회에서는 건강의 정의에 영적인 개념과, 더불어 건강은 이를 유지하기 위해 끊임없는 노력을 필요로 하는 '역동적(dynamic) 상태'라는 의견을 반영하여 이를 추가하게 되었다. 즉 "건강은 단순히 질병이 없거나 허약하지 않은 상태만을 의미하는 것이 아니고, 육체적, 정신적, 사회적 및 영적 안녕이 역동적이고(활기 있고) 완전한 상태이다"라고 정의할 수 있다.

(2) 기타 건강의 정의

이후의 많은 학자가 건강의 정의에 대해 언급하였다. 윌리(Wylie)는 "건강은 외부 환경에 대한 유기체의 완전한, 그리고 계속적인 적응이다"라고 정의하였고, **베르나르(Bernard C, 1813~1878)는 "건강은 외부 환경의 변화에 대해 내부 환경의 항상성이 유지(homeostasis)된다"는 학설을 주장하였다. 파슨스**(Parsons T)는 "건강이란 각 개인이 사회적인 역할과 임무를 효과적으로 수행할 수 있는 최적의 상태"라고 하였으며, **월시**(Walsh)는 "건강은 그 자신이 특수한 환경 속에서 효과적으로 그 기능을 발휘할 수 있는 능력이다"라고 하였다.

(3) 우리나라의 국민건강증진종합계획 2010(Health Plan 2010)

2002년에 보건복지부는 국민건강증진법을 근거로 하여 2010년까지 우리나라 국민의 건강증진을 위해 국가가 추진해 나아갈 '국민건강증진종합계획 2010(Health Plan 2010)'을 발표하였다(2002. 12). 이후 2005년에 이를 중간 평가한 뒤 수정·보완해서 2006년에 '새국민건강증진종합계획'을 발표하게 된다. 새국민건강증진종합계획은 2010년까지 건강수명을 72세(남자 69.7세, 여자 74.2세)로 높이는 것, 그리고 사회계층별 사망률 및 건강 행태의 차이를 감소시키는 이른바 건강 형평성 확보를 목표로 하고 있으며 건강증진사업의 주요 부문별 목표 설정과 추진 계획 및 전략 등이 제시되어 있다. 이러한 새국민건강증진종합계획에 대해서는 앞서 살펴 본 바 있으나 여기서 좀 더 구체적으로 알아보도록 하겠다.

새국민건강증진종합계획 2010(Health Plan 2010)에 따르면, 온 국민이 함께하는 건강세상을 사업의 이상으로 삼고 이를 달성하기 위한 현재 상황에서의 해결 과제를 크게 네 분야로 나누었는데 다음과 같다.

- 건강 생활 실천의 확산
- 예방 중심의 건강 및 질병관리
- 인구 집단별 건강관리
- 건강 환경의 조성

2. 질병의 발생과 예방

1) 질병의 발생

질병은 어떤 상황 속에서 발생하게 되는가. 질병은 우리 몸의 각 부분과 조직이 정상적인 기능을 하지 못할 때에 발생한다. 질병이 존재하려면 숙주(인간)가 있어야 한다. 한편으로 질병을 일으키는 직접적인 원인이 되는 것이 있어야 하며, 이를 '병인(agent)'이라고 한다. 숙주와 병인은 이를 둘러싸는 '환경' 속에서 살아가며 반드시 영향을 받는다. 이러한 숙주, 병인, 환경의 3요소가 서로 상호작용하는 동안에 인간 숙주에게 불리한 방향으로 작용할 경우 질병이 발생하게 되며 이를 질병 발생의 3요소 또는 질병 생성의 **3원론** 또는 질병 발생 기전이라고 한다.

John Cordon은 질병 혹은 유행의 발생 기전을 양쪽 끝에 병원체와 숙주라는 추가 놓이고, 이를 환경이라는 받침대가 괴고 있는 저울대에 비유하여 설명하고 있다(그림 2-1).

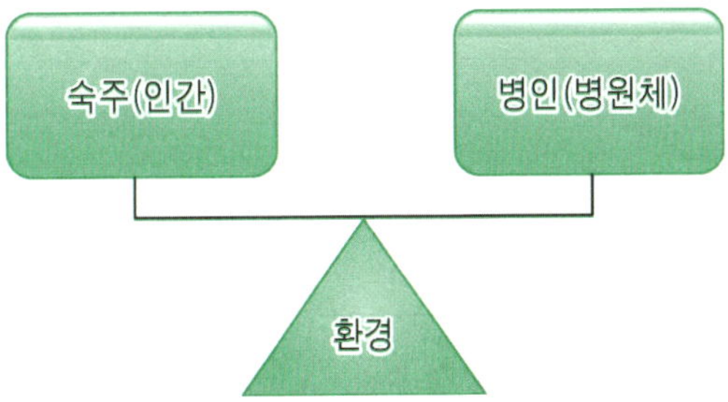

그림 2-1. John Gordon의 숙주, 병인, 환경의 관계.

2) 질병의 자연사와 예방의 수준

(1) 질병의 자연사

질병의 자연사(질병이라는 현상을 하나의 시간적 흐름 속에서 파악하려는 개념)란 질병이 발생하여 경과하는 자연적인 진행 과정이며, 또한 그 과정의 결과를 의미한다. 이 과정은 숙주(인간), 환경, 병원체의 3자 요인 사이에 상호 관계로 이루어지며, 이 요인 중 어느 하나에 변화가 오면 다른 요인의 상황에도 변화를 가져와 서로 간의 균형이 깨지고, 이에 따라 질병 발생이 용이해진다. 숙주, 병인, 환경 3자간에 평형이 유지되는 한에서 건강은 유지된다.

자연사를 5단계로 분류할 수 있다.

1단계: 비병원성기로 병에 걸리지 않은 시기이다.

2단계: 초기 병원성기로 질병에 걸리게 되는 초기의 시기를 말한다.

3단계: 불현성 감염기로 이미 감염은 되었으나 증상이 나타나지 않은 시기를 말한다.

4단계: 발현성 질환기로서 감염되어 증상이 나타나는 시기로서 보통은 병이 걸린 것을 이때에서나 알게 된다.

5단계: 질병에 이환되어 회복하거나 불구 또는 사망에 이르게 되는 시기이다.

(2) 질병예방의 수준

질병의 자연사에 맞춰 각 단계에 적합한 예방적 활동이 필요하게 된다. Leavell과 Clark 교수는 예방의 수준을 다음의 **3단계**로 나누어 구분하였다.

- **1차적 예방 단계**: 병인, 숙주, 환경 등에 의해서 질병 발생의 자극이 있는 시기로서, 인간의 생활단계 개선, 건강증진 활동, 안전관리 및 **예방접종** 등의 질병 발생 방지적 예방 활동이 필요한 단계이다(자연사의 1, 2단계).
- **2차적 예방 단계**: 숙주의 병적 변화가 있는 시기로서, **질병의 조기 발견, 조기 치료** 등의 치료의학적 예방 활동이 필요한 단계이다(자연사의 3, 4단계).
- **3차적 예방 단계**: 질병이 발생된 시기로서, 질병의 악화방지, 잔여기능의 최대화, **재활활동** 등의 재활의학적 예방 활동이 필요한 단계이다(자연사의 5단계).

표 2-1. 질병의 자연사와 예방의 수준

비병원성기 I	초기 병원성기 II	불현성 감염기 III	발현성 감염기 IV	회복기 V
적극적 예방	소극적 예방	중증화의 예방	진단과 치료	무능력의 예방
환경위생 건강증진	특수예방 예방접종	조기 진단 및 치료 집단검진	악화 방지 임상의학 시기	재활 사회생활 복귀
→ 1차적 예방 ←		→ 2차적 예방 ←		→ 3차적 예방 ←

제 3 장

역 학

1. 역학이란?

1) 역학의 정의

역학(epidemiology)의 어원은 희랍어로서, 히포크라테스의 저서명이었던 'epidemic'에 logos를 붙인 것으로, epi는 'upon' 또는 'among'으로 관여라는 뜻을, demos는 'people'로 인간이라는 뜻을, logos는 'sciences'로 학문이란 뜻을 가진 합성어이다. 즉, '인간을 대상으로 '질병의 원인을 규명하고, '그 예방 대책을 강구하는 학문으로서, 건강에 관련된 사상(event)이 역학의 초점이 된다고 할 수 있다.

역학은 현대의학이 대부분 그러하듯이 서양에서 발생한 뒤 의학 및 보건 분야에서 하나의 독립된 학문으로 오랜 기간 동안 발전을 거듭해왔다. 우리나라에서도 백제·고구려·조선 시대의 감염병에 관한 기록에서 역신(두창)이나 역신마마(역신의 존칭)처럼 감염병 유행을 염역대치, 염병치성 등으로 표현하고 있는 것을 보면 감염병의 집단 발생에 대하여 관심을 갖고 있었고 또한 역을 의미하는 원래의 뜻을 정확히 표현하고 있다.

역학에 관한 학자들의 정의를 보면 다양해서, J. E. Gordon은 역학이란 'epidemic(유행병)을 연구하는 학문이며, 의학적 생태학(medical ecology)으로서 보건학적 진단학이다'라고 하였으며, G. W. Anderson (1935)은 '역학이란 모든 질병을 집단현상으로 연구하는 학문이다'라고 하여 폭넓은 해석을 한 바 있다.

오늘날에 와서는 비감염성 질환, 즉 폐암·유방암·심장질환·기관지염·정신적 이상 등 만성 질환과 더불어, 기타 각종 현상(범죄, 중독, 재해, 사고, 공해, 직업병 등)에 대한 원인 규명 등 그 발생 양상(distribution)과 질병 발생의 결정 요인(determinants)을 파악하여 이에 대한 예방책을 강구하는 것으로 그 역할이 확대되었다. 역학은 이렇게 인구 집단의 건강과 질병에 관여하는 요인들에 대해 연구하는 학문이며, 공중보건(public health)과 예방의학(preventive medicine)의 이론적 배경을 제공한다. 또한 임상의학(clinical medicine)에 있어서도 질병을 일으키는 위험 요인과 그에 대한 적절한 치료 방법을 연구하는 데에 중요한 도구가 된다.

역학이란?

- 인간 집단을 대상으로,
- 질병의 발생이나 분포 및 유행 경향을 밝히고 그 원인을 규명함으로써,
- 그 질병에 대한 예방 대책을 강구할 수 있도록 하는 데 목적을 둔 학문이라고 할 수 있다. 또한 효율적 예방법의 개발은 연구·목적을 제시한 것으로 역학에 대한 개념을 대상, 내용, 방법 및 목적을 포함하여 포괄적으로 정의했다고 볼 수 있다.

2. 역학의 역할

1) 질병의 예방을 위하여 질병 발생의 병인 또는 그 발생을 결정하는 요인의 규명

역학을 통해 질병의 원인과 위험 요인을 파악하며 이로 인해 그 질병으로 인한 이환율 및 사망률을 감소

시킬 수 있게 된다. 수많은 질병 중에서도 특히 감염병의 경우 전파 방법과 질병의 원인을 파악함으써 전파 예방 대책 수립의 기초를 세울 수 있다. 19세기 말 Rovert Koch가 미생물을 발견하기 이전에는 수많은 감염병의 직접적 요인을 아무도 모르고 있었다. 그 당시 비록 콜레라가 균에 의해 전파된다는 것은 모르고 있었지만, 1854년 John Snow는 콜레라의 역학적 연구로 콜레라의 발생과 관계되는 요인 및 그 전파 과정을 규명함으로써 콜레라 예방을 가능하게 한 것이 아주 전형적인 예이다.

그 이외에도 1920년 Joseph Goldberger가 pellagra의 원인을 발견해 냈다든지 Doll 등이 폐암의 원인이 흡연과 관계가 있다는 것을 증명해 낸 것은 좋은 예이다.

2) 질병관리의 방법 또는 결과의 평가

역학에서 개발되어 이용하고 있는 여러 지식 및 연구 방법 또는 많은 수를 다루는 능력은 질병관리의 방법이나 그 결과의 평가가 많은 도움을 주고 있다.

예방주사의 효과 측정, 감염병 유행 시 역학적 조사, 질병관리를 위한 효과적인 방향 제시 및 질병관리의 평가를 위한 각종 조사 등 많은 예를 들 수 있다. 감염병 관리의 주축을 이루는 역학 관리 정보 체계(surveillance system)는 감염병 관리에서 역학의 중요성이 얼마나 큰가 하는 것을 말해 준다.

3) 질병의 자연사에 대한 연구

어느 질병이든 그 질병을 완전히 이해하려면 그 질병의 발생부터 그 끝나는 때까지의 자연사를 알아야 한다.

그 뿐만 아니라 한 질병의 치료를 위해 임상적인 어떤 처치를 했을 때 그 처치가 정말 효과가 있었느냐 없었느냐를 가늠하는 가장 좋은 방법은 그 질병의 자연사와 처치 후의 경과를 비교하는 것이다. 과거 결핵 치료약이 발견되기 전의 결핵의 발생률, 사망률 및 결핵의 평균 이환 기간 등에 대한 자연사의 지식이 있어야 결핵 화학요법이 개인 또는 지역사회에 얼마나 기여를 했는지에 대한 진정한 평가를 할 수 있는 것이다. 결핵 치료약의 발견은 결핵의 사망률을 저하시켰으나, 결핵의 이환 기간을 크게 연장시킨 결과를 가져왔는데, 이는 한 사회에서 결핵의 유병률을 증가시켜 이에 따른 국가적, 개인적 손실도 클 것이라는 것을 짐작할 수 있는 부분이다.

최근에는 집단검진(screening) 또는 조기 진단, 조기 치료가 실제로 질병관리에 얼마나 도움이 될 것인가 하는 질문에 대한 대답을 하기 위하여 질병의 자연사에 대해 많은 학자가 관심을 갖게 되었다.

4) 보건의료의 기획과 평가를 위한 자료의 제공

의료 분야에서 최근 어떻게 하면 효과적으로 보건의료를 모든 지역사회 주민 또는 국민에게 균등하게 제공하느냐 하는 의료 전달 제도의 문제가 큰 관심의 대상이 되고 있다. 이에 따라 보건 기획 분야가 최근에 크게 발전하게 되었고 또한 그 중요성이 커지게 되었다. 보건 기획에는 국민 건강을 측정하는 많은 자료를 필요로 하게 되었으며 이 자료의 상당 부분은 역학자들에 의해 준비될 수밖에 없다.

따라서 역학자들 중에는 질병 발생의 원인에 대한 탐구의 직접적인 기여에서 벗어나 보건의료 분야의 계획 및 평가 분야에 참여하는 사람들이 많아지게 되었고, 최근에는 보건사업 및 연구 역학(epidemiology in health service and research)이라고 하여 역학에서 또 하나의 중요한 분야로 발전하고 있다.

5) 임상 분야에의 활용

역학적인 지식, 기술 및 방법은 임상 분야의 연구에 많은 기여를 하고 있다. 실제 환자를 대상으로 하는 치료제 및 수술 효과의 측정(clinical trial), 진단 방법의 민감도 및 특이도의 측정, 각종 생물학적인 변이의 분포 그리고 정상인과 비정상인의 구분 등 많은 분야에서 활용되어 왔으며, 이러한 분야를 특히 임상역학(clinical epidemiology)이라고 한다.

3. 질병 발생의 역학적 인자

사람은 다른 생물체와 더불어 자연계에 살고 있으며, 생태계(ecosystem)의 일부를 이루고 있다. 따라서 생물과 환경과의 관계는 밀접하다고 보기보다는 분리할 수 없는 하나의 통합체라고 볼 수 있다. 그렇기 때문에 생태계에서 발생하는 질병은 어떠한 것이든 한 가지 요인에 의한 것이 아니며, 적어도 두 가지 이상의 여러 가지 요인이 겹쳐서 발생하게 된다(multiple causation, multifactorial etiology).

질병 발생에 관여하는 역학적 인자에 관한 이론은 질병이 숙주, 환경, 병인의 3대 요인의 상호작용에 의하여 발생한다는 삼각형 모형설과 질병은 어떠한 요인에 의해 발생하는 것이 아니라 선행하는 여러 요인과 상호작용하여 발생한다고 보는 거미줄 모형설 그리고 숙주를 중심으로 둘러싼 유전적 요인과 환경적 요인이 상호작용하여 질병이 발생한다고 보는 수레바퀴 모형설이 있다.

1) 삼각형 모형(3대 요인설)

질병 발생의 역학적 모형 중 가장 보편적으로 인정되는 모형으로 질병 발생을 **병인**(agent), **숙주**(host), **환경**(environment) 등 **3대 요소**가 어떤 관계에 놓이느냐에 따라 질병 발생을 좌우한다고 보는 것이다. 이들 3요소의 평형 상태가 깨어지면 질병 발생이 증가하거나 반대로 감소하게 된다. 즉 숙주로서 병인에 대한 감수성이나 저항성 및 환경적 요인에 대한 적응과 부적응 등 3자 관계는 유기적인 인과 관계 하에서 질병의 발생 여부와 유행 여부가 좌우된다고 보는 것이다(그림 2-1).

결핵균에 노출된 사람들 중에서 결핵에 걸리는 사람은 실제로 많지는 않지만, 병인이 침투하였더라도 숙주인 인간의 영양 상태, 체중 등에 따라 차이가 나며, 환경의 상태 등이 복합적으로 작용하여 질병이 발생하거나 또는 발생하지 않게 되는 것이다. 이는 질병의 발생이 병인의 한 요인에 달려있는 것이 아니라 숙주의 상태나 환경적인 여건도 아주 중요한 역할을 하기 때문이다. 하지만 감염성 질환의 경우에는 병원체를 병인으로 생각할 수 있으나, 정신 분열증, 관상동맥성 심질환, 류머티스성 관절염 등 비감염성 질환에 대하여 역학적인 개념과 방법을 적용한 때에는 특정한 병인을 생각할 수 없다는 데 이 모형설의 한계가 있다.

그뿐 아니라, 감염성 질환의 경우일지라도 최근에는 병원체를 환경의 일부로 생각하는 경향이 있어 병인보다 숙주와 환경 사이의 복잡한 상호 관계에 역점을 둔 두 가지 새로운 모형(model)이 생겼다.

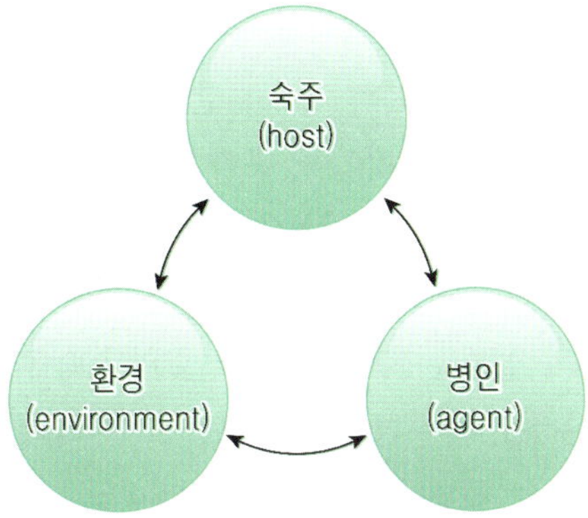

그림 3-1. 질병 발생의 삼각형 모형설.

2) 거미줄(원인망) 모형

맥마흔(MacMahon B, 1923~2007)에 의해서 제시된 것으로 비감염성 질환의 발생을 이해하는 데 유리하며, 질병 발생 원인에 대해서 직간접적인 여러 요인들이 마치 거미줄처럼 복잡하게 서로 얽혀서 작용한다는 모형이다. 종적 또는 횡적인 상호 관련성 속에서 질병 발생에 영향을 주는 요인으로서 파악하고 그 중에서도 역학 분야에서 발견해 낼 수 있는 요소들을 제거하거나 바꾼다면 예방과 직접 관계된다는 것을 알 수 있다(그림 3-2 심근경색(myocardial infarction)의 발생과 상관 관계).

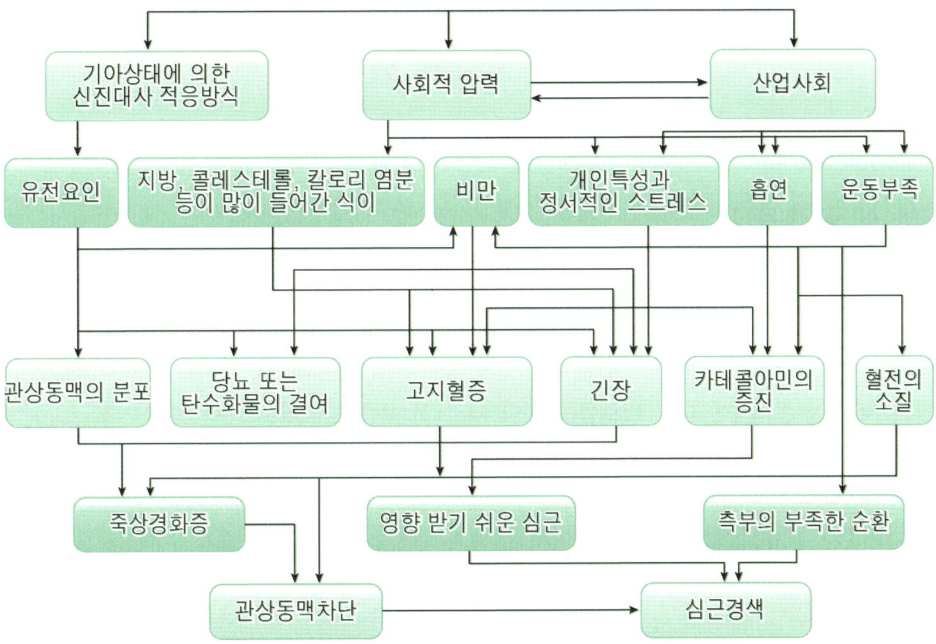

자료: G. D. Friedman

그림 3-2. 심근경색의 거미줄 모형.

3) 수레바퀴 모형(Wheel model)

원의 중심부는 숙주로 되어 있고 그 핵심적 구성 요소는 유전적 소인이 된다. 숙주를 둘러싸는 환경적 요인은 원의 가장자리에 있으며 특성에 따라 생물학적 환경 요인, 사회적 환경 요인, 물리화학적 환경 요인으로 구분한다. 이러한 바퀴를 구성하는 각 부분의 크기는 질병의 종류에 따라 달라진다. 예를 들어 각종 유전성 질환에서는 유전적 소인이 크게 작용할 것이며, 홍역 같은 감염병은 유전적 소인은 별로 중요하지 않고 환경적 요인들 중에서도 물리적 요인이나 사회적 요인보다 생물학적 요인이 더 크게 작용할 것이다. 수레바퀴 모형에서도 거미줄 모형에서와 마찬가지로 질병의 병인보다는 여러 가지 질병 발생 요인(multiple etiologic factors)을 찾아낼 필요가 있음을 강조하고 있다. 그러나 숙주 요인과 환경 요인을 구분하는 점이 거미줄 모형과 다르며, 역학적 분석을 하는 데 매우 유용한 모형이다(그림 3-3).

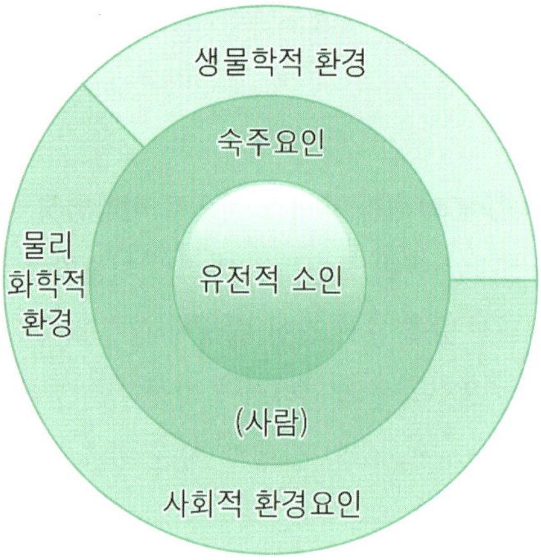

그림 3-3. 수레바퀴 모형.

4. 질병 빈도의 측정

역학 연구는 인구 집단에서 발생하는 질병, 출생, 사망의 분포 및 이의 결정 인자를 밝히기 위해 흔히 사용하는데, 조사되는 변수들은 대부분 생존과 사망, 환자와 대조군, 노출과 비노출 같이 그 범주가 두 개인 경우가 많다. 이러한 변수들에 대한 빈도를 측정할 때 흔히 사용하는 기본 개념으로서 **비**(ratio), **율**(rate), **분율**(proportion)의 세 가지 지표를 사용한다.

1) 측정의 기본 단위

(1) 비율(Rate)

비율은 분율에 시간적 개념이 포함된 특수한 형태로서, 특정 시간 동안 소집단의 측정값의 변화량을 뜻한다고 할 수 있다. 이를 수식으로 표현하면, $\frac{A}{(A+B)\times 시간}$ 이며, 율의 값은 0에서 무한대까지 범위를 갖는다. 분자에 해당되는 인구는 분모에 포함되며, 분자와 분모는 동일 기간에서 측정된 값이어야 하고, 분모는 어떤 사건을 동일하게 경험하는 위험 집단이어야 한다. 이러한 율의 예에는 **발생률, 발병률, 기간유병률, 조사망률** 등이 있다.

(2) 비(Ratio)

비는 A와 B가 서로 완전히 독립적일 경우, 한 측정값을 다른 측정값으로 나눈 것으로 A/B 또는 A:B로 표현할 수 있다. 비율보다 넓은 뜻을 가진다. 비에는 단위가 있을 수도 있고 없을 수도 있는데, 예를 들어 인구 10만 명 당 병상 수의 경우에는 단위가 있으나 출생 성비(출생영아 100명 당 출생 남아의 수)의 경우에는 단위가 없다. 가장 흔히 사용하는 비(ratio)는 종족비, 성비, 신생아사망비 등이 있으며, 대비 중 역학에서 가장 중요한 것은 질병 발생 원인을 구명할 때는 자주 이용되는 **위험비(risk ratio)**와 **교차비(odds ratio)**가 있다.

(3) 총계 백분율(Percent total)

어떠한 대상 집단 전체 중에서 어떤 특성을 지닌 소집단의 상대적 비중을 나타내는 것이다. 따라서 값은 0에서 1 사이에 있으며, 단위는 없다. 흔히 우리가 사용하는 백분율(%)이 분율의 한 예이다. 이러한 분율이 역학 연구에서 사용되는 예에는 **시점유병률, 치명률, 이환율, 기여 위험도, 민감도, 특이도** 등이 있다.

2) 측정의 정확성과 신뢰성

역학 연구에서는 여러 가지 변수들을 얻게 된다. 이러한 변수에 대한 정보가 얼마만큼 정확하고 믿을 만한 것인지는 당연히 그 측정 방법이 얼마나 정확하고 믿을 만한 것인지에 따라 크게 좌우되며, 따라서 측정 방법에 대해서 그 타당성과 신뢰성에 대하여 평가하여야 한다.

(1) 타당도(Validity)

타당도는 어떤 측정 방법이 변수에 대하여 얼마나 정확하게 판정하는가에 대한 능력을 의미한다. 즉, 어떠한 질병의 진단에 사용하는 검사법이 얼마나 정확하게 그 질병의 유무를 판정하느냐라고도 말할 수 있다. 타당도는 정확도(accuracy)와 동일한 의미인 것이다.

질병이 있는 사람을 가려내기 위한 진단검사법에는 여러 가지가 있으나 그 어느 것의 사실과는 다르게 질병이 없는 사람에게서 검사 결과가 양성으로 나오기도 하고(위양성), 반대로 질병이 있는 사람에게서 검사 결과가 정상으로 나오기도 하기 때문에(위음성) 검사 방법에 있어 정확도는 아주 중요한 사안이다.

측정의 타당도는 민감도(sensitivity), 특이도(specificity) 및 예측도(predictability)로 이루어진다.

① 민감도(Sensitivity)

민감도는 질병이 있는 사람이 검사에서 양성으로 나타나는 경우를 뜻한다. 다르게 말하자면 어떤 검사를 하였을 때, 실제 병이 있는 사람을 병이 있다고 판정할 수 있는 확률을 뜻한다.

$$\text{민감도} = \frac{a}{a+c} \times 100(\%)$$

② 특이도(Specificity)

특이도는 질병이 없는 사람이 검사에서 음성으로 나타나는 경우를 뜻한다. 역시 다르게 말하자면 어떤 검사를 하였을 때, 실제 병이 없는 사람을 병이 없다고 판정할 수 있는 확률이다.

$$\text{특이도} = \frac{d}{b+d} \times 100(\%)$$

③ 위양성(False positive)

위양성은 질병이 없는 사람이 검사 결과 양성으로 나타나는 경우를 뜻한다. 즉, 어떤 검사를 하였을 때, 실제 병이 없는 사람을 병이 있다고 판정할 확률을 뜻한다.

$$\text{위양성도} = \frac{b}{b+d} \times 100(\%)$$

④ 위음성(False negative)

위음성은 질병이 있는 사람이 검사 결과 음성으로 나타나는 경우를 뜻한다. 즉, 어떤 검사를 하였을 때, 실제 병이 있는 사람을 병이 없다고 판정할 확률이다.

$$\text{위음성도} = \frac{c}{a+c} \times 100(\%)$$

⑤ 양성 예측도(Positive predictability)

양성 예측도는 검사 결과 양성으로 나온 사람 중 실제로 질병이 있는 환자일 가능성을 뜻한다. 즉, 어떤 검사를 해서 병이 있다고 나온 사람이 실제로 병이 있을 확률이다.

$$\text{양성 예측도} = \frac{a}{a+b} \times 100(\%)$$

⑥ 음성 예측도(Negative predictability)

음성 예측도는 검사 결과 음성으로 나온 사람 중 실제로 질병이 없는 사람일 가능성을 뜻한다. 즉, 어떤 검사를 해서 병이 없다고 나온 사람이 실제로 병이 없을 확률이다.

$$\text{음성 예측도} = \frac{d}{c+d} \times 100(\%)$$

이러한 측정의 타당도 또는 정확도의 검증은 주로 어떤 질병의 진단목적으로 이용되는 검사, 특히 많은 수의 사람을 짧은 시일 내에 싼값으로 쉽게 조사하여 환자 후보자를 걸러내는(screening) 집단 검진에 이용되는 검사 방법이 필요하다. 뿐만 아니라 어떠한 새로운 검사 방법에 대해서도 이 방법의 정확도가 확정되어야만 그 가치를 인정받게 된다. 검사법의 정확도는 이 민감도와 특이도에 의해 정해지며, 이 두 가지가 모두 높을 때 그 검사법의 타당성이 인정된다(표 3-1).

표 3-1. 진단검사법의 성질과 상호 관계

질병유무 / 검사 결과	있음	없음	합계
양 성	a	b	a+b
음 성	c	d	c+d
합 계	a+c	b+d	a+b+c+d

역학 조사 대상은 질병 유병률이 비교적 높다고 생각되는 집단을 택하는 것이 바람직하며 질병의 유병률이 낮을 때에는 민감도가 높은 검사법을 택함으로써 위음성도를 낮출 수가 있다.

(2) 신뢰도(Reliability)

신뢰도는 재현성(reproducibility) 또는 반복성(repeatability)을 의미하는 것으로, 진단의 시기 및 진단하는 사람 등 측정에 관여하는 다른 조건들에 따라 검사 결과가 얼마나 일관되게 나타나는지에 대한 능력을 의미한다. 따라서 신뢰도는 정확도의 필수 조건이 된다. 조건에 따라 검사 결과가 다르게 나타난다면 당연히 그 검사법은 정확하지 않은 것이며, 따라서 신뢰도는 타당도의 전제 조건이라고 할 수 있다. 측정 방법을 선택할 시에는 재현 가능성이 높고 최대한 다른 변이(variability)를 없애는 것이 무엇보다 중요할 것이다.

신뢰도에 오차 영향 요인

- 관측자의 편견과 기술의 미숙
- 측정 도구의 부정확 상태
- 측정 시의 환경 조건

5. 역학적인 연구 방법

역학 연구는 건강 및 질병 상태의 빈도와 분포를 기술하고, 이들에 대한 원인 기전을 확인하여 질병예방과 건강증진을 위해 실시되며, 역학적인 방법에서는 집단 관찰을 통해서 질병의 분포 상태 및 자연사를 파악하고 숙주, 환경, 병인의 상호 관계를 토대로 하여 질병 발생 요인을 해명하고 집단의 역학적 진단과 대책을 수립하는 데 기여하게 된다. 역학적인 실제 방법에 있어서는 관찰(observation)과 실험(experiment)을 들 수 있다.

관찰이란 어떠한 실험적 자극이나 행위를 가하지 않고 자연 상태대로 비교, 평가, 분석하는 것이며, 실험이란 인위적으로 어떠한 실험적 자극이나 조건을 준 상태에서 실험군과 대조군 간의 차이를 비교, 평가, 분석하는 방법인데, 역학에서는 인구 집단을 대상으로 하기 때문에 예방 목적과 치료 목적 등의 제한된 범위 내에서만 실험적 연구가 가능하고 그 외의 경우에는 대부분 관찰적 연구 방법에 의존하게 된다.

관찰적 연구는 기술역학적 방법과 분석역학적 방법으로 구분할 수 있는데 기술역학적 방법은 인구 집단에서 질병이나 건강 수준의 분포 양상을 파악하여 이에 대한 가설을 설정하는 것이고, 후자는 기술역학적 방법으로 얻은 자료를 가지고 실제로 질병의 원인이 되는 요인(factor)이나 속성(attribute)과 질병과의 인과 관계를 규명하는 방법이다(그림 3-4).

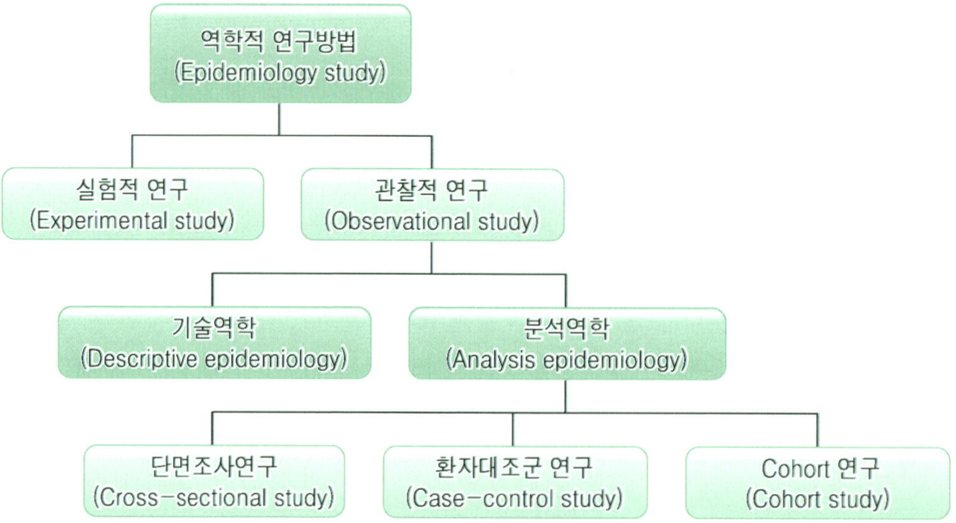

그림 3-4. 역학적 연구의 방법.

1) 역학 조사환

역학 조사는 시간과 노력, 비용 등 자원의 소모가 많은 연구이다. 제한적이지만 이를 효율적으로 사용하기 위해서는 체계적인 방법이 필요하다. 기술역학적 조사를 통해서 얻은 자료를 수집 분석하여 질병 발생에 대한 가설을 설정하고, 이 가설이 옳고 그른지를 확인하기 위하여 분석역학적 조사로 더욱 상세히 분석하는 데 이 가설을 입증한 결과를 근거로 수식화하는 이론역학으로서 이어지는 일련의 연구, 비교적 적은 노력이 드는 이러한 연구의 과정을 역학 조사환(epidemiologic study cycle)이라고 한다(그림 3-5).

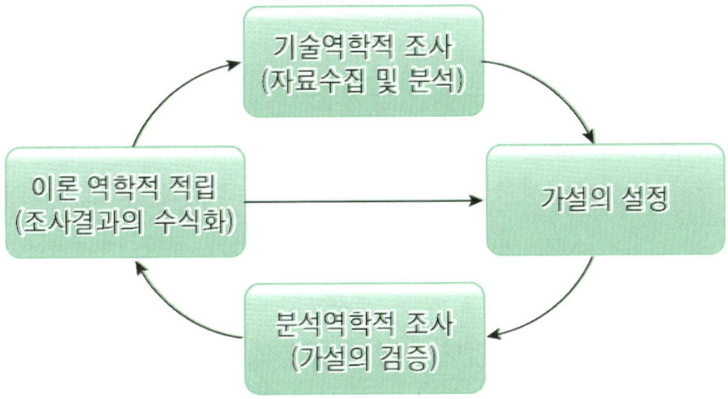

그림 3-5. 역학 조사환.

2) 기술역학

기술역학은 질병 발생의 양상을 파악하기 위하여, 인간 집단을 연구 대상으로 삼아 그 집단의 특성에 따라 사실적 현상 그대로를 기록한다. 일단 단순히 기록한 다음에 질병 양상이 어떠한지 보는 것이므로 1단계적 역학이라 할 수 있으며 역학 연구의 출발점이라고도 할 수 있다. 기술역학을 통해 얻은 결과는 제기된 가설을 검정하기보다는, 질병의 원인을 규명하는 데 필요한 중요한 단서를 제공하는 역할을 하게 되며 한편으로 새로운 가설을 도출하는 데 사용되기도 한다.

이 연구에서는 집단의 역학적 특징인 **인적, 시간적, 지역적 변수와 질병의 발생 유형 사이의 상관 관계를 규명하기 위한 노력을 주로 한다.**

이 연구에서는 질병의 발생과 기본적인 역학적 특징과의 상관 관계를 규명하기 위한 노력을 주로 하며 질병 발생의 상황을 충분히 기술하기 위해서는 다음의 사항이 조사되어야 한다.

- 인적 특성(Who): 집단 내의 사람에게서 관찰할 수 있는 특성을 뜻한다. 누구에게서 발생하였는가?
- 지역적 특성(Where): 인간은 주변을 둘러싼 자연적·사회적 환경에 의해서 영향을 받는다. 어디서 발생하였는가?
- 시간적 특성(When): 언제 발생하였는가?
- 질병의 종류(What): 무슨 질병이 발생하였는가?

(1) 인적 특성

인구학적 특성으로 연령, 성별, 인종, 결혼여부, 흡연, 음주, 식이, 운동 등이 있으며, 사회학적 특성으로 사회계층, 종교, 직업 등이 있다. 이러한 특성과 질병 양상 사이의 발생 관계에 대한 예로는, 고혈압, 당뇨, 우울증, 관절염 등의 질병이 여성에서 더 많다든가, 아시아에서는 위암, 간암이 많지만 서양에서는 유방암, 전립선암의 발생이 높다든가 하는 것이 있다.

(2) 지역적 특성

인간은 주변을 둘러싼 자연적·사회적 환경에 의해서 영향을 받기 때문에 집단 역시 마찬가지로 이와 같은 환경의 영향을 받으며 집단 내에서 특정한 지역적 특성을 갖게 된다. 이러한 특성에 따라서 질병의 양상이 변할 수 있으며, 따라서 질병의 발생을 지역적으로 구분해서 파악해 볼 필요가 있다. 그리고 나아가 지역의 어떠한 특성 때문에 질병 양상이 변하였는지 생각할 수 있게 된다.

질병의 원인은 기온, 기습, 강우량, 고도 및 수질 등 환경적 요인에 관련성이 많으므로 자연적 구분이 사회적, 정치적 구분보다 더 유용한 경우가 많다. 자연적 구분의 대표적인 것은 열대성 질환과 풍토병이다.

어떤 질병의 유행이 지역적으로 어느 정도 분포하는가에 대하여 범세계적, 전국적, 지방적, 산발적으로 나눌 수 있다.

① 범세계적(Pandemic)

최소한 두 국가 이상의 광범위한 지역에 동시에 유행하는 것으로 **독감**의 유행 등을 들 수 있다.

② 유행성(Epidemic)

한 지역에서 일시적으로 평상시에 기대되는 발생 수준보다 더 많이 발생할 경우 '유행성 질환'이라고 한다. 유행성 질환이 원래 그 지역에 없던 것이 외부에서 유입되어 생긴 경우 '외인성 유행(exotic epidemic)'이라고 하며, 원래 그 지역에 있던 것이 평상시 이상의 수준으로 발행하는 것을 '토착성 유행(endemic epidemic)'이라고 한다. 우리나라에서 토착화된 **장티푸스** 등을 들 수 있다.

③ 토착성(Endemic)

일부 지역에 특수하게 질병이 발생하는 경우로 우리나라의 낙동강 유역에서 많이 발생하는 **간디스토마**의 경우가 이에 속한다.

④ 산발성(Sporadic)

이는 질병 발생의 지역적·시간적 집적성이 관찰되지 않는 질환을 말한다. 질병이 유행하지 않으면서 어떠한 경향성을 띠지 않아 예측할 수 없다. 전국적 현상보다도 일부 한정된 지역에서 산발적으로 발생하는 질병 양상으로 **렙토스피라**증 등을 들 수 있다.

(3) 시간적 특성

질병 발생을 시간 경과에 따라 관찰한다면 해당 질병 발생과 관련된 요인, 치료 효과에 대한 영향 등에 대한 정보를 종합적으로 얻을 수 있다. 이렇게 얻은 정보를 토대로 변화 양상을 예측할 수도 있으며, 혹은 예측할 수 없다면 이의 원인을 구명하고 적절한 대책을 마련할 근거자료로써 사용될 수도 있다.

일반적으로 월간 또는 연간 단위로 표시하나 급성 질환의 경우에는 시간별로 분석하거나 질병 발생 건수가 적은 경우는 수년 단위로 분석할 수도 있다. 시간별 질병 발생의 양상은 추세 변화, 주기 변화, 계절 변화로 구분하며, 또 장기, 중기, 단기, 불규칙 변화로 나눈다.

① 추세 변화(Secular trend, 장기 변화)

어떤 질병에 대해 수십 년에 걸친 장기간의 변동을 관찰하여 이들의 장기적 경향을 관찰할 수 있게 한다. 주로 암이나 심장병 같은 만성 질환의 경우에 사용한다. 추세 변화를 하는 질병으로는 **장티푸스**(30~40년 주기), **디프테리아**(10~24년 주기), **인플루엔자**(약 30년) 등이 있다.

② 주기 변화(Cyclic change, 순환 변화)

주기 변화는 수년의 간격으로 질병의 발생이 반복되는 경우로서 감염성 질환의 경우에 주기 변화 양상을 보인다. 예로 **홍역**(2~3년), **백일해**(2~4년), **유행성 일본뇌염**(3~4년) 등이 있다.

③ 계절 변화(Seasonal change)

1년을 주기로 계절에 따라 질병이 발생하는 양상을 말한다. 우리나라에서 **신증후군출혈열**(hemorrhagic fever with renal failure)의 경우 6월 말과 11월 말에 두 번 큰 유행이 있다. 여름에는 각종 설사질환이 발생하고 겨울철 및 환절기에는 호흡기계 질환이 많이 발생하는 것을 볼 수 있다.

④ 단기 변화(Short term fluctuation)

시간, 날짜 또는 주 같은 비교적 짧은 단위로 질병 발생 양상이 변화하는 것을 말하며, 주로 **급성 감염병**의 집단 발병 시에 이러한 양상을 보인다.

⑤ 불규칙 변화(Irregular change)

돌발적으로 유행하는 질병으로 **콜레라**와 같은 외래 감염병의 국내 침입 시 돌발적으로 유행하는 경우를 말한다.

3) 분석역학(Analytic epidemiology)

기술역학의 결과는 질병 발생에 대한 특정 인자의 관련성을 나타내지만 인과 관계를 밝히지는 못하며, 이렇게 특정 요인이 질병을 일으키는 원인이 되는지에 대해서는 분석역학적 연구를 통해 밝혀야 한다. 즉 관찰을 통하여 질병 특히 만성 질환의 발생과 관계있는 숙주 및 환경 요인을 찾아내어 그 속성(attribute)과 질병과의 인과 관계를 밝혀내는 조사 방법으로 분석역학적 연구에는 단면 연구(cross-sectional study), 환자-대조군 연구(case-control study), 전향적 및 후향적 코호트 연구(cohort study) 등이 있다.

(1) 단면 연구(Cross-sectional study)

단면 연구란 일정한 인구 집단을 대상으로 특별한 시점 또는 기간 내에 어떤 질병을 조사 및 발견해내고 질병 및 그 인구 집단이 가지고 있는 속성(예: 연령, 성별, 직업, 교육, 사회경제 상태, 기타 등)과의 관련성을 찾아내는 연구 방법이다.

단면 연구의 장점과 단점은 다음과 같다.

- 장점: 비교적 단기간 내에 결과를 얻을 수 있고, 동시에 여러 종류의 질병과 발생 요인과의 관련성을 비교·조사할 수 있는데, 이는 비교적 쉽게 조사가 가능하며 경제적 비용도 적게 든다.
- 단점: 일정한 시점에서 조사하기 때문에 빈도가 낮은 질병이나 유행 기간이 짧은 질병에는 부적절하다. 또한 질병의 원인에 대한 상관 관계만 알 수 있을 뿐 인과 관계를 규명하지는 못하며, 현재와 과거 사항만을 주 대상으로 하기 때문에 예측력이 낮다.

(2) 환자-대조군 연구(Case-control study)

환자-대조군 연구는 질병의 원인일 것으로 생각되는 잠재적 원인 요인에 대하여, 현재 질병이 발생한 환자군과 질병을 갖지 않은 대조군을 대상으로 해당 요인에 대한 노출 유무를 비교·분석하는 연구이다. 이렇게 비교·분석하여 특정 요인이나 속성이 두 군 간에 유의한 차이가 있는지를 확인하기 위해서 통계적 검정을 시행하게 된다. 이 연구는 환자군과 대조군의 선정이 매우 중요한데 특히 대조군 선정에서 가장 중요한 원칙은 비교성(comparability)이 높아야 한다는 것이다. 따라서 비교성을 높이기 위해서는 대조군은 가능한 한 무작위적(random)인 방법으로 선택되어야 하고, 동시에 비교하려는 요소 이외의 여러 환자군의 조건들을 짝지어 대조군을 선택하는 방법을 이용해야 한다. 환자대조군 연구는 현재 질병에 걸린 상태에서 과거에 어떤 요인이 원인이 되었는지 알아보는 후향성 연구(retrospective study)이지만, 최근에는 코호트 연구(cohort study)와 결합하여 현재의 어떤 요인이 나중에 질병이 되는지 알아보는 전향성 연구(prospective study)의 형태로도 사용된다(그림 3-6).

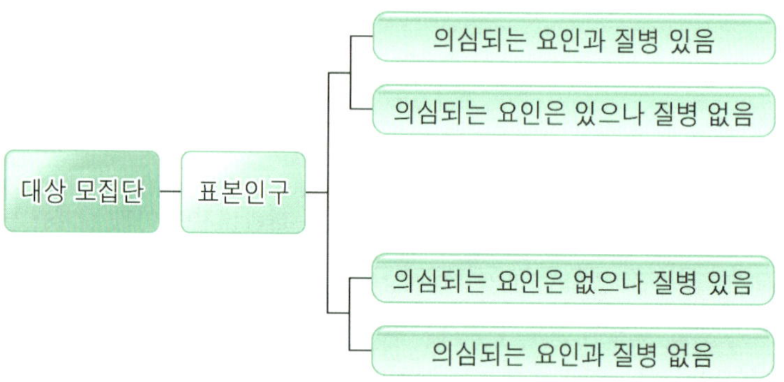

그림 3-6. 환자-대조군 연구 방법.

환자-대조군 연구를 해석할 때 비차비(odds ratio)라는 개념이 중요하다. 비차비는 코호트 연구에서의 비교 위험도와 아주 비슷한 개념으로, 질병을 갖고 있는 사람과 갖고 있지 않은 사람 간의 위험 요인에의 노출 여부에 대한 비의 비라고 할 수 있다. 즉 환자대조군의 연구의 경우에 이렇게 할 수 없는 이유는 환자군과 대조군을 설정할 때 표본 추출을 한 것이 아니기 때문이며, 노출과 비노출의 발생률이 전체 모집단의 발생률을 반영하지 못하기 때문이다. 이러한 이유로 다른 방법을 사용하는데 이것이 바로 비차비(odds ration)이다. 비차비는 간단하게 노출/비노출 또는 질병 있음/없음으로써, '(환자군에서의 위험 요인 노출/

비노출)에 대한 (대조군에서의 위험 요인 노출/비노출)=(a/c)/(b/d)' 또는 '(위험 요인 노출군에서의 질병 있음/없음)에 대한 (위험 요인 비노출군에서의 질병 있음/없음)=(a/b)/(c/d)'로 정의된다(표 3-2).

$$\text{비차비(odds ratio)} = \frac{ad}{bc}$$

표 3-2. 환자-대조군 연구

요인 \ 질병	환자군	대조군	합계
폭 로	a	b	a+b
비노출	c	d	c+d
합 계	a+c	b+d	a+b+c+d

환자-대조군 연구의 장점과 단점

- 장점: 연구 자체가 비교적 용이하며, 경제적이고 많은 연구원이나 많은 연구 대상자를 필요로 하지 않는다. 또한 발생이 극히 적은 질병에 대한 연구도 가능하다는 것 그리고 연구 결과를 비교적 빠른 시일 안에 알 수 있다는 것이다.
- 단점: 환자의 과거 행위에 의존하여야 하는 경우가 많아 환자의 기억력이나 지적 수준에 따라 답변의 정확성이 떨어질 수 있으며, 이미 세워진 가설에 따른 연구자 자신의 편견이 있을 수 있어 직접적인 위험도 계산이 가능하지 않고 간접비교만 할 수 있다는 점이다.

(3) 코호트 연구(Cohort study, incidence study)

코호트란 용어는 고대 로마시대의 병제 'cohors'에서 기원한 말로, 어떤 공통된 특성이나 속성 또는 경험을 가진 집단을 뜻한다. 코호트란 특정 질병 발생의 원인이 될 수 있다고 생각되는 동일한 특성을 가진 인구 집단이라는 말이다.

코호트 연구란 우선 질병이 없는 인구 집단을 연구 대상으로 하며, 역학적인 연구 방법 중에서 질병의 원인 규명에 가장 결정적인 정보를 제공해 주는 방법이다.

코호트 연구에서 전향성 코호트(prospective cohort) 연구는 연구 대상 집단을 설정한 시점에서 대상 집단을 추적 관찰해서 질병 발생 여부를 관찰할 수도 있으며, 후향성 코호트(retrospective cohort) 연구는 대상 집단을 일단 질병 발생 집단과 비발생 집단으로 나눈 뒤 노출 정보를 역으로 추적해 노출 여부를 관찰한 후 이를 분석하는 방법이다

코호트 연구 결과는 질병 발생의 원인이 되는 속성이나 요인에 노출됨으로써 질병에 이환될 위험을 측정하는 **비교 위험도와 기여(귀속) 위험도**를 구할 수 있다(그림 3-7).

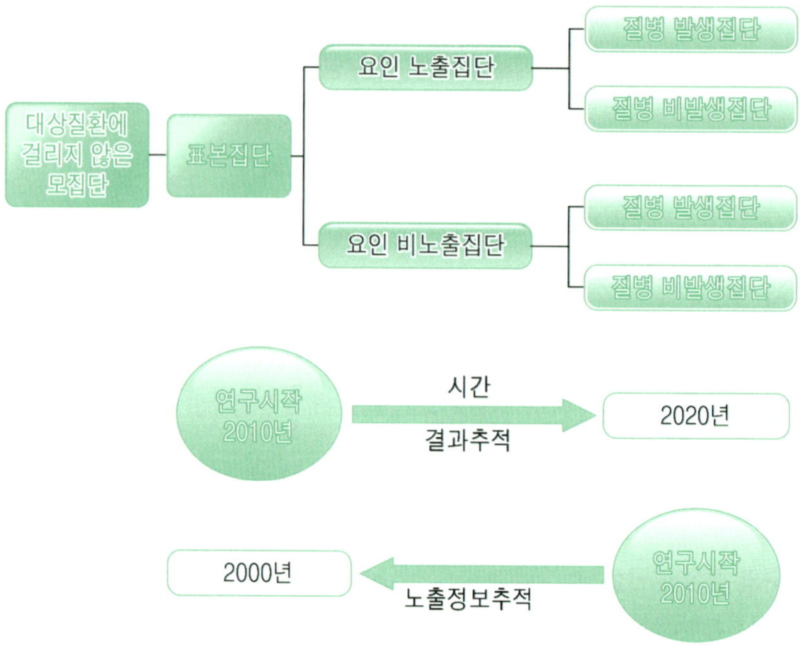

그림 3-7. 코호트 연구.

① 비교 위험도(Relative risk)

비교 위험도는 요인을 가지고 있는 사람이 요인을 가지고 있지 않은 사람에 비해 질병 발생 위험이 얼마나 더 높은가를 나타내 주는 것이다. 즉 노출군이 비노출군에 비하여 질병이나 사망의 위험이 얼마나 더 높은가(혹은 낮은가)를 나타내 준다(표 3-3).

표 3-3. 비교 위험도

요인 노출 \ 질병 발생	발생	발생 안 함	합계
노출	a	b	a+b
비노출	c	d	c+d
합계	a+c	b+d	a+b+c+d

$$\text{비교 위험도(RR)} = \frac{\text{위험 요인 노출군 질병 발생률}}{\text{비노출군}}$$

$$= \frac{a}{a+b} \div \frac{c}{c+d} = \frac{a(c+d)}{c(a+b)}$$

② 기여 위험도(Attributable risk)

기여 위험도는 귀속 위험도라고도 하며, 집단 간 질병 발생률의 차를 구하여 질병 발생에서 위험 요인 노출이 대하여 **기여**하는 정도를 보는 것이다. 예를 들어 흡연자의 뇌졸중 발생률 중에 흡연 때문에 증가한 부분이 어느 정도인가를 말한다. 이러한 기여 위험도를 구함으로 해서 해당 요인의 제거 또는 감소로 인한 질병예방 정도를 알 수 있다.

기여 위험도는 노출군과 비노출군의 발생률 사이의 차로 산출한다.

$$\text{기여 위험도} = \frac{a}{a+b} - \frac{c}{c+d}$$

코호트 연구의 장점과 단점

- 장점: 질병 발생의 위험률을 직접 구할 수 있고, 비교적 신뢰성이 높은 자료를 얻을 수 있으며, 한 번에 여러 가지 가설을 검증할 수 있다.
- 단점: 시간, 노력 및 비용이 많이 들고, 많은 대상자가 필요하므로 발생률이 낮은 질병에는 부적합하며, 연구 대상자가 그 사실을 알게 되어 편견이 개입될 수 있다.

4) 이론역학

이론역학(theoretical epidemiology)이란 질병이나 감염병의 발생과 유행에 대하여 수리적 분석을 거쳐 이론적으로 이를 수식화하는 것으로 3단계 역학이라고 할 수 있다. 즉 현재 나타나는 현상을 수식화하는 것인데, 이를 활용하여 실제 결과와 수식화된 이론을 비교하여 그 타당성을 검정할 수도 있고 향후 어떤 양상을 보일 것인지에 대해서도 알 수 있다.

5) 실험역학

실험역학은 실험적 방법을 사용하여 질병 발생의 원인을 규명하는 역학 조사라 할 수 있다. 실험자가 혼란 변수에 대하여 거의 완벽하게 통제한 뒤, 어떤 자극 또는 조작을 가하여 그에 대한 결과를 보는 것이므로 다른 연구 방법 중 가장 정확하고 결정적인 정보를 제공해 주는 방법이다

6) 역학 연구 결과의 사례

(1) Cholera

John Snow(1813~1858)는 1848~1849년에 런던에서 발생하였던 콜레라의 유행을 역학적 측면에서 관찰한 뒤 원인에 대한 가설을 수립하고 이를 검증하였다.

- 콜레라는 인간의 상호 왕래를 따라 전파된다.
- 콜레라 환자와 밀접한 접촉을 하는 사람들 중에서 주로 발병자가 생겼다.
- 환자 발생은 빈곤과 군집생활을 하는 것과 관련 있다.
- 콜레라는 오물과 관련 있다.
- 콜레라는 임상적·병리적으로 주로 위 장관을 침범하는 질병이다.

이후 콜레라 환자들의 거주 지역별 점지도(spot map)를 작성하여 분석한 결과 Southwark & Vauxhall 수도회사의 물을 마시는 지역에서 사망률이 높음을 찾아내어 이와 같은 가설을 입증하게 된다.

(2) Pellagra

Goldberger는 1914년에 그 당시까지 감염성 질환인 나병의 일종으로 취급되어 오던 펠라그라가 비타민의 일종인 **니아신(niacin)의 부족**에서 오는 **영양결핍**이라는 사실을 밝혀냈다. Golderger는 당시 미국 남부에 대유행한 펠라그라에 걸린 환자들을 보고 연구를 시작하였는데 12명의 죄수에게 동물성 단백질이 없는 식사를 제공하여 인위적으로 pellagra 증상 환자를 만드는 데 성공했고, 감염성 질환이 아닌 것을 증명하기 위하여 펠라그라 환자의 분비물을 자신과 부인 등의 인후 점막에 묻히는 실험을 하여 펠라그라가 감염성 질환이 아님을 증명하였다.

(3) 흡연과 폐암에 관한 연구

1956년과 1959년에 각각 **Doll과 Dorn**에 의하여 연구 결과로 흡연 습관과 사망 원인이 **폐암**이었던 사람들에 대하여 각각 조사하였고, 그 결과 흡연과 폐암 사이에 통계적으로 유의한 상관성이 있었고, 비교 위험도가 매우 컸으며, 흡연량과 폐암 발생 사이에 용량-반응관계가 있음을 밝혀 담배와 폐암이 관계가 있음을 밝혔다. 이 연구 결과들을 계기로 1960년대 이후 비감염성 질환에 대한 역학적 연구들이 크게 발전하게 된다.

제 4 장

보건통계 및 보건지표

1. 보건통계

1) 보건통계의 정의와 이용

(1) 보건통계의 정의

통계학(statistics)이란 자료를 수집, 정리하여 그 결과를 해석하고 가설을 검증하는 과학이다. 통계학의 어원은 'stateistics'에서 유래한 것으로 '영토 내의 과세 가능한 농지와 군사목적에 따른 젊은 남자의 수를 파악하기 위한 목적'에서 발달한 것이다. 자료를 체계적으로 처리하는 이 학문은 현재 대부분의 다른 학문이나 실생활에 적용되고 있다.

통계학의 목적은 수량적인 개념을 이용하여 어떤 문제에 대한 통찰력을 제공해 주는 것이다. 이러한 목적을 달성하기 위한 통계학적인 방법은 세 단계로 나뉜다.

첫째, 자료를 수집하고,

둘째, 자료가 지니고 있는 뜻을 나타내고,

셋째, 자료로부터 결론을 도출해 낸다.

이때 두 번째 단계, 즉 수집된 자료를 정리하여 표나 도표를 만들거나 수량적인 계산을 통하여 대푯값, 산포도 등을 구하는 방법을 기술통계학(descriptive statistics)이라고 한다. 세 번째 단계는 추론통계학(inferential statistics)이라고 하는데, 1920년대부터 발전하기 시작하였다. 추론통계학은 자료가 지니고 있는 뜻을 분석하여 자료가 추출되었다고 생각되는 더 큰 집단(모집단)에 적용하여 결론을 내리는 방법이다.

보건통계학(health statistics)은 출생, 사망, 질병, 인구 변동 등 인구의 특성을 연구하는 일과 생명, 건강 등 보건에 관한 여러 가지 현상과 대상물을 측정, 계측하고 이를 정리, 분석하여 그 특성을 밝히는 통계학의 응용 분야라 할 수 있다.

(2) 보건통계의 이용

보건통계의 이용은 무척이나 다양한데 한 지역사회나 국가의 보건 수준을 나타내거나 보건사업의 계획에 필요한 사전 평가나 사업 진행 평가 및 결과 평가에 이용되기도 한다. 따라서 보건통계란 지역사회의 질병관리와 보건 향상을 위한 모든 연구와 조사의 분석에 기초 자료로 활용할 수 있으며 보건 정책의 수립에도 방향을 제시해 준다.

보건통계가 이용되는 분야는 다음과 같다.

① 지역사회나 국가의 보건 수준 및 보건 상태의 평가와 비교

② 보건사업의 필요성의 결정을 위한 자료 및 사업의 기획·과정·결과 평가

③ 국가의 보건사업 지원이나 보건 입법의 제정에 당위성을 제공

④ 보건사업의 우선순위 결정으로 사업 수행의 지휘, 관제에 활용되거나, 보건사업의 절차, 분류 등의 기술 발전에 관여

⑤ 보건사업의 행정 활동에 대한 지침 마련

⑥ 보건사업의 방향을 설정하는 기초자료로서 사업 결정 및 수행 등에 과학적 근거를 제공

2) 모집단과 표본

(1) 정의

모집단(population)이란 연구 대상이 되는 모든 사람을 말하며, 표본(sample)은 그 모집단 중 일부 선택된 사람들을 의미한다. 모집단은 단순히 인구학적 특성을 고려한 연구 대상 모집단(target population)과, 이 중 조사 가능한 인구로서 연구 가능 모집단(accessible population)으로 나뉘는데, 전자를 무한모집단(infinite population)이라고 하고 후자를 유한모집단(finite population)이라고도 한다.

표본(sample)의 정의는 모집단을 구성하는 전체 조사 단위 중 일부의 조사 단위를 추출하였을 때 얻는 모집단의 일부를 말한다. 표본에는 확률표본과 비확률표본이 있는데 확률표본은 모집단에서 추출된 확률이 동일한 상황에서 추출된 것이고, 비확률표본은 모집단에서 표본으로 추출된 확률이 다른 상황에서 이루어진 표본이다. 모집단 전체를 조사하는 것이 통계학적으로 가장 완벽하겠지만, 인력과 시간, 예산 등의 문제로 현실적으로는 불가능하기 때문에 일부만 추출한 표본을 조사하여 이의 결과를 통해 전체를 추정하는 방법을 사용하는 경우가 대부분이다.

(2) 표본 추출법

표본 추출(sampling)이란 관심의 대상인 모집단으로부터 그 특성을 대표할 수 있는 표본을 뽑아내는 것을 말한다.

표본 추출법에는 확률표본 추출법(purposive sampling)과 비확률표본 추출법(random sampling)이 있으며 주로 확률표본 추출법이 이용되는데 비확률표본 추출을 하는 경우 모집단에 그 결과를 적용할 수 없고 개인의 편견이 개입될 수 있기 때문이다.

확률표본 추출법에는 단순확률추출법, 계통추출법, 층화 및 집락추출법이 있다.

① 단순확률추출법(Simple random sampling)

모든 표본이 동일하게 추출될 수 있는 조건에서 무작위로 추출하는 방법으로서 가장 단순하고 일반적인 추출 방법이다. 단순무작위추출법이라고도 하는데 마음대로 뽑는 것이 아니라 모든 자료가 동일한 확률상태에서 뽑는 확률추출을 의미한다. 보통 난수표(random number)를 이용하여 무작위추출한다.

② 계통추출법(Systematic sampling)

처음 시작 번호를 무작위로 정한 다음 그 후 동일한 간격으로 번호를 결정하여 추출하는 방법으로 모수를 원하는 표본의 수로 나누어 간격을 정한 뒤에 임의 시작 번호부터 같은 간격으로 추출한다. 전화번호부 등을 이용하여 표본을 추출하며, 여론조사 등이 근래에 가장 많이 사용하는 방법이다.

③ 층화추출법(Stratified random sampling)

모집단 구성에 대한 사전 지식을 표본 추출에 활용하는 대표적인 방법으로 구성 성분에 따라 몇 개의 동질적인 집단으로 나눈 뒤 각 층(stratum)에서 무작위로 표본을 추출하는 방법이다. 층별로 추출된 표본의 확률이 동일하지 않은 경우에는 보정(adjust)을 하여 결과를 해석한다.

④ 집락추출법(Cluster sampling)

모집단의 구성단위를 자연적 또는 인위적으로 몇 개의 군집으로 나누거나 또는 기존 조직을 활용하여 무작위로 필요한 만큼의 군집을 표본 추출하는 것을 1단 집락(one-stage cluster)추출법이라고 하며, 1단 집락추출 집락에서 하위 집락을 또 추출하여 전수 조사하는 것을 다단계집락(two-stage cluster)추출법이라고 한다. 주로 행정 구역 단위를 많이 이용한다. 전체 모집단의 표본 추출틀(sampling frame)을 얻기 힘든 경우에 사용된다.

비확률표본 추출법은 임상 연구에서 확률추출보다 실제적으로 더 자주 활용되는 표본 추출 방법으로 확률표본 추출이 사실상 불가능하거나 모집단을 정확하게 규정지을 수 없는 경우 또는 표본 오차(sampling error)가 큰 문제가 되지 않거나 반드시 확률표본 추출을 해야 할 필요성이 없는 경우에 쓰이게 된다.

비확률표본 추출법에는 연속추출(consecutive sampling), 편의추출(convenience sampling), 판단추출(judgmental sampling)이 있다.

(3) 측정척도

연구 목적에 맞는 통계 자료를 얻기 위해서는 측정하는 도구를 척도(scale)라 하는데 변수의 값은 척도에 의해 수량화된 개념을 의미한다. 척도는 측정하려는 속성에 따라 네 가지로 분류되는데, 상위 수준의 척도는 하위 수준의 척도로 척도 변환이 가능하지만 하위 수준의 척도는 상위 수준의 척도로 변환이 불가능하다. 즉 비율척도는 서열척도나 명목척도로 바꿀 수 있지만, 명목척도나 서열척도는 비율척도로 바꿀 수 없다.

① 명목척도(Nominal scale)

측정 대상자의 특성이나 성질을 상호 배타적인 범주(category)로 나타낸 척도로서 가장 낮은 척도이다. 명목 자료는 일반적으로 숫자로 표시하기 힘든 자료이지만 통계 분석상 남자=1, 여자=2와 같이 숫자로 표시한다. 여기서 1, 2는 연산이나 순서, 양적인 의미는 없다.

② 서열척도(Ordinal scale)

측정 대상자가 가지고 있는 어떤 특성의 상대적 크기에 따라 순서로서 측정 대상을 구분할 수 있는 척도이다. 좋음, 보통, 나쁨이나 잘함, 보통, 못함 등이다. 측정값 간의 산술적인 관계는 '같다 혹은 다르다'와 '크다 혹은 작다'의 관계가 성립하며. 순위척도(ranking scale)라고도 한다.

③ 간격척도(Interval scale), 등간척도

대상 자료의 범주나 대소관계는 물론 동일한 간격의 척도로서 간격의 차이까지 설명이 가능하다. 하지만 간격척도에서 사용되는 기준인 0의 개념이 절대기준이 아니므로 측정값 간의 더하기와 빼기만 가능하며 곱하기와 나누기는 불가능하다. 예로는 온도를 들 수 있다.

④ 비율척도(Ratio scale)

비율척도는 척도 중 가장 높은 수준의 척도로서 명목, 순서, 간격척도의 구분을 가능하게 함은 물론 비교가 가능하다. 비율척도에서의 0은 진정한 개념을 포함하므로 '50km의 배는 100km이다'라는 비교를 할 수 있다. 측정값 간의 모든 산술적인 계산이 가능하며 두 측정값의 비가 의미 있는 값이 된다.

3) 통계 자료의 정리

(1) 도수분포표

도수분포표(frequency distribution table)는 일정한 원칙에 의해 수집된 자료를 배열한 후 알맞은 간격으로 등분하고 각 등분 안에 어떤 정보가 있는지를 알기 쉽게 정리한 분포표로서 조사된 자료의 발생 빈도(frequency)와 자료에 따른 어떤 규칙성이 있는가를 알려준다.

어떤 집단의 신장, 체중 등을 조사할 때 개개인의 측정치로서 그 자료로 특성의 정도를 나타내는 것을 변량(variation)이라고 하고, 변량의 범위를 몇 개의 급(class)으로 나누어 그 급의 최대치와 최소치의 합의 평균치를 중앙치라고 하며, 각 급에 속하는 개수를 도수(frequency)라고 한다. 도수의 누적치를 누적도수라고 하고, 급의 도수 대신에 급의 도수 집단의 총 개수에 대한 백분율을 상대누적도수라고 하는데, 각 급에 해당하는 도표의 계열을 도수분포(frequency distribution)라고 한다.

도수분포표를 통해 알 수 있는 것은, 첫째 측정값의 최솟값이 있는 최소급과 최댓값이 포함되어 있는 최대급을 알 수 있고, 둘째 측정값의 범위(range)를 알 수 있으며, 셋째 각 급별 빈도와 빈도가 가장 높은 급과 가장 낮은 급을 알 수 있고, 넷째 각 급의 빈도로 이루어지는 분포의 모양을 알 수 있다(표 4-1).

표 4-1. 환자 복부에서 절제된 악성종양 무게의 도수분포표

계급구간	도수 F	누적도수 OF	상대도수 RF	누적상대도수
10~19	5	5	.0877	.877
20~29	19	24	.3333	.4210
30~39	10	34	.1754	.4210
40~49	13	47	.2281	.8245
50~59	4	51	.0702	.8947
60~69	4	55	.0702	.9649
70~79	2	57	.0351	1.0000
합계	57	-	1.0000	-

(2) 도표(Graph)

도표는 통계 자료가 지니고 있는 뜻을 시각적으로 보고 이해할 수 있는 자료분석의 한 표현적 방법이다. 크기순서표(측정값을 최솟값에서 최댓값까지 순서대로 나열해 놓은 표)나 도수분포표에서 쉽게 이해할 수 없는 통계 자료의 뜻도 적절한 도표를 통해 쉽게 표현할 수 있다.

① 점선도표(Frequency polygon)

점선도표는 평면의 직교좌표를 이용하여 X축에 변수의 측정값을 표시하고 Y축에 측정값의 빈도를 점으로 표시한 후 이 점들을 이어 빈도의 크기로 이루어지는 곡선의 모양을 볼 수 있게 하는 도표이다. 점선도표는 시계열적으로 변화하는 값이나 측정값의 변화 경향을 시각적으로 쉽게 볼 수 있는 장점이 있다. 예를 들어 연령의 변화에 따른 혈압, 혈색소치의 변화를 보는 데는 점선도표가 적절하다.

② 막대도표(Bar chart)

막대도표는 평면의 직교좌표를 이용하여 변수의 특정값을 한 축에 표시하고, 다른 축에 막대 또는 선으로 표시하여 측정값의 빈도의 크기로 이루는 모양을 쉽게 이해할 수 있게 한 도표이다. 막대도표를 그릴 때는 변수값들을 서열화할 필요가 없기 때문에 변수값들을 어디에라도 위치시킬 수 있다.

③ 원도표(Pie chart)

원도표는 원의 중심으로부터 일정각도 속에 포함되는 면적을 이용하여 변수의 측정값의 크기를 표시하는 도표이다. 전체 중의 일부를 표현하는 데 적합하며, 변수값을 서열화할 필요가 없다.

④ 히스토그램(Histogram)

간격척도로 측정된 변수를 범주화해 각 범주별로 빈도를 비교할 때는 히스토그램을 작성한다. 막대도표와 다른 점은 변수값이 서열화되어 있기 때문에 막대도표에서처럼 순서가 바뀌어서는 안 되며 막대들 사이에 간격이 없어야 한다.

⑤ 상관도표(Scatter plot or scatter diagram)

상관도표는 두 변수를 직교좌표에 표시하여 변수 간의 관계를 설명하는 데 효과적인 도표이다. 두 변수의 관계는 변수의 값들을 측정하여 한 변수의 값으로 다른 변수의 상태, 분포 변화에 대한 설명을 할 수 있는 관계이다.

⑥ 누적 도수도표(Cumulative plot)

누적 도수도표는 도수의 누적된 값을 Y축에 표시하는 도표이다. X축에 개별 관측값이 위치하고 Y축에는 누적도수 또는 누적비율이 위치한다. 누적도수는 개별 관측값의 누적된 도수가 얼마인가를 제시해 주며, 누적비율은 개별 관측값이 그 집단에서 대략 어느 정도의 위치에 있는가를 파악할 수 있게 해 준다.

4) 자료의 측정

도수분포를 통하여 자료의 여러 가지 특성을 파악할 수는 있으나 그 집단의 특성을 모두 이해하기는 어렵다. 따라서 측정값들이 어떤 값을 중심으로 분포되어 있는지를 나타낼 수 있는 대푯값과 자료들이 중심으로부터 얼마나 밀집 또는 분산되어 있는가를 나타내는 산포도가 필요하다.

(1) 대푯값(Average)

대푯값은 측정값들의 위치를 대표하는 하나의 요약된 지표이며, 측정값들을 대표하는 객관적인 값으로서 측정값들의 중심적인 경향을 나타낸다.

① 산술평균(Mean)

대푯값 중 가장 중요한 것으로 평균은 집중경향의 대표적인 지수이다.

산술평균은 측정치를 전부 합하여 측정치의 총 개수로 나누는 방법으로, 그 계산식은 다음과 같다.

$$\overline{X} = \frac{x_1 + x_2 \cdots\cdots x_n}{n} = \frac{1}{n}\sum_{i=1}^{n}$$

산술평균은 주어진 자료에서 단 하나의 값만 존재한다는 장점이 있지만 극단적인 값에 크게 영향을 받는 경우 대푯값으로서의 의미가 사라질 수도 있다.

② 중앙값(Median)

중앙값은 측정된 값의 크기 순서에서 가운데 순위에 위치한 측정값의 크기로 중앙치 또는 중위수라고도 하는데, 중앙값의 장점은 표본의 수가 적고 관찰치 중에 극단값에 민감하지 않기 때문에 극단값이 있을 때 그 대푯값으로서의 의미를 갖는다. 중앙값을 구하는 공식은 다음과 같다.

표본의 크기가 홀수일 때 중앙값 $= X_{(n+1)/2}$

표본의 크기가 짝수일 때 중앙값 $= [X_{(n/2)} + X_{(n/2)+1}]/2$

③ 최빈값(Mode)

한 분포에서 가장 많이 나타난 값을 말하며 모든 값이 서로 다를 때는 최빈값이 존재하지 않고 모든 관찰치는 하나 이상의 최빈값을 갖는다. 최빈값은 산술평균이나 중앙값만큼 자주 사용되지는 않지만 가장 자주 발생되는 사례나 관찰값을 알고자 할 경우에는 산술평균이나 중앙값보다 최빈값을 사용한다.

(2) 산포도(Measure of dispersion)

산포도는 측정값들이 나타내는 다양성을 말하는 하나의 객관적인 값으로서 한 변수의 측정값들의 분포 상태를 설명하는 값이다. 즉, 산포도란 측정값들이 평균을 중심으로 얼마나 밀집 또는 분산되어 있는가의 정도를 나타내는 산포성의 지표를 말하며, 대푯값이 측정값들의 양적 크기를 보여줬다면, 산포도는 측정값들의 질적 변화를 보여주는 값이다.

① 범위(Range)

산포도 중 가장 간편한 척도이지만 가장 신뢰도가 낮은 불안전한 척도이기도 하다. 범위는 한 변수의 측정값들 중 최댓값과 최솟값 사이의 간격으로, 최댓값에서 최솟값을 뺀 값으로 구한다. 따라서 최댓값과 최솟값 사이에 어떤 값들이 분포하는지 알기는 어렵다.

② 분산(Variance)

분산은 한 변수의 측정값들이 산술평균의 주위에 평균적으로 얼마나 떨어져 있는지를 나타내는 값이다. 분산은 모든 값들을 반영하므로 보다 합당한 산포도의 지수로서 사용이 가능하지만 편차의 자승을 사용하므로 그 값이 원래의 단위가 되지 못하는 단점이 있다.

$$S^2 = \frac{\Sigma(X_i - \overline{X})^2}{n-1}$$

③ 표준편차(Standard deviation)

표준편차는 산포도에서 가장 일반적으로 사용하는 값으로 분산이 편차의 자승을 사용하는 값이기 때문에 원래의 값에 근접하기 위해 다시 제곱근을 씌우는 것이다. 표준편차 역시 분포상의 모든 점수의 영향을 받으므로 평균과 마찬가지로 극단적인 값에 민감한 지수이다.

$$S = \sqrt{\sum \frac{(x_i - \overline{x})^2}{n-1}}$$

④ 변이계수(Coefficient of variation)

변이계수는 표본의 산술평균을 100으로 환산할 때 표준편차가 산술평균 100에 대하여 얼마의 크기인가를 보는 것이다. 변이계수는 산포도의 상대적 크기를 비교할 때 사용하는 지수이다.

$$CV = \frac{S}{X} \times 100$$

(3) 정규분포(Normal distribution)

정규분포란 도수분포를 histogram으로 옮겨 평균을 중심으로 좌우가 대칭인 엎어놓은 종의 모양(bell shape)을 하고 있는 분포로서 키, 체온, 혈색소치 등의 분포는 정규분포를 한다. 정규분포 곡선의 모양과 위치는 표준편차와 평균에 의하여 결정되는데 좌우대칭으로 평균이 중앙에 있다. 평균=중앙값=최빈값이 성립되는 분포로서 정규곡선의 전체 면적은 1이며 평균을 중심으로 표준편차의 범위만큼 면적을 계산하면 다음과 같다.

$\mu \pm 1\sigma$ **범위는** 68.26%, $\mu \pm 2\sigma$ **범위는** 95.44%, $\mu \pm 3\sigma$ **범위는** 99.73%이다(그림 4-1).

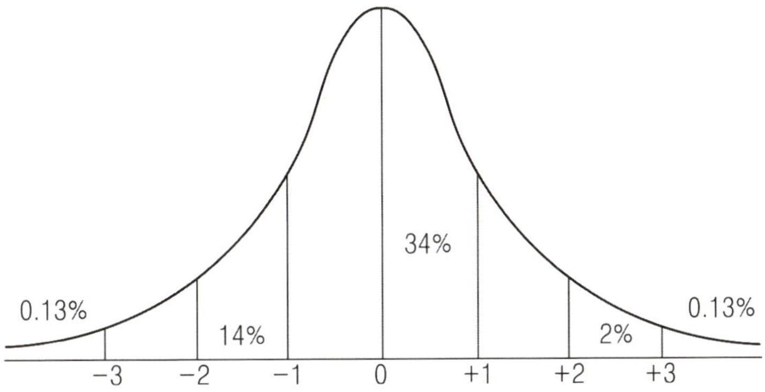

그림 4-1. 정규분포.

정규분포는 그 이론이 표본분포에 적용되며, 우리가 관찰할 수 있는 많은 관찰치와 측정값들의 분포가 일반적으로 정규분포와 유사한 분포를 하고 있기 때문에 통계학에서 기본이 되는 중요한 분포이다.

5) 보건통계에 이용되는 지표

(1) 질병통계

질병의 빈도를 측정할 필요가 있는 경우에는 크게 나누어 질병의 발생, 질병의 유병 정도, 질병으로부터 회복 또는 사망으로 크게 나누어 설명할 수가 있다.

이것을 그림과 같이 물의 흐름에 비유하여 보면 더욱 이해하기가 쉽다(그림 4-2).

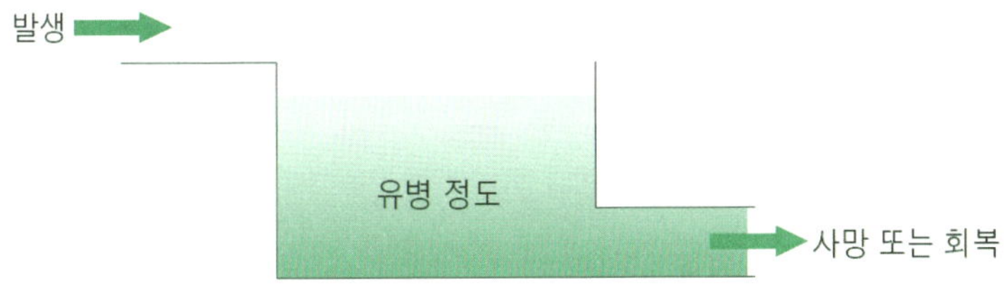

그림 4-2. 질병의 흐름.

즉, 질병의 발생은 물이 그릇에 흘러 들어가는 것으로 비유되고, 유병 정도(prevalence)는 물이 그릇에 고여 있는 것으로, 사망 또는 회복은 물이 그릇에서 빠져 나가는 것에 비유할 수 있다. 만일 물이 그릇 속에 많이 흘러 들어가거나 적게 빠져 나가면 그릇 속의 물은 많이 고일 것이지만, 물이 적게 흘러 들어오거나 많이 빠져 나가면 그릇 속의 물은 적게 고일 것이다.

① 발생률(Incidence rate)

일정한 기간에 한 인구 집단 내에서 어떤 질병 또는 사건(event)이 새롭게 일어난 횟수가 얼마나 되는가를 나타낸 것이다.

$$\text{발생률} = \frac{\text{어느 기간 동안의 환자 발생 수}}{\text{그 지역 전체 인구}} \times 1,000$$

② 발병률(Attack rate)

발생률과 비슷한 개념으로 어떤 집단이 한정된 기간에 한해서만 어떤 질병에 걸릴 위험에 놓여 있을 때 전체 기간 중 주어진 집단 내에서 새로 발병한 총수를 비율로 나타낸 것이다. 즉, 홍역이 유행한다면 홍역에 감염될 가능성이 있는 미이환자만이 분모가 되는 것이다. 따라서 유행 기간이 짧거나 고정되어 있는 경우 위험도와 발병률은 같은 의미이다.

$$\text{발병률} = \frac{\text{유행 기간 중 새로운 발병자 수}}{\text{위험에 노출된 인구 수}} \times 100$$

③ 유병률(Prevalence rate)

발병 시기에 관계없이 조사 당시에 질병을 가지고 있는 모든 사람이 대상으로 되는데, 조사 방법에 따라 어느 시점에 있어서의 유병률을 조사하는 경우는 시점유병률(point prevalence rate)이라고 하고, 일정 기간을 두고 조사하는 경우는 기간유병률(period prevalence rate)이라고 한다.

$$\text{시점(기간) 유병률} = \frac{\text{어느 시점(기간)에 있어서 환자 수}}{\text{한 시점(기간)에서의 인구 수}} \times 1,000$$

발생률은 일정 기간 중에 발생한 새로운 환자 수를 모집단으로 하는 것이고, 유병률은 발생 시기와 관계없이 현존하는 환자 전원을 분자로 하는 것이다. 따라서 발생률의 분자는 새로운 환자만이 대상이며, 유병률은 새로운 환자와 기존의 환자를 합친 것을 분자로 하는 것이다. 따라서 급성 감염병과 같이 유행 기간이 극히 짧을 때는 유병률과 발생률은 같아지게 된다. 그래서 발생률 I(incidence)와 유병률 P(prevalence)와 질병의 평균 이환 기간 D(average duration)와는 다음과 같은 관계가 성립한다.

$$P = I \times D, \quad D = \frac{P}{I}$$

급성 감염병에서와 같이 질병의 이환 기간이 아주 짧을 때, 질병의 평균 이환 기간 D는 아주 짧다고 생각할 수 있으므로 다음과 같은 관계가 성립된다(표 4-2).

$$P = I$$

표 4-2. 유병률과 발생률의 비교

	유병률	발생률
관찰의 종류	정적(static)	동적(dynamic)
분자	한 시점에서 어떤 상태에 있거나 어떤 질병을 가지고 있는 사람의 수	한 인구 집단 내에서 일정한 기간 동안 발생한 사건의 수
분모	한 시점에서 어떤 상태 또는 질병의 유무를 조사받은 사람의 수 또는 인구 집단의 수	일정한 기간 동안 그 사건이 일어날 위험에 있는 인구 집단의 평균 인구 수
기간의 개념	있다	없다

④ 이환율(Morbidity rate)

일정 기간 내에서 이환자 수의 특정 인구에 대한 비율을 말하는 것으로 그 해의 일수를 이 기간의 일수로 나눈 값을 곱하여 연간의 율(연율)로 환산하는 경우가 많다. 1년을 기간으로 할 때는 인구 1,000명 당의 수치로 나타내고, 각 질환별일 때는 인구 10만 명 당의 수치로 나타내는 것이 보통이다. 유병률이 정적인 의미라면 이환율은 동적인 의미를 갖는다.

$$\text{이환율} = \frac{\text{연간 환자 수}}{\text{연앙 인구}} \times 1,000$$

⑤ 치명률(Case fatality rate; CFR)

질병의 심각한 정도를 나타내는 수치로서 특정 질병에 이환된 사람 중 사망한 사람의 비율로 나타낸다.

$$\text{치명률} = \frac{\text{그 질병에 의한 사망자 수}}{\text{특정 질병에 이환된 환자 수}} \times 100$$

어떤 질병에 의한 치명률이 높다는 것은 그 질병의 병원체가 독성(virulence)이 높거나, 인구 집단의 건강도가 낮거나, 그 질병에 대한 저항력 또는 면역력이 낮다는 것을 의미한다.

사망률과 발생률의 관계는 다음 공식과 같다.

$$\text{사망률} = \text{발생률} \times \text{치명률}$$

즉, 특정 질병의 발생률과 치명률을 알면 그 질병의 사망률을 계산할 수 있다.

⑥ 감수성 지수(Index of contagion, 접촉 감염지수)

감수성 지수는 접촉감염지수라고도 불리는 것으로, 전체 감수성자에 대한 발병인자의 백분율을 말하며, 급성호흡기계 감염병에 적용되는 통계이다.

$$\text{감수성 지수} = \frac{\text{발병자 수}}{\text{환자를 접촉한 감수성 지수}} \times 100$$

(2) 인구통계에 사용되는 비율

인구통계란 인구가 나타내는 각종 현상을 파악하기 위한 통계를 말하는 것으로 어느 시점에서의 인구의 크기·분포, 구성을 알아보는 인구 정태통계와 일정 기간 동안의 출생, 사망, 결혼, 이혼, 사산, 전입, 전출 등에 의한 인구 변동을 보는 인구 동태통계가 있다.

① 출산통계

출산통계는 모자보건, 가족계획 등과 관련하여 건강평가의 수단으로 아주 중요한 보건학적 의미를 갖고 있으며, 최근 우리나라가 고령사회로 진입하면서 앞으로의 경제성장률을 예측함에 있어 국가경쟁력의 아주 중요한 지표가 되고 있다.

■ **보통출생률(Crude birth rate)**

보통출생률은 조출생률이라고도 하는데, 그 나라의 건강 수준, 보건의료수준에 영향을 받으며 인구의 연령 구성, 연령별 결혼율에 따라 크게 영향을 받게 된다. 보통출생률을 산출할 때 분모를 그 해의 평균 인구 수를 이용하는 것이 원칙이나 중앙 인구를 추정해서 사용한다. 여기서 말하는 출생이란 사산을 포함하지 않으며, 사산아를 포함할 때는 출산이라 한다. 따라서 사산을 제외한 1년간의 출생 수를 같은 연도의 출생아 수로 나눈 것이다.

$$\text{보통출생률} = \frac{\text{같은 연도의 총출생아 수}}{\text{특정 기간의 중앙 인구}} \times 1{,}000$$

인구는 1년의 중앙 인구인 7월 1일의 인구를 기준으로 하는데, 우리나라에서는 국세조사를 10월 1일에 실시하였으나 최근에는 11월 1일에 실시하고 있다.

■ **일반출산율(General fertility rate)**

일반출산율이란 가임 여성 인구, 즉 생식 가능 여성 인구 1,000명 당의 출산율을 말한다. 여기서 임신 가능 여자(가임 여성)의 연령은 일반적으로 15~49세로 하나, 국가에 따라서 15~44세를 쓰기도 한다.

$$\text{일반출산율} = \frac{\text{특정 기간 내의 총출생아 수}}{\text{특정 기간의 15~49세까지의 여자 수}} \times 1{,}000$$

■ **연령별 출산율(Age specific fertility rate)**

특정 연도에 있어서 특정 연령의 여자 인구 1,000명에 대해 같은 연령의 여자가 출생한 출생아 수이다. 연령별 출산율은 20대 후반이 가장 높으며 그 후 서서히 감소하여 50세를 전후로 0이 되며 결혼 연령, 유배우율, 연령별 피임 실시율에 의해 크게 영향을 받는다.

$$\text{연령별 출산율} = \frac{X\text{세의 여자가 그 해에 낳은 연간 총출생아 수}}{\text{어떤 연도의 }X\text{세의 여자 인구}} \times 1,000$$

여기에서 가임 여성의 연령은 일반적으로 15~49세로 하나, 국가에 따라서 15~44세를 쓰기도 하며, 협의로는 20~40세로 하기도 한다.

■ **유배우출산율(Legitimate fertility rate)**

유배우출산율에서 사용되는 유배우 여성은 결혼하여 동거하는 상태가 법률적으로 인정되는 여성만을 뜻한다.

$$\text{유배우출산율} = \frac{\text{연간 출생아 수}}{\text{가임 연령의 유배우 여자 인구}} \times 1,000$$

■ **저체중아출생률**

경제 수준의 향상과 의료 기술의 발달로 출생 시 저체중아(체중이 2.5kg 이하)의 출생률은 출생아의 건강 상태를 나타내는 중요한 지표이다.

$$\text{저체중아출생률} = \frac{\text{체중이 2.5kg 이하의 출생아 수}}{\text{특정 기간의 총출생아 수}} \times 1,000$$

② 인구의 재생산 통계

재생산율은 한 여자가 일생동안 낳는 아기 중에서 미래의 어머니가 될 여자 아이를 몇 명이나 낳는가를 표시하는 비율로서 현재의 출생률과 사망률이 그대로 유지된다는 전제하에 다음 세대의 인구가 증가하는가 또는 감소하는가를 고찰하는 데 매우 유용하게 이용된다.

■ **합계출산율(Total fertility rate)**

합계출산율은 가임 여성(15~49세)이 출산한 출생아 수의 크기를 나타내는 것으로 한 여성이 일생동안 몇 명의 아기를 낳는가를 나타내는 것이다.

$$TFR = \sum_{x=15}^{49} f_x$$

f_x: x세의 출산율

■ **총재생산율(Gross reproduction rate)**

총재생산율은 한 여성이 현재의 출산 능력이 지속된다고 가정하였을 때 가임 기간, 즉 15~49세 동안에 여성 1인당 출산한 딸의 총수이다. 즉, 한 여성이 일생동안 몇 명의 여아를 낳는가를 나타내는 것이다.

$$GRR = \sum_{x=15}^{49} f_x(F)$$

$f_x(F)$: x세 여자의 여아출생률

③ 순재생산율(Net reproduction rate)

순재생산율은 재생산율을 산출할 때 가임 기간의 각 연령에서 여자 아기를 낳는 연령별 여아 출산율에 태어난 여자 아이가 죽지 않고 가임 연령에 도달할 때까지 생존하는 생산율을 곱해서 산출한 것으로 여성 인구의 사망 양상을 고려한 재생산율이다. 그러나 가임 연령에 도달하기 전에 사망하는 여성도 있으므로 각 연령에서의 여아 출산율에 그 연령의 생존율을 곱하여 구한다.

$$NRR = \sum_{x=15}^{49} f_x(F) \times \frac{l_x(F)}{l_0(F)}$$

순재생산율이 1.0이라면 인구의 증감이 없고, 1.0 이하이면 축소 재생산이라고 하는데, 이는 현재의 재생산력이 다음 세대에 인구를 감소시키는 것을 의미하며, 1.0 이상이면 확대 재생산이라고 하는데, 이는 한 여자가 다음 세대에 남기는 여자 수가 하나 이상이므로 다음 세대에 인구가 증가하는 것을 뜻한다.

(3) 사망통계에 사용되는 비율

사망의 분석은 인구에 대한 분석학적 이해를 가능하게 하고, 인구정책 수립이나 인구 행정에 필요하며, 사망통계는 한 국가의 보건 수준을 측정하는 도구로 중요한 의의를 가진다.

사망 자료로 지역사회의 건강 수준을 반영해 보려고 하는 주요 이유는 다음과 같다. 첫째, 사망은 질병 상태와 달리 누구나 쉽게 정확히 식별할 수 있어서 사망통계는 질병통계에 비하여 파악이나 집계가 용이한 유리한 조건을 갖는다. 둘째, 세계 거의 대부분의 나라에서 행정통계를 통하여 사망과 출생에 관한 정보가 집계되고 있다. 셋째, 사망 수준은 실제로 그 지역사회의 보건의료 수준의 영향을 받기 때문이다.

① 보통사망률(粗死亡率, Crude death rate)

조사망률이라고도 하며, 한 인구 집단의 사망 수준을 나타내는 기본적인 지표로서 인구 1,000명 당 1년간의 발생 사망 수로 표시하는 비율이다. 조사망률은 그 나라의 건강 수준, 보건의료수준 이외에 연령 구성에 따라 큰 영향을 받게 되는데 연간 총사망 수가 10 정도인 작은 지역사회의 조사망률은 몇 년간의 자료를 종합하여 평균 사망률을 산출해서 사용하게 되며 대개는 5년간 평균사망률(quinquennial death rate)을 이용한다.

$$\text{보통사망률} = \frac{\text{그 해의 총 사망자 수}}{\text{어떤 연도의 연앙 인구}} \times 1,000$$

② 영아사망률(Infant mortality rate)

연간 총출생아 1,000명 당 그 연도 중의 0세 사망을 비율로 표시한 것으로 **국가사회나 지역사회의 보건 수준을 나타내는 대표적인 지표**로서 가치가 크다.

$$영아사망률 = \frac{연간\ 영아사망자\ 수}{연간\ 출생아\ 수} \times 1,000$$

영아사망률이 보통사망률에 비해 국가의 보건 수준을 나타내는 지표로서 더 큰 의미를 지니는 이유는 다음과 같다. 보통사망률은 연령 구성비에 따라 크게 영향을 받지만 영아사망률은 12개월 미만의 일정한 연령군을 대상으로 하기 때문에 영향을 받지 않아 통계적 유의성이 크다. 또한 영아는 환경, 영양, 건강에 대한 위해 요인 등 외인성 요인에 매우 민감하게 반응하기 때문에 영아사망률은 경제 상태, 영양 문제, 모자보건, 환경위생, 의료 수혜 정도, 부모의 교육 정도 등에 크게 영향을 받기 때문이다.

③ 신생아사망률(Neonatal mortality rate)

신생아는 생후 28일까지의 영아를 말하며, 신생아사망은 일반적으로 신생아 고유 질환이나 분만 시 사고, 조산아 등이 그 원인이 되고 있는데, 영아사망률 중 신생아사망률이 차지하는 비율은 보건 수준 평가에 도움이 된다. 즉, 영아사망의 원인이 무엇인가가 보건 수준을 나타내는 척도로 중요한 의미를 지니기 때문이다.

$$신생아사망률 = \frac{그\ 연도의\ 신생아사망자\ 수}{어떤\ 연도의\ 출생아\ 수} \times 1,000$$

영아사망과 신생아사망과의 관련지표로서 α-index가 있는데, 이는 영아사망 수를 신생아사망 수로 나눈 값으로 이 값이 1에 가까워질수록 모든 영아사망이 신생아 고유 질환에 의한 사망뿐이라는 뜻으로 보건 수준은 대단히 높은 상태라고 할 수 있다.

$$\alpha-index = \frac{그\ 연도의\ 사망자\ 수}{어떤\ 연도의\ 신생아사망자\ 수}$$

④ 모성사망률(Maternal mortality rate)

연간 출생아 1,000명 당 사망한 모성의 총수의 비율로 모성사망은 임신, 분만, 산욕의 합병증으로 사망하는 것으로 원칙적으로는 분모는 총임신 수가 되어야 하지만 정확하게 총임신 수를 파악하는 것은 불가능하므로 출생 수로 대신한다. 모성사망률은 임신부의 산전관리 및 산후관리를 비롯해 지역사회의 의료 전달체계에 의해 큰 영향을 받으며 사회경제적 수준에 의한 영향도 크므로 지역사회의 전반적 보건 수준을 표시하는 데 많이 이용된다.

$$모성사망률 = \frac{그\ 연도의\ 모성사망자\ 수}{연간\ 총출생아\ 수} \times 1,000$$

⑤ 사산율(Fetal death rate or still birth rate)

연간 총출산 수(사산 수+출생 수)에 대한 그 해의 총사산 수를 말한다. 사산의 범주는 국가에 따라 다소 다르게 규정하고 있으나, 일반적으로 임신 28주(4개월) 이후의 사태아 분만을 뜻한다. WHO의 규정은 임신

20주 이상을 말하고 선진국에서는 이 정의에 따라 사산을 정의하고 있으므로 사산율 계산에서는 그 기준을 명시해 주어야 한다.

$$사산율 = \frac{그\ 연도의\ 총사산자\ 수}{연간\ 총출산\ 수(사산자\ 수+출생자\ 수)} \times 1,000$$

⑥ 주산기사망률(Perinatal mortality rate)

임신 28주(8개월) 이상의 사산과 생후 1주 미만의 신생아사망은 주로 임신중독, 출생 시 손상, 난산, 조산아, 무산소증 및 저산소증, 조기파수 등이 주요 원인으로서 그 사망 요인의 공통성이 인정되기 때문에 이 시기의 사망을 주산기사망이라고 한다.

$$주산기사망률 = \frac{임신\ 28주\ 이상의\ 사산자\ 수+1주\ 미만\ 신생아사망자\ 수}{28주\ 이상의\ 사산자\ 수+출생자\ 수} \times 1,000$$

⑦ 유아사망률(1~4세 사망률)

유아(1~4세아)의 사망은 보건 수준이 낮은 나라에서 주로 감염증, 영양실조 등이 원인이 되고 있으나, 선진국은 사고가 주원인이 되고 있으며, 사망률도 선진국에서 일반적으로 더 낮게 나타난다.

$$유아사망률 = \frac{연간\ 1\sim4세\ 사망자\ 수}{1\sim4세\ 인구} \times 1,000$$

⑧ 사인별 사망률(Cause-specific death rate)

어떤 특정 원인으로 얼마나 사망자가 발생하는가에 대한 사인 구조를 파악하는 데 가장 중요한 지수이다. 사망 원인에 따라 사망률을 계산하는 방법으로, 감염병, 성인병, 직업병, 사고 등으로 구분하거나 혈관계 질환, 악성 신생물 질환, 결핵 등 사인군을 나누어 계산한다.

$$사인별\ 사망률 = \frac{그\ 연도의\ 특정한\ 사인에\ 의한\ 사망자\ 수}{어떤\ 연도의\ 연앙\ 인구} \times 1,000$$

⑨ 출생사망지수(동태지수, Vital index)

$$출생\ 사망비 = \frac{연간\ 출생자\ 수}{연간\ 사망자\ 수} \times 1,000$$

⑩ 기대수명(Life expectancy)

기대수명이란 인간의 생명표에 나타난 생존기대기간을 나타낸 것으로 평균 수명이라고도 하는데, 특정 기간 중 사망 질서가 변함이 없다는 것을 전제로 하여 어느 연령에 도달한 사람이 그 이후 몇 년 동안이나 생존할 수 있는가를 계산한 평균 생존 년수를 말한다. 특히 출생 시 평균여명을 기대수명(평균 수명)이라고도 한다. 이는 사망과 밀접한 관계가 있으며 **잔여평균 수명을 예측하고 있는 지표**이다.

⑪ 건강기대여명

인간의 생존 기간을 나타내는 기대여명도 중요하지만 건강한 생존 기간도 삶의 질을 나타내는 중요한 정보를 제공해 준다. 기대여명에서 질병이나 부상으로부터 고통 받은 기간을 빼고 건강한 삶을 유지한 기간을 의미하는 건강기대여명은 인간 삶의 질의 손실량을 추정하여 **건강 정책을 추진하는 데 중요한 지표**가 된다.

⑫ 비례사망지수(Proportional mortality indicator; PMI)

비례사망지수(PMI)란 연간 인구의 사망 수에 대한 50세 이상의 사망 수를 백분율(%)로 표시한 지수이다.

$$\text{PMI} = \frac{\text{50세 이상 사망자 수}}{\text{총사망자 수}} \times 100$$

비례사망지수가 **낮은 경우는** 낮은 평균 수명에 기인하는 것이며, **비례사망지수**가 **높은 경우는** 건강 수준이 높고 장수 인구가 많다는 것을 의미하는 것으로 비례사망지수는 연간 전체 사망자 수의 구성 비율로서 평균 수명이나 보통사망률의 보정지표가 된다.

(4) 병원통계에 사용되는 비율

병원통계는 병원 운영에 관한 행정통계와 병원이용통계 등을 총칭하는 것으로 광범위하다. 몇 가지 대표적인 통계만을 소개하면 다음과 같다.

① 입원율(Admission rate)

입원율은 대상 인구 중 단위 인구 당 연간 입원 수를 나타내는 것이다.

$$\text{입원율} = \frac{\text{대상 인구 중 입원 환자 수}}{\text{대상 인구}} \times 1{,}000$$

② 병상점유율(Bed occupancy ratio)

단위 인구가 하루에 점유하고 있는 병상의 비로서 보통 1,000명 당 1일간의 재원 일수를 계산한다.

$$\text{병상점유율} = \frac{\text{1일 평균 병상 점유 수}}{\text{인구}} \times 1{,}000$$

③ 평균재원일수(Average length of stay)

입원 환자 당 평균재원기간을 나타내는 것으로 기간 중 퇴원 환자들의 총재원일수를 그 퇴원 환자 수로 나누어 계산한다.

$$\text{평균 재원일 수} = \frac{\text{기간 중 퇴원 환자의 총재원일 수}}{\text{일정 기간 중 총퇴원 환자}}$$

④ 병상이용률(Bed occupancy rate)

가용 병상 수에 대한 병상 사용 수의 비율로서, 병상이용률이라고 한다.

$$\text{병상이용률} = \frac{\text{1일 평균 재원환자 수}}{\text{병상 수}} \times 100$$

$$\text{연간 병상이용률} = \frac{\text{연간 총누적재원일 수}}{365 \times \text{병상 수}} \times 100$$

⑤ 병상회전율(Turn over ratio)

일정 기간 내에 한 개의 병상을 사용한 평균 환자 수를 나타내며, 병상 이용의 정도를 측정하는 자료로 사용한다.

일반적으로 평균 재원일수가 긴 병원의 병상회전율은 낮고, 평균 재원일수가 짧은 병원의 병상회전율은 높다.

$$\text{병상회전율} = \frac{\text{해당기간 중 총퇴원 환자 수(사망 포함)}}{\text{기간 중 사용가능한 평균 병상 수}}$$

제 5 장

감염병

1. 감염병

1) 감염성

역사적으로 인류가 건강을 위해 가장 많이 그리고 가장 오래 싸워왔던 대상은 감염병으로, 실제로 인류에게 많은 고통을 가져왔으며 영향을 미쳤다. 과거에 인명의 대량 손실뿐만 아니라 막대한 경제적 손실과 사회적 불안을 야기하여 한 나라의 국력에 영향을 미칠 정도로 큰 문제였으며, 오늘날 각종 항생제 및 백신의 개발, 영양과 환경위생의 개선, 그 외에 의학 및 공중보건학, 환경관리학 등의 발전으로 인하여 감염성 질환은 점차 감소하고 있다고는 하나 여전히 현대에서도 보건상 큰 해결 과제로 남아 있다. 따라서 현재의 질환이 무엇에 의해서, 어떻게 발생하는지를 아는 것은 매우 중요한 일이다. 오늘날 특히 광우병, 중증급성호흡기증후군(SARS), 조류독감, 신종독감 같은 새로운 질병이 출현하고, 날이 갈수록 국가 간 교류가 활발해지면서 감염병이 세계적 문제로 대두하고 있다.

2) 감염성의 정의 및 개념

병원체가 인간이나 동물에 침입하여 그 장기에 자리 잡고 증식(multiplication)하는 것을 총칭하여 **감염(infection)**이라고 하며, 이 감염에 의해 숙주의 정상적 생리 상태를 변화시켜 이상 상태를 나타내는 것을 증상의 발현이라고 한다.

병원체의 감염으로 인해 발병되었을 경우 이것을 감염성 질환(infectious disease)이라고 하고, 이 감염성 질환이 감염성(communicability)을 가지고 숙주에게서 새로운 숙주로 옮겨 가며 차례차례 감염시켜 새로운 환자를 만들 수 있는 질병을 감염성 질환(communicable disease)이라고 하며, 새로운 숙주에게 감염시키지 못하거나 감염원으로 작용하지 못하는 경우를 비감염성 질환이라고 한다.

감염원으로서 감염에 성공하는 경우는 병원체의 양이 충분하고 침입 경로도 적합한 경우이다. 숙주가 방어에 실패한 경우 병원체는 숙주 내에 자리 잡고 생존과 증식을 계속하게 된다. 이때 숙주는 병원체 감염에 대하여 질병을 일으키지 않는 불현성 감염과 숙주가 병원체 감염으로 인해 전형적 질병을 발현하는 **현성 감염**의 상태로 나타나게 된다.

감염에 성공하였으나 불현성 감염이 되는 경우는 다음과 같다.

① 병원체가 갖고 있는 발병력이 낮거나,

② 병원체의 양이 소량이거나 병원체가 적절한 침입로를 찾지 못했거나,

③ 숙주의 부분적인 면역이 작용한 경우이며, 이때 숙주는 임상 증상 없이 회복되거나 항체를 형성하게 된다.

전형적인 증상이 나타나면서 질병이 발생하는 현성 감염은 병원체가 갖고 있는 발병력이 높거나, 병원체의 양이 다량이거나 숙주의 면역이 결여된 상태에서 일어난다.

3) 감염병 관리의 발전사

처음 감염병이 등장했을 때 인류의 조상들은 황당한 사고를 가지고 감염병의 유행에 대해 접근하고자 했다. 하지만 시간이 지날수록 감염병의 원인에 대해 구체적이고 논리적인 과학적 방법으로 접근하기 시작했다. 따라서 지난 수 세기 동안의 과학의 발달은 감염성 질환을 성공적으로 관리함으로써 질병의 이환율과 사망률을 감소시켰다. 그동안 많은 나라에서 인류를 괴롭혔던 수많은 감염병이 자취를 감추었고 감염병이 전무한 시대가 올 수 있다는 가능성마저 보이고 있다. 특히 과거 인류에게 커다란 피해를 주었던 천연두(small pox)를 1979년 10월 26일, 인간의 힘으로 전 세계에서 완전히 근절시킬 수 있었으며, 몇몇 질환은 앞으로 근절이 가능할 것으로 보고 있다. 이는 공중보건에 대한 헌신적 노력의 결과이며 앞으로 공중보건사업에 대한 인류의 희망을 의미한다.

(1) 종교설 시대(Religious era)

원시적 사고방식에 의하면 건강은 선령에 의한 축복이었고, 질병은 악령이 내리는 재앙이었으며, 따라서 주술적 방법에 의존하여 질병을 치료하였다. 이러한 원시적 종교적 관점은 변화를 거듭하여 복(福)과 벌(罰)을 동시에 내리는 존재로서 신이라는 개념이 생기게 되었다. 그리하여 이 시대의 질병은 절대적 존재로서의 신이 인간에게 내리는 벌이었으며 이 같은 질병에 대한 해석을 '신벌설(神罰設)'이라고 한다.

(2) 점성설 시대(Astrology era)

신벌설에 대한 개념이 완전히 사라지지는 않았지만, 점차 자연에 대한 인식이 높아지면서 질병 발생이 환경의 어떤 물리적 상태와 관계가 있다고 보았다. 그리하여 하늘의 별자리 이동을 관찰해 감염병의 유행, 기아, 사망, 전쟁 등을 점치는 점성설을 믿게 되었다.

(3) 장기설 시대(Miasma theory era)

감염병의 원인을 더 이상 별자리가 아니라 좀 더 직접적으로 나쁜 공기 또는 공기 중 유해 물질 때문에 발생한다고 믿었던 시대이다. 말라리아(malaria)의 경우 나쁜(mal)과 공기(aria)의 합성어로서 이 같은 장기설의 대표적 예이다. 당시 말라리아의 치료는 오염된 공기를 정화시키기 위해 발생 가옥에 연기소독법 등을 시행하였다.

(4) 접촉감염설 시대(Contagious communicable theory era)

신벌설이나 장기설이 19세기 말까지도 지배적으로 작용하기는 했지만, 16세기경에는 사람과 사람의 접촉에 의해 전파된다는 사실이 알려져 질병 전파의 이론적 새싹이 트기 시작했던 시대이다. 고대기록에서도 Aristoteles는 페스트가 환자와 접촉했던 건강한 사람에게 전파된다고 했다. 16세기 매독이 유럽 전역에 만연한 사실은 질병이 접촉에 의해 전파된다는 설을 뒷받침하는 근거가 되었다.

(5) 미생물병인론 시대(Microorganism theory era)

1676년 Anton van Leeuwenhook가 현미경을 발명하여 처음으로 미생물을 발견하였으며 이러한 미생물들이 질병 발생의 원인이라는 사실이 인정되기 시작하였다. 1860년대 Louis Pasteur(1822~1895년)는 현미경적 미생물에 관한 논문을 발표하였고 Robert Koch(1843~1910년)가 탄저균, 결핵균(*Tubercle bacillus*), 콜레라(*Vibrio cholera*) 등을 발견하여 미생물병인론에 많은 발전이 있었다.

오늘날에 이르러서는 미생물학과 면역학 등이 급발전하면서 감염병의 미생물병인론은 확고한 위치를 차지하고 있으며 질병의 진단, 치료, 예방, 관리 등 학문적 체계를 갖추고 있다.

4) 감염병 유행의 3대 요인 및 감염 경로 생성과정

감염병 유행의 3대 조건은 ① **감염원**, ② **감염 경로**, ③ **감수성 있는 숙주**이며 이들의 상태 및 상호작용에 따라 감염병 유행의 정도가 달라진다.

(1) 감염원(Source of infection)

감염병의 병원체를 가지고 있어 감수성 숙주에게 병원체를 감염시킬 수 있는 근원이 되는 환자, 보균자, 감염 동물, 토양 등 병원소와 감염원으로 작용을 할 수 있는 모든 것을 의미한다.

(2) 감염 경로(Route of transmission)

감염원으로부터 감수성이 있는 숙주집단으로 병원체가 운반될 수 있는 과정을 감염 경로라고 한다. 감염 경로로 접촉할 수 있는 기회는 일반적으로 직간접에 의한 접촉감염, 공기전파, 동물에 의한 전파, 개달물 전파 등을 들 수 있다(표 5-1).

표 5-1. 질병 발생과 감염병 생성과정 요소

질병 발생의 3대 요소	감염병 생성과정의 6개 요소
병 인	병원체 병원소
환 경	병원소로부터 병원체의 탈출 전파 새로운 숙주로의 침입
숙 주	숙주의 감수성(저항력)

(3) 감수성 있는 숙주(Susceptible host)

숙주가 감수성이 높다는 말은 병원체의 침입에 대항할 저항성이나 면역성이 부족하여 감염이 잘 되는 숙주를 뜻한다. 숙주마다 이러한 감수성에 각각 차이가 있기 때문에 만약 어느 한 숙주집단 전체가 병원체에 노출된다고 하더라도 그들 전체가 감염되지는 않으며 감수성이 높은 숙주들만 질병에 걸리게 되는 것이다.

5) 감염병의 생성과정

일반적으로 감염병이 유행을 하려면 병원체, 환경, 숙주의 3요소가 상호 관련되며, 이를 좀 더 세분화해 보면 **병원체 → 병원소 → 병원소로부터 병원체의 탈출 → 전파 → 새로운 숙주로의 침입 → 숙주의 감수성**이라는 6개 요소가 연쇄적으로 작용한다. 이 6개 요소 중 어느 한 가지만 차단되어도 감염병은 발생하지 않는다(그림 5-1).

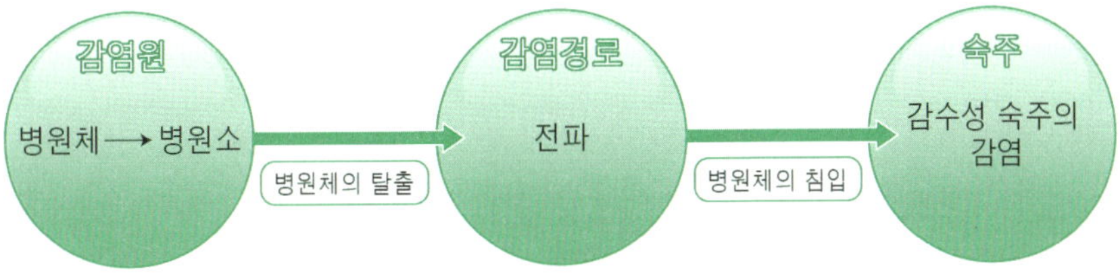

그림 5-1. 감염병의 생성과정.

(1) 병원체(Causative agent)

① 병원체의 종류

병원체는 질병 발생에 꼭 있어야 할 필수 조건으로서 감염병을 일으키는 생물병원체와 관련되는 주요 감염병의 종류는 다음과 같다.

■ **바이러스(Virus)**

소아마비, 홍역, 유행성이하선염, AIDS, 광견병, 독감 등을 일으킨다.

■ **세균(Bacteria)**

가. 간균(Bacillus): 막대기 모양으로 장티푸스, 디프테리아, 결핵균 등이 이에 속한다.
나. 구균(Cocus): 형태가 원형으로 폐렴균, 임균, 포도상 구균, 연쇄상 구균 등이 이에 속한다.
다. 나선균(Spirillum): S자형 또는 나선형인 구균을 총칭하며 콜레라균이 이에 속한다.

■ **리켓치아(Rickettsia)**

세균과 바이러스의 중간 크기로 세균과 유사한 화학적 성분을 가지고 있으며, 바이러스처럼 살아 있는 세포 안에서 증식한다. 대신에 광학현미경에서 관찰할 수 있다는 점이 다르다. 이, 모기, 진드기 같은 곤충이 옮기며, 발진티푸스, 발진열, 쓰쓰가무시병, 록키산 홍반열 등을 일으킨다.

■ **진균 또는 사상균(Fungus)**

진균은 아포형성 식물로서 버섯, 곰팡이, 효모 등을 예로 들 수 있으며 무좀 등 피부병을 일으킨다. 사상균의 대표적인 예로는 Penicillin을 들 수 있으며 이로부터 항생물질인 페니실린을 만든다.

■ **원충류(Protozoa)**

단세포 동물로서 대체로 중간 숙주에 의해 전파되며, 면역이 생기는 일이 드물고 적합하지 못한 조건에서도 장기간 생존이 가능하다. 대표적인 질환으로는 말라리아, 아메바성 이질, 아프리카 수면병 등이 있다.

■ **후생동물(Metazoa)**

육안으로 볼 수 있으며 크기와 형태가 다양하다. 회충, 십이지장충, 촌충, 선모충 등이 있다.

② 병원체의 감염력과 병원성, 병독성과의 관계

병원체가 숙주의 체내에 자리 잡고 발육 또는 증식하여 조직반응이 나타나는 것을 감염이라고 하며, 감염의 결과 숙주가 병적인 이상 현상을 나타내는 것을 발병이라고 한다.

감염력(communicability)은 감염을 일으킬 수 있는 최소량의 수로서 나타내고, 병원성(pathogenicity)이란 감염된 숙주에게 질병을 일으킬 수 있는 병원체의 능력을 말하며 발병력이라고도 한다. 병독성(독력, virulence)이란 병원체가 숙주에 대하여 심한 질병을 일으키게 하는 능력, 즉 질병의 중증도를 나타낸다.

- **감염력**=감염자 수(발병자+항체 상승자)/가족 내 말단자와 접촉한 감수성자 수
- **병원성**=발병자 수/전 감염자 수
- **병독력**=중증환자 수/전 발병자 수(표 5-2)

표 5-2. 감염력, 병원성, 병독력의 상대적 강도

강도	감염력	병원성	병독력
높다	두창, 홍역, 수두, 소아마비	두창, 광견병, 홍역, 수두, 감기	광견병, 두창, 결핵, 나병
중간	유행성이하선염, 풍진, 감기	풍진, 유행성이하선염	소아마비
낮다	결핵	소아마비, 결핵	홍역
아주 낮다	나병	나병	풍진, 수두, 감기

(2) 병원소(Reservoir of infection)

병원소는 병원체가 생존하고 증식하면서, 다른 숙주에게 전파될 수 있는 상태로 저장되는 장소를 말한다. 즉, 병원체가 여러 감염원을 떠돌다가 마지막에 도착하는 곳이며 궁극적 감염원(ultimate source of infection)이라고 할 수 있다.

① 인간 병원소

병원소로서 인간은 환자와 보균자(carrier)로 구분할 수 있다. 병원체는 그 종류에 따라 증상이 있는 환자일 때 감염원으로 작용하기도 하지만, 증상이 없을 때에도 감염원으로 작용할 수 있다.

■ **환자(Case)**

병원체에 감염되어 뚜렷한 임상 증상이 있는 모든 사람을 말한다. 증상이 있기 때문에 치료나 격리가 비교적 용이하다는 역학적 측면이 있다.

가. **현성 감염자(Apparent infection)**: 확실하게 임상 증상을 나타내는 현성 환자(frank case)를 말하며 역학적인 면에서 질병에 이환되어 있는 것을 쉽게 인지할 수 있어 관리가 수월하다. 그러나 홍역의 경우는 현성 감염자만 감염원으로 작용하지만 감염성은 아주 강한 특성이 있다.

나. **불현성 감염(Unapparent infection)**: 어떤 질병에 감염되어 숙주 내에서 병원성 미생물은 증식을 하지만 임상적 증상이 나타나지 않는 무증상자(subclinical infection)로서 미생물학 및 면역학적 방법(균의 혈청분리검사 또는 피부만을 검사)에 의해서만 발견이 가능하다.

이 외의 감염 형태로는 두 가지 이상의 병원균이 침입해 있는 상태인 혼합감염, 감염이 되어 있는 상태에서 동일한 병원균이 침입한 경우인 중복감염, 자신이 가지고 있는 병원균에 의하여 자신이 다시 감염되는 경우인 자가감염이 있다.

■ **보균자(Carrier)**

보균자는 뚜렷한 임상 증상이 없는 병원체 보유자로서 감염원으로 작용하는 감염자를 말한다. 이러한 보균자는 별다른 증상이 없어 행동 및 활동 영역이 자유로우며, 자타가 경계하지 않아 전파기회가 많고, 일반적으로 보균자 수가 환자 수보다 더 많기 때문에 감염원으로 크게 작용할 수 있고 따라서 감염병 관리에서 중요하게 다뤄진다.

보균자는 이 같은 무증상 보균 상태가 질병의 자연사 중에 어디서 나타나는지에 따라 다음과 같이 나눌 수 있다.

가. **잠복기 보균자(Incubatory carrier)**: 발병 전 보균자라고도 하며 임상 증상이 나타나기 전인 잠복 기간 중에 병원체를 배출하는 경우이다(**디프테리아, 홍역, 백일해, 유행성이하선염, 폴리오**).

나. **회복기 보균자(Convalescent carrier)**: 병후 보균자라고도 하며 질병에 이환되었다가 임상 증상이 전부 소실되었는데도 불구하고 계속 병원체를 배출하는 경우이다(**장티푸스, 파라티푸스, 디프테리아, 이질**).

다. **건강 보균자**: 불현성 감염보균자(carrier of inapparent infection)라고 하며 병원체에 의해 감염을 받고도, 처음부터 전혀 증상을 나타내지 않으며 건강자와 다름없지만 병원체를 지속적으로 배출하는 경우이다(**디프테리아, 폴리오, 일본뇌염**).

② 동물 병원소(Animal reservoir)

동물 역시 여러 병원체의 병원소가 될 수 있는데, 이것이 문제가 되는 경우는 병원체의 숙주범위가 넓어서 동물과 인간 모두에게 감염병을 일으키는 경우이다. 이러한 감염병을 **인수공통감염병**(zoonosis)이라고 한다.

- 쥐: 페스트(Pest), 살모넬라증(Salmonella), 서교증, 발진열(Murine typhus), 양충병(Scruptyphus), 렙토스피라증(Leptospirosis)

- 소: 결핵, 탄저(Anthrax), 살모넬라증(Salmonella), 파상열(Brucellosis)
- 개: 광견병(Rabies), 톡소플라스마증(Toxoplasmosis)
- 돼지: 일본뇌염, 탄저(Anthrax), 살모넬라증(Salmonella), 렙토스피라증(Leptospirosis), 파상열(Brucellosis)
- 고양이: 살모넬라증(Salmonella), 톡소플라스마증(Toxoplasmosis)
- 양: 탄저(Anthrax), 파상열(Brucellosis)

③ 토양

자연환경, 흙과 먼지 속에는 파상풍과 콕시디오이데스증(Coccidio-idomycosis), 히스토플라즈마증(Histo-plasmosis)을 일으키는 혐기성균과 사상균이 특히 아포 형태로 있어 병원소의 역할을 한다.

(3) 병원소로부터 병원체의 탈출(Escape from reservoir)

다른 개체에 감염되려면 병원소로부터 병원체가 나와야 한다. 그 탈출 경로는 숙주의 기생 부위에 따라 다르지만 대개는 인체에 침입한 경로와 동일하며, 주로 신체의 분비물(호흡기, 소화기, 비뇨생식기 등)에 섞여서 나오게 된다.

① 호흡기계 탈출

가장 흔한 경로이며 해부학적으로 코, 비강, 인후, 기도, 기관지, 폐가 중심이 되어 이곳에서 나오는 분비물에 섞인 형태의 **비말감염**(droplet infection)을 일으킨다. 대화, 기침, 재채기, 혹은 객담 배출 시 코 또는 입으로부터 배출된다. 인플루엔자, 폐결핵, 폐렴, 수두, 백일해, 홍역 등이 해당된다.

② 소화기계 탈출

병원체는 분변이나 토사물을 통해 탈출하는데 특히 대장을 통한 배설물은 다른 숙주에게 쉽게 전파된다. 콜레라, 장티푸스, 세균성 이질, 파라티푸스, 소아마비, A형간염 등이 해당된다.

③ 비뇨생식기계 탈출

소변이나 성기분비물에 의한 것으로 주로 혈행성 질병이 비뇨기계를 통해 배출된다. 이는 장관을 통하여 탈출하는 경우와 같으나 소변 중에는 대변보다 병원체가 함유되는 경우가 훨씬 적다. 성병이 이에 해당한다.

④ 기계적 탈출

조직 내에 있던 병원체가 기계적 방법에 의하여 체외로 나오게 되는 경우이다. 곤충이 물거나 흡혈하였을 때나 주사바늘에 묻어서 병원체가 탈출한다. 그 예로는 말라리아, 사상충증 및 AIDS, B형간염, C형간염 등이 있다.

⑤ 개방병소(Open wound)로 직접 탈출

피부의 창상(화농성 질환)이나 종기 또는 결막을 통하여 병원체가 직접 탈출하는 것을 말하며 나병이 그 대표적인 예이다.

(4) 전파(Transmission)

병원소로부터 배출된 병원체는 이후 다음 새로운 숙주로 운반되는데, 그 사이에 길든 짧든 일정 기간 외계에서 생존해야 한다. 이렇게 병원체가 외계에서 생존하고 증식할 수 있는 능력에 따라서 전파 방식이나 수단이 달라지며, 전파 수단에 따라 크게 직접전파와 간접전파로 나눈다.

① 직접전파(Direct transmission)

직접전파는 숙주에서 탈출한 병원체가 중간 매개체 없이 다른 숙주로 직접 전파되어 감염을 일으키는 것을 말하는데 신체 접촉, 키스, 성교, 재채기, 기침 등을 통해 대개 1m 거리에서 비말로 직접 살포되어 결막이나 코·입의 점막으로 병원체가 침입하는 경우이다. 여기에는 감기, 폐렴, 디프테리아, 유행성이하선염, 홍역, 결핵 등이 해당되며, 신체적 접촉을 통해서는 임질, 매독 같은 성병이 전파될 수 있다. 태반을 통한 수직감염도 직접전파의 한 형태이다.

② 간접전파(Indirect transmission)

간접전파는 병원소에서 탈출한 병원체가 새로운 숙주로 이동할 때 공기, 물, 음식 같은 중간 매개체를 거친 후 전파되는 것을 말한다. 이러한 매개체는 무생물인 비활성 매개체와 생물인 활성 매개체로 나뉜다.

■ 비활성 매개체 전파(Vehicle-borne transmission)

무생물이 매개 역할을 하며 물, 공기, 식품, 토양, 생활용구 등이 있다. 만약 매개체 자체가 숙주 내로 들어가지 않고 병원체를 전달하는 수단으로만 그 역할을 한다면 특별히 매개체를 매개물(formite) 또는 **개달물**이라고 한다. 이러한 매개물에는 수건, 침구, 의복, 헌책, 식기 등이 있다.

개달물에 의한 감염병의 전파를 개달물 감염병이라고 하며, 완구의 수입 등으로 검역상의 문제가 발생하는 경우가 있다. **안질, 트라코마** 등은 개달물에 의한 감염이 잘되는 질병이다.

■ 활성 매개체 전파(Animate vehicle-borne, arthropod-borne transmission)

생물체가 매개 역할을 하며 파리, 모기, 벼룩 등의 **절지동물(매개생물, vector)**과 패류나 담수어와 같은 흡충류 등의 중간 숙주가 있다. 이러한 활성 매개체에 의해 질병이 전파될 경우에는 그 동물의 활동 범위와 생존에 적합한 환경이어야 하므로 그 질병이 지역이나 계절적으로 한정되어 있는 경우가 많다.

③ 공기 전파(Air borne transmission)

공기 전파의 경우 매개하는 비말(droplet)의 특성으로 인하여 직접전파와 간접전파가 모두 가능하다. 기침, 재채기, 대화 등을 통해 감염자의 입과 코 등 호흡기에서 비말에 싸인 형태로 튀어나오는데 이는 약 120cm 정도 거리까지 퍼지기 때문에 이 거리 내에서는 직접전파가 된다. 그러나 시간이 지나면서 수분성분은 점차 증발하게 되고 그러면 약 1~5㎛ 정도 크기로 줄어들어 미세먼지 형태를 띠는데 이를 **비말핵**

(droplet nuclei)이라고 하며, 이 비말핵에서 일부 병원체는 살아남아 공기에서 부유하면서 멀리까지 전파가 가능해진다. 이 경우 감수성 있는 숙주가 환자와 직접 접촉하지 않았어도 공기를 매개로 감염이 일어날 수 있게 되는 것이다.

④ 매개 절지(족)동물에 의한 전파

간접전파에 해당하는 매개생물(vector)에 의해서 전파되는 경우는 크게 기계적 전파와 생물학적 전파로 나눈다.

■ 기계적 전파(Mechanical transmission)

절지동물(arthropod)의 체표면에 붙어 있는 병원체가 증식이나 발육 같은 아무런 변화 없이 전파되는 경우를 말한다. 예를 들어 세균성 이질에서는 파리나 바퀴벌레의 몸에 붙은 병원체에 의해서 전파된다.

■ 생물학적 전파(Biological transmission)

병원체가 매개생물 내에서 증식이나 발육을 한 후 전파되는 경우를 말한다. 생활사의 일부를 거쳐야 하므로 병원체가 새로운 숙주로 감염되려면 해당 절지동물을 거쳐야만 하며, 이러한 생활사에 따라 다음과 같이 나눈다(표 5-3).

표 5-3. 주요 매개체와 그에 의해 전파되는 질병

매개체(vector)	감염성 질병
모기	말라리아, 사상충증, 일본뇌염, 황열, 뎅기열
파리	장티푸스, 이질, 폴리오
참진드기/좀진드기	재귀열, 신증후출혈열, 수면병(sleeping sickness)
이	장티푸스, 재귀열
쥐벼룩	발진열, 흑사병, 재귀열
쥐	렙토스피라증, 살모넬라증, 소아마비
물고기	간흡충증(간디스토마)
게	폐흡충증(폐디스토마)

가. 증식형 전파(Propagative transmission): 매개곤충 체내에서 병원체가 수적으로만 증식한 후 피부 교자(咬刺) 시 전파하는 것으로 페스트는 쥐벼룩, 뎅기열과 황열은 모기, 발진티푸스와 재귀열은 이, 발진열은 벼룩이 전파한다.

나. 발육형 전파(Cyclo-developmental transmission): 매개곤충 내에서 수적인 증식은 없지만 생활환의 일부를 거치면서 발육하여 전파하는 형태로 말라리아와 사상충은 모기, Loaloa는 흡혈성 등이 전파한다.

다. 발육증식형 전파(Cyclo-propagative transmission): 매개곤충 내에서 병원체가 생활환의 일부를 거치면서 발육과 수적 증식을 하여 전파되는 것으로 말라리아는 모기, 수면병(sleeping sickness)은 체체파리가 전파한다.

라. 배설형 전파(Fecal transmission): 병원체가 매개 곤충 내에서 증식한 후 장관을 거쳐 배출된 것이 피부나 상처 부위 또는 호흡기계 등을 통하여 전파되는 것으로 발진열과 페스트는 벼룩, 발진티푸스는 이가 전파한다.

마. 경란형 전파(Tran-ovarin transmission): 곤충의 난소 내에서 증식하여 다음 세대를 통해 전파되는 경우로 록키산 홍반열, 재귀열은 진드기가 전파한다.

표 5-4. 침입 경로에 따른 감염병의 종류와 전파체

호흡기	병원체	소화기	병원체
1. 결핵	세균	1. 콜레라	세균
2. 나병	세균	2. 이질	세균·아메바
3. 두창	바이러스	3. 장티푸스	세균
4. 디프테리아	세균	4. 파라티푸스	세균
5. 성홍열	세균	5. 폴리오	바이러스
6. 수막구균성 수막염	세균	6. 감염성 간염	바이러스
7. 인플루엔자	바이러스	7. 파상열	세균
8. 백일해	세균	8. 식중독	세균
9. 홍역	바이러스	9. 영아 설사증	세균
10. 유행성이하선염	바이러스		
11. 폐렴	세균		
성기점막	**병원체**	**피부점막**	**병원체**
1. 매독	세균	1. 트리코마	세균
2. 임질	세균	2. 파상풍	세균
3. 연성하감	세균	3. Weil's병	세균
		4. 야토병	세균
		5. 페스트	세균
		6. 발진티푸스	리케차
		7. 일본뇌염	바이러스

(5) 새로운 숙주로의 침입(Entry into new host)

병원체가 새로운 숙주에게 전파되더라도 체내에 침입하여 성장, 증식하지 않으면 감염을 일으키지 않는다. 호흡기, 위장관, 비뇨생식기 등 자연적인 신체 개구부를 통해서 병원체가 체내에 침입하는 경우가 가장 많다.

외부의 상처에 의해 피부를 통해 들어가기도 하지만 십이지장충의 유충은 건강한 피부를 통해서 침입하며 임균은 점막에 직접 감염된다. 따라서 병원소가 병원체로부터 탈출하는 경로와 침입 경로는 대체로 일치하는데 병원체의 침입 경로에 따라 감염 여부가 결정된다(표 5-4).

(6) 새로운 숙주의 감염

숙주 내에 병원체가 침입했다고 해서 모두가 감염되거나 발병하는 것은 아니고 숙주의 저항력(resistance)이나 면역(immunity)이 감염이나 발병 여부에 크게 작용한다. 저항력에는 특정 병원체에 국한되지 않고 전반적인 저항력을 말하는 비특이적 저항력과 특정한 병원체에 대한 저항력인 특이적 저항력이 있는데 저항력은 면역이라고 한다.

감수성(susceptibility)은 저항력과 상대되는 용어로 저항력이 높으면 감수성은 낮고 저항력이 낮으면 감수성은 높은데, 감수성이 높은 경우에는 감염이 성립한다.

① 감수성(Susceptibility)

침입한 병원체에 대하여 숙주가 감염이나 발병을 막을 수 없는 상태를 감수성이 있다고 한다. 즉, 병원체에 대한 저항력이 낮음을 뜻한다. 이러한 감수성은 특정 질환에 대해 이전에 노출된 적이 없어 감수성이 있는 미감염자가 병원체에 접촉되었을 때 감염되어 발병하는 비율(%)을 나타낼 수 있는데, 이를 감수성 지수(**De Rudder 접촉감염 지수**)라고 한다. 대개 접촉에 의한 급성 호흡기계 감염병의 경우 이러한 비율이 대체로 일정하여 여기에 적용할 수 있다. **두창과 홍역** 95%, **백일해** 60~80%, **성홍열** 40%, **디프테리아** 10%, **폴리오** 0.1%로서 두창과 홍역이 매우 높음을 알 수 있다.

② 면역(Immunity)

숙주는 스스로를 병원체로부터 방어하기 위해 오랜 시간 이러한 방어체계를 발달시켜 왔으며 이러한 저항력에는 피부나 점막 같은 물리적 방어체계, 위산과 같은 화학적 방어체계 등도 있지만 특히 침입한 병원체를 차단하기 위한 면역체계가 있다. 면역은 특정 감염균에 대해 저항하여 감염을 막거나 임상적 증상을 가볍게 한다. 이러한 면역은 크게 선천면역과 후천면역으로 나눈다(그림 5-2).

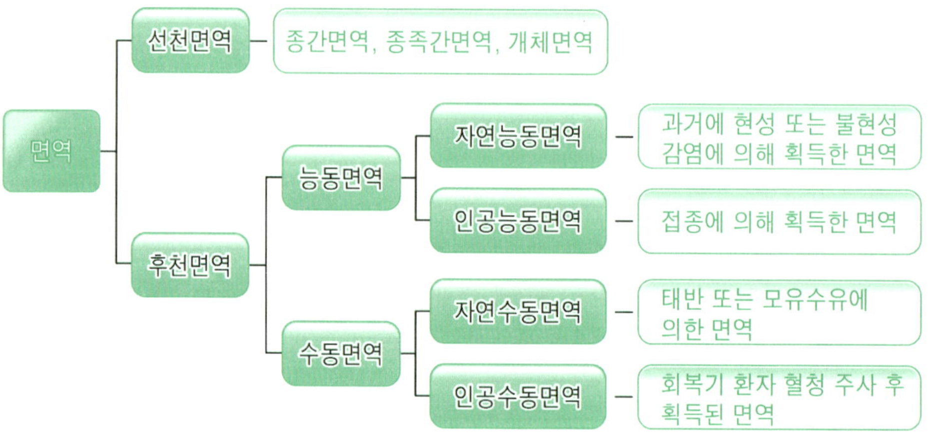

그림 5-2. 면역의 분류.

▪ 선천면역(Inherent immunity)

선천면역은 태어날 때부터 갖고 있는 자연면역으로 종간면역, 종족 간 면역, 개체면역이 있다. 종간면역이란 병원체에 종(species) 특이성이 있어 이종 간에 감염이 전파되지 않는 것을 뜻하며 예를 들면 사람이 닭의 콜레라에 걸리지 않는 경우가 이에 해당한다. 종족 간 면역이란 같은 종이라도 민족, 인종 등에 따라서 감수성이 달라지는 것으로 예를 들어 유럽인들에 비해 아프리카인들이 결핵균에 대한 감염성과 치명률이 높다. 개체면역이란 같은 집단 내 개개인의 감수성이 차이를 보이는 것으로 여기에는 연령, 영양 상태, 호르몬 등 여러 가지 비특이적 조건이 관여한다. 예를 들어 이질균이 들어 있는 음식을 한 가족이 전부 먹었어도 발병하는 사람과 그렇지 않은 사람이 생긴다.

■ **후천면역**(Acquired immunity)

어떤 질병에 이환된 후나 예방접종 등에 의해서 후천적으로 형성되는 면역을 말한다. 후천면역은 능동면역과 수동면역으로 구분되며, 능동면역은 자연능동면역과 인공능동면역으로, 수동면역은 자연수동면역과 인공수동면역으로 분류된다.

가. 능동면역(Active immunity): 능동면역은 숙주 스스로 면역체를 생성해서 면역을 획득하는 것을 말한다. 인체는 외부 물질(항원)에 대하여 항체를 만들어 저항하며 한편으로 이러한 항체는 체내의 면역기억세포에 의해 유사시 사용될 수 있게 기억되어 그 효력이 지속된다.

- **자연능동면역**(Natural active immunity): 항체 생성을 유발하는 항원이 병원체 그 자체가 되는 것으로, 각종 감염병에 이환된 후 자연적으로 형성되는 면역이다. 이러한 면역의 역가는 감염병의 종류에 따라 그 지속기간이 다르다(표 5-5).
- **인공능동면역**(Artificial active immunity): 항체 생성을 유발하는 항원을 인위적으로 투입한 것으로, 생균백신, 사균백신, 순화독소(toxoid) 등을 사용하는 예방접종에 의해 얻어지는 면역을 말한다(표 5-6).

나. 수동면역(Passive immunity): 다른 사람이나 동물에서 만든 항체나 항독소 같은 면역체를 직접 받아서 면역력을 갖는 것을 말한다. 수동면역은 체내에서 항체 생성과정이 필요 없으므로 접종 즉시 면역된다는 장점이 있는 반면, 효력 지속시간이 대개 2개월 미만으로 짧다.

- **자연수동면역**(Natural passive immunity): 아이가 모체로부터 태반을 통하거나 모유수유에 의해 획득하는 면역을 말한다. 평균적으로 생후 4~6개월까지 유효하다.
- **인공수동면역**(Artificial passive immunity): 회복기 혈청, 면역혈청, 면역글로불린이나 안티톡신 등 인공제제를 인체에 투입하여 면역을 얻는다.

표 5-5. 자연능동면역이 되는 질병

면역기간	질병
① 영구면역 형성이 잘 되는 것(질병이환 후)	두창, 홍역, 수두, 유행성이하선염, 백일해, 성홍열, 발진티푸스, 콜레라, 장티푸스, 페스트
② 영구면역 형성이 잘 되는 것(불현성 감염 후)	일본뇌염, 폴리오
③ 이환되어도 약한 면역만 형성되는 것	디프테리아, 폐렴, 인플루엔자, 수막구균성 수막염, 세균성 이질
④ 감염면역만 형성되는 것	매독, 임질, 말라리아

표 5-6. 인공능동면역 방법과 질병

방법	예방되는 질병
생균 백신(live vaccine)	두창, 탄저, 광견병, 결핵, 황열, 폴리오(sabin), 홍역
사균 백신(killed vaccine)	장티푸스, 파라티푸스, 콜레라, 백일해, 일본뇌염, 폴리오(salk)
순화독소(toxoid)	디프테리아, 파상풍

6) 감염병의 유행

어떤 감염병의 유행이란 평상시에 기대되는 환자의 발생보다 많은 수의 환자가 발생하였을 때를 말한다. 이러한 유행은 그 양상에 따라 공동매개체 유행(common vehicle epidemics)과 진행성 유행(propagated or progressive epidemics)으로 나눌 수 있다.

(1) 유행의 유형

① 공동매개체 유행(Common vehicle epidemics)

다수의 사람이 공동으로 이용하는 공동매개체에 의하여 감염병의 유행이 발생하는 경우를 말한다. 물, 음식 등이 가장 흔한 공동매개체라 할 수 있다. 공동매개체 전파는 다시 단순노출(single exposure)과 복수노출(multiple exposure)로 나뉜다.

- 단순노출 전파: 식중독처럼 여러 사람이 한 번에 동시에 감염되는 경우를 말한다. 공동매개체에 한 번 노출되어 한정된 집단과 지역에서 질병이 발생하는 것이며 따라서 2차 감염은 없다.
- 복수노출 전파: 장티푸스나 이질의 경우 오염된 식수를 계속해서 많은 사람이 마시게 된다. 이처럼 오염된 공동매개체에 여러 사람이 계속 노출되는 경우를 복수노출 전파라고 한다. 개인마다 노출된 시간이 달라 발생 양상이 복잡하게 나타나게 된다.

수인성 감염병의 역학적 특징은 다음과 같다.
- 환자의 발생이 폭발적이어서 2~3일 내에 환자 발생이 급증한다.
- 환자 발생은 특수 지역 내에 한정되어 있고, 급수원에 오염원이 있다.
- 연령, 성별, 직업 등의 차이에 따라 이환율의 차이가 없다.
- 일반적으로 이환율과 치명률이 낮은 것이 보통이다.
- 2차 감염자가 적으며, 계절과 관계없이 발생하고, 가족 집적성(aggregation)은 일반적으로 낮다.

우유로 인한 감염병의 특징은 다음과 같다.
- 환자 발생 지역이 우유배달 지역과 동일하고,
- 잠복기가 일반적으로 짧으며,
- 발병률과 치명률이 높은 것이 수인성 감염병과 다르다.

② 진행성 유행(Propagated spread, progressive epidemic)

진행성 유행 혹은 연쇄전파는 감염된 환자로부터 직접 또는 간접전파를 통해 감염균이 전파되어 결국 새로운 환자를 연속적으로 발생시키는 전파형식이다. 전파 초기에는 감수성이 있는 숙주가 많아 환자 발생이 급속히 증가하게 되며 후기에는 감수성 숙주가 점점 줄어들기 때문에 환자 발생이 점진적으로 감소하는 특징이 있다.

(2) 유행조사(Investigation of outbreak, epidemic survey)

유행조사는 특정 지역에서 발생한 감염병이 유행인지 아닌지 우선 판단하고, 만약 유행일 경우 이를 효과적으로 방지할 수 있는 대책을 마련하기 위한 목적으로 시행된다. 이러한 목적을 위해서는 감염병의 원인을 밝히고, 원인병원체의 감염원 및 전파 과정을 알아내야 한다. **유행조사의 순서**는 다음과 같다.

① 환자 진단의 확인

유행조사의 가장 기본적이고 중요한 일로서 보고된 실제의 질병이 어떤 질병인지를 정확히 파악하기 위하여 임상적, 세균학적, 생화학적으로 종합하여 진단·확인하여야 한다.

② 유행 여부의 확인

확실한 진단으로 확인된 질병의 과거 연도별, 월별, 지역별, 발생을 비교 검토하고 이번 유행이 시간적으로나 지역적으로 평상시와는 다르게 명백히 유행하고 있음을 확인해야 한다.

③ 발생 일시의 확인

환자의 발생 일시를 해당 질병의 잠복기 등을 고려하여 유행 곡선 등을 그려서 유행의 기간과 변화의 추이 등을 확인하여 발생 일시별 분포를 확인한다.

④ 유행의 지역적 분포의 확인

환자의 발생을 지역적으로 그 분포를 표시하여 보면 많은 역학적인 사실들을 이해하는 데 도움이 되며 어떤 경우는 감염병의 유행 원인을 찾아내는 데 절대적인 도움이 되기도 한다.

⑤ 유행의 인적 특성별 분포

환자의 연령, 성별, 직업, 인종, 사회경제적 계층별 등 인적 변수와 특정 식품의 섭취 등을 측정하여 환자의 인적 특성을 확인한다. 분자가 되는 환자뿐만 아니라 분모가 될 지역주민에 대해서도 조사하여야 한다.

⑥ 가설수립과 검토

이제까지 조사된 자료를 비교분석하여 유행의 종류(공동매개체 전파 혹은 진행성 전파)를 파악하고 전파경로에 대하여 가설을 수립한 후에 그 가설을 검토하여야 한다. 검토를 위해서는 감염원에 대한 노출유무별로 질병 발생률에 차이가 있는지 통계학적 검정을 하고 감염원에 노출된 사람의 비교 위험도(relative risk)

를 측정하거나 질병 발생 유무별로 감염원에의 노출률을 비교해 보면 도움이 된다. 이때 예상 감염원에 대하여는 미생물학적, 면역학적 검사를 통하여 원인균을 찾고자 노력하여야 한다.

⑦ 예방 대책 수립과 보고서 작성

위와 같은 유행조사 후에는 조사한 여러 항목을 검토하고 그 조사보고서를 작성하여야 한다. 이 보고서에는 반드시 예방 대책에 대한 건의사항이 포함되어 있어야 하며 예방 대책은 즉시 실행하여야 할 것과 앞으로 실행하여야 할 것, 그리고 장기적인 대책에 관한 것 등으로 구분하여 보고하는 것이 좋다.

7) 감염병의 예방과 관리

감염병 관리는 감염병 생성과정의 6단계 중 몇 개의 단계에 대하여 개입하여 감염병의 발생을 차단할 수 있다. 감염병의 종류에 따라 어느 요소에 집중적으로 개입할 것인지는 달라지지만, 많은 경우 여러 단계에서 다양한 방역 조치를 취하게 된다. 일반적으로 감염병 관리의 접근 방법은 ① 전파 과정의 차단, ② 숙주 관리, ③ 환자 관리이다.

(1) 전파 과정의 차단

감염병의 전파 단계를 차단하거나 그 이전 단계에서 차단하여 전파가 되지 않도록 하는 것이다.

① 병원소의 제거(Reservoir eradication)

인간이 병원소일 경우, 예를 들면 결핵, 콜레라, 세균성 이질 등의 경우에는 병원체를 배출하는 환자 또는 보균자를 신속히 치료하거나 일정 기간 격리함으로써 병원소를 줄일 수 있다. 격리(isolation)란 병원체가 확산되는 것을 막기 위해 감염력이 있는 동안에 환자 또는 동물을 감염되지 않은 사람에게서 분리하는 것을 뜻한다.

동물이 병원소가 되는 경우 만약 조류독감이나 브루셀라병 같이 각각 조류(닭, 오리 등)와 가축류(소, 돼지 등)를 도살처분하는 것이 효과적이다.

② 환경위생 관리(Environmental sanitation)

감염병을 발생시키는 병원체는 병원소를 탈출 후 다른 숙주로 침입하기까지 상당한 기간을 외부 환경에서 생존해야 하기 때문에 환경위생을 철저히 하면 이 전파 과정을 차단할 수 있다. 그러나 이러한 감염병의 전파는 수인성 전파, 공기전파, 매개곤충전파, 접촉성전파 등 그 종류가 다양하여 환경위생관리 수단도 감염병에 따라 달라져야 할 것이다.

예를 들어 호흡기계 감염병의 경우 환자가 있던 장소와 사용한 물건들에 대하여 물리적·화학적 방법으로 소독하며, 소화기계 감염병의 경우 환자의 배설물을 위생적으로 처리하고 구충, 구서, 음료수 소독, 식품위생관리 등의 조치가 필요하다. 매개생물에 의한 감염병은 해당 곤충에 대한 구제가 필요할 것이다.

③ 감염력의 감소(Reducing communicability)

감염력을 감소시키기 위해서는 환자의 치료가 우선적으로 이루어져야 하고, 그러므로 환자의 감염력을 감소시켜 감염성 질환의 전파를 차단하는 일이 중요시된다.

④ 병원소의 격리(Segregation of the reservoir)

병원체가 다른 병원소로 이동하는 것을 차단하기 위해서는 감염된 사람이나 동물을 격리(segregation)하면 감염을 예방할 수 있다.

⑤ 외래 감염병 관리

외래 감염병이란 국내에 상재하지 않고 외국의 유행 지역으로부터 침입되어 유행하는 감염병을 말하며 국내 침입을 방지하기 위해서는 검역을 철저히 하는 것이 최선의 방법이다.

■ 검역(Quarantine)

감염성이 있는 환자와 접촉하였거나 접촉하였으리라고 생각되는 사람의 이동을 제한하는 것을 검역이라고 한다. 보통 감염병 유행 지역에서 입국하는 사람이나 동물, 식품 등을 검역 대상으로 한다. 국제적 의미가 있는 감염병의 관리를 위해서 세계보건기구에서 국제보건규칙을 제정하여 시행 중이며, 우리나라에서는 검역법에 의해 검역 질병에 대해 격리 및 감시에 관한 사항을 정하여 검역 질병의 관리를 할 수 있도록 하였다. 서울, 부산, 인천 등 13개 검역소 및 20개 항구와 6개 공항 등 26개의 검역항에서 이러한 검역이 실시된다.

■ 격리 기간과 감시내용

일반적으로 격리(감시)기간은 그 질환의 최장 잠복 기간으로 하되 검역 감염병 환자에 있어서 완치될 때까지, 즉 병원체를 배출하지 아니할 때까지로 하고, 검역소장이 격리를 요하는 자를 격리하는 장소는 검역소 내 격리병동, 감염병 관리기관 혹은 자가에서도 될 수 있다. 격리 기간 중에는 피격리자는 검역소장의 허가 없이 타인과 접촉할 수 없다.

가. 우리나라 검역 감염병

a. 콜레라

b. 페스트

c. 황열

d. 중증급성호흡기증후군(SARS)

e. 조류인플루엔자 인체감염증

f. 신종인플루엔자감염증

g. a~f 외의 감염병으로서 외국에서 발생하여 국내로 들어올 우려가 있거나 우리나라에서 발생하여 외국

으로 번질 우려가 있어 보건복지부장관이 긴급 검역조치가 필요하다고 인정하여 고시하는 감염병(급성출혈열증상, 급성호흡기증상, 급성설사증상, 급성황달증상 또는 급성신경증상을 나타내는 신종감염병증후군: 보건복지부고시 제2010-128호, 시행 2010. 12. 30)

나. 검역 감염병의 감시 또는 격리 기간

a. 콜레라: 5일
b. 페스트: 6일
c. 황열: 6일
d. 중증급성호흡기증후군: 10일
e. 조류인플루엔자 인체감염증: 10일
f. 신종인플루엔자감염증: 최대 잠복기
g. a~f 외의 보건복지부장관이 고시하는 검역 감염병: 최대 잠복기

⑥ 법정감염병

질병관리본부는 '감염병의 예방 및 관리에 관한 법률'의 전면 시행(2010년 12월 30일)에 따라, "2011 법정감염병 진단·신고 기준"을 제작·배포한다. 본 책자는 의료기관 등에서 감염병 감시활동에 지침으로 활용되는 것으로서, 개정 법령과 고시를 바탕으로 한 신고를 위한 진단 기준을 비롯하여 감염병의 역학적 특징, 임상 및 진단검사의학 소견, 예방 및 치료, 환자와 접촉자 관리 등에 대한 최신 정보가 수록되어 있다. '감염병' 용어를 감염성 질환과 비감염성 감염질환을 모두 포함하는 '감염병'으로 변경하고 감시 및 관리 대상을 종전의 5개 군 82종에서 6개 군 75종(감염병원체 세분류로는 114종)으로 확대·재편하였다

가. 제1군 감염병: 6종

발생 또는 유행 즉시 방역대책을 수립하여야 하는 수인성·식품매개 질환으로서 기존 제1군감염병에 속하던 페스트는 제4군 감염병으로 편성되었고, 지정감염병으로서 표본감시체계를 통해 운영되던 A형간염이 1군감염병으로 전환되어 법정감염병감시체계로서 운영된다. **마시는 물 또는 식품을 매개로 발생하고 집단발생의 우려가 커서 발생 또는 유행 즉시 방역대책을 수립하여야 하는 감염병.**

▶ **콜레라, 장티푸스, 파라티푸스, 세균성 이질, 장출혈성 대장균감염증, A형간염.**

나. 제2군 감염병: 10종

국가예방접종사업 대상으로서 홍역, 유행성이하선염, 풍진 등 종전 10종의 감염병이 유지된다. 다만, 제2군 감염병 중 B형간염은 표본감시체계에서 법정감염병감시체계로 전환하여 급성 환자와 산모 또는 주산기의 만성 환자 및 병원체 보유자에 한하여 감시한다. **예방접종을 통하여 예방 및 관리가 가능하여 국가예방접종사업의 대상이 되는 감염병.**

▶ **B형간염, 디프테리아, 백일해, 파상풍, 폴리오, 홍역, 유행성이하선염, 풍진, 수두, 일본뇌염.**

다. 제3군 감염병: 19종

간헐적 유행 가능성이 있어 계속 그 발생을 감시하는 결핵, 말라리아 등의 19종으로, 크로이츠펠트-야콥병(CJD) 및 변종크로이츠펠트-야콥병(vCJD)이 종전의 지정감염병 분류에서 제3군 감염병으로 전환되어 법정감염병감시체계로 운영된다. 다만 발생 규모가 크고 주기적이어서 전수(全數) 보고가 현실적으로 불가능하며 더욱이 감염병 관리를 위하여 유행 동향과 병원체의 조기 감지가 필수적인 제3군 감염병 중의 인플루엔자에 한하여 종전대로 표본감시체계를 운영한다. **간헐적으로 유행 가능성이 있어 계속 그 발생을 감시하고 방역대책의 수립이 필요한 감염병.**

▶ **말라리아, 결핵, 한센병, 매독, 성홍열, 수막구균성수막염, 레지오넬라증, 비브리오패혈증, 발진티푸스, 발진열, 쓰쓰가무시병, 렙토스피라증, 브루셀라증, 탄저, 공수병, 신증후군출혈열, 인플루엔자, 후천성면역결핍증, 크로이펠트-야콥병(CJD) 및 변종크로이츠펠트-야콥병(vCJD).**

라. 제4군 감염병: 17종

국내에 새로 발생하거나 국외유입이 우려되는 감염병으로서 세계보건기구 감시대상 감염병인 신종인플루엔자(2009~2010년 전 세계적인 유행을 일으킨 신종플루(Influenza A(H1N1))가 아니라 향후 등장할 가능성이 있는 새로운 타입의 인플루엔자를 의미함)가 추가되었고, 지정감염병에 속하던 웨스트나일열을 제4군 감염병으로 전환하고, 매개체감염병인 라임병, 진드기매개뇌염, 치쿤구니야열, 열대병인 유비저가 추가되었다.

국내에서 새롭게 발생하였거나 발생할 우려가 있는 감염병 또는 국내 유입이 우려되는 해외유행 감염병으로서 보건복지부령으로 정하는 감염병.

▶ **페스트, 황열, 뎅기열, Q열, 두창, 야토병, 보툴리눔 독소증, 웨스트나일열, 바이러스성출혈열, 중증급성호흡기증후군, 신종인플루엔자, 조류인플루엔자인체감염증, 신종감염병증후군, 라임병, 진드기매개뇌염, 유비저, 치쿤구니야열.**

마. 제5군 감염병: 6종

금번 법령 개정을 통하여 신설된 분류로서 회충증, 편충증, 요충증 등의 기생충 감염증 6종으로 구성되었고, 기생충감염증의 발생을 모니터하기 위하여 표본감시체계로서 운영된다. **기생충에 감염되어 발생하는 감염으로서 정기적인 조사를 통한 감시가 필요하여 보건복지부령으로 정하는 감염병.**

▶ **회충증, 편충증, 요충증, 간흡충증, 폐흡충증, 장흡충증.**

바. 지정감염병: 17종

최근 국내외에서 발생사례가 확인된 카바페넴내성장내세균속균종(CRE) 감염증 등이 추가되어 의료관련감염병 6종(VRSA, VRE, MRSA, MRPA, MRAB, CRE)에 대하여 표본감시를 시행하게 된다. 또한, 살모넬라균 감염증 등 종전의 지정감염병 중 병원체 감시대상은 장관감염증으로 편성, 아데노바이러스 감염증 등

11종을 포함하는 급성호흡기감염증이 신설되는 등 이들 감염증에 대한 발생 현황을 모니터하고 원인 병원체 확인을 통한 감염병관리체계를 강화하기 위하여 표본감시체계로 운영하게 된다. 아울러 해외 유입 기생충의 유입 실태와 발생 동향을 감시하기 위하여 리슈만편모충증, 바베스열원충증 등의 11종이 해외 유입 기생충감염증으로 재편되었다.

제1군 감염병부터 제5군 감염병까지의 감염병 외에 유행 여부를 조사하기 위하여 감시활동이 필요하여 보건복지부장관이 지정하는 감염병.

▶ **C형간염, 수족구병, 임질, 클라이미디아감염증, 연성하감, 성기단순포진, 첨규콘딜롬, VRSA(반코마이신내성황색포도알균)감염증, VRE(반코마이신내성알균)감염증, MRSA(메티실린내성황색포도알균)감염증, MRPA (다제내성녹농균)감염증, MRAB(다제내성아시네토박터바우마니균)감염증, CRE(카바페넴내성장내세균속균종)감염증, 장관감염증, 급성호흡기감염증, 해외 유입 기생충감염증, 엔테로바이러스감염증.**

사. 세계보건기구(WHO) 감시대상 감염병: 9종

세계보건기구가 국제공중보건의 비상사태에 대비하기 위하여 감시대상으로 정한 질환으로서 보건복지부장관이 고시하는 감염병.

▶ **두창, 폴리오, 신종인플루엔자, 중증급성호흡기증후군, 콜레라, 페스트(폐렴형), 황열, 바이러스성출혈열, 웨스트나일열.**

아. 생물테러감염병: 8종

고의 또는 테러 등을 목적으로 이용된 병원체에 의해 발생된 감염병 중 보건복지부장관이 고시하는 감염병.

▶ **탄저, 보툴리눔독소증, 페스트, 마버그열, 에볼라열, 라싸열, 두창, 야토병.**

자. 성매매감염병: 6종

성 접촉을 통하여 전파되는 감염병 중 보건복지부장관이 고시하는 감염병.

▶ **매독, 임질, 클라이미당, 연성하감, 성기단순포진, 첨규콘딜롬.**

차. 인수공통감염병: 10종

동물과 사람 간에 서로 전파되는 병원체에 의하여 발생되는 감염병 중 보건복지부장관이 고시하는 감염병.

▶ **장출혈성대장균감염증, 일본뇌염, 브루셀라증, 탄저, 공수병, 조류인플루엔자 인체감염증, 중증급성호흡기증후군, 변종크로이츠펠트-야콥병(vCJD), Q열, 결핵.**

이들 법정감염병은 제1군에서부터 제4군 감염병까지는 모든 의사, 한의사 및 의료기관에 신고 의무를 두는 법정감염병감시체계로, 제5군 감염병과 지정감염병, 제3군 감염병 중의 인플루엔자는 지정된 표본 감시기관을 통하여 발생 동향을 모니터하고 집중 감시하는 표본감시체계로서 운영된다.

⑦ 감염병의 신고

가. 신고 범위

법정감염병은 의사가 감염병 환자 등을 진단하거나 사체를 검안한 경우 이를 관할 보건소로 신고하여야 하는 대상이다. 이들 법정감염병은 감염병에 따라 신고 범위를 각기 정하고 있는데 제1군 감염병은 환자는 물론 의사환자와 병원체 보유자를 모두 신고하여야 한다. 다만, A형간염은 환자에 한하여 신고한다. 홍역, 결핵, 뎅기열을 비롯한 제2군 감염병부터 제4군 감염병까지는 환자와 의사환자가 신고 대상이다. 그러나 B형간염(급성, 주산기, 산모), 말라리아, 수막구균성수막염, 후천성면역결핍증, 유비저는 환자와 병원체 보유자를 신고하며(의사환자는 신고 대상에서 제외), 파상풍, 한센병, 성홍열, 매독, 페스트, 황열 등은 환자만을 신고 대상으로 한다.

표본감시체계로 운영되는 제5군 감염병, 지정감염병 및 제3군 감염병 중 인플루엔자는 표본감시기관을 통하여 감시하게 되므로, 표본감시기관에서는 질병관리본부의 각 감염병별 감시지침에 따라 해당 감염병 환자 등을 신고하면 되고 이외의 기관에는 신고 의무가 면제된다.

나. 신고 의무자

의사, 한의사를 비롯해 의료기관의 장, 군의관, 학교 등 그 밖의 신고자로 확대의사와 한의사는 법정감염병의 신고 의무자이며, 금번 법령 개정을 통하여 신고의무자가 의료기관의 장, 부대장, 그 밖의 신고자로 확대되었다. 의사와 한의사는 감염병 환자 등을 진단하거나 사체 검안 시에 이를 소속 의료기관의 장에게 보고하고 의료기관의 장은 관할 보건소장에게 이 사실을 신고하여야 한다(의료기관에 소속되지 않은 의사 또는 한의사는 직접 관할 보건소장에게 신고). 또한 육·해·공군 또는 국방부 직할 부대에 소속된 군의관 역시 감염병 환자 등을 진단하거나 사체를 검안한 경우 이를 소속 부대장에게 보고하여 소속 부대장이 관할 보건소장에게 신고하여야 한다. 또한 학교 및 관공서 등의 단체에서도 제1군 감염병 환자 등이 발생하거나 이로 인한 사망자가 있을 경우 이를 보건소장에게 알려야 한다.

다. 신고 내용: 사망신고 추가

감염병 환자 발생만을 신고하던 종전의 신고 내용에 제1군에서 제4군까지의 감염병에 대해서는 감염병 환자 등의 입원 여부를 기록하고 사망 시에도 신고토록 의무화되었다. 따라서 법정감염병 환자 등을 진단하거나 그 사체를 검안한 경우 또는 감염병 환자 등이 제1군 감염병부터 제4군 감염병까지에 해당하는 감염병으로 사망한 경우 '감염병 발생 신고' 서식에 따라 신고하여야 하며, 감염병 환자 등의 발생을 신고한 이후에라도 환자 등이 사망한 경우 역시 원사인을 병기하여 동 서식으로 관할 보건소장에게 신고하여야 한다.

라. 신고 시기: '지체 없이'로 단축(단, 표본감시 대상 감염병은 7일 이내)

감염병의 신고 시기는 법정감염병감시체계는 모두 '지체 없이'로, 표본감시체계는 모두 '7일 이내(보건행정기관의 보고는 매주 1회)'로 일원화된다. 따라서 말라리아, 레지오넬라증 등 종전에 7일 이내 신고·보고하던 제3군염병과, 7일 이내 보고하던 제2군 감염병 등 제1군에서부터 제4군의 모든 감염병은 인플루엔자를 제외하고는 모두 '지체 없이' 신고·보고토록 신고 시기가 단축되었다.

표 5-7. 우리나라의 법정감염병 분류

구분	제1군 감염병	제2군 감염병	제3군 감염병	제4군 감염병	제5군 감염병	지정감염병
특성	물 또는 식품 매개발생(유행) 즉시 방역대책 수립 요 (6종)	국가예방접종 사업 대상 (10종)	간헐적 유행 가능성 계속 발생 감시 및 방역대책 수립 요	국내 새로 발생 또는 국외 유입 우려 (17종)	기생충 감염증 정기적 조사 요 (6종)	유행 여부 조사·감시 요 (17종)
종류	가. 콜레라 나. 장티푸스 다. 파라티푸스 라. 세균성이질 마. 장출혈성대장균 감염증 바. A형간염	가. 디프테리아 나. 백일해 다. 파상풍 라. 홍역 마. 유행성이하선염 바. 풍진 사. 폴리오 아. B형간염 자. 일본뇌염 차. 수두	가. 말라리아 나. 결핵 다. 한센병 마. 수막구균성 수막염 바. 레지오넬라증 사. 비브리오패혈증 아. 발진티푸스 자. 발진열 차. 쯔쯔가무시증 카. 렙토스피라증 타. 브루셀라증 파. 탄저 하. 공수병 거. 신증후군출혈열 너. 인플루엔자 더. 후천성면역결핍증(AIDS) 러. 매독 머. 크로이츠펠트-야콥병(CJD) 및 변종크로이츠펠트-야콥병(vCJD)	가. 페스트 나. 황열 다. 뎅기열 라. 바이러스성 출혈열(마버그열, 라싸열, 에볼라열 등) 마. 두창 바. 보툴리눔독소증 사. 중증급성호흡기 증후군 아. 조류인플루엔자 인체감염증 자. 신종인플루엔자 차. 야토병 카. 큐열 타. 웨스트나일열 파. 신종감염병증후군 하. 라임병 거. 진드기매개뇌염 너. 유비저 더. 치쿤구니야열	가. 회충증 나. 편충증 다. 요충증 라. 간흡충증 마. 폐흡충증 바. 장흡충증	가. C형간염 나. 수족구병 다. 임질 라. 클라미디아 감염증 마. 연성하감 바. 성기단순포진 사. 첨규콘딜롬 아. 반코마이신내성황색포도알균(VRSA) 감염증 자. 반코마이신내성장알균(VRE) 감염증 차. 메티실린내성황색포도알균(MRSA) 감염증 카. 다제내성녹농균(MRPA) 감염증 타. 다제내성아시네토박터바우마니균(MRAB) 감염증 파. 카바페넴내성장내세균속균종(CRE) 감염증 하. 장관감염증 (살모넬라균 감염증, 장염비브리오균 감염증, 장독소성대장균 감염증(ETEC), 장침습성대장균 감염증(EIEC), 장병원성대장균 감염증(EPEC), 캄필로박터균 감염증, 클로스트리듐 퍼프린젠스 감염증, 황색포도알균 감염증, 바실루스 세레우스균 감염증, 예르시니아 엔테로콜리티카 감염증, 리스테리아 모노사이토제네스 감염증, 그룹 A형 로타바이러스 감염증, 아스트로바이러스 감염증, 장내아데노바이러스 감염증, 노로바이러스 감염증, 사포바이러스 감염증, 이질아메바 감염증, 람블편모충 감염증, 작은와포자충 감염증, 원포자충 감염증) 거. 급성호흡기감염증 (아데노바이러스 감염증, 사람 보카바이러스 감염증, 파라인플루엔자바이러스 감염증, 호흡기세포융합바이러스 감염증, 리노바이러스 감염증, 사람 메타뉴모바이러스 감염증, 사람 코로나바이러스 감염증, 폐렴알균 감염증, 헤모필루스 인플루엔자균 감염증, 마이코플라즈마균 감염증, 클라미디아균 감염증) 너. 해외유입기생충감염증 (리슈만편모충증, 바베스열원충증, 아프리카수면병, 주혈흡충증, 샤가스병, 광동주혈선충증, 악구충증, 사상충증, 포충증, 톡소포자충증, 메니나선충증) 더. 엔테로바이러스 감염증
신고 주기	지체 없이	지체 없이	지체 없이	지체 없이	7일 이내	7일 이내
보고 주기	지체 없이	지체 없이	지체 없이	지체 없이	매주 1회	매주 1회

* 밑줄 표시는 금번 변경된 부분으로, 실선 밑줄은 새로 지정된 감염병, 점선 밑줄은 군 분류가 변경된 감염병임.

(2) 숙주의 면역증강

감염원과 전파 과정에 대한 관리를 철저히 하더라도 병원체가 새로운 숙주에 도달하였을 때 숙주의 감수성이 높으면 질병에 걸리게 되므로 감수성이 있는 숙주에 대한 관리가 아주 중요하다. 숙주의 질병에 대한 저항력을 강화시키는 방법으로는 대개 인공능동면역(artificial active immunity)을 사용한다. 인공능동면역 중에서 일반적으로 생균에 의한 것이 더 효과적이며, 특히 천연두나 홍역 등의 예방주사는 상당히 효과가 있다.

그 외에 면역혈청이나 감마 글로불린(γ-globulin)을 단기적인 효과를 보기 위해서 사용하기도 한다. 하지만 일반 저항력을 증강시키기 위해서는 영양관리, 적절한 운동과 휴식, 충분한 수면 등의 관리도 필요하다.

① 예방접종

예방접종은 기본접종과 추가접종으로 구분하며, 기본접종으로 얻어지는 역가(titer)는 어느 시기에는 떨어지기 때문에 이 역가를 높이기 위하여 실시하는 것이 추가접종(booster injection)이다. 추가접종으로 얻어진 역가는 기본접종에서 얻어진 역가보다 상승하게 되는데 이런 상승현상을 회복반응(anamnestic response)이라고 한다.

예방접종을 시행할 때 주의사항은 다음과 같다.

- 연령에 따른 정확한 양의 접종
- 정확한 접종방법 사용
- 예방약의 저온(2~4℃) 보관
- 예방약 운반 시 저온보관(ice box 이용)
- 유효기간 및 금기사항 확인 후 사용

■ 정기예방접종과 임시예방접종

2010년 12월 30일부터 시행되는 감염병의 예방 및 관리에 관한 법률에 따르면 특별자치도지사 또는 시·군·구청장은 감염병 유행 관리를 위하여 **정기예방접종 및 임시예방접종을 실시**해야 한다.

정기예방접종 대상이 되는 제2군 감염병인으로는 다음과 같이 나열할 수 있다. (1) 디프테리아, (2) 폴리오, (3) 백일해, (4) 홍역, (5) 파상풍, (6) B형간염, (7) 유행성이하선염, (8) 풍진, (9) 수두, (10) 일본뇌염, (11) 결핵, (12) 기타 보건복지부장관이 감염병의 예방을 위하여 필요하다고 인정하여 지정하는 감염병 등이 있다.

한편, 보건복지부장관이 예방접종을 실시할 것을 요청하였거나 해당 지역의 감염병 예방을 위하여 예방접종이 필요하다고 인정하는 경우에는 임시예방접종을 시행하여야 한다.

■ 소아 정기예방접종

소아의 정기예방접종은 국가필수예방접종과 기타예방접종으로 나누며, 국가필수예방접종은 모든 영유아에게 접종을 권장하고 있으며 앞서 나온 정기예방접종에 더하여 고위험군에서 인플루엔자, 장티푸스, 신증후군출혈열 접종을 권장하고 있다(표 5-7).

표 5-8. 소아 표준 예방접종

	연령	접종내용	예방접종 금기 대상자
기본접종	4주 이내 2개월 4개월 6개월 12~15개월	결핵(BCG) 소아마비* 백일해, 파상풍(DPT), B형간염 소아마비, DPT, B형간염 소아마비, DPT, B형간염 홍역, 유행성이하선염, 풍진(MMR)	1. 열이 높은 자 2. 심장, 신장, 간장 질환자 3. 알레르기 또는 경련성 환자 4. 임신부 5. 병약자
추가접종	15~18개월 3세 4~6세	DPT 일본뇌염 소아마비, DPT, MMR	

* 경구용 폴리오 백신과 주사용 폴리오 백신 중 한 가지를 선택하여 접종한다. 4회 모두 경구용 또는 주사용을 접종하거나, 처음 2회(2, 4개월 접종)는 주사용, 나머지 2회(6개월, 4~6세 접종)는 경구용으로 접종할 수 있다. 그리고 경구용 폴리오 백신을 투여할 경우에는 접종 후 VAPP(vaccine associated paralytic poliomyelitis, 백신 관련 마비성 폴리오)가 올 수 있음을 고려하여야 한다.

■ **성인 예방접종**

성인의 경우에도 특정 감염병에 대한 면역력이 없다면 해당 감염병이 유행하기 전에 그에 대한 예방접종을 실시하여야 한다. 연령대와 가임 또는 임신기 등의 조건을 고려하여 예방접종을 권장하고 있다. 접종의 종류는 항체검사 없이 모든 사람에게 추천되는 기본 예방접종과, 항체검사를 한 뒤 항체가 없을 경우에 추천되는 따라잡기 예방접종이 있다.

가. 기본 예방접종

- 파상풍, 디프테리아, 백일해(성인용, Tdap): 모든 연령대에서 10년마다 1회 접종 권장되고 있다.
- A형간염: 10대와 20대의 경우 기본예방접종이나 30대의 경우 따라잡기 예방접종
- 사람 유두종 바이러스(HPV): 여성에 해당
- 인플루엔자: 임산부 또는 임신 예정자에게 비활성화 백신 접종. 50세 이상은 매년 10~11월에 1회 접종
- 수막알균: 군인, 또는 기숙사 생활을 하는 학생과 직장인
- 폐렴사슬알균: 65세 이상에서 1회 접종 권장

나. 따라잡기 예방접종

- A형간염: 30대의 경우.
- B형간염: 19~39세의 경우 항체 검사가 권장되나 40~49세의 경우 권장되지는 않는다.
- 수두: 19~39세의 경우 면역이 분명하지 않으면 항체검사가 권장
  임산부가 음성일 경우 분만 후 접종한다.

- 홍역, 볼거리, 풍진: 면역이 분명하지 않으면서 위험인자 있을 경우 일단 접종. 풍진의 경우 모든 가임기 여성 또는 임신 계획 여성에게 풍진항체(IgG)검사

2. 급·만성 감염병 및 질환관리

감염병의 경우 새롭게 발생하는 환자의 비율인 발생률과, 현재 질병에 이환된 환자의 비율인 유병률에 차이를 보이게 된다. 발생률은 높지만 질병의 자연사가 짧아 유병률이 낮은 경우 이를 **급성 감염병**이라고 하며, 발생률은 낮지만 질병의 자연사가 길어 유병률이 높은 경우 이를 **만성 감염병**이라 한다.

1) 급성 감염병 관리

급성 감염병은 발생률이 높고 유병률이 낮은 것이 일반적인 특징이다. 급성 감염병을 인체 침입구별로 나누면 소화기계, 호흡기계, 피부점막기계 침입 등으로 구분할 수 있으며, 전파수단으로 보면 수인성 감염병, 공기전파 감염병, 곤충매개 감염병 등으로 구분할 수 있다.

(1) 소화기계 감염병(Water borne disease)

소화기계 감염병의 전파 양식은 환자나 병원체 보유자의 분변으로 배설되어 음식물이나 식수에 오염되어 경구 침입됨으로써 감염이 일어나는 수인성 감염병을 말한다. 이러한 **소화기계 감염병 예방의 대책**은 다음과 같다.

- 환자, 보균자를 색출하여 격리, 소독하고 분변의 위생관리를 철저히 한다.
- 위생해충 구제와 역학적 관리를 철저히 한다.
- 손을 닦는 습관을 갖도록 하며, 상·하수도의 위생적 관리를 철저히 한다.
- 환경오염으로부터 음료수 및 식품 관리를 한다.
- 정기적인 예방접종을 실시한다.

① 장티푸스(Typhoid fever)

장티푸스는 열성 전신질환으로, 우리나라 제1군 감염병 중 발생률이 세균성 이질과 함께 높은 축에 속하는 감염병이다. 임상 증상으로는 지속적인 고열, 두통, 권태감, 식욕부진 및 상대적 서맥(bradycardia), 장미진, 비장종대 등이 있으며, 설사보다는 변비가 좀 더 흔하다. 질병이 진행되면 고열이 3~4주 지속되면서 장내 림프조직의 병변, 급성 담낭염, 골수염 등이 나타나며 치명률은 10%에 이르지만 항생제 치료 시 1% 미만으로 감소한다.

■ 병원체

*Salmonella typhi*로서 그람음성 간균(bacilli)이다. 포자와 협막이 없는 간상균 감염에 의한다. 주로 음식과 우유, 버터, 치즈에 감염된다.

■ 병원소 및 감염원

병원소는 사람으로 환자와 보균자가 되며 감염원은 오염 음식물 및 오염 해산물이 감염원이 된다.

■ 전파

감염원의 분뇨로 배설되어 음식물 및 물을 통하거나 파리, 바퀴 등을 곤충매개로 하여 전파된다. 잠복기는 8~14일이고, 감염 부위는 장의 림프조직, 담낭, 신장 등이다.

■ 감수성 및 면역성

전반적으로 감수성이 높지만, 위장에 무산증인 사람의 경우 특히 감수성이 높다. 완쾌 후에는 일반적으로 영구면역을 얻지만, 화학요법으로 치료된 자는 영구면역을 얻기 힘들며 인공능동면역으로는 사균백신을 사용한다.

■ 예방 대책

우리나라 장티푸스 발생 요인은 식품, 음료수, 분뇨, 위생 곤충의 구제 불철저 등 환경위생의 불량, 보균자의 색출 및 환자 격리의 불철저, 예방접종의 불철저 등이며, 항생제의 남용은 관리상 문제로 되고 있다. 예방에는 환자나 보균자를 강제적으로 격리병원에 입원시키고 환자가 있었던 곳이나 화장실, 사용한 의류, 식기, 물건 등을 소각하거나 철저하게 소독한다. 또 병이 유행하기 전에 예방주사를 맞는다.

■ 치료

조기 진단이 어렵기 때문에 때로는 시기를 놓쳐서 장출혈 등의 위험을 초래하는 수도 있다. 치료하지 않을 경우 치사율이 20%이므로 진단 후 즉시 치료하고 치료제로 클로람페니콜(Chloramphenicol, 1일 2~3번 2g씩 14일간)이 가장 많이 사용된다. 보균자는 암피실린(Ampicillin, 1일 5~6g씩 1개월)으로 치료하면 약 80~90%는 치료된다.

② 콜레라(Cholera)

콜레라는 제1군 감염병이며 동시에 **검역 감염병**이다. 급성의 수양성 설사와 구토를 주요 증상으로 하며 복통과 열은 없는 것이 특징이다. 옛날에 50%의 치명률을 보이던 고전형 콜레라와는 달리 최근의 엘 토르(El Tor)형의 경우 증상이 비교적 가볍고 불현성 감염이 많아 치명률이 1% 미만이다. 감염이 되려면 많은 수의 콜레라균이 필요하며 위생이 심각하게 나쁜 곳에서 식수 또는 음식물을 통해 집단으로 감염된다.

■ **병원체**

Vobrio El Tor cholerae로 단간균이며 한 개의 편모를 가지고 있고, 운동성이 있는 그람음성균이다. 형태는 콤마(,) 모양이나 간혹 나선형인 것도 있다. 실온에서는 약 2주일 후에 죽지만 하수에서는 오래 산다.

■ **병원소 및 감염원**

사람이 주병원소이며 감염원은 대변 및 토사물에 의한 오염수, 오염 음식물 및 식기 등이다.

■ **전파**

주로 분변이나 토사물로 배출된 병원체가 오염수 및 오염 식품으로 전파되며 사람에서 사람으로의 직접 전파는 희박하다. 잠복기는 대개 12~48시간이나 최장 5일간이다. 특히 담낭 감염의 경우 여러 해 동안 보균자가 된다.

■ **감수성 및 면역성**

감수성은 전반적으로 높으며 완쾌 후에는 약간의 면역이 인정된다. 인공능동면역은 사균백신을 사용한다.

■ **예방 대책**

콜레라는 해외 유입 감염병으로 검역을 철저히 하는 것이 가장 중요하며 환자의 신속한 보고, 격리, 철저한 환경 소독 등 음료수의 정수와 위생적인 하수처리가 가장 중요하다. 의사, 간호사, 환자가족, 여행자 등 감염 위험성이 많은 경우 우선 예방접종을 실시하되 예방접종 후 2~3개월 동안의 방어 능력은 약 50%이므로 노출 위험이 있는 사람은 6개월에 한 번씩 재접종하도록 한다.

■ **치료**

항생제 치료를 하며 등장액 식염수(isotonic saline solution)를 정맥 내에 주입하여 탈수, 산과다증(acidosis)으로 인한 사망을 예방한다. 전해질 균형을 위한 수분, 염분 및 알칼리를 보충해 주어야 한다.

③ 세균성 이질(Bacillary dysentery, Shigellosis)

세균성 이질은 제1군 감염병으로서 주요 증상으로는 발열, 복통, 구토, 뒤무직(tenesmus)을 동반한 설사가 있다. 합병증으로 용혈성 요독증후군, 파종성 혈관내응고 등이 있다. 이질균은 10~100마리 정도의 적은 수로도 감염이 가능하여 적은 오염으로도 유행이 발생할 수 있어 주로 위생 상태가 나쁘면서 **인구가 밀집한 지역**에서 집단 발생한다.

■ **병원체**

Shigella dysenteriae(A군), *S. flexneri*(B군), *S. boydii*(C군), *S. sonnei*(D군) 등이 있다. 이질균은 단간균으로 편모가 없고 그람음성균이며, 아포 및 협막을 만들지 않는다. *S. dysenteriae*는 체외 독소를 분

비하는 까닭에 독성이 강하여 신경계통의 증상을 일으키고, *S. sonnei* (D군)는 증상이 경미하다.

■ **병원소 및 감염원**

병원소는 환자이며, 오염수 및 오염 음식물이 감염원이다. 잠복 기간은 1~7일이며 보통 3~4일이다.

■ **전파**

분변으로 탈출하여 파리나 불결한 손을 통하여 음식물 등으로 경구 침입된다. 이질균은 체외에서 생존하는 능력이 약하며 물, 우유 및 식품에 의하여 전파되고 환자로부터 직접 전파된다. 감염 기간은 2~3주간이다.

■ **감수성 및 면역성**

감수성은 전반적으로 소아에게 비교적 크며 완쾌 후는 약간의 면역이 있고 균주 간의 교차면역은 없다.

■ **예방 대책**

장티푸스와 같은 관리가 필요하며 예방접종은 실시되지 않는다. 가급적이면 환자를 격리 치료하도록 하고, 환자가 있었던 곳이나 변소 및 사용한 의류나 물품 등을 소독한다. 또 격리는 가족 감염률이 높으므로 가족이나 음식물을 함께 먹은 사람은 보건소에서 검변(檢便)을 받는 것이 좋다. 격리균이 검출되면 올바른 치료를 받는 것이 좋으며, 함부로 항생물질을 남용하여 치료를 그르치면 증세는 소실되어도 보균자가 되어 약제내성균을 퍼뜨리는 결과가 되므로 주의해야 한다.

■ **치료**

설파제나 테트라사이클린, 클로람페니콜 등의 항생제가 주효하였으나 근년에는 이들 약에 대한 내성균이 증가하여 80~90%에 달하므로, 가나마이신, 아미노벤질페니실린, 판프라S 등의 약이 쓰인다. 그러나 약물요법에 의하여 일시적으로 호전된 증세가 치료 후에 재발하는 일이 있고, 증세는 재발하지 않지만 적리균이 또 다시 분변 속에 검출되는 빈도가 높으므로, 적어도 2~3주간 계속 치료해야 한다.

④ 파라티푸스(Paratyphoid fever)

제1군 감염병으로서 증상은 임상적으로나 병리적으로 장티푸스와 비슷하지만 증상이 미약하며 기간도 짧다. 전파 양식이나 관리 방법도 장티푸스와 비슷하다.

파라티푸스C형은 장티푸스와 같은 증상을 나타내지만 경과가 짧고 치명률이 낮다.

■ **병원체**

살모넬라 균체의 세 가지 형태, 즉 *Salmonella paratyphi* A, B, C 등이 원인이다.

■ 병원소 및 감염원

사람이 주병원소이며 드물게는 가축일 때도 있다.

■ 전파

환자나 보균자의 배설물을 통하여 직접 또는 간접 감염된다. 그리고 보균자의 배설물을 통하여 직접 또는 간접 감염된다. 오염된 물보다는 고기, 유제품, 조개 등 오염된 음식으로부터 전파된다.

■ 감수성 및 면역성

한 번 감염 후 수년간 유효한 면역항체를 갖게 된다. 잠복기는 1~2주이지만 침입한 균의 양에 따라 1~10일에도 발병할 수 있다.

■ 예방 대책

장티푸스와 같은 대책을 세우면 된다.

■ 치료

클로람페니콜(Chloramphenicol, 항생제)로써 치료한다.

⑤ 폴리오(Poliomyelitis, 급성회백수염)

우리나라의 경우 1983년 이래로 환자 보고가 없으며 2000년에 WHO에서 소아마비 근절지역으로 선포하였다. 폴리오는 예방접종의 대상이 되는 제2군 감염병으로 흔히 소아마비라고 하는 것이다. 주로 소아에게서 중추신경 및 척수 전각세포에 급성 염증을 일으켜 신경계의 영구적인 마비를 일으키는 급성 감염병이다.

■ 병원체

폴리오바이러스로서 면역학적으로 I형, II형, III형의 3종이 있다. 이 중 I형이 마비형 폴리오와 관계가 있다.

■ 병원소 및 감염원

병원소는 환자 및 불현성 감염자이다.

■ 전파

장내 배설물이나 호흡기계 분비물을 통하여 전파되며 주로 접촉 감염(close human contact)에 의해 이루어진다. 식품이나 물에 의한 전파는 드물며 잠복기는 1~3주 전후이다.

■ 감수성 및 면역성

미감염자는 연령에 관계없이 감염되나 보통 불현성 감염이고 일반적으로 소아기에 면역을 획득한다.

■ **예방 대책**

예방접종이 가장 효과적이며 이에는 혼합형 sabin vaccine(생균 백신)을 경구로 투여(폴리오 경구용 백신)하는 것이 좋으나 불가능한 경우 salk vaccine(사균 백신)을 주사(불활성화 주사용 사균 백신)한다. 추가접종(booster injection)은 18개월에 실시한다.

■ **치료**

초기에 고통을 덜어주기 위하여 salicylate 제제와 demerol을 투여하고 회복된 다음에는 마비된 근육에 대한 치료가 문제된다. 물리치료와 외과적 치료가 필요하다.

⑥ 유행성 간염(Infectious hepatitis)

유행성 간염은 A형간염을 말하며 이는 2010년 법개정을 통해 새롭게 제1군 감염병이 되었다. A형간염은 바이러스에 의해 생기는 감염성 간염이며 전신 권태, 오심, 식욕부진 및 복부 불쾌감 등 전신 증상을 나타내는 급성 감염병이다. 황달이 나타나 1~2주 경과되기도 하고 수개월 지속되기도 한다.

감염성 간염(A형)은 15세 이하의 어린아이에게 잘 발생하며 성별 및 계절에 따른 발생률의 차이는 없다.

■ **병원체**

A형간염 바이러스이다.

■ **병원소 및 감염원**

병원소는 환자이며 감염원은 환자의 분변이다.

■ **전파**

위생 상태가 좋지 않은 환경에서 많이 발생할 수 있으며 환자의 분변을 통하여 탈출, 식품 등의 음식물 오염으로 경구적 침입이 되거나 수혈을 통해서 감염이 성립된다. 잠복기는 15~40일이다.

■ **감수성 및 면역성**

어린 연령층에서 감수성이 높으며 급성 감염을 일으키나 대부분이 회복되며, 병이 회복된 후 다소의 면역력이 생긴다.

■ **예방 대책**

예방백신이 있어 95% 이상의 간염 예방 효과를 얻을 수 있다. 처음에 기본접종을 한 후 6~12개월 후 또는 6~18개월 후 추가접종을 하며 2세 이상 어린이뿐만 아니라 노출 경험이 없는 성인에게도 효과가 있다. 한편으로 A형간염바이러스는 85℃ 이상에서 1분만 가열해도 사라지기 때문에 끓인 물 또는 충분히 익힌 음식을 섭취하는 것으로 예방이 가능하며 손을 자주 씻는 등의 보건교육이 필요하다.

■ **치료**

아직 치료제는 개발되지 않았으며, 일반적으로 증상 완화를 목적으로 한 대증요법이 주된 치료이다. 충분한 휴식과 고단백 식이요법이 치료에 도움이 된다.

(2) 호흡기계 감염병(Air borne disease)

호흡기계 감염병의 전파 및 침입 경로는 주로 환자나 보균자의 오염된 객담, 콧물 등이 배설되면서 감염되는 비말감염, 비말핵(droplet nuclei)에 의한 공기감염(air-borne infection) 및 먼지(dust)에 의한 공기감염 등이 있다. 이러한 호흡기계 감염병은 환경 개선으로는 별다른 효과가 없으므로 **감염원 및 감수성 숙주**에 대한 관리가 중요하다.

① 디프테리아(Diphtheria)

디프테리아는 제2군 감염병으로 주로 어린아이에게 많아 4세 이전 환자가 전체 환자의 60%를 차지한다. 겨울과 봄에 많이 발생하며 인후, 코 등의 상피조직에 국소염증 및 조직의 장애를 일으키며, **체외독소**를 분비하여 혈류를 통하여 전신 증상을 일으킨다.

■ **병원체**

*Corynebacterium diphtheriae*로 비아포 형성 그람양성간상균이며, 곤봉 모양 등 다형태성이다. 운동성이 없으며 60℃에서 10분이면 죽고 소독약에 약하다.

■ **병원소 및 감염원**

환자나 보균자이며, 특히 보균자에 의한 전파가 많다. 감염원은 환자 및 보균자의 콧물, 인후 분비물, 기침 등에 발생하는 비말 및 비말핵이다.

■ **전파**

환자 또는 보균자의 비말, 비말핵 또는 피부의 상처를 통하여 직접 전파된다. 잠복기는 평균 2~7일이다.

■ **감수성 및 면역성**

생후 수개월간은 모체로부터 받은 면역력이 존재하며, 완쾌된 후에는 일반적으로 약한 영구면역을 얻게 된다. 감수성 여부는 Schick test로 판정한다.

■ **예방 대책**

가장 효과적인 방법으로 어린이는 정기적으로 DPT(디프테리아, 파상풍, 백일해) 예방접종을 실시하는 것이다. 환자와 접촉한 사람들은 코 및 목의 도말표본(smear)에서 세균검사를 실시하며 식품 취급을 금지하도록 한다. 환자와 접촉한 어린아이가 이전에 예방접종을 한 경우는 바로 추가접종을 해야 하며 예방접종을 한 일이 없는 감수성자에게는 항독소(antitoxin)를 주사하여 수동면역을 한다.

② 유행성이하선염(Mumps)

유행성이하선염은 제2군 감염병에 해당하며 귀밑이나 턱밑의 침샘이 붓고 아픈 것을 특징으로 하는데, 속칭 '**볼거리**'라고도 한다. 15세 이하의 소아 및 청소년이 잘 이환되며, 늦겨울과 봄에 호발한다. 고환, 난소 등 생식선의 감염 및 수막뇌염(meningoencephalitis)을 일으킬 수 있다.

■ 병원체

병원균은 Paramyxovirus이다.

■ 병원소 및 감염원

병원소에는 사람과 원숭이가 포함되며, 감염원은 환자의 침에 섞여 나오는 비말 또는 비말핵이다.

■ 전파

환자의 비말에 의한 직접 전파나 비말핵에 의한 간접전파가 되며 잠복기는 2~4주이다.

■ 감수성 및 면역성

감수성은 보통이고 일단 감염이 되면 영구면역이 되며 수동면역은 모체로부터 아기에게 전달되므로 생후 6개월부터 12개월까지 면역이 존재한다.

■ 예방 대책

MMR(홍역, 볼거리, 풍진)의 혼합백신이 사용되며 볼거리백신은 생백신이다. 환자는 증상 발현 후 9일까지 호흡기 격리를 하여 추가적인 전파를 예방해야 한다.

③ 홍역(Measles)

제2군 감염병으로 마진(痲疹)이라고도 하며, 법정감염병 중 가장 감염력이 강하여 **감수성 접촉자의 90%가 감염**이 되고 불현성 감염도 거의 없어 모든 감염자에서 증상이 나타난다. 발열과 발진을 주요 증상으로 하며 일반적으로 1~2세에 많이 감염된다. 중이염, 폐렴, 장염, 뇌염, 아급성 경화성 범발성 뇌염 등의 합병증이 있으며 치명률은 1,000명 당 1~3명 정도이다.

■ 병원체

Paramyxovirus와 morbillivirus속에 속하는 measles virus이다.

■ **병원소 및 감염원**

사람이 유일한 숙주로서 병원소는 환자이며 감염원은 환자의 상기도 분비물이다.

■ **전파**

환자의 객담, 비 인후 분비물의 비말감염에 의하여 전파된다. 잠복기는 9~11일이다.

■ **감수성 및 면역성**

신생아의 경우 모체로부터 받은 면역으로 잠시 저항력을 갖지만 선천적 면역은 없다. 완쾌 후에는 영구면역을 갖게 된다.

■ **예방 대책**

MMR(홍역, 볼거리, 풍진) 혼합백신으로 예방한다. 환자의 격리 기간은 전구 증상이 나타난 후부터 발진 발생 5일 뒤까지 해야 한다. 환자와 접촉한 감수성자의 경우 72시간 이내 예방접종 또는 5일 이내에 면역글로불린을 투여한다.

④ 백일해(Whooping cough, Pertussis)

백일해는 제2군 감염병으로, 5세 이하의 소아에서 호발하는 어린이의 **급성 기도감염증**이다. 발작성 기침(whooping cough)이 특징적인 임상 증상이다. 전 세계에 걸쳐 유행하는 질병으로 환자의 기침이나 재채기 등의 비말감염으로 일어난다. 계절적으로는 겨울에서 봄까지 발생한다. 연령적으로는 1~5세에 많고, 성별로는 남성에 비해 여성에게 많다.

■ **병원체**

*Bordetella pertussis*이고, 그람음성균이며 운동성이 없다. 편모나 아포가 없으며 협막을 형성한다.

■ **병원소 및 감염원**

병원소는 환자로 환자인지 모르고 지나는 경우 중요한 감염원 구실을 한다.

■ **전파**

감염자와 직접접촉에 의하거나 비말 감염 또는 오염된 물품에 의해 전파된다. 잠복기는 보통 1주일 이내이며 21일을 초과하지 않는다.

■ **감수성 및 면역성**

생후 몇 개월간은 모체로부터 받은 면역력이 있으며, 이후 감수성은 보통이며 완쾌 후에는 영구면역을 얻는다.

■ **예방 대책**

조기 예방접종이 중요한데 디프테리아, 백일해, 파상풍을 동시에 실시하는 사균 백신인 DPT 접종을 실시한다. 생후 1~2개월부터 시작하여 4~8주 간격으로 3회 접종한다. 추가접종은 18개월과 5~6세에 한다. 환자가 발생하였을 때는 격리와 소독을 실시한다.

■ **치료**

발작적 기침을 완화시키기 위해 진정제를 투여하고, 기도를 유지시켜야 하며, 실내 습도를 적절히 유지해 준다. 항생제 치료로는 erythromycin을 사용한다. 격리는 항생제 치료 시작 후 5일간, 항생제를 투여하지 않은 경우 발작 기침 시작 후 3주간 격리한다.

⑤ 성홍열(Scarlet fever)

성홍열은 제3군 감염병으로 발진성 질환으로 피부가 붉은색을 띠게 되어 지어진 이름으로 **용혈성 구균질환**이다. 임상 증상으로는 발열, 식욕부진, 편도염, 전신 발진 등이 나타난다. 발진의 경우 특이하게 입 주위에만 발진이 나타나지 않아 희게 보이며, 혀가 마치 **딸기**처럼 새빨갛게 된다. 발진이 없어진 후 피부는 잘게 벗겨지며(desquamation) 흉터는 남지 않는다.

■ **병원체**

화농성 연쇄상 구균(*Streptococcus* pyogenes) 중 일명 Dick's toxin이라는 발적독을 생성·분비하는 균이다.

■ **병원소 및 감염원**

환자나 보균자가 병원소이며, 감염원은 상기도나 중이부 등 감염 부위에서 나오는 분비물이다. 잠복기는 1~7일 정도이다.

■ **전파**

비말에 의한 직접전파를 주로 한다.

■ **감수성**

감수성은 보통이다.

■ **예방 대책**

환경위생 및 개인위생을 철저히 하여 화농성 분비물이나 오염된 물건에 대한 접촉을 피해야 한다. 환자 격리의 경우 항생제 치료를 시작한 뒤 하루가 지날 때까지 시행한다.

⑥ 풍진(German measles, Rubella)

제2군 감염병으로서 홍역과 비슷한 발진성 질환이다. 경한 발진과 더불어 전신 림프절 비대가 특징이다. 대개는 경미한 감염증으로 자연적으로 회복되지만, **임산부**의 경우 각별한 주의를 요하여 임신 초기에 감염될수록 심한 증세가 태아에게 나타나며 가장 흔한 증세는 청력 상실, 백내장, 녹내장, 선천성 심장질환, 정신지연 등이다. **선천성 풍진 증후군**이 발생할 수 있다.

■ 병원체

Rubella virus이다.

■ 병원소 및 감염원

환자가 감염원이며, 인두에서 배출되는 비말이나 비말핵이 감염원이다.

■ 전파

비말, 공기감염으로 이루어지는데, 기침이나 재채기 또는 말할 때에 튀어 나오는 작은 비말이 비강과 후두부로 침입하여 전파된다. 잠복기는 2~3주이다.

■ 감수성 및 면역성

출생 후 수개월은 수동 자연면역이 있다. 감수성은 높으며, 완쾌 후 영구면역을 획득하게 된다.

■ 예방 대책

MMR(홍역, 볼거리, 풍진) 혼합백신을 사용한다. Rubella백신은 생백신이므로 임산부에게는 접종할 수 없으며, 만약 임신 초기에 임산부가 풍진에 노출되었을 때는 즉시 항체검사를 시행해야 하는데, 결과가 음성인 경우(감염이 아닌 경우) 임신 기간 동안 반복해서 검사를 시행하고, 결과가 양성인 경우(산모가 감염이 된 경우) 면역글로불린을 투여하거나 임신중절을 시행한다. 학교나 유치원에 다니는 아이는 발진이 생긴 후 7일간은 학교에 가서는 안 된다.

⑦ 인플루엔자(Influenza)

인플루엔자는 제3군 감염병으로 이른바 **독감**이라고 부르는 것이다. 인플루엔자 바이러스 A, B, C의 3가지 유형이 있으며, 사람에서 유행을 일으키는 것은 A, B형인데 특히 문제가 되는 유형은 A형이다. 이들에 대한 아형도 존재하여 혈구응집소(hemaglutinin; H), 뉴라미니다제(neuraminidase; N)의 표면항원의 종류에 따라 H1N1, H2N3 등으로 나눈다. 이러한 항원은 약 30~40년 간격으로 대변이(antigenic shift)가 일어나는데, 그러면 원래 대부분의 인구가 기존의 인플루엔자에 대항하여 갖고 있던 항체가 소용이 없어지므로 세계적인 대유행(pandemic)이 일어나게 된다. 1918년 스페인독감(H1N1), 1957년 아시아독감(H2,N2), 1968년 홍콩독감(H3N1) 그리고 2009년 크게 유행하였던 신종독감(H1N1) 등 이제껏 여러 차례 대유행이 있어 왔다. 신종독감의 경우 우리나라에서 70만 건 이상 발생하면서 전 국민을 공포에 떨게 하였다.

일반적으로 인플루엔자는 온대지방에서는 추운 계절, 열대지방에서는 우기에 유행하며 전형적인 증상으로 갑작스런 고열, 오한, 인후통, 기침, 근육통, 전신쇠약 등의 증세를 보이며 약 7일 이내의 이환 기간을 갖는다. 합병증으로는 바이러스성 및 세균성 폐렴, 뇌염, 수막염 등을 일으킬 수 있으며 특히 노인이나 만성 심장질환자, 폐질환자, 당뇨병 환자와 같은 만성 질환자와 더불어 면역저하자, 임산부 등에서 입원율 및 사망률을 증가시킨다. 우리나라도 여러 차례 유행하였으며, 감염력이 매우 강하다.

▪ 병원체

인플루엔자 바이러스로 A형, B형, C형이 있는데 주로 A형이 유행을 하고 있다.

▪ 병원소 및 감염원

병원소는 환자이며, 감염원은 환자의 비말이다.

▪ 전파

직접 접촉감염, 비말감염, virus에 오염된 매개체에 의하여 전파된다.

▪ 감수성 및 면역성

어린 학령기 아동은 감수성이 높으며, 이환 후에는 휴행하는 바이러스균에 대하여 면역이 된다.

▪ 예방 대책 및 치료

매년 유행할 균주를 미리 예측하여 A형과 B형을 혼합한 생백신이 제작된다. 이러한 예방접종의 목적은 인플루엔자로 인해 합병증과 사망률이 증가하는 고위험군에 대하여 이를 예방하고자 함이다. 화학적 예방요법으로 항바이러스제를 이용할 수 있으며, 2009년 주목 받은 Tamiflu(성분명: Oseltamivir) 같은 약이 있다. 완전하게 치료는 어렵지만 유병 기간을 줄이고 증상의 악화를 감소시키며 합병증 역시 감소시키는 효과가 있지만, 예방을 위해 사용할 경우 경제성이 떨어지고 내성이 생길 수 있으며 약제 부작용이 생길 수 있으므로 제한적으로만 사용해야 한다. 환자의 격리 및 환경소독이나 검역은 크게 도움이 되지는 않는다. 유행 시에는 대중이 많이 밀집한 장소는 금한다.

(3) 절지동물매개 감염병(Arthropod-borne disease)

절지동물은 세균(bacteria), 바이러스, rickettsia 또는 원충류(protozoa)를 전파시키는 매개체 역할을 한다. 말라리아(malaria)를 제외하고 이들 질병은 사람 이외의 다른 동물에 유행하는 질병이며 우발적으로 곤충에 의하여 사람에게 감염된다. 따라서 절지동물에 의한 매개질환이 유행하는 데는 그 지역에 병원소와 더불어 적당한 매개곤충이 있어야 한다.

① 페스트(Pest, Plague)

페스트는 제1군 법정감명병으로 **쥐벼룩**에 의해 전파되는데 흑사병이라고도 한다. 1345~1350년에 유럽에서 4,300만 명이 사망한 바 있고 현재도 야생 서족에서 존재한다.

갑작스런 고열을 호소하며 주로 서혜부 림프절의 종창을 유발하며 드물게 액와와 목의 림프절도 침범한다. 페스트는 림프선에 병변을 일으키는 선페스트와 패혈증을 일으키는 패혈성 페스트, 폐렴을 일으키는 폐페스트로 분류된다.

■ 병원체

*Yersinea pestis*로 그람음성균이다.

■ 병원소

야생 설치류, 특히 쥐

■ 전파

페스트균을 보유한 쥐벼룩이 사람을 흡혈할 때 전파된다. 림프절 페스트는 사람 간 전파가 되지 않지만, 폐 페스트의 경우에는 사람 간 전파가 비말전파를 통해 일어날 수 있다. 이외에도 수렵 중 감염 동물과의 접촉 시 창상을 통해 전파가 될 수 있다.

■ 감수성

감수성은 일반적이며, 이환 후 영구면역을 획득한다.

■ 예방 대책

철저한 **검역이 중요**하며 국내 침입 시에는 신속히 보고해야 하고 예방접종을 할 수도 있으며, 소독을 통해 쥐벼룩을 구제함과 동시에 구서 등을 실시하여야 한다. 폐 페스트의 경우에는 철저히 격리시켜야 한다.

② 발진티푸스(Epidemic typhus)

세계보건기구(WHO)의 보건규칙에 의한 **국제 감시 감염병**의 하나이기도 하며, 제3군 법정감염병으로서 **이(louse)**를 매개로 전파된다. 임상 증상에는 두통, 발열, 근육통 등이 생기다가 반상 모양의 발진이 몸통 상부에서 시작해 전신으로 퍼지는데 손바닥, 발바닥에는 나타나지 않는다. 의식장애, 헛소리, 환각 같은 중추신경증상도 나타날 수 있다.

■ 병원체

*Rickettsia prowazek*ia이다.

■ **병원소**

환자이다.

■ **전파**

발열 기간은 약 2주이고, 40세 이상 환자는 중증으로 사망하기 쉬우며 전 세계적으로 유행한다. 리케치아에 감염된 이의 배설물에 리케치아균이 섞여 나오는데, 사람이 가려워서 피부를 긁어 생긴 피부 찰과상 또는 이에 물려서 생긴 상처를 통해 침입하게 된다. 또는 배설물이 먼지를 통해 공기전파가 되어 호흡기계로 감염될 수도 있다. 사람 간 전파는 일어나지 않는다.

■ **감수성**

일반적으로 어린이나 백신을 접종한 성인은 경증 또는 불현성 감염이 되며 이환 후 면역력이 형성된다.

■ **예방관리**

신속한 발생 보고 및 격리, 소독, 이의 구제 등이 필요하다. 환자의 몸뿐만 아니라 의복, 침구 등도 소독해야 한다. 우리나라의 경우 1974년까지는 예방접종을 하였다.

③ 말라리아(Malaria)

세계적으로는 1955년 박멸사업을 실시하였으나 여러 약제에 대한 내성으로 어려움을 겪고 있다. 말라리아는 제3군 감염병으로 **급성 열성 감염증**이다. 현재 세계적으로 가장 많이 발생하는 감염성 질환 중에 하나로 매년 3~5억 명 이상의 환자가 발생하며 이 중 100만 명 정도 사망한다. 임상 증상은 초기에는 비특이적으로 두통, 무력감, 복부 불편감, 근육통 등이 일어나다가 이후에 발열이 나타나 이 시기에는 바이러스성 질환과 헷갈릴 수 있다. 그렇지만 이후에는 특징적으로 오한, 급격한 고열, 발한의 순서대로 발생하는 열발작(malarial paroxysm)이 주기적으로 나타나게 된다. 병이 진행하면 황달, 응고불량, 간부전, 신부전, 급성뇌병증, 혼수 등 심각한 상태로 갈 수도 있다.

우리나라의 경우 말라리아가 근절되었다가 1993년 재유행하기 시작해 매년 3~5배 증가하였는데, 1998년에는 3,932명이 발생한 데 이어 2000년에는 4,142명 발생하였고, 2003년에는 1,771명 등 높은 발생이 지속되고 있고 감염 지역도 DMZ 인근 파주, 연천, 철원 등에서 휴전선 동쪽으로 확산되는 추세다. 2009년에는 1,345건 발생하였다.

■ **병원체**

Plasmodium vivax(3일열원충), *P. ovalae*(난형열원충), *P. malariae*(4일열원충), *P. falciparum*(열대열원충) 등의 4종의 인체 감염원충이 있다. 우리나라에서는 *P. vivax*만이 유행했다.

■ **병원소**

사람으로 환자 및 보균자이며. 난형열원충은 고위 영장류가 가지고 있을 수 있다.

■ **전파**

매개체는 얼룩날개모기 속(*Anopheles*)에 속하는 모기이며, 우리나라에서는 **중국얼룩날개모기(*Anopheles sinensis*)** 등이 매개한다. 원충에 감염된 모기가 원충이 감염력이 있는 시기인 포자소체(sporozoite) 형태일 때 사람을 흡혈함으로써 전파된다. 수혈, 오염된 주사기 또는 태반을 통해서도 가능하다.

■ **감수성**

감수성은 일반적이고 3~15세의 어린이가 감수성이 높다. 이환 후 면역이 형성된다.

■ **예방 대책**

모기의 구제와 모기에게 물리지 않도록 하고, 예방접종을 실시한다.

④ 유행성 일본뇌염(Japanese encephalitis)

일본뇌염은 제2군 감염병이며 **빨간집모기(*Culex tritaeiorhynchus*)**가 매개하는 급성 계절 감염병으로 우리나라에서는 8~10월 사이에 많이 발생된다, 15세 이하의 연령에서 주로 발생하지만, 모든 연령층에서 발생할 수 있으며 세계적으로 연간 3~5만 명의 환자가 발생하여 주로 동북아시아와 동남아시아에서 발생한다. 우리나라에서 임상 증상은 두통, 발열, 구토, 설사 등이 나타나다가 이후 의식장애, 고열, 혼수, 마비를 일으킬 수 있다. 일단 뇌염으로 발전하면 5~70%의 사망률을 보이며 75% 정도에서 장애가 남는다.

■ **병원체**

*Flaviviridae*와 *Flavivirus* 속에 속하는 Japanese encephalitis B virus이다.

■ **병원소**

감염된 돼지이다.

■ **전파**

바이러스에 감염된 돼지를 작은 빨간집모기(*Culex tritaeniorhynchus*)가 흡혈한 후 다시 사람을 흡혈할 경우 전파된다.

■ **감수성**

감수성은 전반적인데 감염자의 경우 250명 중 약 1명 이하에서 증상을 보일 정도로 대부분 불현성 감염을 겪는다. 증상을 보이더라도 뇌염까지는 잘 진행하지 않지만 만약 뇌염으로 진행하면 5~70%의 사망률,

75% 정도의 장애율을 보인다. 완쾌 후 영구면역을 얻는다.

■ **예방 대책**

신속한 발생보고가 필수적이며, 매개모기의 구제 및 예방접종이 주 예방법이다. 사람간 전파는 없으므로 격리할 필요는 없다. 백신은 주로 사백신을 사용한다.

⑤ 쓰쓰가무시병(Tsutsugamushi disease, Scrub typhus)

쓰쓰가무시병은 **양충병**이라 하며, 제3군 감염병 중 가장 많이 발생하여 일본, 동남아시아 동부, 중부에 주로 토착화되어 있고 호주지역에서 많이 발생하며, 우리나라에서 매년 발생한다. 계절적으로는 10~12월이 대부분이고 4~7월에도 자주 발생하는데 주로 야외 활동이 많은 농부, 군인 등에서 다발한다. 쓰쓰가무시균에 감염된 **좀진드기**의 유충에 물려서 걸리게 된다. 증상은 갑작스런 발열, 오한, 두통, 림프절 종대, 피부발진이 나타나며 특징적으로 발열 초기에 좀진드기 유충에 물린 자리에 검은 딱지로 덮인 0.5~1.0cm 크기가 발견된다.

■ **병원체**

리케치아이다.

■ **병원소**

들쥐 및 털진드기 유충이다.

■ **전파**

쓰쓰가무시균의 생활환은 좀진드기-쥐-좀진드기이며 이러한 생활환을 유지하다가 우연히 사람이 **좀진드기**의 유충에 물리면 발병하게 된다.

■ **예방 대책**

백신은 아직 없기 때문에 좀진드기에 물리지 않도록 하는 것이 최선이다. 삼림지역, 목초지 등에서 피부노출을 피하고 위험지역에는 살충제를 통해 좀진드기를 구제함과 동시에 작업이나 야외 활동 시 좀진드기 기피제를 사용해 물리지 않도록 해야 한다. 환자를 격리할 필요는 없다.

(4) 동물매개 감염병

① 신증후군(유행성) 출혈열(Epidemic [Korean] hemorrhagic fever)

제3군 감염병으로 **유행성 출혈열**(epidemic hemorrhagic fever)이라고도 불리며, 우리나라에서 연간 300~400건 정도 꾸준히 발생하고 있다. 바이러스성 질환으로 들쥐의 배설물이 건조되면서 공기전파가 되며 경기 북부 및 강원도 등지에서 강우량이 적은 건조기인 늦봄(5~6월)과 늦가을(10~11월)에 많이 발생한다. 병의 이름에서 알 수 있듯이 발열, 심한 출혈, 혈뇨, 단백뇨 등을 일으키는 **출혈성 신우신장염**(*Hemorrhage nephrosonephritis*)이다. 쥐나 집쥐, 실험용 쥐의 폐에 있는 바이러스가 호흡기를 통해 전파되는 것으로 알려져 있으며 패혈증이 올 수 있고 치사율이 약 7% 정도로 매우 높다.

■ **병원체**

Hantan virus에 속하는 Hantaan virus, Seoul virus 등이다.

■ **병원소**

들쥐의 대다수를 차지하는 **등줄쥐**(*Apodemus agrarius*)이며 집쥐(시궁쥐) 등도 병원소에 해당한다.

■ **전파**

들쥐의 배설물과 들쥐에 기생하는 좀진드기가 전파하며 잠복기는 약 12~16일 전후이다.

■ **감수성**

상습 발생지역에 새로 이주하는 사람은 일정한 감수성이 있다.

■ **예방 대책:**

야외 작업 시에는 보호장구를 착용하고 들이나 풀밭에 눕거나 옷을 벗어놓지 말아야 하며 야외 활동 후에는 옷을 세탁하고 목욕해야 한다. 신속한 보고 역시 필요하다. 1992년부터 우리나라에서 예방접종사업이 시행되어 감염위험이 높은 농부와 군인의 경우 접종하는 것이 좋다.

② 광견병(Rabies)

제3군 감염병으로 공수병이라고 하며, 잠복기는 대개 1~2개월 정도이고, 물린 위치에 따라 증세의 차이가 있으나, 근육마비, 공수병 증상, 혼수 상태, 마비와 순환장애가 나타난 후 흥분, 불안, 우울 등 안절부절 못하는 증상이 나타나고 물을 두려워하는(공수) 증상이 나타나며, 진행되면 경련, 마비, 혼수 상태에 이르고 호흡근 마비로 사망하게 된다. 치명률은 거의 100%다. 결국 사망한다.

■ **병원체**

Rabies virus이다.

■ **병원소**

공수병에 감염된 개, 고양이, 야생동물, 여우, 늑대, 환자이다.

■ **전파**

감염된 동물이 물었을 때 타액을 통해 전파가 이루어지며 사람에서 사람으로의 전파기록은 있으나 드물다.

■ **감수성**

온혈동물은 모두 감수성이 있다.

■ **예방 대책**

모든 개에 대한 예방접종을 철저히 해야 하며, 이미 광견병에 걸렸을 경우 도살해야 한다. 유행 지역을 여행 시에는 개를 비롯한 다른 동물과의 접촉에 주의해야 하며, 한편으로 동물 수입 시 검역에도 철저해야 할 것이다.

③ 탄저(Anthrax)

인수공통감염 감염병(zoonosis)으로 제3군 감염병에 해당한다. **초식동물의 질환**이며 육식동물 및 사람은 우연히 감염된다. 탄저병에 걸리면 피부에 까만 부스럼이 생기게 되어 석탄의 탄(炭)과 종기를 의미하는 저(疽)라는 이름이 붙게 되었다. 증상은 피부탄저, 각각 피부, 위장관, 호흡기 증상에 걸리다가 패혈증으로 사망하게 되는데 이 중 흡입탄저가 치명률은 75~100%에 다다른다.

■ **병원균**

탄저균(*Bacillus anthracis*)으로 포자를 형성하여 외계에서도 저항력이 강하다.

■ **병원소**

소, 양, 산양, 말 등이다.

■ **전파**

가축의 감염은 오염 사료를 통한 경구감염이 되고 사람은 양털을 깎을 때 기도감염이 되는데 이것이 폐탄저이다. 또는 가축 및 야생 초식동물이 죽을 때 흘리는 피로 세균이 퍼지게 되며 이러한 탄저균은 저항력이 강한 **아포**를 형성해 수십 년 동안 토양을 오염시킨다. 감염된 동물의 털이나 가죽을 통해서도 전파될 수 있다. 동물 접촉 피부감염, 오염된 육류를 섭취함으로써 경구감염이 될 수도 있고, 탄저균은 산소와 접촉하면 곧 아포를 형성하여 흙속에 널리 분포되므로 이 질병이 지방병적으로 유행하는 지역에서는 아포를 흡입함으로써 호흡기 감염이 될 수도 있다. 사람 간 전파는 일어나지 않는다.

■ **감수성**

사람은 자연면역이 안 되나 개, 고양이, 조류는 상당한 면역이 있다.

■ **예방 대책**

가축에 대한 철저한 예방접종이 필수적이며, 감염 동물의 도살처분, 가축을 접촉하는 직업을 가진 사람의 위생적 가축 취급이 필요하다.

④ 렙토스피라증(Leptospirdsis)

제3군 감염병으로 **와일병**(Weil's disease), **출혈성 황달**, **추수열**(harvest fever), **논-농부병**(rice worker disease), **전초농부병**(hay-maker's disease) 등 여러 가지로 불린다. 감염된 동물의 배설물에 오염된 젖은 풀, 흙, 물 등에 점막이나 피부 상처가 접촉되어 전파된다. 전 세계 모든 지역에 퍼져 있으며, 직업적으로는 농부, 수의사, 군인 등 가축을 다루거나 야외 활동이 많은 사람에게서 호발하고 주로 9~10월에 자주 발생한다. 증상은 고열과 함께 두통과 오한, 눈의 충혈 등 감기 증세가 있다가 경과되면 황달증과 폐출혈 등 급성적으로 진행된다. 신부전증으로 사망할 수 있고, 치사율이 약 20%에 달한다.

■ **병원균**

Leptospira 속의 여러 균들이 해당된다.

■ **병원체**

동물 중 특히 **들쥐**가 되며, 감염원은 감염된 동물의 배설물이 된다.

■ **전파**

감염된 동물의 배설물에 의해 오염된 환경에 사람의 점막이나 피부 상처가 접촉되어 전파된다. 배설물 자체에 직접 접촉하여 감염될 수도 있다.

■ **감수성**

감수성은 논과 밭에서 일할 수 있는 20~60세의 연령층에서 많이 발생한다.

■ **예방**

쥐를 박멸하고 도축업자와 농부 등은 피부 상처를 주의하며, 위험 환경에서 작업할 경우 장갑과 장화 및 긴 소매를 입어 피부를 보호해야 하고, 작업 후 손발을 깨끗이 씻어야 한다. 동물의 예방접종의 경우 질병을 막을 수는 있으나 균이 배설되는 것을 완전히 해결하기 어렵다.

⑤ 브루셀라병(Brucellosis)

브루셀라병은 gram 음성 구간균에 의하여 발생하는 질병군을 총칭하는 것으로 염소(*Brucella melitensis*), 소(*Brucella abortus*) 및 돼지(*Brucella suis*)의 세 가지 병원체에 의해 발생한다.

소, 돼지, 염소에게 유행하는 질병이며 이들 동물에 직접 접촉하거나 간접적으로 육류, 특히 우유를 통해서 사람에게 전파된다.

잠복기는 7~12일이며 보통 10일 정도이고, 증상은 발열, 간 및 비장종대, 황달, 폐렴, 고환염 등이 나타난다.

예방 대책은 감염된 가축의 도살, 우유의 저온살균, 브루셀라에 감염된 소의 경피 감염을 주의하고 검역을 철저히 한다.

2) 만성 감염병 관리

(1) 결핵(Tuberculosis)

결핵이라고 하면 폐결핵을 생각하지만, 폐 이외에도 림프절, 장, 자궁 등 신체 모든 장기에 감염될 수 있다. 주요 증상은 병변이 심하게 진행하기 전까지는 기침이나 객혈 등의 증상이 없이 미열, 야간발한, 피로 또는 권태감, 식욕부진, 체중 감소 등 비특이적으로 나타나 조기 진단이 어려워 유행 관리가 어렵다. 합병증으로 각혈, 늑막염을 일으키기도 한다. 감염성에 문제가 되는 것은 주로 폐결핵이며, 폐결핵이 가장 많이 이환되고 있다. 결핵은 후진국형 질병으로 결핵으로 인한 연간 사망률은 세계적으로 300만 명에 이르는 것으로 보고되고 있다. 우리나라의 활동성 결핵 환자는 1995년의 통계에서 42만 9,000명으로 보고되었는데 이 비율은 0.95%로 일본의 0.06%에 비해 크게 높은 편이며 중국의 0.52%보다도 높은 결과이다. 또한 WHO 보고에 의하면 결핵 환자는 인구 10만 명 당 87명으로 스웨덴의 4명, 미국의 5명, 스위스, 이탈리아 각 7명 등 OECD 30개 국가 중 발생률이 가장 높은 국가로 보고되었다.

우리나라는 2000년부터는 신고와 보고에 의해 파악하고 있기 때문에 신고의 충실도가 가장 중요하다. 2007년 WHO에 따르면 아직도 매년 700~800만 명 이상의 결핵 환자가 발생하고 있다. 우리나라의 경우 2007년 조사된 바에 따르면 인구 10만 명 당 90명으로 OECD 가입국 중 압도적으로 높으며, 2009년 기준으로 다제내성 결핵 환자 수가 80%로 높게 나타나고 있다. 이는 공중보건학적으로 중요한 해결 과제라고 할 수 있다. 이에 대한 대책으로 우리나라 보건복지부는 2007년에 2030년까지 결핵을 완전히 퇴치하겠다는 목표로 '2030계획'을 발표하였으며, 결핵 환자 100% 발견, 관리, 치료라는 3대 목표를 세웠다. 그리하여 결핵 발생률 감소, 환자 발견 및 치료 성공률 향상, 내성 결핵균 증가 억제, BCG 접종률 향상 등의 사업을 연도별(2010, 2020, 2030)로 3단계에 걸쳐 추진하려고 한다.

▪ 병원체

결핵균은 *Mycobacterium tuberculosis*인데, 그람양성의 항산성 간균으로 건조에 강하고 직사일광 및 열에 약하다.

▪ 병원소

감염된 사람이 주가 되나 때로는 감염된 소일 수도 있다.

■ 전파

사람이 병원소일 경우 병소에 따라 탈출 및 전파 경로가 달라져서 폐결핵의 경우 비말 또는 비말핵으로, 신장결핵은 소변으로, 장결핵은 분변으로 탈출된다. 또한 감염된 사람이 다시 감염원으로 작용하게 되며 잠복기는 감염에서 초기증상이 나타나기까지 약 2~12주이다. Tuberculin 반응은 2~10주이다. 소가 병원소일 경우에는 우유, 담, 분변이 탈출로이며 인체로 감염될 경우 비말, 우유, 오염식품 등을 통해 일어난다.

■ 감수성

감수성은 전반적으로 높은 편이며, 도시가 농촌보다 유병률이 높고, 연령별로는 3세 이하의 소아가 가장 감수성이 높으며 3~12세가 가장 낮으며 그 후 청년기에 다시 높아진다. 감염 후 첫 6~12개월이 가장 악화되는 기간이다.

특히 저체중아, 영양불량자, 면역억제자, 알코올중독자, 당뇨 등 건강에 문제가 있는 경우에 더욱 문제가 된다.

■ 예방 대책 및 관리

예방 대책은 크게 감염원의 제거, 감염 경로의 차단, 숙주의 면역증강으로 이루어지며, 결핵에 대한 관리는 환자의 발견, 격리 및 치료, BCG 예방사업 등을 시행한다.

■ 결핵 진단 방법

결핵의 검진 방법에는 투베르쿨린 검사와 흉부촬영, 객담검사 등이 있다. 투베르쿨린 검사에서 현재는 OT(old tuberculin) 대신에 **순화단백제**(purified protein derivates; PPD)가 사용된다. OT 검사는 tuberculin 액 0.1mL를 피내 접종하여 48시간 후에 발적 부위의 직경을 측정해서 4mm 이하는 음성(-), 5~9mm는 의양성(±), 10mm 이상은 양성(+)으로 등분하며, 이중발적, 경결의 경우는 강양성(++)으로 구분하지만, 최근에는 PPD 접종 72시간 후 발적 부위의 직경이 10mm 이상은 양성, 그 미만은 음성으로 구분하고 있다. **어린이의 경우**는 투베르쿨린 검사를 최초로 실시한 후에 양성이면 X선 간접촬영 → 직접촬영 → 객담검사 순으로 이루어지지만 **성인의 경우**는 최초로 X선 간접촬영 → 직접촬영 → 객담검사 순으로 실시된다.

(2) 한센병(Leprosy, Hansen's disease)

한센병은 나병이라고도 불리는 것으로 제3군 감염병에 해당한다. 1871년 노르웨이의 의사 A. G. H. 한센이 나환자의 나결절의 조직에서 결핵균 비슷한 세균이 모여 있는 것을 발견하여, 1974년 *Bacillus leprae*라고 명명함으로써 유래하였다. 피부와 피부의 말초신경을 침범하여 조직의 변형을 일으켜 특징적인 피부염 및 지각상실, 감각신경이상, 운동신경장애, 마비 등을 일으킨다. 감각신경의 이상은 수지 및 사지 상실을 가져올 수 있다. 이 같은 증상은 한센병의 병형별로 차이가 있어 나종형, 결핵형, 경계형, 부정형으로 나눈다. 나병은 고유 증상이 나타나기 전에 미열, 권태, 관절통, 소화장애, 불면증 등의 일정하지 않는 전신성 전구 증상이 있는 것이 보통이다. 세계적으로 연간 1만 명 당 1건 미만으로 발생하는 드문 질환이 되었다. 우리나라의 경우 총 나병 환자 수는 1975년 3만 명, 1985년 2만 명, 해마다 줄어들었고, 새롭게 생긴 환자 수 역시 2001년 79명, 2002년 64명, 2003년 41명으로 역시 감소하는 추세이다. 2008년에는 10명 미만으로 발생하였다.

■ **병원체**

*Mycobacterium leprae*로 1873년에 Hansen에 의해 발견되었다. 나균은 1~8μ 간균으로 항산성이고 그람양성이다.

■ **병원소**

환자가 병원소이다.

■ **전파**

정확한 감염 경로는 아직 밝혀지지 않았으며, 감염 병소의 배설물, 분비물을 통한 간접전파와 사람과 사람의 접촉에 의한 직접전파로 감염된다. 잠복기는 최단 기간이 7개월이고, 보통 2~10년이며, 평균 3~5년이다. 침입은 약한 피부, 상처, 상부 호흡기의 점막 등으로 이루어진다. 한센병에 이환된 부모나 가족과 장기간 접촉한 어린이를 미감아라고 하는데 이들의 발병 관찰은 평균 잠복 기간을 5년으로 보고 실시한다.

■ **감수성**

감수성이 보편적으로 약한 편이며 면역 방법은 없으나 대개 젊은 층에 많이 발병한다.

■ **예방 대책**

환자를 조기에 발견하고 치료하여 감염원을 제거하는 것이 중요하다. 전파를 막기 위해 환자가 치료를 통해 감염력이 없어질 때까지 격리함과 동시에 접촉자에 대해서 관리가 필요하다. 우리나라의 경우 나병의 관리는 국립소록도병원에서 환자를 수용·보호하고 진료 및 연구 등을 담당하고 있다. 접촉자의 경우 15세 미만의 어린이가 감수성이 높아 주변의 나환자가 비감염성이 될 때까지 sulfone을 예방적으로 투여해야 한다. **Lepromin 반응검사**는 Bargher에 의하여 고안된 것으로 나균의 순수 배양이 곤란하므로 직접 균 및 균의 대사물을 채취할 수 있는 환자의 결절을 떼어 식염수에서 1시간 동안 가열한 후 여과 멸균하여 그것을 항원으로 피부 반응을 실시한다.

(3) 간염(Hepatits)

간염이란 RNA 또는 DNA 바이러스가 간세포에 침입하여 염증을 일으키는 감염병을 말한다. 바이러스 간염의 종류에는 A형(*Infectious hepatitis*), B형(*Serum hepatitis*), C형(Non-A, Non-B형), delta형이 있다. 이 중 A형간염은 주로 어린 연령층에서 급성 간염을 일으키나 대부분이 쉽게 회복되는 유행성 질환인 반면, B형간염은 치료가 잘 안 되고 만성 간염으로의 이환율이 높아 말기에는 간경변이나 간암으로 되기 때문에 치사율이 매우 높다. B형간염의 증상은 식욕부진, 가벼운 복부 불편감, 오심, 구토 및 때로는 관절통이 잠재적으로 나타날 수도 있다. 중등도는 불현성 감염에서부터 급성 간괴사(necrotic liver)로 치명적인 경우까지 있다.

우리나라에서 공중보건학적으로 가장 문제가 되는 것은 B형 및 C형 간염이며 따라서 이를 중점으로 다루도록 하겠다. B형간염은 제2군 감염병에 해당하며, 우리나라의 경우 1980년대에는 전 인구의 B형간염 양성률이 7~8%였으나 이후 계속 낮아져 2005년에는 10세 이상 양성률이 남자 4.4%, 여자 3.0% 정도를 보이고 있다.

■ **병원체**

A, B, C 및 Delta형 간염바이러스

■ **병원소**

환자 또는 보균자가 병원소이고 감염원은 병원소의 혈액이나 체액이다.

■ **전파**

A형은 분변오염에 의한 음식물을 통해서 경구 감염된다.

B형은 제2군 감염병으로 혈청성 간염이라 하는데 혈액제제의 비경구적 접종, 오염된 주사기나 바늘 및 기타 정맥용 주사기구가 주요 매개체이다. 또한 모체로부터 수직 감염이 되거나 상처를 통해 그리고 경구나 성교에 의해서도 전파된다. 이는 보균자의 침이나 생식기 분비물에서도 바이러스가 발견되기 때문이다.

C형은 수혈 시나 조직 담염이 가능한 것으로 황달이 있을 수 있으나 비교적 경미한 증상을 나타내거나 무증상 경과를 나타낸다.

■ **감수성**

감수성은 전반적이며 자연감염 후 면역력을 획득할 수 있고, 예방접종으로 면역이 가능하다.

■ **예방 대책**

A형간염의 경우는 능동면역은 없으나 면역 globulin을 kg당 0.05~0.1cc를 주사하면 5~6개월간 예방이 가능하다. 질병관리는 환경위생 및 개인위생을 철저히 하고 환자가 사용했던 주사기, 바늘, 식기 등을 철저히 소독한다. 특별히 격리는 필요하지 않다.

B형간염은 현재까지는 특별한 치료제가 개발되지 않아 간염백신 예방접종을 통한 예방이 가장 중요하다. 특히 감염의 위험성이 높은 환경을 개선하고 공혈자의 혈액이나 혈액 제제의 제조 과정에서 철저한 검사를 실시하도록 한다. 또한 주사기나 바늘의 소독을 철저히 한다.

(4) 성전파 질환(Sexually transmitted disease)

1983년 세계보건기구 성병전문가위원회에서 종래 성병이라고 불러오던 질환군을 성전파 질환이라고 개칭하였다. 성전파성 질환은 성접촉에 의해 감염될 수 있는 모든 질환을 뜻하며 성병이라고 흔히 부른다. 이러한 질환 중 세균성 질환에는 임질(gonorrhea), 매독(syphilis), 연성하감(chancroid), 클라미디아 감염 등이 있고, 바이러스성 질환에는 후천성면역결핍증(AIDS), 성기단순포진(genital herpes), 뾰족콘딜로마(genital warts) 등이 있으며, 원충류에는 질트리코모나스증, 진균류에는 칸디다증, 기생충에는 사면발이증 등이 있다. 새롭게 바뀐 법 개정에서는 성병이 제3군에서 분리되어 '성매개 감염병'으로 칭하고 있다.

성전파성 질환이 가지는 특징으로는 주로 성교에 의해 전파되기 때문에 생활 습관상 다시 성전파성 질환에 노출될 기회가 많아 재감염이 되기 쉽고, 무증상 보균자가 많아 이들에 의한 적극적 성활동에 의해 관리가 되기 힘들다는 것 등이 있다. 관리를 위해서는 환자의 조기 발견을 위한 지속적인 정기검진 및 환자의 성접촉 격리, 보건교육을 통한 건전한 성생활 유도 등이 필요하다.

① 매독(Syphilis)

1905년 Schandin과 Hoffmann에 의해 발견됐는데, 병원체(*Spirochaeta pallida*)가 성교나 키스에 의해 피부 조직 내로 침입하여 생기는 질환으로 주로 성접촉에 의하지만 수직감염이나 혈액을 통한 전파도 비교적 흔하다. 임상적 경과 및 상황에 따라 1기, 2기, 3기, 잠복매독, 선천매독 등으로 나눌 수 있다. 1기는 주로 성기의 구진, 무통성 궤양이 발생하며, 이후 2기로 진행하면 열, 두통, 권태감, 림프절 종대를 동반한 피부병변이 생기나 일정 기간이 지나면 자연소실된다. 3기로 진행하면 피부와 더불어 간, 뼈, 심혈관계, 신경계 등에 특징적 병변 및 심한 증상이 나타나게 된다. 후기 매독의 10~15%에서 합병증이 나타나는데 매독균이 척추에 침범하면 운동실조, 정신적 폐질(mental institution)의 원인이 되기도 한다. 잠복매독은 임상증상이 나타나지 않는 감염 상태를 말한다. 선천매독의 경우 증상이 매우 심하여 유산, 사산 및 심한 기형을 일으킨다.

▪ **병원체**

*Treponema pallidium*이다. 건조와 온도 변화에 민감하고 혐기성균이다.

▪ **병원소**

환자(사람)가 병원소이다.

▪ **전파**

성적 접촉, 수직감염, 수혈. 잠복기는 10~90일, 보통 3주간이다.

▪ **감수성**

노출 후 10%만 감염되지만 감수성은 누구나 가지고 있다. 자연면역은 존재하지 않는다. 1기 혹은 2기 초에 치료하면 면역 형성을 못할 수도 있다. 3기에 중감염이 일어나면 피부, 뼈, 점막에 파괴적 병변을 유발할 수 있다.

■ **예방 및 치료**

보건교육을 통한 건전한 성생활을 유도해야 한다. 매독은 자각 증상이 가벼운 편이라서 조기 진단이 중요하며 혈청검사를 반복적으로 실시하여 환자를 조기에 발견하는 데 중점을 두어야 한다. 한편으로 임산부에 대한 혈청검사를 통해 선천매독에 대하여 예방하여야 한다. 치료는 페니실린을 사용한다.

② 임질(Gonorrhea)

임질은 성전파 질환 중 비임균성 요도염과 함께 가장 많이 발생하는 질병으로 남성에게는 소변 시 통증과 요도(urinary meatus) 종창과 발적을 동반하며, 여성에게는 요도염이나 자궁경부염으로 진행되어 소변 시 작열감이나 가벼운 질 분비물이 나타난다. 증상이 심해지면 남성은 부고환염, 여성은 내경관염과 자궁 내막염을 일으키고 나팔관과 난소까지 침범하여 불임의 원인이 될 수도 있다.

■ **병원체**

*Neisseria gonorrhoea*로서 그람음성균이다.

■ **병원소**

환자이다.

■ **전파**

성교 시 성기 접촉으로 전파되며, 모성이 환자일 때 출산 시 신생아 결막염이 일어날 수 있다. 잠복기는 2~7일이나 더 길 수도 있다.

■ **감수성**

전반적으로 감수성이 높고 획득면역은 없기 때문에 반복감염이 된다.

■ **예방 대책**

전반적으로 매독의 예방법과 동일하다.

③ 후천성면역결핍증후군(Acquired immunodeficiency syndrome; AIDS)

후천성면역결핍증후군은 흑사병이라 불리고 있으며 1981년 처음 진단된 이후 전 세계적으로 그 환자가 급속히 증가하고 있다. WHO의 공식 발표에 의하면 1998년 말 현재 전 세계적으로 HIV 감염자 및 환자 수는 약 1,950만 명에 이르고 있으며, 이 중 90% 이상이 개발도상국에서 발생하고, 특히 아시아 지역에서만

2,000만 명의 감염자가 발생하리라고 추정하고 있다. 이 질환은 감염 경로가 대부분 성생활의 결과라는 이유로 사회적 낙인과 이에 따른 사회적 고립이 수반되는 경우가 많다. 이러한 이유에서 노출되지 않은 감염자 수를 고려해 보면 실제의 환자 수는 보고된 수보다도 훨씬 많을 것으로 추정되고 있다.

AIDS 그 자체는 질병이라고 할 수 없으며, 인체에 침입할 경우 면역기능이 상실되어 각종 병원균에 대한 방어기전이 전혀 없게 되므로 잠재해 있던 바이러스나 박테리아가 활발히 활동을 시작하거나 새로운 균들이 아무런 저항을 받지 않고 침입하므로 질병의 진행만 있고 치료는 되지 않아 결국 사망하게 된다.

현재 WHO와 UNAIDS의 연구에 따르면 2008년 말에 전 세계적으로 HIV에 감염된 인구가 총 3,340만 명가량 되는 것으로 추계하고 있다. 1990년에는 약 800만 명 정도였다. 우리나라의 경우에는 1999년에 누적감염자 수가 1,000여 명 수준에 이르렀고, 2008년 말을 기준으로는 6,120명으로 증가하였다. 전파 경로가 확인된 5,136명 중 5,082명(99.0%)은 성접촉에 의한 것이었으며, 46명(0.9%)은 수혈이나 혈액제제의 의한 것이었고, 6명(0.1%)은 수직감염 사례, 2건은 주사용 마약 사용 중 전파된 사례였다. 우리나라의 감염자 수는 세계적으로 비교했을 때에는 최저 수준이지만, 감염자들의 상당수가 미진단된 상태일 것으로 추측되고 있다.

■ **병원체**

바이러스로서 보통 HIV(human immunodeficiency virus)라고 한다.

■ **병원소**

환자 및 감염자로 환자는 감염된 상태에서 면역결핍 증상인 주폐포자충 폐렴, 카포지육종 등의 증상을 보이는 사람을 말한다.

■ **전파**

환자와의 성적 접촉, 감염된 혈액, 혈액제제, 수혈, 오염된 세척기와 주사기, 감염된 산모로부터 수직 감염되거나 환자로부터의 장기이식, 그 외에도 타액, 분비물과 개방성 상처를 통해서 감염된다. 잠복 기간은 일반적으로 1~6주이지만 수년간이라는 보고도 있으며, 감염 후 2~3개월이면 항체 양성 반응을 보인다.

■ **증상**

AIDS의 전 단계는 지속적으로 불규칙적인 발열, 심한 체중 감소, 간장·비장 비대, 수면 시 발한, 목, 액와서혜부의 림프선 비대, 심한 피로감 및 탄력감이 나타난다. 1기에는 급성 감염기로 불규칙적인 설사와 변비, 식욕부진이 나타나고 2기는 면역기능이 떨어지는 시기로 연하곤란 등, 목 부위의 통증, 호흡곤란, 객담, 기침 증상을 보이며, 3기는 면역체계가 파괴되는 시기로 비강출혈, 혈액이 섞인 객담, 토혈, 질강 내 출혈, 혈뇨, 피부나 점막의 출혈성 반점, 의식불분명이 생기고 혀 가장자리나 양 볼의 백색 반점 등이 출현한다. 4기는 면역기능이 상실되어 각종 질병이 발생하는 시기이다.

■ 예방 대책

보건교육을 실시하여 건전한 성문화를 정착시키는 것이 가장 중요하다. 환자의 조기 발견 체제의 구축과 전파 방지 대책이 필요하며 국내 유입 방지를 위한 해외 정보를 신속하게 확보하는 일과 발생 국가의 혈액제제 수입 시 철저한 검사가 필요하다.

현재는 항HIV제제의 발달로 인하여 완치는 아니지만 수십 년간 생존이 가능하게 함과 동시에 감염성도 막을 수 있게 되었고 이에 따라 환자를 조기에 발견하여 치료하는 것이 중요하다. 고위험군에 대해서는 HIV 검사를 자발적으로 할 수 있도록 의료서비스를 활성화해야 하고, 이미 HIV/AIDS에 걸린 환자에 대해서는 사회적 지지 및 치료 접근성을 보장하는 방안들이 추진되고 있다. 이러한 사회적 대책 이외에도 HIV 감염 경로에 노출되지 않는 노력이 필요하여 혈액제제에 대한 철저한 검사, 주사기 공용 금지, 개인 위생 철저, 콘돔 사용 등의 노력을 해야 할 것이다.

제 6 장

식품위생

1. 식품위생의 개요

1) 식품위생의 정의

식품위생은 생명 현상에 기본이 되는 식품의 안전성 확보라는 점에서 식품의 영양적 가치의 향상과 아울러 공중보건상 매우 중요한 분야이다. 과거에 비해 현대사회는 산업과 기술의 발전에 따라 식품의 제조·가공 및 보존 기술이 크게 향상되었으나 이에 따른 식품 공해나 식품에 의한 사고 역시 끊임없이 발생하여 우리의 생명과 건강을 위협하고 있는 실정이다.

식품위생을 학문적으로 정의하기란 어려우나, 1955년 WHO의 환경위생전문위원회에서 정의한 바에 의하면 다음과 같다.

'식품위생'이란 식품의 재배(성장), 생산, 제조로부터 최종적으로 사람에게 섭취되기까지의 모든 단계에 걸친 식품의 안전성, 건전성 그리고 완전무결성을 확보하기 위해 필요한 모든 수단을 말한다('Food hygiene' means all measures necessary for ensuring the safety, wholesomeness, and soundness of food at all stages from its growth, production or manufacture until its final consumption).

식품위생(food hygiene)은 WHO에서 국제적인 표현으로서 사용된 것으로, 흔히 영국에서는 'food hygiene'이라고 표기하고 있으며, 미국에서는 'food sanitation'이라고 표기하고 있다. 미국에서는 시설, 설비, 기구, 기계 등을 위생적으로 관리하여 식품의 안전성을 확보하는 데 중점을 두고 있기 때문에 sanitation이라는 말이 더 적절한 표현이라고 할 수 있다.

우리나라 식품위생법에서의 목적으로는 "식품으로 인한 위생상의 위해를 방지하고 식품 영양의 질적 향상을 도모함으로써 국민보건의 증진에 이바지함을 목적으로 한다"라고 하였으며, 식품위생의 대상 범위를 음식물(의약품 제외)과 음식물과 관련된 첨가물, 기구, 용기, 포장 등도 모두 포함시키고 있다.

이상과 같이 식품위생이란 인간이 항상 섭취하는 음식물은 물론, 이에 관련된 첨가물, 기구 및 용기, 포장 등에 관하여 위생적인 품질 및 성상을 확보함으로써 인간의 건강을 유지하고 식생활을 안전하고 위생적으로 하기 위한 것이다.

식품위생관리의 접근 요소는 식품의 **안전성(safety)**, **건전성(soundness)**, **완전무결성(wholesomeness)**으로 이 중에서도 식품 **안전성**이 가장 중요하다.

2) 음식물과 건강장애 및 위해 방지 대책

1962년 1월 20일 식품위생법이 처음으로 공포됨에 따라 우리나라는 과거 음식물에 대한 단속 위주의 행정에서 탈피하여 적극적으로 음식에 기인하는 사고를 방지하는 방향으로 전환하게 되었다. 즉, 식품위생법 제1조에서도 식품으로 인한 위생상의 위해 방지와 식품 영양의 질적 향상을 도모함으로써 국민보건의 향상과 증진에 기여함을 목적으로 하여 이를 뒷받침하고 있다.

식품으로 인한 위생상의 위해 요인을 살펴보면 이질, 장티푸스, 콜레라 등 각종 경구감염병(소화기계 감염병), 회충 등의 기생충병 및 각종 식중독이 있으며, 최근에는 식품 첨가물이나 잔류 농약을 비롯하여 공장폐수로 인한 각종 만성 중독질환 및 aflatoxin 등의 곰팡이독(mycotoxin)에 의한 발암성 등도 커다란 문제가 되고 있다. 이와 같은 건강장애는 급성 감염병이나 식중독과는 달리 만성적으로 인체 건강을 해치기 때문에 예방이 매우 중요하다.

또한 근래 많이 개발되고 있는 합성수지제 용기나 포장 재료도 직접 식품과 접촉할 경우에는 그 안전성을 신뢰할 수 있어야 하며, 이밖에도 저온유통체계(cold chain)와 방사선조사식품의 안전성 등 과학 기술의 개발과 더불어 식품위생상의 문제도 새로운 국면으로 진전되어 가고 있다. 따라서 식품으로 인한 건강장애도 식생활의 변화, 식품산업 및 기술의 발달에 따라 항상 변화된다고 생각하지 않으면 안 된다. 새로운 동향에 항상 관심을 가지고 적극적으로 식품위행에 관한 지식을 습득하여 대처해 나가야 한다.

모든 위해 요인으로부터 식품을 안전하게 확보하기 위한 기본적인 원칙을 정리해 보면 다음과 같다.

첫째, 경구감염병 및 세균성 식중독의 원인균에 오염되지 않도록 하며, 식품에 이들 원인균이 오염되었거나 오염 가능성이 있을 때에는 식품위생상 안전한 방법으로 살균하는 등 적절한 처리를 해야 한다. 또한 이들 세균에 오염되었거나 우려가 있는 식품을 식용으로 하지 않도록 조치한다.

둘째, 식품의 부패나 변패를 일으키는 미생물이 식품에 오염되지 않도록 할 것이며, 또한 안전한 방법으로 살균하거나 낮은 온도로 보존하여 미생물의 증식을 억제하는 등 식품의 부패나 변패가 되지 않도록 하여야 한다. 미생물에 오염되지 않도록 살균 후 저온에서 단기간 저장하여야 한다.

셋째, 식품 첨가물의 사용량의 한계를 넘지 않도록 하며, 잔류 농약 및 공장폐수 등에 오염되지 않도록 하여야 한다.

넷째, 식품의 생산, 제조, 가공, 저장, 보존, 조리 등의 과정에서 유해 물질이 혼입되거나 첨가되지 않도록 하며, 유해 물질이 함유된 사실이 판명되었거나 우려가 있는 식품은 식용으로 사용하지 않도록 조치한다.

다섯째, 불량, 부정식품을 제조하지 않도록 법적·제도적으로 적절한 조치를 취한다.

3) 식품의 안전성과 HACCP

우리나라는 1995년 12월 29일 도입하였으며 점차 그 범위를 확대하여 현재 많은 식품제조·가공업체가 HACCP을 적용하고 있다.

식품의 안전성을 위해 인체에 위해를 일으킬 수 있는 요인을 제거하는 것이 중요하지만, 그것보다 먼저 식품의 안전성 여부를 확인하는 것이 선행되어야 한다. 이를 위하여 식품위해요소 중점관리기준이라는 제도를 시행하고 있는데, 식품위해요소 중점관리기준(hazard analysis critical control point; HACCP) 제도란 식품의 안전성을 확보하기 위하여 특정 위해요소를 알아내고(hazard analysis; HA), 이들 위해요소들을 미연에 방지하고 그 관리 기법을 마련하기 위한 제도이다(critical control point; CCP). 즉, **HACCP**이란 위해요소를 평가하고 위험 요소를 분석하여, 구체적인 관리 방법을 설정하기 위한 하나의 도구이며, 구체적인 관리 방법이란 최종 제품의 검사나 지금까지 수행해 왔던 검사 방법에 의존하기보다는 사전 방지와 관리에 중점을 두는 방법을 말한다.

HACCP 제도는 제품의 생산과 관련된 설비·설계의 발전, 가공 공정의 발전, 기술 발전 등의 변화를 수용할 수 있으며, 이를 적용함으로써 식품안전을 향상시킬 뿐만 아니라, 자원 활용의 효율성 제고나 생산 시 문제점의 신속한 대응도 가능하게 한다. 또한 식품관리 행정당국으로서도 HACCP 제도를 적용한다면 건강 위해 요인이 높은 부분을 집중적으로 감시하는 데 도움이 되며, 더 나아가서 식품안전상에 대한 신뢰를 향상시켜 국내·국제 간 교역을 증진시킨다.

HACCP은 원료의 생산자로부터 최종 소비자까지의 전 단계에 적용할 수 있으나, 처음에 착안된 사항은 생산된 식품의 안전성에 책임이 있는 식품 제조·가공업소와 식품관리 행정당국에서 사용할 목적으로 작성되었다. HACCP은 7가지의 기본 활동으로 구성되며, 이의 적용을 통하여 좀 더 안전한 식품을 생산하려는 목표를 달성할 수 있다. 이 7가지의 기본 활동은 위해평가, 중요관리점(critical control point; CCP)의 확인, 관리기준(critical limit), 모니터링, 개선 방법 및 확인 방법의 설정과 문서화이다. 만약 CCP의 관리기준을 벗어나면 이것이 적시에 발견되고, 다시 관리 상태에 들어가도록 적절한 조치를 취함으로써 위해한 식품이 소비자에게 공급되는 것을 차단하게 된다.

HACCP의 성공적인 적용을 위해서는 다분야 참여 방식(multidisciplinary approach)의 적용이 필요하고, 관리자과 작업자의 적극적인 수행과 참여가 요구된다. HACCP의 기본 활동을 위한 훈련 및 교육은 업계가 HACCP 계획을 발전·적용시키고, 식품관리 행정당국이 확인 검사를 하기 위해 필수적인 요건이다. HACCP은 ISO 9000계열과 같은 품질관리제도와 대체될 수도 있으나, HACCP은 특히 건강손상이나 식이성 질병을 야기할 수 있는 고위해 공정관리를 위한 것이다. 즉, HACCP이란 식품위생관리를 위한 선택적인 제도인 것이다.

많은 식품제조·가공업소에서는 이미 HACCP을 공정에 적용하고 있다. HACCP 제도에서 제시된 안전성 확보 기준은 급속히 선진국 식품산업의 규격이 되고 있으며, 미국, 캐나다 등의 식품위생 행정당국은 HACCP의 적용을 권장하고 있다. 또한 HACCP은 여러 식품의 국제식품규격(Codex) 위생 규범에도 적용되고 있다. 다시 말해 HACCP에 대한 식품업계나 행정당국의 인식과 이해 증진에 대한 요구가 빠르게 늘고 있다.

2. 식중독

1) 식중독의 정의 및 분류

식중독(food poisoning)이란 일반적으로 식품 섭취로 인하여 발생하는 급성 위장염을 주요 증상으로 하는 건강장애를 말하며, 그 원인은 세균 및 세균이 생산한 독소, 자연유독물 및 유해화학물질이 식품에 첨가 또는 오염되어서 발생하는 것을 말한다. 식중독의 구분은 세균성 식중독, 자연독에 의한 식중독, 화학물질에 의한 식중독으로 구분하여 왔으나 최근에 곰팡이의 2차대사산물인 곰팡이독이 식중독을 일으키는 사례와 발암성이 있다는 연구 결과에 따라 곰팡이독에 의한 식중독을 추가하여 분류하였다(그림 6-1).

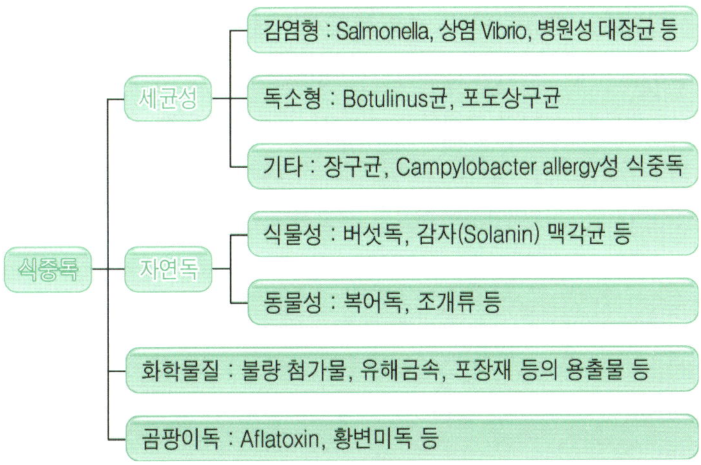

그림 6-1. 식중독의 분류.

2) 세균성 식중독(Bacterial food poisoning)

식중독 중에서 발생 빈도가 가장 높은 것이 세균성 식중독이다. 세균성 식중독은 중독의 발생 기전에 따라 감염형 식중독(food infection)과 독소형 식중독(bacterial intoxication)으로 분류되며 현재도 이 분류법이 일반적으로 사용되고 있다. 또한 세균성 식중독의 증상은 소화기계 감염병과 유사하여 혼동하기 쉬운데 **세균성 식중독과 소화기계 감염병의 다른 점**은 다음과 같다.

첫째, 소화기계 감염병은 비교적 소량의 균으로 발병하는 데 비해서, 세균성 식중독은 다량의 세균이나 독소량이 있어야 발병한다.

둘째, 소화기계 감염병은 2차 감염이 이루어지는 데 반하여, 세균성 식중독은 2차 감염은 없고, 원인 식품의 섭취로 발병한다.

셋째, 세균성 식중독은 소화기계 감염병에 비하여 잠복기가 짧다.

넷째, 소화기계 감염병은 대부분 면역이 획득되나, 세균성 식중독은 면역이 획득되지 않는다.

(1) 감염형 식중독(Food infection)

① 살모넬라 식중독(Salmonellosis)

살모넬라속의 균에 의한 식중독인데, 균종은 150종 이상이 있는 것으로 알려져 있다. 이 균에는 사람만을 침범하는 것, 사람 및 동물을 침범하는 것, 동물만을 침범하는 것이 있다. 또 사람만 침범하는 경우에도 파라티푸스의 증상을 보이는 것도 있고, 급성 위장염의 증상을 나타내는 것이 있는데 복통, 설사, 구토가 난다. 세균성 식중독 중 수위를 차지하고 있으며, 우리나라에서는 *S. enteritidis, S. phi murium, S. cholerae suis*가 대표적이다.

살모넬라균속 식중독은 사람이나 짐승에게 공통적으로 감염되는 증세로 닭, 돼지, 소 등이 이러한 식중독균을 보유하고 있어, 이것이 식육, 계란, 우유 등으로 옮김으로써 식중독이 발생하는 것이다. 또한 쥐, 파리, 바퀴벌레 등의 해수, 해충이 살모넬라균을 매개로 하여 식품을 오염하고 저장, **조리 등의 과정**에서 균이 증식하여 식중독을 일으키는 경우도 많다. 식용 이외에도 개, 고양이, 새끼거북이 등의 애완동물이 살모넬라균을 보유하고 있어 거기에서 이러한 식중독이 발생하는 일이 있다. 이 균속에 의한 식중독은 감염형 식중독이고, 균수가 10^9~10^8 이상 되면 발병한다. 12~24시간 잠복기 후 오한, 두통, **발열(38~40℃)이** 발병하며 구토, 복통, 설사가 발생한다. 설사는 1주일 정도 지속되는 경우도 있다. 증세가 가벼울 경우는 특별한 치료를 하지 않아도 되지만 중병이 되면 치료가 필요하다.

예방법으로는 저온 저장을 하여 균의 증식을 방지하며, 60℃/20분 가열에 의하여 균이 사멸하므로 먹기 전에 가열한다. 또한 도축장의 위생관리를 철저히 하고 식품의 저장장소 및 조리장 등에 방충, 방서 시설을 하도록 한다.

② 장염비브리오 식중독(Vibrio food poisoning)

예전에는 호염균 식중독(halophilism)이라고 하였으며, 우리나라를 비롯하여 일본, 동남아시아, 호주, 미국 등에서도 발병하고 있다. 1950년 후지노에 의하여 처음 균이 분리되었다.

장염비브리오균(*Vibrio parahaemolyticus*)이 원인균으로 0.5~10%, 특히 **3~5%의 식염수에서 발육이 잘 되며**, 온대지방의 연안 해수에 존재하고 있다. 5~11월(7~9월)에 발생이 많고, 일본에서는 연간 세균성 식중독의 약 70%가 장염비브리오균에 의한 중독이라고 한다. 호발 연령은 15세 이상으로 남녀별 발생비는 3:1이다. 잠복 기간은 대개의 경우 10~18시간(4~28시간)이지만 잠복기가 짧을수록 증상은 심하다.

증상으로는 격심한 상복통으로부터 시작하여 오심, 구토, 설사(1일 5~6회 또는 20회), 발열(37~38℃)이 있고, 설사는 발병 후 12시간 내에 집중되며, **혈변** 등이 있어 이질과 같은 증상을 나타낸다. 발병 12시간이 지나면 여러 가지 증상은 완화되고 24시간 후에는 열이 떨어지며 2~3일 내에 회복된다. 예방법으로는 어패류를 생식할 경우 정수로 잘 씻거나 60℃에서 2분 이상 가열하면 안전하며, 소금에 절인 식품이라고 안심하고 섭취하지 말 것 등이다.

③ 장구균 식중독(*Streptococcus* food poisoning)

장내구균(Enterococcus)인 *Streptococcus fecalis*가 원인균이며, 약 4~5시간의 잠복기를 거친 후 위장 증상을 나타내지만 극히 가벼우며 2~3일 내에 회복되므로 보건상 큰 문제가 되지 않는 것으로 알려져 있다.

④ 노로바이러스 식중독

원인균은 노로바이러스(norovirus)이며, 이전에는 노와크바이러스(norwalk virus)라고 불렸다. 저온에 강하여 겨울철에 발생하는 것이 특징이다. 감염 경로는 환자의 분변, 토사물 등이 물을 오염시켜 전파되며, 환자와 직접 접촉 또는 식기를 공유할 때 감염될 수도 있다. 잠복기는 약 24~48시간 정도이다. 증상은 오심, 구토, 복통, 물 같은 설사 등 소화기계 증상과 더불어 미열, 두통 등도 나타난다. 별다른 후유증 없이 1~2일이면 대부분 호전되지만, 영아와 어린이, 장애인과 노인처럼 스스로를 잘 돌보기 힘든 사람, **면역기능 저하자** 등의 경우 탈수 가능성이 높아 치료를 위해 입원해야 할 수도 있다. 예방 대책은 환자의 토사물 및 분변의 위생적 처리와 더불어, 감염된 아이는 유치원, 학교에 보내지 말아야 한다.

⑤ 병원성 대장균

대장균(*Escherichia coli*)은 사람 또는 동물의 장관에서 정상적으로 상재하는 세균이다. 그렇지만 혈청학적으로 O항원에 해당되는 어떤 종의 경우 소아의 식중독 원인균으로 작용하는데, 이 균이 바로 *E. coli* O-157로서 1990년대에 미국과 일본, 우리나라에서 대두된 바 있다. **O-157균**은 장출혈성 대장균으로도 불리며, 이 균에 의한 감염증은 우리나라 **제1군 감염병**이다.

4~8일 정도의 잠복 기간을 거친 후, 수양성 설사와 함께 장출혈을 일으켜 혈변이 생기게 된다. 이는 균에서 나온 **베로톡신**이라는 독소가 장벽의 세포를 파괴하기 때문이다. 감염된 소나 환자의 분변에 오염된 식수나 음식물로 전파되며, 75℃에서 가열 후 섭식하면 안전하다.

(2) 독소형 식중독(Bacterial intoxication)

세균이 먼저 음식물 중에서 증식하여 그 결과 산출된 독소 물질이 음식물과 함께 섭취되어 발병하게 된다.

① 포도상구균 식중독(*Staphylococcal* food poisoning)

포도상구균은 사람과 동물의 **화농성 질환**의 원인균이며, Salmonella와 같이 계절에 관계없이 발병한다. 이 균은 1880년 Pasteur에 의해서 발견되었는데, 저항력이 강하고 자연계에 널리 분포되어 있어 식품을 오염시킬 기회가 많다.

포도상구균은 정원형 또는 타원형의 구균으로 포도상이 같은 모양으로 집합하는 성질이 있기 때문에 이 이름이 붙여졌다. 이 균은 환경 변화에 대해 내성이 강하여 건조한 상태에서도 제법 오래 생존할 수 있다. 따라서 사람의 비점막, 인두, 피부, 모발 등에 부착해서 식품을 오염하는 경우도 많다.

포도상구균 식중독은 이 균이 체외에 생산하는 **균체외 독소(enterotoxin)**가 작용하여 발생한다. 이 독소는 분자량 3만 전후의 단순 단백질이지만, 열에 대해 내성이 강해 100℃에서 1시간을 가열해도 파괴되지 않는다. 원인 식품으로서 세계적으로 공통된 식품은 우유, 버터, 치즈 등의 유제품과 육류제품이며, 우리나라에서는 **김밥, 도시락, 떡** 종류와 어패류 및 그 가공품이다. 우리나라에서 포도상구균 식중독이 복합 조리식품에서 발생하는 일이 많은 것은 도시락, 주먹밥 등을 대량으로 만들어 장기간 실온에 방치해 놓기 때문에 **집단 식중독이 발생**하는 원인이 되는 것이다. 이 식중독은 1~6시간의 비교적 짧은 잠복 후 오심, 구토, 복통, 설사가 일어난다. 이것은 곧 식품 내에 독소가 생산되어 있어 감염형 식중독처럼 세균이 증식하는 데 필요한 시간이 불필요하기 때문이다. 발열은 거의 없으며, 보통 경과는 양호해서 3일 내에 회복한다.

예방 대책으로는 **조리사 손가락의 화농성 염증, 인두염 또는 모발**이 감염원이 되기 때문에 이들에 의해 식품이 오염되지 않도록 유의하는 일이 필요하며 균의 증식을 막기 위해 냉장하는 것은 효과적인 일이다. 일단 독소가 발생해 버리면 30분간을 끓여도 이미 형성된 독소를 완전히 파괴하지 못하므로 가열 조리는 예방법이 되지 않는다.

② 보툴리누스 식중독(Botulism)

보툴리누스균(*Clostridium botulinum*)의 독소에 의하여 생기는 **신경계의 급성 중독(neurotoxin)**이다.

위장계 증상은 없는 것이 보통이고, 환자는 말초 및 중추신경마비에 빠지고 호흡곤란 때문에 사망에 이르기도 한다. 혐기성 조건 하에서 오염될 수 있으며, 대개의 경우 이 중독은 **통조림**에서 비롯된다. 밀폐된 조건에서 혐기성 상채가 오며, 독소는 이러한 조건에서만 형성된다. **통조림, 소시지 등 밀봉 식품이 주요 원인 식품이며**, 야채, 과일, 식육, 어육, 유제품 등이 혐기성 상태에 놓이게 되는 경우 문제가 있다. 일반적으로 12~36시간이나 2~4시간에서도 신경증상이 나타나는 수가 있다. 신경계 증상이 주요 증상으로 복시(diplopia), 안검하수, 연하곤란, 언어곤란, 호흡곤란이 있다.

예방법으로는 이 균이 토양, 동물의 대변 등에 존재하고 있기 때문에 야채에 묻어 있는 진흙, **물고기 조리 시의 장 내용물 등을 충분히 세척하는 것이 중요하다.** 생산된 독소는 열에 약해 80℃, 30분간 가열하면 활동성을 잃기 때문에 식전에 가열한 식품은 안전하다. 또한 통조림, 소시지 등의 위생적인 가공처리 및 위생적인 보관이 중요하며, 가스가 차 있는 통조림 등의 의심스러운 식품은 먹지 않는 것이 좋다.

③ 비브리오 패혈증(*Vibrio vulnificus* 감염증)

원인균은 *Vibrio vulnificus*이며 발병의 직접적 인자는 heat labile한 **항원성 세포 외부 독소(extracellular toxin)**이다. 이 균은 비콜레라 비브리오균 중 가장 심한 감염을 보이는 균으로서, 패혈증과 창상감염이라는 두 가지 특징적인 임상양상을 보이나 그동안의 국내 발생은 모두가 패혈증이었다.

*Vibrio vulnificus*는 **1~6%의 식염** 존재 하에서 발육하는 그람음성 호염성 세균으로 이 균에 의한 패혈증은 주로 7~9월의 해수 온도가 높은 여름철에 굴, 조개, 망둥이, 낙지, 새우, 바지락, 피꼬막 등의 오염된 어패류의 생식에 의해 발생하며, 40대 남자 및 간질환, 신장질환, 당뇨병, 면역기능저하, 조혈질환, 알코올 중독 등의 기저질환이 있는 사람에게서 잘 발생한다.

한편, 상처 감염증은 피부에 창상이 있는 사람이 바닷물과 접촉했을 때 생기는 것으로 수온이 높아 균 번식이 왕성한 여름철에 잘 발생한다.

패혈증은 생선이나 조개를 생식한 지 주로 24시간 내에 발생한다. 갑작스런 오한, 발열, 피로감, 근육통으로 시작되고 혈압 저하가 나타나며 보통 발병 후 36시간 이내에 특징적인 피부병변이 생기게 된다. **피부병변**은 대퇴부에 많고 구간이나 둔부에도 생기며, 홍반 또는 구진상 병변, 수포, 괴저성 궤양 등을 보인다. 환자는 쇼크 또는 파종성 혈관 내 응고(disseminated intravascular coagulation; DIC)로 사망하며, 치명률이 40~50%에 이른다.

예방법으로는 만성 간질환이 있는 사람이나 심한 음주자는 여름철에 어패류의 생식을 피해야 하고, 피부에 상처가 있는 사람은 바닷물에 들어가지 않도록 하는 것이다. 그리고 여름철에는 어패류를 충분히 조리해서 먹도록 해야 한다.

④ 웰치균 식중독(Welchii)

집단 급식시설 등에서 많은 사람의 식사를 조리할 때 발생되기 쉬워 '집단 식중독'이라 불리며, 웰치균에 의한 식중독은 **소바나 우동의 국물, 냉중국소바** 등 한 번 가열 조리한 후 냉동 보존된 식품에서 발생하는 경우가 많다. 가열에 의해 공존세균이 사멸하여 웰치균의 아포 씨가 살아남고 또한 식품 중의 산소가 가열 조리에 의해 내쫓겨 혐기성이 되어 증식하는 데 좋은 조건이 되기 때문이다. 증식할 때 독소를 생산한다. 임상 증상은 보통 6~12시간의 잠복기 후 설사, 구토, 복통이 일어난다. 예방법은 다른 세균성 식중독과 마찬가지로 식품오염 방지, 식품의 저온 보존 등이다.

3) 자연물에 의한 식중독

동물이나 식물 중에는 유독한 것이 적지 않으며, 우리가 식품으로 섭취하고 있는 것 중에는 감자나 복어와 같이 계절에 따라 한시적으로 유독물질을 다량 함유하는 것이 있는가 하면 섭조개 같이 어느 특정한 환경 조건에서만 유독화하는 것도 있고, 또 독버섯이나 독꼬치 같이 본래부터 유독한 것도 있다.

이러한 것들을 잘못하여 식용하거나 조리법 또는 제거법을 제대로 따르지 않으면 중독을 일으키는 경우가 있는데, 이와 같은 자연 동물·식물에 의한 식중독을 자연독 식중독이라고 한다. 자연독 식중독을 예방하려면 이와 같은 종물·식물에 대한 취급상의 지식을 보급하고 올바른 감별법을 터득하도록 하며, 또 계절에 따라 유독화하는 것은 그 시기에는 절대로 섭취하지 않도록 하여야 한다.

(1) 동물성 자연독에 의한 식중독

① 복어 중독

복어는 우리나라 근해에 40여 종 정도가 분포하고 있으며, 그 중 10여 종이 식용으로 이용되고 있다. 복어 중독은 동물성 자연독 중 가장 많이 발생한다. 복어는 종류에 따라 독성이 다른데, 맹독인 것으로는 검복, 메리복, 졸복, 황복, 섬복이고, 강독인 것으로는 자치복, 까지복, 바실복, 까칠복 등이며, 거의 무독성인 경우는 밀복, 꺼끌복, 가시복 등이다. **원인독은** tetrodotoxin으로 복어의 난소, 간장, 고환, 위장 등에 많이 함유되어 있으며, 일반적으로 봄에 독력이 강해지기 시작하여 5~6월에 최고에 달한다.

복어 중독은 식후 30분~5시간 내에 나타나고, 심한 경우에는 발증 후 10분 내에 사망하는 경우도 있다. 중독을 일으켜 8시간이 경과한 후에도 사망하지 않으면 대체로 회복되지만 며칠 동안 근육마비가 남는다. 복어 중독은 일종의 **신경독**으로 지각이상, 위장장애, 호흡장애, 운동장애, 혈액장애 및 뇌증으로 구분하기도 하며, 복어 중독 증상의 4단계는 다음과 같다.

- 제1도: 입술 및 혀끝 마비, 구토, 두통, 오심, 보행장애
- 제2도: 촉각·미각의 둔화, 손과 발의 운동장애, 호흡곤란과 혈압강하
- 제3도: 운동불능·연하·호흡곤란·청색증 및 반사기능 소실
- 제4도: 의식불명, 혈압이 떨어지면서 호흡정지로 사망

복어 중독의 예방으로는 전문가가 요리한 복어요리를 먹도록 하여야 하며, 알뿐만 아니라 **내장, 난소, 간, 피부** 등에 독성이 많으므로 이런 부위를 먹지 않도록 항상 주의하여야 한다.

② 조개 중독(Paralytic shellfish poisoning; PSP)

조개류의 중독의 원인이 되는 독성물질은 일반적으로 조개의 체내에서 형성되는 것이 아니라 바다 속의 유독 플랑크톤(plankton)에 의해 형성된 독소를 섭취하여 체내에 축적하는 것으로 알려져 있다. 유독 플랑

크톤은 주로 적조(赤潮) 등에 의해 형성됨으로써 적조 해역에서 잡은 조개류의 섭취를 금하여야 한다.

조개류의 섭취로 인한 중독에는 Venerupin 중독, 마비성 조개 중독(Saxitoxin 중독), *Callists brerhonate* 중독 및 권패류의 중독이 있다. Venerupin 중독과 마비성 중독이 조개류 중독으로 많이 발생하고 있다.

- **Venerupin 중독**: 모시조개, 바지락, 굴 및 고둥 등의 독성분으로 3~4월에 많이 발생한다. 열에 대하여 100℃에서 1시간 가열해도 파괴되지 않으며, 잠복기는 12~48시간이다. 중독 증상으로는 초기에는 불쾌감, 전신권태, 구토 등이 있으며, 특히 배, 목, 다리에 적색 또는 암적색의 피하출혈반점이 나타나고 황달 현상도 나타난다. 중증인 경우 뇌손상, 의식의 혼탁, 혈변들을 나타내며, 발병 후 10시간~7일 이내에 사망한다.
- **마비성 조개 중독(Saxitoxin 중독)**: 검은 조개, 섭조개, 대합조개 등의 독성분에 의해 중독되는 것으로, 독성분은 최초에는 1889년에 Brieger가 mytilotoxin이라고 하였으나 최근 Rapoport는 이 독성분을 정제하여 saxitoxin이라고 하였다. 이 saxitoxin은 마비 증세를 나타내는 것이 특징인데, 섭취 후 30분~3시간의 잠복기를 거쳐 입술, 혀 등의 마비로 시작하여 사지 마비와 기립 보행이 불가능해진다. 언어장애, 두통, 갈증, 구토 등을 나타내고 중증이면 호흡 마비를 일으켜 사망하게도 된다. 이 독소는 5~9월, 특히 한여름에 독성이 강하며 열에 약하다.

(2) 식물성 자연독에 의한 식중독

식물 중에는 원래 유독 성분을 함유하고 있는 것이 많이 있어서 이러한 식물을 잘못 식용하였을 경우 중독을 일으키며, 또한 우리가 흔히 식용하는 식물 재료 중에도 유독 성분이 함유된 것이 많으므로 이를 제거한 후 식용하여야 한다.

① 독버섯에 의한 식중독

버섯은 향기가 좋고 영양가가 높아 예로부터 식용으로 많이 사용되어 왔다. 그러나 그 중에는 독을 가진 것도 많아서 식용버섯과 혼동되어 중독 사고가 많이 발생하고 있다. 독버섯으로 유명한 것은 알광대버섯, 화경버섯, 무당버섯, 외대버섯, 미치광이버섯, 웃음버섯, 땀버섯, 광대버섯, 끈적버섯 등 종류가 매우 많다.

독버섯의 유독 성분에 대하여는 아직 충분한 연구가 되어 있지 않으나, 지금까지 알려진 것으로는 muscarine(붉은광대버섯에 다량 함유), muscardine, agaricic acid, choline(많은 독버섯의 성분), neurine (choline의 분해 산물), phaline, **amanitatoxin(알광대버섯의 독성분)** 등이 있고, 그 밖에도 많은 종류의 독버섯 중에 균독소(pilztoxin)가 포함되어 있다. 이들 독소의 증상은 다음 세 가지로 구분한다(Husemann의 분류에 의함).

■ **위장 증상**

구갈, 구토, 복통, 설사, 허탈 등이며 muscarine, choline, neurine, agaricic acid 등이 그 원인이다.

■ **콜레라성 중독**

심한 위장 카타르 증상을 나타내며, 허탈, 경련, 헛소리, 혼수를 일으키고, 때때로 용혈 현상을 나타내며, 황달, 혈색소뇨, cyanosis를 일으킨다.

■ **뇌증형 중독**

Musacarine을 함유할 경우에는 유연(流涎), 발한 등의 부교감신경의 자각 증상을 나타내고, amanitotoxin을 함유할 경우에는 산동(散瞳), 근육경직 등의 증상을 나타낸다.

식용버섯과 독버섯을 정확하게 감별하기는 곤란하고 대개 경험적으로 구별하며, 일반적인 감별법은 첫째, 버섯의 줄기가 세로로 쪼개지기 쉬운 것은 식용버섯이고 그렇지 않은 것이 유독하다. 그러나 유독한 버섯 중에서도 세로로 쪼개지는 것이 있기 때문에 주의하여야 한다. 둘째, 색이 아름다운 것은 유독하다. 셋째, 악취가 나는 것은 유독하다. 넷째, 줄기가 거칠거나 점조성(粘稠性)인 것은 유독하다. 다섯째, 쓴맛, 신맛은 유독하다. 여섯째, 버섯을 끓였을 때 나오는 증기에 은수저가 흑색으로 변하는 것은 유독하다.

② 감자 중독

감자 중에는 미량(0.005~0.1%)의 **solanine**이라는 독성 물질을 함유하고 있으며, 이 정도의 양은 무해하나 새로 발아한 부위에는 0.1% 이상의 solanine을 함유하고 있어 독성을 나타내는 경우가 있다. Solanine은 solanidine의 steroid계 alkaloid로 glucose, galactose, rhamnose가 결합한 배당체로 용혈작용 및 운동중추의 마비 작용을 가진다. 이것은 생체 내에 존재하는 cholinesterase의 작용을 억제함으로써 독성 작용을 가져오는 것으로 알려져 있다. Solanine에 의한 중독은 학교, 공장 등의 단체 급식에서 발병하는 경우가 대부분이고, 중독 증상은 섭취 후 수 시간 내에 나타나며 복통, 위장장애, 허탈, 현기증, 의식장애 등을 일으킨다. Solanine은 물에 잘 녹지 않으며, 열에 강한 색소로서 보통 조리법으로는 파괴되지 않는다. 예방은 감자의 껍질을 벗겨 발아 부분과 녹색 부분을 제거하고 섭취하도록 한다.

③ 맥각 중독(Ergotism)

계절적으로 우기에 맥류에 기생하는 *Claviceps purpurea*(맥각균)에 의하여 생성되는 **ergotoxin**에 의하여 중독이 일어나며, 곡물 중에 맥각을 0.5% 혼입하면 독성이 나타나고 7%에서 치명적이다.

주요 증상은 위장 증상과 신경증상이며, 임신부의 경우 조산 또는 유산을 초래하기도 한다.

④ 청매 중독

설익은 매실에는 **amygdaline**($C_6H_5CH(CN) \cdot O \cdot C_{12}H_{21}O_{13}$)이라는 청매 배당체가 함유되어 있으며, 이것이 β-glucosidase 또는 emulsin이라는 효소에 의해 생산되는 청산에 의해서 중독이 생긴다.

4) 화학성 식중독

식품의 원래 구성 성분 이외의 물질의 첨가나 오염에 의하여 발생하는 식중독을 말한다. 화학물질에 의한 식중독은 예전에는 급성 중독을 중요시하였으나 미나마타병, 이타이이타이병 등의 발생으로 만성 중독 현상에 관하여도 관심을 가지게 되었다.

식품의 원인 물질은 식품 중에 존재하는 과정에 따라 다음과 같이 분류할 수 있다.

첫째, 고의 또는 오용으로 첨가되는 유해 물질,

둘째, 생산, 제조, 가공 및 저장 중에 본의 아니게 잔류, 혼입되는 유해 물질,

셋째, 색, 맛이 식품과 비슷하여 식품으로 오인되는 유해 물질,

넷째, 제조, 저장 등 관리상의 잘못으로 식품에 혼입되는 유해 물질,

다섯째, 공해로 인하여 식품을 오염시키는 유해 물질,

여섯째, 기타 원인에 의하여 식품을 오염시키는 유해 물질(방사능 오염)로 분류할 수 있으며, 이것은 편의상의 분류이고, 그것을 과학적으로 분류하기는 곤란하며 동일한 원인 물질이 여러 항목에 게재될 수도 있다.

(1) 첨가되는 유해 물질

고의 또는 오용으로 첨가되는 유해 물질에 의한 식중독은 주로 허가되지 않은 식품 첨가물을 사용하는 경우에 발생한다. 그러나 허가된 첨가물이라 하더라도 유해한 불순물을 함유하거나, 규격에 부적합한 것이거나 그것을 대량으로 사용하였을 경우 중독을 일으킨다.

① 유해성 감미료

설탕 대용으로 각종 감미료가 많이 출현하여 이로 인한 중독 사고도 많이 발생하였다. 설탕 대용의 감미료는 허가된 것이라 하더라도 영양가가 전혀 없고 사용량에 따라 유해한 것이 많으므로 사용에 주의하여야 한다.

■ p-Nitro-o-toluidine

이것은 본래 색소 원료로서 설탕보다 약 200배의 단맛이 있어 설탕이 부족하던 시기에 일본에서 많이 사용되었으나, 독성이 많은 중독 사고가 발생하여 **살인당** 또는 **원폭당**이라는 별명까지 생겼다. 이 화합물은 단맛을 느낄 정도로 물에 용해하여 먹은 지 2일 후에 위통이 오고 4일 후에 사망한 예가 있다. 증상은 보통 섭취한 후 2~3일 뒤에 나타나며 위통, 식욕부진, 구역질, 권태, 미열, 피부 및 점막의 황염이 나타나고 혼수에 빠진 후 사망한다.

■ Dulcin

여러 나라에서 식품 첨가물로 허가되었으나 독성으로 인하여 취소되었으며, 우리나라에서도 1966년 11월 이후 사용이 금지되었다. 이것은 냉수에 잘 녹지 않고 열탕에 잘 녹으며, 감미도는 설탕의 약 250배 정도이며, 먹은 후 특유한 불쾌미가 남는다. 혈액독을 일으키거나 간에 종양 및 적혈수의 생산을 억제하기도 한다.

■ Cyclamate

설탕보다 약 40~50배의 감미도를 가지며, 열에 안정되고 청량감을 주며, 설탕과 유사한 감미를 가지고 있으며, 거의 무독하다고 하여 최근까지 가장 많이 사용되던 인공 감미료 중의 하나였다. 그러나 최근 발암성 때문에 각국에서 사용이 금지되었고, 우리나라에서도 허가되어 광범위하게 사용되어 왔으나, 1970년부터 허가가 취소되어 사용이 금지되었다.

② 인공착색료

식품을 보기 좋게 하기 위하여 여러 가지 색소를 식품에 첨가한다. 과거에는 주로 식물성 착색료를 많이 사용하여 왔으나, 현재에는 타르(tar) 색소가 많이 사용된다. 원래 타르 색소는 의료품의 염색이 목적이고 제조 도중에 불순물이 함유될 가능성이 많고 대부분 인체에 유해하다. 허가된 인공 색소도 그 사용량에 따라 유해성이 나타나며, 또한 수도가 낮은 것은 유해 물질이 함유될 가능성이 많으므로 사용에 주의하여야 한다. 중요한 유해 색소를 살펴보면 다음과 같다.

■ Auramine

염기성 황색 색소로서 착색성이 좋고 값이 싸며 빛과 열에 안전하다. 이용될 가능성이 있는 식품으로서 단무지, 과자, 카레분, 빈대떡 가루 등이며, 사람이 다량 섭취하면 20~30분 후에 두통, 구토, 사지마비, 심계항진, 의식불명 등의 증상이 나타난다.

■ Rhodamine

적도색의 염기성 색소로서 생선묵, 과자, 토마토케첩, 아이스크림의 착색에 널리 이용된다. 중독 증상으로는 오심, 구토 설사, 복통 등을 들 수 있다.

■ Picric acid

빛깔이 뿌연 탁주·약주에 첨가하면 쏘는 맛, 노란빛, 상쾌감 및 방부력 등이 생기기 때문에 사용되는 사례가 있다. 독성이 강항 위통, 설사, 구토, 신장장애, 용혈성 황달 등이 일어난다.

③ 보존료·살균제

허가되지 않는 보존료·살균제는 독성이 강하여 사용이 금지되어 있으나 방부 효과 및 경제성 등의 이유로 종종 부정하게 사용되는 경우가 있다. 허가되지 않은 보존료·살균제로서 많이 사용될 가능성이 있는 것으로는 붕산, 포름알데히드, 불화수소, 불화나트륨 등의 불소화합물이 있다.

④ 표백제

색깔이 좋지 않은 식품원료나 식품을 표백하여 제품의 색을 좋게 하기 위하여 표백제가 사용된다. 산화작용을 이용한 H_2O_2, 환원 작용을 이용한 아황산 계통의 표백제가 식품 첨가물로 지정되어 있으나, rongalite, nitrogen trichloride(NCl_2), 형광 표백제 등의 유해한 공업용 약품이 이용되어 문제가 된다.

⑤ 메탄올

메탄올은 예로부터 주류의 위화로 많이 사용하여 중독 사고가 발생하였으며, 화학성 식중독의 중요한 원인 물질 중의 하나이다. 메탄올은 알코올 발효를 할 때 pectin에서 생성되는 것으로 과실주 및 정제가 불충분한 에탄올이나 증류주에 항상 미량이 함유되어 있다. 따라서 주류 중 메탄올의 허용량은 0.5mg/mL 이하로 규정하고 있다. 중독 증상은 경증일 때에는 두통, 현기증, 구토, 설사증과 시신경의 염증을 초래하여 실명의 원인이 된다. 그리고 중증일 때에는 마비 상태가 되며, 호흡중추에 장애가 와서 호흡곤란을 일으켜 호흡마비로 사망하게 된다.

(2) 잔류·혼입되는 유해 물질

식품의 생산, 제조, 가공 및 저장 중에 본의 아니게 잔류·혼입되는 유해 물질로 인해 일어나는 식중독으로 잔류 농약과 식품용 기구 및 용기에서 유래하는 식중독이다.

① 농약에 의한 중독

최근 각종 농약을 많이 사용함에 따라 오용 및 분무 잔사에 의한 중독 사고가 많이 일어나고 있다. 대부분의 농약은 유기화합물이기 때문에 일반적으로 해당되는 무기화합물보다 인체조직에 더 용이하게 흡수·축적되는 반면 분해 속도나 체외로 배설되는 속도가 느려서 체내에서의 독성 제거가 매우 어렵다. 또 식품에 잔류되는 농약의 양이 적은 경우라 하더라고 인체에서의 축적 효과를 고려할 때는 영향을 무시할 수 없다. 농약으로 인한 장애의 형태와 농약의 종류는 다음과 같다(표 6-1).

표 6-1. 농약으로 인한 인체의 장애와 농약의 종류

장애의 형태	농약의 종류
급성 중독	유기인제, 유기염소제 para coat제 등
피부염, 피부장	유기염소제, 유기수은제, 유기주석, 유기살균제 등
결막염	Brustcysine S, 훈증제 등
	유기인제, 유기염소제, PCB, 수은, 납 등
축적독	Dieldrin, heptachlor 등의 유기염소제 등

② 기구, 포장용기 등에 의한 중독

가공 또는 조리 중에 기구로부터 독물이 혼입되는 경우가 있다.

놋그릇에 생기는 염기성 탄산동, 구리, 납, 아연 등으로 된 식기나 용기로부터 용출된 성분에 의해서 식중독이 되는 경우가 있으며, 합성수지에서 formaldehyde나 phenol의 용출에 의한 식중독 발생의 경우도 있다.

5) 곰팡이 독소에 의한 식중독

곰팡이 **독소(mycotoxin)**는 곰팡이의 대사산물로서 사람 또는 동물에게 기능 및 기질적 장애를 일으키는 물질을 총칭하는 말이다. 곰팡이독에 의하여 일어나는 식인성 건강장애 현상을 곰팡이독증(mycotoxicosis)이라고 하며 그 특징은 다음과 같다.

첫째, mycotoxin은 쌀, 땅콩 또는 목초 등의 특정한 식품이나 사료의 섭식과 관련이 있다. 과거의 중독 예를 보면 탄수화물이 풍부한 농산물이나 곡류에서 압도적으로 그 발생이 많다.

둘째, 과거의 중독사례에서 mycotoxin은 계정과 관련이 있는 듯하다. 예를 들면 Aspergillus속이 생산하는 mycotoxin에 의한 사고는 봄철에서 여름철에 많고 fusarium 독소군에 의한 사고는 추울 때에 많이 발생한다.

셋째, mycotoxicosis는 직접 동물로부터 동물로, 또는 사람에서 사람에게로 이행되지 않는다. 즉 감염형이 아니다.

넷째, 발증이 일어난 동물에 항생물질이나 약제요법을 시행하여도 별 효과가 없다.

(1) Aflatoxin에 의한 식중독

영국에서 1960년 봄과 여름 사이에 10만 마리의 칠면조가 떼죽음을 당했는데, 그 원인을 알 수 없어 Turkey X disease라고 하였다. 그 후 연구 결과 브라질에서 수입한 땅콩박에 기생하는 *Aspergillus flavus*의 형광 대사산물에 의하여 대량의 칠면조가 급성 건강장애를 일으켜 죽게 되었음을 확인하게 되었고, 그 독소 물질을 생산하는 곰팡이의 이름을 따서 aflatoxin이라고 명명하였다.

이 독소는 탄수화물이 풍부한 **쌀, 보리, 옥수수에서 잘 발생하며** 수분 16% 이상, 상대 습도 80~85% 이상, 온도 25~30℃가 최적 조건이다.

Aflatoxin은 매우 강력한 간장 독소로 간출혈, 담관증식, 신장출혈 등의 증상이 나타나며, 동물 실험 결과 강력한 **발암성 물질**로 알려지고 있다.

(2) 황변미에 의한 식중독

쌀의 수분 함량이 14~15% 이상 함유된 저장미에서 곰팡이가 발생하여 그들이 생성하는 대사산물에 의해 쌀이 황색으로 변하게 되는데, 이를 황변미라 하며, 이 황변미는 식중독을 일으킨다. 황변미의 종류에는 동남아시아의 쌀에 많고 간경변을 일으키는 island oa 황변미, 주로 대만 쌀에 발생하고 주로 신경독을 일으키는 toxicarium 황변미, 태국 쌀 등에 분포되어 있고 급성이나 만성 신장염을 일으키는 태국 황변미 등이 있다.

3. 식품의 위생적 관리

1) 식품의 변질과 보존

(1) 식품의 변질

유기물인 식품을 자연 조건에 방치하여 두면 부착되어 있는 미생물 및 식품이 본래부터 갖고 있는 효소의 작용에 의해서 분해되고 그 구성 성분이 복잡한 물질로부터 간단한 물질로 변화되어 영양소가 파괴되고 향기와 맛이 손상, 탈수가 되기도 하는데 이러한 현상을 **변질**이라 한다. 변질되어 가는 과정은 다음과 같이 나누어 설명할 수 있다.

① 부패(Putrefaction)

육류, 어패류, 계란류 등의 단백질 식품에 미생물이 증식하여 식품 중의 질소를 유기화합물인 단백질로 분해하는 것을 말한다. 이 분해 과정에서 생성된 아민이나 암모니아는 악취를 발생시키며 각종 아민계 유독성 물질을 생성한다. 부패 과정은 초기에 호기성 균의 번식으로 변색이나 썩은 냄새가 나고, 점차 부패가 진행됨에 따라 혐기성 균이 내부까지 침입하여 완전한 부패가 이루어진다. 이와 같이 부패가 상당히 진전된 식품을 섭취하였을 때 부패균의 종류에 따라 식중독을 일으킨다.

② 발효(Fermentation)

탄수화물에 미생물이 증식하여 일어나는 분해 작용의 현상을 말한다.

③ 변패(Deterioration)

버터, 줄, 과실 등의 당질, 지방질 식품에 미생물이 증식하여 분해되는 현상을 말한다. 그러나 일반 식품인 경우 각각 이 식품 성분비와 종류는 다르나 식품에 미생물이 증식하면 부패, 발효, 변패가 동시에 서서히 일어난다.

(2) 식품의 보존

식품 보존의 목적은 ① 경제적, 사회적 견지에서 식량의 손실을 경감함으로써 가격을 조절할 수 있으며, 유통, 수송, 비축 등의 처치를 할 수 있고, ② 식품위생학적, 영양학적 견지에서 부패 악화된 음식으로부터 일어날 수 있는 위해와 사고를 미연에 방지하여 국민의 식생활을 안전하게 하고 식품의 영양가를 유지하기 위함이다. 식품 보존 방법으로는 물리적 보존법, 화학적 보존법 및 생물학적 보존법 등이 있다.

① 물리적 보존법(Physical preservation)

■ **건조법(탈수법)**

미생물의 생육에 필요한 수분을 식품으로부터 제거시켜 수분활성을 낮추고, 삼투압을 증가시켜 미생물의 생육을 저지시키는 것으로 일광건조법과 인공건조법 등이 있으며, 과실류·어류·곡류·육류 등의 보존에 이용되고 있다.

일반적으로 세균은 수분 함유량이 15% 이하에서는 번식하지 못하나 곰팡이는 13% 이하에서도 비교적 번식이 가능하므로 곰팡이의 생육이 불가능한 정도로 건조시켜 저장한다.

■ **냉동, 냉장법**

식품을 저온에 유지시킴으로써 미생물의 대사와 증식을 억제하며, 식품의 가치를 유지·연장할 수 있다.

냉동은 0℃ 이하로 식품을 빙결하여 보존하는 것을 말하며, 냉장법은 0~10℃의 범위 내에서 식품을 보존하는 방법을 말한다. 이와 같은 원리를 이용한 것으로 움저장, 냉장, 냉동 방법이 있다.

■ **가열법**

끓이거나 삶는 방법에 의하여 식품에 부착된 미생물을 사멸시키고 조직 중의 각종 효소를 불활성화시켜서 식품의 변질을 방지하는 방법으로써, 저온살균은 61~63℃로 30분간 가열하는 방법으로 우유·술·주스·간장 등에 적당하다.

고온살균은 95~120℃에서 30~60분간 가열하는 방법으로 일반 식품을 끓인 후 다시 저장하는 방법이다.

■ **밀봉법**

식품을 외부의 공기와 차단시켜 산화 또는 흡수를 방지함으로써 장기간 보존하는 방법으로 건조한 식품, 특히 곡식류는 흡수성이 있어 공기 중에 방치하면 수일 내에 12~14% 정도 습기를 흡수하므로 적당히 밀봉하여 변질을 억제할 수 있다.

■ **통조림법**

캔 속의 가스를 제거하고 밀봉 후 다시 가열 처리함으로써 효소의 활성화와 세균의 발육을 억제하는 방법이다.

■ **조사 살균법**

자외선과 방사선이 사용되고 있는 이 방법은 살균 중 발열이 적으므로 식품을 그대로 살균할 수가 있어 냉온 살균법 또는 무열 살균법이라고 하기도 한다.

가. 자외선 살균법: 자외선의 **살균작용 유효파장은 2,500~2,700Å** 사이이며, 오존을 발생하여 일종의 산화작용에 의해 식품 표면의 세균을 살균하지만 내부에 있는 세균에 대한 살균 효과는 없다. 따라서 기구, 식품의 표면, 청량음료 및 분말 식품에 한한다.

나. 방사선 살균법: 방사선 α, β, γ선 중 **γ선**이 가장 **살균력이 강하며** 주로 우리나라에서는 Co^{60}이 사용되고 있다. 현재 32개국에서 270여 종의 식품이 산업적으로 실용화되고 있으며, 우리나라에서도 1987년부터 방사선으로 처리한 식품이 실용화되고 있다.

② 화학적 보존법

■ 절임법

식품을 소금이나 설탕 또는 산성 pH에 저장하는 방법으로 식품이 탈수되어 미생물의 발육이 억제된다. 절임법은 세균의 생육을 억제할 뿐이며, 살균력은 없고 또한 호염균·호당균 등 절임 상태에 적응하는 균들이 있으므로 절대적인 보존 방법은 아니다.

가. 염장(Salting): 식품에 소금을 넣으면 삼투압이 높아져서 식품이 탈수되어 건조 상태가 되고 미생물도 원형질의 분리를 일으키므로 미생물의 생육이 억제된다. 보통 10~20%의 소금 농도를 유지하나 호염균(Halophilic bacteria: 식염내성균)도 있으므로 산과 병행하면 효과가 크다.

나. 당장(Sugaring): 식품을 설탕 또는 전화당으로 저장하는 방법으로 일반적으로 40~50%의 농도로 사용하나 호당성균(saccharophillic bacteria)도 있으므로 산과 병행하면 효과적이다.

다. 산장(Pikling): pH가 낮은 초산, 젖산을 이용하여 식품을 저장하는 방법으로, 세균은 pH 4.9 이하가 되면 생육하지 못하고 효모는 pH 3.1에서 생육이 저지된다. 또한 일반적으로 같은 pH에서도 유기산이 무기산보다 미생물의 번식을 저지하는 효과가 크다.

■ 보존료 첨가법

합성보존료나 산화제를 사용하여 보존하는 방법으로 식품위생법에 의하여 사용 용도와 사용 식품량에 맞도록 사용하여야 한다.

합성 보존제의 조건은 다음과 같다.

첫째, 인체에 대해 독성이 없고,

둘째, 미량으로 효과가 있어야 하며,

셋째, 무색·무미·무취해야 하고,

넷째, 식품에 어떤 변화가 없어야 하며,

다섯째, 사용 방법이 간편하고 가격이 저렴해야 하고,

여섯째, 식품제조에 필요한 것,

일곱째, 기타로 구분하고 있다.

그리고 첨가물의 사용 기준을 정하는 방법은 사용할 수 있는 식품의 종류 제한, 식품에 대한 사용량 또는 사용 농도의 제한, 사용 목적에 대한 제한 및 사용 방법에 대한 제한으로 4종류로 제한하고 있다.

4. 식품 첨가물

1) 식품 첨가물의 개념

식품 첨가물이란 식품위생법 제2조 제2항에 "식품제조과정이나 식품가공보존의 목적으로 식품에 첨가, 혼합, 침륜 기타의 방법에 의하여 식품에 사용하는 물질을 말한다"라고 정의되어 있다. 여기에서 말하는 물질에는 화학적 합성품, 즉 합성 첨가물과 화학적으로 합성된 것이 아닌, 이른바 천염 첨가물이 있다. 합성 첨가물, 즉 식품 첨가물에 대해서는 국가가 안전하다고 판단한 것만 사용할 수 있다. 화학 합성품 이외에 식품 첨가물에 대해서는 인류의 오랜 역사적 경험에 의해 위험한 것은 배제되어 있다고 여기고 있어 필요한 것에 대해서만 규격 기준이 정해져 있다.

식품 첨가물의 구비 조건은 다음과 같다.

① 인체에 유해한 영향을 미치지 않을 것,

② 식품의 제조 가공에 필수불가결할 것,

③ 사용 목적에 따른 효과를 소량으로도 충분히 나타낼 것,

④ 식품의 영양, 이화학적 성질 등에 영향을 주지 않을 것,

⑤ 식품의 화학분석 등에 의해서 그 첨가 물질을 확인할 수 있을 것,

⑥ 식품의 상품 가치를 향상시킬 것 등이다.

2) 식품 첨가물의 분류와 사용 기준

식품 첨가물은 그것이 비록 지정품이라 하더라도 정제가 불충분하여 유해 혹은 유독한 물질이 함유되거나, 불결하게 취급되어 이물이 혼입되거나 하면 위생상 좋지 않으므로 그 위생적인 품질을 확보하기 위하여 성분 규격이 마련되어 있다. 또 어떤 첨가물에 대해서는 사용 기준을 규정함으로써 사용 대상 식품의 종류, 사용량, 사용 조건 등을 제한하여 위생상의 위해를 방지하도록 꾀하고 있으며 또 보존상 특히 주의해야 할 필요가 있는 것에 대해서는 보존 기준도 마련되어 있다(식품위생법 제7조).

또 식품 첨가물에는 표시 규정이 있어서 '식품 첨가물'이라는 표시를 비롯하여 명칭 또는 별명, 제조장소, 제조업소명, 제조 연월일과 사용 기준, 보존 기준이 정해진 첨가물에는 그 사용 방법이나 보존 방법 등을 기재하여야 한다. 식품 첨가물이나 이를 함유하는 제제로서 '식품 첨가물'이라는 표시를 한 것은 첨가물의 규격에 합격해야 하는 것임은 말할 것도 없다.

식품 첨가물의 성분 규격, 사용 기준, 표시 기준, 제조 기준 등은 식품 첨가물 공정(식품위생법 제12조)에 모두 수록하도록 되어 있는데, 이는 식품 첨가물의 적정 사용을 위한 것이다.

3) 식품 첨가물의 종류와 특성

우리나라는 식품위생법에서 6종류로 첨가물을 분류하고 있고, 미국국립과학기술원 및 국립연구협의회 산하 식품보호위원회에서는 식품 첨가물을 기능과 용도에 따라 40종으로 분류하고 있다. 여기서는 식품 첨가

물의 목적에 따라 그 특성을 살펴본다.

(1) 보존료(Chemical preservation)

식품의 변질 및 부패를 방지하고 식품의 신선도를 보존하여 영양가의 손실을 방지하는 데 사용되는 물질을 보존료라 한다. 사용이 허가된 보존료의 종류와 사용식품은 디히드로초산(치즈, 버터, 마가린), 소르빈산·소르빈산칼륨(식육제품, 치즈, 된장 등), 안식향산 및 안식향산나트륨(청량음료, 간장), 파라옥시 안식향산 부틸·에틸·프로필(간장, 식초, 인삼음료), 프로피온산나트륨(빵 및 생과자, 치즈) 등이다.

(2) 살균료(Bactericide, Germicide)

식품의 부패 원인균 또는 감염병균 등을 사멸시키기 위하여 식품에 첨가 또는 식품 제조 시에 사용한다. 허용 살균료는 표백분, 고도 표백분, 차아염소산나트륨, 이염화이소시아눌산나트륨 및 에틸렌옥사이드가 있다.

(3) 산화방지제(Antioxidant)

공기 중의 산소에 의한 변질을 방지하기 위하여 사용하는 첨가제가 산화방지제이다. 산화방지제로는 디부틸히드록시 톨루엔, 몰식자산 프로필, 에리트로브신, L-아스코르빈산(비타민 C), DL-α토코페롤(비타민 E), EDTA 등이 있다.

(4) 착색료(Coloring matter)

색소는 자연 색소가 바람직하나 여러 가지 이유로 합성 착색료를 사용한다. 합성 색소로는 타르 색소가 8종, 타르 색소의 알루미늄 레이크 7종 및 비타르 색소가 7종으로 총 22종이 허용되어 있다.

(5) 조미료(Seasoning)

식품의 고유한 맛만으로 충족을 느끼지 못할 경우에 맛을 좋게 하고자 첨가하는 물질을 조미료라 하는데, 단맛·신맛·짠맛·쓴맛을 4원미(元味)라 한다. 매운맛·풍미(風味)·떫은맛·청량미 등은 4원미의 복합미이다. 조미료는 핵산계, 아미노산계, 유기산계로 구분되어 있다.

(6) 감미료(Nonnutritive sweetner)

합성 감미료는 당질 이외의 감미를 가진 화학적 합성품을 총칭하는 것으로서 영양가가 없다. 인체에 해로운 것이 많아 식품으로 사용할 수 있는 것은 매우 한정되어 있다(표 6-2).

표 6-2. 허용 감미료의 사용 기준

첨가물명	사용 기준
사카린나트륨	식빵·이유식·백설탕·갈색설탕·포도당·물엿·벌꿀·알사탕에는 사용 금지
글리시르리진산 2나트륨·3나트륨	된장 및 간장 이외의 식품에는 사용 금지
D-소르비톨	규제 사항 없음
D-크실로오스	규제 사항 없음
아스파탐	비가열 조리 식사대용 곡류가공품(이유식 제외)·껌·청량음료·차류·아이스크림·잼·주류·분말스프·발효유·식탁용 감미료·특수영양식(이유식 임산부식용 등은 제외) 이외의 식품에는 사용 금지
스테비오사이드	식빵·이유식·백설탕·포도당·물엿·벌꿀·알사탕·우유·유제품에는 사용 금지

(7) 기타

이외에도 사용 목적에 따라 식품의 색을 보존하든가 발색시키는 발색제(color fixative), 유색 물질을 무색으로 만드는 표백제(bleaching agent), 밀가루 개량제(maturing agent), 미각의 자극 및 식욕의 증진 목적으로 신맛을 내는 산미료(acidulant), 착향료(flavoring agent), 빵·과자 등에 첨가하여 연하게 하는 팽창제(leavening agent), 비타민·무기질·아미노산 등을 강화하는 강화제(diatery supplement), 유화제(emulsfier), 호료(糊料, thicker) 등이 있다.

제 7 장

기생충 질병관리

1. 기생충의 개념

일시적으로 혹은 지속적으로 생체에 기생하며 그 숙주(host) 생체에서 영양을 섭취하여 생활하는 동물류를 기생충이라고 한다. 인체 기생충 질환은 거의 장내에 기생하는 윤충류에 의한 것이 대부분이며, 기후 조건을 포함하는 환경 조건, 지리적 여건, 인종 및 사회경제적 여건 등에 의하여 건강에 미치는 위해 정도가 큰 차이를 나타내고 있다.

기생충 질환이 유행되는 원인은 환경 불량, 비과학적 식생활 습관, 분변의 비료화, 비위생적인 일상생활, 비위생적 영농 방법 등이 주원인이 되고 있다.

기생충의 생식에는 무성생식과 유성생식이 있으며, 일생동안 양쪽 모두 행하는 것도 많다. 무성생식의 예로서 흡충류인 세르카리아의 제1종간숙주 내에서의 증식, 천충류인 포충(包蟲)의 두질(頭節) 증가, 선충의 어느 기생세대에 있어서의 처녀생식 등이 있다. 간디스토마, 폐디스토마 등 자웅동체인 것은 충란이 배출되어 중간 숙주를 거쳐 감염된다. 인체 기생충 중에서 가축 등에도 기생하는 것들이 있다. 이것은 기생충에 의하여 숙주의 선택성에 차이가 있기 때문이며, 흡충류는 비교적 넓은 범위의 숙주에 기생하지만 촌충류, 선충류는 비교적 그 범위가 좁다. 기생원충 중에서 근족충류(이질아메바 등)는 숙주의 범위가 넓고, 포자충류(말라리아병원충류 등)는 그 범위가 좁다.

우리나라에서도 한때 기생충 감염은 국민보건에 심각한 문제였다. 기생충 감염률 조사가 1971년도에 1차로 시행된 이래 매 5~7년 주기로 조사되었는데, 1971년 감염률은 84.3%로 매우 높았다. 그러나 이후 경제 수준이 향상하면서 국민보건에 대한 인식이 높아져 이에 따라 환경 개선, 생활 습관의 변화, 화장실의 개량, 영농 방법의 개선 등으로 점차 감소되어 2004년에 실시된 제7차 장내 기생충 실태조사에서는 감염률이 3.7%로 크게 감소되었다. 한편으로 간흡충, 요충, 요코가와 흡충의 감염률은 0.1% 이상으로 다른 기생충들보다 높아 이에 대한 집중적인 관리가 요구되고 있다.

2. 인체 기생충의 분류

1) 생물형태학적 분류

(1) 원충류(Protozoa)

- 근족충류(Rhizopoda): 이질아메바, 대장아메바
- 포자충류(Sporozoa): Malaria, Coccidia, *Toxoplasma gondi*
- 편모충류(Mastigophora): *Trichomonas vaginalis* (질 트리코모나스)
- 섬모충류(Ciliata): *Balantidium coli* (대장발란디듐)

(2) 윤충류(Helminths)

① 선충류(Namatoda)

- 회충(*Ascaris lumbricoides*)
- 십이지장충(*Ancylostoma duodenale*)
- 동양모양선충(*Trichostrongylus orientalis*)
- 분선충(*Strongyloides stercoralis*)
- 편충(*Trichuris trichiura*)
- 선모충(*Trichinella spiralis*)
- 요충(*Enterobius vermicularis*)
- 사상충(*Brugia malayi*)

② 흡충류(Tematoda)

- 간흡충(*Clonorchis sinensis*)
- 폐흡충(*Paragonimus westermani*)
- 요꼬가와흡충(*Metagonimus yokogawai*)
- 일본주혈흡충(*Schistosoma japonicum*)

③ 조충류(Cestoda)

- 유구조충(*Taenia solium*)
- 왜소조충(*Hymenolepis nana*)
- 무구조충(*Taenia saginata*)
- 광열열두조충(*Diphyllobothrium latum*)

2) 매개물에 의한 분류

(1) 토양으로 매개되는 기생충

- 회충(*Ascaris lumbricoides*)
- 편충(*Trichuris trichiura*)
- 십이지장충(*Ancylostoma duodenale*)
- 동양모양선충(*Trichostrongylus orientalis*)

(2) 물과 채소로 매개되는 기생충

- 회충(*Ascaris lumbricoides*)
- 편충(*Trichuris trichiura*)
- 십이지장충(*Ancylostoma duodenale*)

- 동양모양선충(*Trichostrongylus orientalis*)
- 분선충(*Strongyloides stercoralis*)
- 이질아메바(*Entameba histolytica*)

(3) 어패류로 매개되는 기생충

- 간흡충(*Clonorchis sinensis*)
- 폐흡충(*Paragonimus westermani*)
- 요꼬가와흡충(*Metagonimus yokogawai*)

(4) 수육류로 매개되는 기생충

- 유구조충(*Taenia solium*)
- 무구조충(*Taenia saginata*)
- 선모충(*Trichinella spiralis*)

(5) 모기가 매개하는 기생충

- 말라리아 원충(Malaria)
- 사상충(Filariae)

(6) 접촉으로 감염되는 기생충

- 요충(*Enterobius vermicularis*)
- 트리코모나스(*Trichomonas vaginalis*)

3. 기생충의 종류

1) 선충류

몸이 가늘고 양끝이 뾰족한 원통 모양이며, 좌우 대칭이다. 대부분 암수가 분리되어 있다.

(1) 회충증(Ascariasis lumbricoides)

회충은 전 세계적으로 분포되어 있어 한랭 지역에서도 발견되고 따뜻하나 습하고 위생 상태가 불량한 지역에서의 발현율이 높다. 우리나라도 예전에는 높은 양성률을 보였던 기생충이다.

① 병원체

*Ascaris lumbricoides*이다.

② 병원소

감염된 사람, 돼지, 개, 고양이이다.

③ 전파 경로

분변으로 탈출한 후 회충 수정란은 일반 환경에서 감염형이 되어 오염된 야채, 불결한 손 등의 파리의 매개에 의한 음식물의 오염 등으로 경구 침입을 하고, 7~10일간 발육한 후 위에서 부화하여 심장, 폐포, 기관지, 식도를 거쳐 소장에 정착, 감염 70~80일이면 성충이 되어 10만~20만 개의 충란을 산란한다.

회충의 생활사는 성숙한 충란의 경구침입 → 소장 → 유충 → 장벽 내 모세정맥 → 대정맥 → 문맥 → 간 → 심장 → 폐(유충탈피) → 기관지 → 기관 → 후두 → 인두 → 식도 → 위→ 소장의 경로를 거치는 것과, 일부 유충은 림프관 침입 → 장벽림프선 → 흉관 → 심장 → 폐(유충탈피) → 기관지 → 기관 → 후두 → 인두 → 위 → 소장의 경로를 거치는 것이 있다.

④ 감염 증상

회충증의 일반적인 증상은 영양 손실을 비롯하여 식욕 감퇴, 체중 감소, 불면 또는 심한 두통, 현기증, 오심, 구토, 천식, 정신불안, 피부소양감, 정신경련 등 심한 신경증상도 보인다. 소아가 다수의 충에 감염되면 안면창백, 피부이완, 건조, 복부팽만 현상이 나타나고 혈변, 설사, 기생충성 장염을 일으킨다.

⑤ 예방 대책

회충의 생활환에 적극 개입하여, 인분을 비료로 사용하지 말아야 하고, 청정채소를 장려해야 하며 식생활의 위생개선이 이루어져야 한다. 파리에 대한 구제도 필요하다. 이외에도 집단에 대하여 구충을 실시하여 치료 및 추가적인 수정란의 배출을 막아야 하고, 보건교육을 실시하여야 한다.

(2) 구충증(Hook worm disease)

구충은 입 부분에 이빨 같은 흡착기를 가지고 있어 숙주 장점막에 붙어 피를 빨아먹는다. 인체에 기생하는 것들에는 십이지장충, 아메리카구충 등이 있으며, 충란으로 감별이 잘 되지 않아 일반적으로 구충이라고 부르고 있다.

① 병원체

십이지장충(*Ancylostoma duodenale*), 아메리카구충(*Necator americanus*)이다.

② 전파 경로

인체의 소장에 기생하면서 4~5주 후면 산란을 해서 분변으로 나와 자연환경에서 부화한다. 자연환경에서 2주일이면 부화하여 간상유충을 거쳐 환경상태가 좋지 않으면 감염형으로 되어 경피적 침입을 한다.

③ 감염 증상

침입 초기에는 기침, 오심, 구토도 있으며 성충이 되면 빈혈증, 소화 장애가 나타난다. 많은 사상유충이 경구적으로 침입하게 되면 채독증이 발생한다.

④ 예방 대책

감염원의 제거, 인분의 위생적 처리, 오염지역 내 작업 시 장화, 장갑을 사용하여야 하며 인분으로 재배한 야채는 흐르는 물로 여러 차례 씻어야 하며 개인위생 등을 준수해야 한다.

(3) 요충증(Enterobiasis, Pin worm)

세계적으로 분포하는 요충은 열대지방보다는 온대나 한대지방, 농촌보다 도시 등 인구 밀집 지역에 많이 분포한다. 요충의 충란은 건조한 실내에서도 장기간 생존이 가능하기 때문에 침식을 함께 하는 사람들 사이에서 **집단감염**이 쉽다. 요충은 맹장, 충수돌기, 상행결장 하부에 기생한다.

① 병원체

*Enterobius vermicularis*이다.

② 전파 경로

성숙 충란이 불결한 손이나 음식물을 통해서 경구적으로 침입하며 소장 상부에서 부화, 맹장 부위에 기생하는 요충의 암컷은 자궁 속에 충란이 차면 야간이행(nocturnal migran)하여 숙주가 잠자는 사이에 직장으로 이동하여 45일 전후면 항문 밖으로 나와 항문주위에 산란하는 습성이 있다. 한편, 항문주변에 소양증(anal itching)이 있어 긁게 되면 습진이 생기고, 세균에 의해 2차 감염으로 인한 염증을 일으킬 수도 있다. 또한 체중 감소, 경련, 수면장애, 야뇨증, 주의력 산만 등의 증상이 있다.

③ 예방 대책

일반적으로 예방 대책은 회충의 경우와 같은데 집단적 구충을 실시하고, 내의와 손 및 침실의 청결과 함께 자가 감염이나 가족 감염을 예방하기 위한 조치 등이 필요하다.

(4) 말레이 사상충증(Filariasis elephantiasis)

말레이 사상충증은 상피병이라고도 하는데, 모기에 의해 매개되는 질환으로 현재 우리나라에서는 드물지만 중국, 인도, 인도네시아, 말레이시아 등 아시아 특정 지역에 국한되어 나타난다.

① 병원체

*Brugia malayi*이다.

② 전파 경로

사상충의 매개체는 숲모기(*Aedes togoi*), 학질모기(*Anopheles sinesis*)로서 감염자의 혈류에서 사상충 자충을 흡열하여 2~3주 후면 필라리아(filaria)형으로 되어 건강인을 흡혈할 때 감염시킨다. 말라리아자충은 주로 밤 10시 이후에서 새벽 2시 사이에 말초혈류에 출현하기 때문에 일명 야간 정기출현성 사상충이라고도 한다.

③ 감염 증상

사상충은 림프선이나 림프관에 부종, 세포의 침윤 등이 발생하며 이에 의한 염증의 재발증으로 병변이 커지게 되어 **상피증**(elephantiasis)이 되기도 한다.

④ 예방 대책

환경위생관리를 철저히 하며 모기에 물리지 않도록 하고, 모기 서식처를 제거하여 구제한다.

2) 원충류(Protozoa)

원충은 가장 하위의 동물로 단일세포로 이루어져 있다. 위족 또는 섬모 등이 있어 운동성이 있으며, 소화, 생식 등의 기능도 가지고 있다.

(1) 이질아메바증(Amoebiasis)

원충류 중 근족충류에 속하며 세계적으로 분포되어 있지만 특히 열대와 아열대에 많이 분포되어 있다. 우리나라에서도 법정감염병 제2종으로 보균자가 많이 보고되고 있다.

① 병원체

*Entamoeba histolytica*이다.

② 전파 경로

이질 아메바는 영양형(trophozoite form)과 포낭형(cyst form)이 있는데 영양형은 인체에 감염되면 위액에 의하여 파괴되며 외부에서의 저항력도 약하다. 분변으로 배출된 포낭형(cyst)은 저항력이 강하여 물속에서 1개월까지 생존하며, 분변에서는 적당한 환경일 경우 2주까지도 생존할 수 있다. 분변으로 배출된 포낭형은 음식물, 물 등에 오염되어 경구 침입되며, 회장 하부에서 탈낭하여 대장으로 내려와 점막에 침입해서 분열 증식한다.

③ 감염 증상

아메바성 이질의 증상에는 급성이질, 만성이질, 간, 폐 등의 합병증이 있으며 급성이질은 점혈변을 배설하며 복통을 동반한다. 이소적 기생이 되는 경우 간, 폐, 뇌 등에 심한 병변을 보일 수 있다.

④ 예방 대책

음료수를 끓이거나 분변의 위생적 처치, 음식물 취급자 관리, 환자의 적절한 조치, 개인위생관리, 매개곤충의 매개방지(파리, 바퀴) 등이 중요하다.

(2) 질 트리코모나스(Trichomonas vaginalis)

원충 중 편모충류에 속하며 제4의 성병으로 불린다. 전 세계적으로 분포하며 우리나라에서도 많이 보고되고 있다. 기생 부위는 여성 질부이고 남자의 요도에서도 발견된다. 증상은 남자의 경우는 무증상이거나 증상이 가벼우며, 전파자로서의 역할만 한다. 그러나 여성의 경우에는 질의 발적, 질벽의 점상 출혈반응 등을 나타낸다.

① 병원체

*Trichomonas vaginalis*이다.

② 전파 경로

인체 기생 부위는 여자의 경우 질부이며, 남자는 전립선, 요도이고 방광에도 기생한다. 감염 경로는 주로 성행위에 의해 감염되는 경우가 많고 욕조나 변기를 통한 감염도 원인이 된다. 질 조직 내에는 침입하지 못하며, 비정상적인 질 분비물에서만 발견된다.

③ 감염 증상

단독 감염보다도 세균, 진균 등과 동시에 감염되는 일이 많으며, 대하증, 빈뇨, 악취, 소양감, 질 점막의 발적 등이 나타난다.

④ 예방 대책

질 트리코모나스는 주로 성생활에 의해 전파되므로 불결한 성행위는 금지해야 한다.

(3) 기타

원충류는 이외에도 많이 있으나 병원성이 있는 것은 근족충류(Rhizopoda)의 대장아메바와 편모충류의 람불편모충, 섬모충류에는 대장 바란티듐, 포자충류에는 말라리아, *Coccidia*, *Toxoplasma gondi* 등이 있다.

3) 조충류(Cestoda)

촌충이라고도 한다. 척추동물에 해당하며 1개의 머리마디와 여러 개의 편절로 이루어져 있다. 머리마디에 숙주에 흡착하기 위한 흡반 또는 흡구가 있으며 소화관이 없다. 발육하는 데에 중간 숙주를 필요로 한다는 점도 특징이다.

(1) 유구조충증(Pork tape worm)

갈고리촌충이라고도 하며 전 세계적으로 분포되어 있고, 특히 돼지고기를 생식하는 지역주민에 많이 있다. 성충감염보다는 낭충증(cysticercosis) 감염이 많다.

① 병원체

*Taenia solium*이다.

② 전파 경로

충란에 오염된 풀을 중간 숙주인 돼지가 먹으면 소장에서 부화한 유충들이 장벽의 혈류를 따라 피하, 근육 등에 이르러 약 2개월 후 유구낭충(*Cysticercus cellulosae*)이 된다. 돼지고기를 생식할 때 소장에서 낭충은 약 2개월 내에 성충이 되며 인체 내에서 산란하면 충란은 장내에서 부화하여 장벽을 뚫고 혈류를 따라 각 장기로 이동하기도 한다. 이것을 자가 감염이라고 한다.

③ 임상 증상

성충이 소장 상부에서 기생하므로 두통, 불쾌감, 격심한 복통, 설사, 구토, 식욕감퇴, 공복통 등 소화기증상과 호산구증가증이 나타난다. 또 인체의 근육, 피하조직, 뇌, 심근, 신장 등에 장충이 기생하여 인체 낭충증을 일으켜 부위에 따라 여러 가지 위험한 병해를 나타내기도 한다.

④ 예방 대책

돼지고기의 생식을 금지하고 충분히 익혀 먹어야 하며, 인분의 위생적 처리 및 인분의 돼지 사료 사용을 금지하여야 하며 감염자의 구충이 중요하다. 이는 감염원을 감소시킬 뿐 아니라 환자 자신의 충란에 의한 낭충의 자가 감염도 예방될 수 있기 때문이다.

(2) 무구조충증(민촌증, Beef tape worm)

일명 민촌충이라고 하며 일반적으로 쇠고기를 먹는 나라에서 발견된다.

① 병원체

*Taenia saginata*이다.

② 전파 경로

분변과 함께 배출된 충란이 풀이나 사료에 오염되어 중간 숙주인 소가 먹으면 소의 장에서 부화되어 유구충이 된다. 이 유충이 탈출하여 장벽을 뚫고 혈류와 림프를 통하여 골격근 내로 이행되며 2개월이면 무구낭충(*Cysticercus bovis*)이 된다. 감염된 쇠고기를 생식하면 소장 상부에서 탈낭, 약 2개월 내에 성충이 된다.

③ 감염 증상

기생충의 편절이 자동적으로 항문으로 빠져 나올 때 볼기, 대퇴부에 이물감을 주고, 소화기 계통의 증세, 즉 상복부 통증, 배꼽 주위에 선통 발작, 식용부진, 때로는 기아감, 소화불량, 구토 등을 호소한다.

④ 예방 대책

쇠고기의 생식을 금지한다.

(3) 광절열두충증(긴촌충, Fish tape worm)

담수어를 자주 먹는 지방인 이태리, 스위스, 독일, 핀란드 등 북반구에 많다. 우리나라에서는 최근 발견이 희귀하다.

① 병원체

*Diphyllobothrium latum*이다.

② 전파 경로

충란은 15~25℃ 수중에서 약 2주 후 6개의 갈고리를 가진 가는 섬로로 덮여 있는 coracidium으로 되어 있어 제1중간 숙주인 물벼룩(*Cyclops, sp., Diaptomus sp.*)에 섭취되면 2~3주 내에 체내에서 procercoid로 발육된다. 이 물벼룩을 제2중간 숙주인 송어, 연어 등이 섭취하면 어류의 근육조직에 plerocercoid로 되는데, 감염된 민물고기를 생식하면 인체의 소장에서 약 3주 후면 1m 정도의 성충으로 성숙하여 산란한다. 1일 산란 수는 성충 1마리가 약 100만 개가량 되는데 약 6ssu 이상도 살며 한 사람에 1마리 또는 3만 마리까지 기생한다.

③ 감염 증상

전형적인 증상은 별로 없으나 빈혈(열두조충성 빈혈), 식욕감퇴, 신경장애, 영양불량, 위통공복감 등이 있을 수 있다. 또 간촌충이 다른 조충보다 10~15배 이상 비타민 B_{12}를 많이 흡수하기 때문에 악성빈혈 등을 호소하기도 한다.

④ 예방 대책

담수어나 송어, 연어의 생식(50℃ 이상 온도에서 10분 이상 생존가능)을 금지하고, 감염자의 구충이 필요하다.

4) 흡충류(Trematoda)

흡충류는 편형동물에 속하며, 소화관은 불완전하고, 2개의 흡반(sucker)을 가지고 있다.

(1) 간흡충증(Clonorchiasis)

간흡충을 간디스토마(chinese liver fluke)라고도 하며 간흡충은 한국을 비롯해 월남, 태국, 중국, 일본 등 동남아시아 지역에만 분포하며 우리나라는 민물고기를 생식하는 생활 습관을 가지고 있는 지역주민에게 특히 많이 유행하는데 낙동강, 영산강, 섬진강 등의 각 강 유역 주민이 많이 감염된다. 보고에 의하면 충청남도, 경상남북도, 전라남북도가 감염률이 높다.

① 병원체

*Clonorchi sinensis*이다.

② 전파 경로

성충은 사람, 개, 고양이 등의 담도 내에 기생하면서 담도를 통해 장관을 거쳐서 분변으로 충란이 배출되면 물속에서 제1중간 숙주인 왜우렁이(*Parafossarules manchouricus*)에 섭취되어 식도에서 부화하며 미라시듐(miracidum)이 조직 주위에 침입하여 sporocyst → redia → cercaria로 된다. Cercaria는 제1중간 숙주를 탈출하여 제2중간 숙주인 잉어과의 참붕어, 피라미, 모래무지 등의 피하조직에서 metacercaria가 된다. 이 피낭유충에 감염된 민물고기를 생식하거나, 조리 과정 중에 조리 기구를 통해서 다른 음식물을 거쳐 경구 감염된다. 소장에서 탈낭한 유충은 6~20시간 내에 담관으로 들어가서 약 4주 후에 성충이 되는데 성충의 수명은 5~10년이다.

③ 감염 증상

감염 충수와 숙주의 저항력에 따라 달라지는데 반복적으로 감염되면 보통 간비대, 복수, 비장비대, 부종, 빈혈, 소화장애, 황달, 야맹증 등이 있고, 혈액학적인 소견으로는 적혈구 수가 감염 1~2개월 사이 감소하다가 일반적으로 다시 정상으로 된다.

④ 예방 대책

민물고기 생식을 금지하여야 하며, 민물고기 조리 후에는 조리 기구를 깨끗이 씻는 습관을 가져야 한다. 또한 만연 지역에서는 생수를 마시지 말고 위생적인 인분 처리와 개, 고양이 등 숙주의 사체 처리를 잘해야 하고, 왜우렁 산란기인 4~9월에는 수초를 베어버리는 것도 한 방법이다.

(2) 폐흡충증(폐디스토마증, Paragonimiasis, Oriental lung fluke)

우리나라에서는 산간 지역에 많이 분포하고 있는데, 일부 지역에 홍역에 걸린 아이에게 가재의 생즙을 먹이면 낫는다는 속설로 인해 유행하기도 하였다.

① 병원체

*Paragonimus westermani*이다.

② 전파 경로

객담이나 대변으로 나온 충란은 26℃ 내외의 수중에서 2~3주 후에 부화하여 miracidium으로 되고, 제1중간 숙주인 다슬기(*Semisulcospira libertina*)에 침입하여 sporocyst → redia → daughter redia → cercaria로 되어 수중으로 나와 제2중간 숙주인 갑각류, 즉 가재, 게 등의 아가미, 간장, 근육 내에 침입하여 6주 후면 metacercaria가 된다. 제2중간 숙주인 가재, 게 등을 생식하면 소장상부에서 탈낭하여 소장 또는 하부에서 장벽을 뚫고 복강으로 나와 복벽근육에 침입, 1주간 발육 후 다시 복강으로 나와 횡격막을 뚫고 폐에 침입한다. 다른 장기에 기생하는 경우를 이소기생(heterotopic parasitism)이라고 한다. 폐에 기생한 성충은 약 10년 살 수 있으나 다른 기관에서는 오래 살지 못한다.

③ 임상 증상

증상은 일반적으로 기침, 객혈, 흉통, 위장장애 등의 증상이 나타나며, 이소적 기생(ectopic infection) 때에는 기생 부위나 시간 등에 따라 다르다. 가장 심한 증상은 혈담인데, 뇌부 폐흡충은 반신불수증, 국소마비, 실어증, 시력장애 등의 증상이 있다.

④ 예방 대책

민물게와 가재를 날것으로 먹어서는 안 되며, 유행 지역에서 생수를 마시는 것도 금해야 한다. 환자의 객담을 위생적으로 처리하는 것도 중요하다. 개, 고양이 등 가축들도 병의 전파에 기여하기 때문에 관리가 필요하다.

제 8 장

환경위생

1. 환경위생학의 개념 및 역사

1) 환경위생학 정의

환경위생학은 인간과 환경의 관계에 있어서 위생적인 측면을 다루는 학문으로, 최근에는 **인간생태학**(human ecology), **환경과학**(environmental science), **환경생리학**(environmental physiology), **환경보건학**(environmental health) 등의 인간과 환경과의 관계를 다루는 학문이 발전하고 있다. 인간의 건강과 환경의 관계를 연구한다는 측면에서 환경보건(environmental health)과 유사하다 할 수 있다. 이러한 환경위생에 대하여 세계보건기구(WHO)의 환경위생전문위원회는 다음과 같이 정의하였다.

"환경위생은 인간의 신체발육, 건강 및 생존에 유해한 영향을 미치거나, 그러할 가능성이 있는 인간의 생활환경에 대한 모든 요소를 관리하는 것이다."

위의 정의에 나오는 물리적 생활환경에는 자연적 환경과 사회적 환경이 포함된다. 여기서 환경위생학의 영역으로는 인간의 신체발육, 건강 및 생존에 영향을 미칠 수 있는 모든 환경 요소가 연구 영역에 포함되어야 하며, 일상생활에 직접, 간접으로 영향을 미칠 수 있는 모든 환경 요인도 연구 영역에 포함되어야 한다.

2) 환경위생의 영역

인간의 신체발육, 건강 및 생존에 영향을 미칠 수 있는 모든 환경 요소가 연구 영역에 포함되어야 하며, 일상생활에 직접, 간접으로 영향을 미칠 수 있는 모든 환경 요인도 연구 영역에 포함되어야 한다. 현대 환경위생학은 개인위생과 인간 집단 내지 지역사회 전체의 생활환경을 하나의 단위로 본 환경 연구와 인간이 새로이 만들어 내는 새로운 환경들에 대한 연구가 이루어지고 있으며, 인간 환경의 본질 추구와 인간 환경에 적응해 가는 기전 등 환경생태학 내지는 환경생리학적 연구 등이 이루어지고 있다.

세계보건기구의 전문위원회에서는 1969년에 환경위생의 영역을 다음과 같이 규정하였다.

- 대기오염 방지
- 노동위생(생물학적, 생물학적 위험 방지)
- 식품에 관한 위생
- 주택과 근접 환경에 대한 관리
- 도시와 농촌의 계획
- 공수, 해상수송 및 육지 수송의 환경보건
- 사고의 방지
- 감염병, 구급, 재해와 인구 이동에 관련된 조치
- 전면적 환경보건 대책에 의한 위해 방지
- 공공 레크리에이션과 관광여행(공공해안, 수영장, 캠프장 등)의 환경보건
- 배수처리, 수질오염의 방지
- 급수시설에 대한 위생 감시

- 위해곤충, 절족동물, 연체동물, 설치류와 중간 숙주의 구제
- 소음과 진동의 방지
- 고형 폐기물 처리
- 방사선 방지
- 인간의 오물 및 유해 물질에 의한 토양오염의 예방과 관리

3) 환경영향평가의 개념

(1) 환경영향평가(Environmental impact assessment; EIA)의 정의

인간의 개발 활동에 의한 자연이나 생활환경상의 변화를 사전에 예측하고 평가하여 환경에 미칠 수 있는 악영향을 규명하고 그 저감 대책이나 제어 방안을 선택함으로써 환경보전 대책을 강구하는 것이다.

(2) 환경영향평가의 범위

첫째, 공사하는 기간에는 땅을 고르는 기계(불도저, 파워 셔블 등), 순간적인 균열작업, 길 내기 등에 의해 지역주민에게는 먼지, 소음, 사회적 혼란에 의한 삶의 질이 저하될 수 있다.

둘째, 개발 직후에는 개발 지역에 풀과 나무들이 심어지고, 길이 포장될 것이다. 강 유역의 범람, 호수의 나뉨, 교통로의 새 위치, 공기와 수질오염의 만연에 따른 새로운 환경이 조성되게 된다.

셋째, 개발이 끝난 몇 십 년 후에는 이 지역의 개발에 따른 제2의 산업을 유도하게 되면서 일련의 예상치 않던 인간 활동이 발생할 것이다. 50년이 지나 개발 전 원래의 모습이 사라질 때, 지역 환경의 변형은 개발 계획이 생각되었던 원래의 환경보다 훨씬 심하게 될 것이다.

(3) 환경영향평가의 목적

첫째, 제안된 행동뿐만 아니라 대안을 기술한다.

둘째, 환경 변화의 성질과 규모를 평가한다.

셋째, 인간이 관심을 가지고 있는 것과 관련된 것을 확인한다.

넷째, 예상되는 환경 변화의 중요성을 평가한다. 즉 제안된 행동의 영향을 평가한다.

다섯째, 다음의 것 중 하나에 대한 권고치를 만든다. 기획의 수용, 치료 행위, 하나 또는 그 이상의 대안 수용, 거절.

여섯째, 행동이 완료된 후에 뒤따르는 점검 절차에 대한 권고치를 만든다.

(4) 우리나라 환경영향평가 대상 사업

- 도시 개발
- 산업 입지 및 공업단지 조성
- 에너지 개발
- 항만 건설

- 도로 건설
- 수자원 개발
- 철도 건설
- 공항 건설
- 하천 이용 및 개발
- 매립 및 개간 사업
- 관광단지 개발
- 체육시설 설치
- 산지 개발
- 특정 지역 개발
- 폐기물 처리 시설 및 분뇨 처리 시설 설치
- 국방·군사시설 설치

4) 물리·화학적 환경

(1) 기후(Climate)

1971년 Hann은 기후를 "어떤 장소에서 매년 반복되는 정상 상태에 있는 대기현상의 종합된 평균 상태이다"라고 정의하였고, 지구를 둘러싼 대기의 종합적인 현상을 의미한다. 또한 대기 중에서 일어나는 물리적 자연환경을 기상(weather)이라고 하고, 하루 동안의 대기현상을 종합한 것을 일기라고 한다.

기후를 구성하는 각각의 요소를 기후요소(climate element)라고 하며, 기후의 분포와 변화를 일으키는 요인을 기후인자(climate factor)라고 한다.

기상현상에 영향을 미치는 **기후요소**에는 기온, 강우, 기류, 기습, 강설, 구름, 일광, 복사열 등이 있으며 이 중에서 기온, 기류, 기습을 **기후의 3대 요소**라고 한다. 이들 기후요소에 영향을 미쳐서 기후의 변화를 일으키는 기후인자는 위도, 지형, 수륙분포, 해발고도 등이 있는데, 이들 기후요소나 기후인자에 따라서 여러 가지 기후의 성질이 나타나게 된다.

대류권 내에 형성되는 물리화학적으로 동일 성질을 가진 공기 덩어리를 기단이라고 하는데, 기단은 온기단과 냉기단으로 구분한다. 온기단이 냉기단으로 이동하면 온난전선, 반대로 냉기단이 온기단으로 이동하면 한랭전선이라 하는데 한랭전선은 보통 다습하여 가벼운 온난전선을 밀어 올려 비를 내리게 한다.

(2) 기후형

기후형은 기후인자와 기후요소의 상호작용에 의해 결정된다.

- 대륙성 기후: 일교차가 심하고, 여름에 고온, 저기압이 잘 형성되며, 겨울에는 쾌청한 날이 많은 것이 특징이다.
- 해양성 기후: 일교차가 대륙성 기후보다 적고, 다습다우성이며, 자외선량·오존량이 많은 것이 특징이다.

- 사막성 기후: 대륙성 기후의 극단적 현상이 많은 것이 특징이다.
- 산악성 기후: 바람이 많고, 자외선과 오존량이 많은 것이 특징이다.
- 산림성 기후: 기후가 온화하고, 온도차가 적으며, 습도가 비교적 적은 것이 특징이다.

(3) 기후대

- 열대기후: 열대기후는 일 년 내내 20℃ 이상의 고온다습다우 지역으로 건기와 우기로 나뉘며, 사막지역과 같이 강우량이 적은 지역을 아열대지역이라고 한다.
- 한대기후: 한대기후는 연평균 기온이 10℃ 이하로 5월과 8~9월에 일교차가 심한 지역이며, 1년 중 1~4개월이 월평균 10~20℃이고 나머지 달이 10℃ 이하인 지역이며, 여름이 짧고 혹한의 겨울이 있는 지역을 아한대지역이라고 한다.
- 온대기후: 온대는 봄, 여름, 가을, 겨울 네 계절의 구분이 확실하고 1년 중 4~12개월이 월평균 10~12℃이고 연평균 기온이 10~20℃의 지역이다.
- 극대: 모든 달이 10℃ 이하인 지역.

(4) 기후와 건강

① 기후순화(Acclimatization)

기온이 변화하면 인간은 신체적, 정신적으로 변화가 일어나게 되어 질병이 발생할 수 있다. 하지만 인간은 새로운 환경에 적응하기 위하여 자신을 변화시키는 기후순화를 일으킨다. 기후순화에는 개인과 민족에 따라 차이가 있는데 다음과 같은 것이 있다.

■ **대상성 순응**

새로운 환경 조건에 세포 또는 기관이 그 기능을 적응시키는 것.

■ **자극적 순응**

환경 자극에 의해 저하되었던 기능이 정상적으로 회복되는 것.

■ **수동적 순응**

약한 개체가 자신에 대한 최적의 기능을 찾는 것.

(5) 기후와 질병

① 기후와 감염병

감염병의 유행은 한대지방보다는 온대나 열대지방에 많은데 열대지방에서는 1년 내내 감염병의 발생이 계속되고 있다. 그 중에서도 위생 곤충이 매개하는 감염병이 많은 것이 특징이며, 4계절이 뚜렷한 온대지방의 경우에는 계절에 따른 질병의 발생 분포가 다르게 나타난다.

여름철에는 세균성이나 아메바성 이질, 콜레라, 장티푸스, 일본뇌염, 말라리아의 유행이 많으며, 봄·가을철에는 홍역, 유행성 출혈열 등이 많이 발생하고, 겨울철에는 감기, 결핵 등의 호흡기 감염병이 많이 발생한다.

② 기상병

기상변화에 의하여 생기는 질병 또는 증상으로 관절염, 신경통, 류마티스성 질환 등이 기상변화와 관계가 있다는 주장이 있으며, 뇌졸중 등도 기온변화에 영향이 있고 그 밖에 노동량, 자살, 풍토병, 계절병 등도 기후나 기상 등과 관계가 있는 것으로 보고 있다.

■ **풍토병**

어느 지역의 기후 또는 기후로 인한 조건 때문에 그 지역에 주로 발병하는 질병을 말하는 것으로 열대지방의 수면병, 말라리아, 콜레라 등이 있다.

■ **계절병**

계절에 따라 주로 발생하는 질병으로 여름철에 뇌염, 이질, 장티푸스, 장염, 말라리아 등 소화기계 감염병의 유행이 많고, 겨울철에는 천식, 인플루엔자 등 호흡기계 질병이 많으며, 봄철에는 홍역, 결핵 등이 많다.

■ **기상병**

기후 상태에 따라 질병이 발생하거나 기존의 질병이 악화되는 것으로 류마티스가 전형적이며 협심증, 심근경색, 기관지염, 천식 등이 있다.

5) 온열요소

인간이 일정한 체온을 유지해 갈 수 있는 것은 시상하부에 있는 신경계의 작용에 의한 것이지만, 신진대사의 증감에 따른 체열생산의 화학적 조절과 체열을 방산하거나 가온에 의한 이화학적 조절에 의해서 일정한 체온을 유지해 나간다. 이들 이화학적 조절에 관여하는 기온, 기습, 기류, 복사열 등을 **4대 온열인자** 또는 온열요소라 하고, 이들 온열 인자에 의해 이루어진 종합적인 상태를 온열조건이라 한다.

(1) 기온(Air temperature)

기온은 온열조건 중에서 가장 중요한 인자이며, 이화학적 조절에 절대적 요소이다. 옥외에서는 지표면상 1.5m에서의 건구 온도를 말하며, 직사광선과 복사열 및 풍우 등 여러 가지 제한 요소를 줄이기 위해서 백엽상(百葉箱) 내에서 기온을 측정하게 된다. 하루의 기온 측정은 두 가지 방법을 사용하는데 2시, 6시, 10시, 14시, 18시, 22시로 6회 측정하는 방법과 6시, 14시, 22시로 3회 측정하는 방법이 있다.

온도방산이 많은 피부 온도는 심부 온도보다 낮고, 간장은 산화작용이 적은 장관의 온도보다는 높다. 체온은 신진대사의 작용에 의하여 열이 생산 및 방산되며, 생산과 방산의 평형을 이루었을 때 생리작용이 순조롭게 항상성을 유지할 수 있다.

체온의 정상 범위는 36.1~37.2℃이며, 그 범위를 벗어나면 이상을 초래하게 된다. 인간의 기온에 대한 감각은 노출된 피부보다는 의복으로 가려진 부분이 더 민감한데 피부 온도가 27~33℃인 상온일 때 가장 예민하게 느끼며, 온도의 식별이 가능한 범위는 0.2~1.2℃이다.

① 대기권의 기온

지상 12km 이하의 대기권에서는 지상 100m마다 0.6~1.0℃ 정도 낮아지며, 성층권에서는 고도가 높을수록 온도가 상승한다.

② 실내온도

실내의 적정 온도 및 활동에 적합한 온도는 18±2℃이고, 침실은 15±1℃이며, 병실의 최적 온도는 21±2℃이다.

③ 일교차

하루 중 최저의 기온은 일출 30분 전이고, 최고는 2시경으로서 그 온도의 차를 말한다.

일교차는 산악의 분지에서 크고, 수목이 우거진 곳에서는 작으며, 해안보다 대륙이 크다. 또한 연중 최고와 최저의 기온차를 연교차라 하는데 적도지방의 온도는 춘분과 추분 때 최고이고, 동지와 하지 때는 최저이지만 연교차는 극히 적다. 한대지방의 온도는 7월이 최고이고, 1월이 최저로서 연교차가 가장 크다. 온대지방에서는 8월이 최고, 1월이 최저로 연교차가 크다.

(2) 습도(기습, Air humidity)

습도란 일정 온도의 공기 중에 포함될 수 있는 수분량으로 온도의 상승에 따라 공기 중에 포함될 수 있는 기습은 상승하게 된다.

습도는 낮에는 태양열을 흡수하여 대지의 과열을 막고 밤에는 지열복사를 차단하여 기후를 완화시키는 작용을 한다. 쾌적 기습은 40~70% 범위이며, 15℃에서는 70~80%, 18~20℃에서는 60~70%, 24℃ 이상에서는 40~60%가 적절한데 실내 습도가 너무 건조하면 호흡기계 질병, 너무 습하면 피부질환이 발생하기 쉬우므로 건조한 시기나 겨울에 건조한 실내에서는 인공적으로 가습이 필요하며, 우기에는 습기를 제거하는 노력이 필요하다.

공기 중의 수증기량은 최대 한계량보다는 낮기 때문에 이를 백분율로 표시하여 상대습도(비교습도) 또는 습도라고 하는데, 일반적으로 공기 중의 건습 상태를 나타내는 데는 포화습도, 비교습도, 포차 등을 사용한다.

기온을 대기의 온도라고 하는데 기온 측정의 실제적인 문제로 여러 가지 제한 조건이 많다. 옥외에서는 지표면상 1.5m에서의 건구 온도를 말하며, 직사광선과 복사열 및 풍우 등 여러 가지 제한 요소를 줄이기 위해서 백엽상(百葉箱) 내에서 기온을 측정하게 된다.

기온이 인체에 미치는 영향은 가장 크고 중요하다. 인간은 항온동물로 외부 기온 환경의 변화에도 체온을 독자적으로 조절하여 36.5℃의 체온을 항상 유지하게 되는데 신체 부위에 따라서 체온은 다소 차이가 생긴다.

온도방산이 많은 피부 온도는 심부 온도보다 낮고, 간장은 산화작용이 적은 장관의 온도보다는 높다. 체온은 신진대사의 작용에 의하여 열이 생산, 방산되며, 생산과 방산의 평형을 이루었을 때 생리작용이 순조롭게 항상성을 유지할 수 있다.

체온의 정상 범위는 36.1~37.2℃ 사이이며, 그 범위를 벗어나면 이상을 초래하게 된다.

기온은 ℃ 또는 °F로 나타내는데 ℃=5/9(°F−32)의 관계로 표시할 수 있으며, 기온의 측정은 **수은온도계, 최고최저온도계, 아스만통풍온·습도계, 자기온도계** 등을 이용한다.

▪ 포화습도

일정 공기가 함유할 수 있는 수증기량에는 한계가 있는데, 이 한계에 달했을 때를 포화상태라 하고, 이때 공기 중의 수증기량(g)이나 수증기장력(mmHg)을 그 공기의 포화습도라고 한다.

▪ 절대습도

현재 공기 1㎥ 중에 함유한 수증기량 또는 수증기장력을 말한다.

▪ 비교습도

현재 공기 1㎥ 포화상태에서 함유할 수 있는 수증기량과 현재 그 중에 함유되어 있는 수증기량과의 비를 %로 표시한 것을 말한다.

▪ 포차

공기 1㎥가 포화상태에서 함유할 수 있는 수증기량과 현재 그 중에 함유한 수증기량과의 차이를 말한다.

① 기류(Air movement)

기류는 신체의 신진대사와 방열작용을 촉진시키고 가옥 내 자연환기의 원동력이 되며, 대기의 확산과 희석에 영향을 미쳐 기후변화의 원동이 된다. 기류를 기동 또는 바람이라 하며, 주로 기압과 기온의 차에 의해서 형성된다. 기류의 강도를 풍속(m/sec)이라 하며, 0.1m/sec는 무풍, 0.5m/sec 이하는 불감기류, 1.0m/sec 전후를 **쾌감기류**라 한다. 무풍 상태에서는 고온·고습하면 체열방산은 온도, 습도 및 기류에 의하여 이루어지는데 체온이 정상적으로 방산되지 않으면 불쾌감을 느끼게 되며, 심하면 울열증이 생긴다. 환기가 잘 안 되는 실내에 다수인이 밀집해 있으면 실온의 상승, 습도의 증가, 기류의 부족으로 불쾌감을 느끼게 된다. 실내에서 쾌적한 기류는 0.2~0.3m/sec이고 실외에서는 1m/sec이다.

기류의 측정은 실내 기류에는 Hill(1916)이 고안한 카타온도계(Kata thermometer)를 사용하며, 불감기류와 같은 미풍을 정확히 측정할 수 있기 때문에 최근에는 기류측정의 미풍계로도 사용된다. 실외 기류에는 **풍차속도계, 아네모메타(anemometer), 피토트튜브**를 사용한다.

② 복사열(Radiation heat)

복사열은 H.N Vernon에 의하여 고안된 흑구온도계로 15~20분간 측정하는데, 흑구온도계(globe thermometer)는 0.5mm 두께의 동판을 둥글게 하여 흑색 칠을 하고 그 속에 온도계를 삽입한 것으로 기류가 20ft/min 이하이고 흑구온도가 62°F이면 쾌감을 느끼게 된다.

흑구온도계로 측정한 복사온도와 보통기온과의 차를 실효복사온도라고 한다.

발열물체 주위에 있거나 모래사장에서 직사광선 하에 있을 때는 실제 기온과는 달리 높은 온감을 느끼게 되는데, 이것은 복사열이 작용하기 때문이다. 복사열은 발열체로부터 거리의 제곱에 비례해서 그 온도는 감소한다.

③ 체온조절

체온을 일정하게 유지하기 위한 체온생산을 화학적 조절이라 하고, 체온방산을 이화학적 체온조절이라 한다. 일반적으로 나체 상태에서 안정 시 환경 온도가 29~30℃이면 남녀의 체온생산과 방산이 균형을 이루는데 29℃ 이하가 되면 체온방산이 증대되며, 30℃이상이 되면 여자의 기초대사량은 남자보다 낮아져 고온에서 발한이 남성보다 적게 된다. 그러나 한랭환경에서는 피부혈관이 수축하여 피부 온도는 하강하게 되므로 체온방산량은 감소하게 된다. 인간은 일정한 체온을 유지해야만 생명을 유지할 수 있는 항온동물이다.

정상 체온을 유지할 수 있는 것은 다음과 같은 조건 때문이다.

- 음식물의 섭취로 열량을 얻어 열을 생산하는 화학적 조절
- 수분증발, 열전도, 열대류, 열복사 등의 열방산에 의한 이화학적 조절
- 시상하부의 체온조절중추에 의한 조절
- 말초혈관의 수축과 확장, 한선의 발한작용, 골격근의 열생산에 의한 조절
- 각종 호르몬 작용으로 조절

항온동물이 체온을 유지하는 기전은 화학적 조절기능으로서 체내에서 열생산을 하는 것과 이화학적 조절기능으로서 피부로부터 복사, 대류, 전도, 증발에 의한 열 방산기능이 있다.

■ 정상체온

정상체온은 36.1~37.2℃ 사이이며, 평상시 36.5℃를 유지하고 있다. 이 범위를 벗어나면 인체는 생리적 이상을 초래하게 된다. 체온이 42℃ 이상이 되면 신경조직의 기능마비가 오고, 30℃ 이하로 떨어지면 기관의 기능이 상실되어 회복 불능 상태가 되어 항상성(homeostasis)이 파괴된다. 이는 인체를 구성하는 단백질, 핵산, 효소 등이 37℃에서 가장 안정되기 때문에 체온에 의해 영향을 받지 않도록 온도 조절이 필요하다.

■ 체온조절 기능

체온조절은 시상하부의 체온조절중추에 의해서 조절되는 것이며, 말초혈관의 수축과 확장, 한선의 발한작용, 골격근의 열생산 및 각종 호르몬의 작용으로 체온조절이 이루어진다.

인체는 신진대사와 외부로부터의 전도-대류, 복사에 의해서 열을 받고, 전도-대류, 증발-대류, 복사에

의해서 열을 방산한다. 체온생산은 골격근에서 59.5%로 가장 높고 간장, 신장, 심장, 호흡 순이며, 열방산은 피부에서의 복사 및 전도가 가장 많고(73.0%), 피부에서의 증발, 폐포 증발, 호기가온(呼氣加溫), 소변 및 대변(48kcal: 1.8%) 순이다.

■ **최적온도(지적온도, Optimum temperature)**

최적(지적)온도란 체온조절에 있어서 가장 적절한 온도를 말하는데, 일반적인 최적온도는 여름은 20~22℃, 겨울은 18~21℃인데 겨울의 최적온도가 낮은 것은 순화현상 때문이다(표 8-1).

표 8-1. 체열생산과 방산

체열생산			체열방산		
부위	kcal	%	부위	kcal	%
골격근	1,000	59.5	피부 복사전도	1,792	73.0
간	368	21.9	피부 증발	365	14.5
신장	74	4.4	폐포 증발	182	7.2
심장	60	3.6	호흡	84	3.5
호흡	47	2.8	분뇨	48	1.8
기타	131	7.8			
계	1,680	100.0		2,470	100.0

최적온도에는 주관적 최적온도와 생산적 최적온도, 생리적 최적온도가 있는데, 감각적으로 인체에서 느끼는 가장 쾌적한 온도를 주관적 최적온도(쾌적 감각온도), 생산 능률을 가장 최대로 올릴 수 있는 온도를 생산적 최적온도, 최소의 에너지로 최대의 기능을 발휘할 수 있는 온도를 즉 최대의 생산 능률을 올릴 수 있는 기능적 온도를 생리적 최적온도라고 한다.

사람의 온도 식별 범위는 0.2~1.2℃이고, 피부 온도가 27~33℃일 때 가장 민감하며, 피부가 순응할 수 있는 범위는 10~40℃이다.

④ 온열요소의 종합 작용

■ **쾌감대(Comfort zone)**

일반적으로 성인이 안정 시 적당한 착의 상태에서 쾌감을 느낄 수 있는 조건은 0.5m/sec 이하의 불감기류, **온도는 17~18**℃이고, **습도는 60~65%**인 때이지만 기온, 기습, 기류의 종합적인 작용에 의하여 쾌감과 불쾌감을 느끼게 되며 신체적 조건, 의복의 착용 상태, 활동량 등 여러 가지 여건에 따라서 각각 달라진다. Hill-Shephard는 온도와 습도의 관계에서 가장 쾌감을 느낄 수 있는 점을 쾌감점이라고 하였으며, 이 점의 연결을 쾌감선이라고 하였다.

■ 감각온도(Effective temperature)

감각온도는 기온, 기습, 기류만을 기초로 하여 나타내는 온도이며, 의복, 계절, 성별, 연령별 및 기타 조건에 따라 변화하지만 착의 시와 나체 시에 변화한다.

여름철 쾌감감각온도는 64~74°F이며, 최적감각온도는 겨울철 66°F(19℃), 여름철 71°F(21.7℃)이다. 감각온도는 의복, 계절, 성별, 연령별 및 기타 조건에 따라 변화하지만 착의 시(정상도표; normal chart)와 나체 시(기초도표; basic chart)는 그림 8-1과 같은 그래프를 통해서 구할 수 있는데, 감각온도와 쾌감대는 정상도표의 중앙부에 점선으로 구획된 부분이다. 즉 쾌감을 느낄 수 있는 범위로서 쾌감대라 하였으며, Yaglou Drinker(1928)에 의하며, 여름철 쾌감감각온도 64~74°F이다. 최호적 감각온도(optimum effective temperature)는 겨울철이 66°F(19℃), 여름철이 71°F(21.7℃)로서 여름보다 겨울이 낮은 것은 기후에 대한 순화현상의 결과이다.

■ 등가온도

등가온도는 기온, 기습, 기류와 복사열까지 포함하여 고려된 것으로 복사량이 많은 산업장에서는 감각온도보다 합리적으로 이용될 수 있다. 특히 기습이 100%이고, 무풍이며 주위의 물체 표면온도가 기온과 동일한 t°F일 때를 기준으로 하여 이것과 등온감각을 주는 기온, 기습, 기류, 복사열의 종합 상태를 등가온감 t°F라고 하였다.

■ 불쾌지수(Discomfortable index)

불쾌지수는 원래 기온의 변화에 따라 공장, 사무실 등에서 전력소모를 알기 위하여 사용했던 것으로 E. C. Thom 등에 의해서 제창되어, 미국에서는 1959년 이래 불쾌지수(DI)로 이용되었는데, 불쾌지수는 기류 및 복사열이 고려되어 있지 않아 감각온도와 차이가 있을 수 있는 결점이 있기 때문에 실내에서 적용되며, 다음 식에 의하여 얻어진다.

$$DI = (\text{건구온도}℃ + \text{습구온도}℃) \times 0.72 + 40.6$$

또는

$$DI = (\text{건구습도}°F + \text{습구온도}°F) \times 0.4 + 15$$

미국에서는 DI=70이면 10% 정도의 주민이 불쾌감을 느끼고, 75이면 50%의 사람이, 80이면 거의 모든 사람이, 85 이상이면 견딜 수 없는 상태에 이른다고 보고되었으며, 동양인은 DI=75에서 9%, DI=85에서 93%이었다는 보고가 있다.

(3) 태양광선

① 자외선(Ultra violet ray)

자외선량은 대기권을 통과하는 동안 오존층에서 흡수되어 생물권(bio-sphere)을 보호하게 되는데, 자외선량은 하루 중 정오에 최대이며, 1년 중에는 7~9월간에 많고 적도부근, 고지대, 농어촌에 많으며, 대기오염이 적고, 쾌청한 날에는 많다. 만약 오존층이 얇아지거나 구멍이 뚫리면 자외선 증가로 생물체에는 커다란 피해가 발생할 것이다.

자외선은 인체에 작용하여 피부의 홍반 및 색소침착을 일으키며, 심할 때는 부종, 수포형성, 피부박리 등을 일으킨다. 또한 결막염, 설안염 등을 발생시킬 수 있다. 자외선은 유익한 면도 있는데 **비타민 D의 형성**을 촉진하여 **구루병**의 예방 작용을 하고 피부결핵, 관절염의 치료를 돕는다. 또 신진대사 촉진, 적혈구 생성 촉진 및 혈압 강하작용을 하며 살균작용(2,600~2,800Å)도 강하다. 자외선은 10~4,000Å 사이의 파장으로 2,800~3,200Å의 파장은 인체에 유익한 작용을 하기 때문에 **생명선(vital ray)**이라 한다.

② 가시광선(Visible ray)

가시광선은 그 파장이 3,900~7,700Å의 범위로서 망막을 자극하여 색채를 구별할 수 있도록 하며 광선량은 동공에 의하여 조절되는데, 조명이 불충분할 때에는 시력저하와 눈의 피로를 초래할 수 있으며, 지나치게 강력할 때는 시력장애나 어두운 곳에서의 암순응능력을 저하시키기도 한다.

③ 적외선(Infra red ray)

적외선은 파장이 7,800Å 이상인 광선으로서 열작용을 하기 때문에 열선이라고도 한다.

적외선의 인체 작용은 피부 온도의 상승, 혈관확장, 피부홍반 등을 일으키는 작용이 있으며, 과량 조사시는 두통, 현기증, 열경련, 열사병이 발생하기도 한다.

(4) 공기(Air)

① 공기의 조성

공기란 지상으로부터 약 1,000km 상공까지의 대기층(atmosphere)을 형성하고 있는 혼합가스들을 말하는 것으로 대류권(troposphere)은 지상에서 11~12km 이내의 대기층이고, 12km 이상의 대기층은 성층권(stratosphere)인 동시에 오존(ozone)층이기도 하다. 그리고 20km 이내의 대기층 공기 성분은 대체로 지구 표면의 화학성분과 흡사하다.

대기권 내의 주요 화학성분은 질소와 산소로 전체의 99%를 차지하고 있으며, 나머지 성분의 거의 대부분은 아르곤과 이산화탄소로 이 4가지 물질이 전체의 99.99%를 조성하고 있다.

② 공기의 자정작용

공기 자체적으로 스스로 깨끗해지려고 하는 작용이다. 인간이나 동물이 호흡하면서 내뿜는 탄산가스, 자동차 배출가스, 산업체에서 나오는 매연 등 우리 주위의 공기는 여러 가지 환경오염원에 의해서 오탁되고 있지만 공기 스스로 자체 정화작용이 계속해서 일어나 대기 중에 오염물질이 많지 않으면 공기는 자정작용에 의해 스스로 깨끗해지려는 정화 능력을 가지고 있어 다시 정상 성분으로 복원될 수 있다.

그러나 오늘날 대도시의 교통체증, 공업단지의 매연 등으로 공기가 극심하게 오염되어 스스로 깨끗해지려는 정화 능력의 한계를 벗어나게 되면 대기의 오염상태는 더욱 심화되어 공기의 자정작용에 의해서 공기가 정화되기는 어렵고 이를 인위적으로 깨끗하게 하는 공기정화 장치가 필요하게 된다.

공기의 자정작용(self or auto purification)은 다음과 같은 기전에 의하여 이루어진다.

- 공기 자체의 희석작용
- 강우, 강설 등에 의한 분진이나 용해성 가스의 세정 작용
- 산소, 오존, 산화수소 등에 의한 산화 작용
- 태양광선 중 자외선에 의한 살균 작용
- 식물의 탄소동화작용에 의한 CO_2와 O_2의 교환 작용

공기의 하루 필요량은 13kcal이며, 공기 없이는 단 5분도 살아갈 수 없다.

③ 공기와 건강

■ 호흡(Respiration)

호흡은 폐포 내에서 공기를 구성하고 있는 화학성분의 분압 현상에 의하여 이루어지며, 산소(O_2)를 취하고 이산화탄소(CO_2) 및 수증기를 배출함으로써 흡기와 호기의 공기조성 성분이 변화된다. 호흡을 통해서 취해진 산소는 헤모글로빈(Hb)과 결합하여 HbO_2로서 각 세포조직에 운반되고, 조직에서 발생한 CO_2는 폐포로 운반되어 호기로 배출된다(표 8-2).

표 8-2. 정상 공기의 화학적 성분

성분	화학 기호	체적 백분율(%)	중량 백분율(%)
산소	O_2	20.93	23.01
질소	N_2	78.10	75.51
아르곤	Ar	0.93	1.296
이산화탄소	CO_2	0.03	0.04
네온	Ne	0.0018	0.001
헬륨	He	0.0005	0.0007
크립톤	Kr	0.0001	0.0003
키세논	Xe	미량	미량
오존	O_2	미량	미량
수소	H_2	미량	미량

■ 산소와 건강

산소량은 고공으로 올라갈수록 감소하게 되어 지상 3~4.5km에서 일반인들은 호흡과 순화 기능의 항진으로 조직에 산소공급 부족으로 인한 장애가 오지만, 고산에서 순화된 사람은 5.5km의 고도에서도 생활할 수 있다. 그러나 6~7km에서는 의식상실, 7km 이상에서는 사망하게 되므로 이 이상의 고도에서는 산소마스크가 필요하다. 정상기압 하에서 50% 이상의 산소량에서는 생리적 이상을 초래하게 되는데, 고기압 하의 고농도 산소 하에서는 산소중독의 원인이 되며 그 증상으로는 폐부종, 충혈, 이통(耳痛), 흉통 등이 있으며

심하면 사망하게 된다.

산소가 부족한 상태에서 일어나는 증상을 저산소증(hypoxia)이라 하는데, 산소량이 10% 정도가 되면 호흡곤란이 오고, 7% 이하가 되면 질식사하게 된다. 일반적으로 4.5km 이상의 고도에서는 호흡곤란, 6~7km 이상에서는 의식상실이 오며, 7km 이상에서는 사망하게 된다. 그러므로 4.5km 이상에서는 인위적인 산소 공급이 있어야 한다(표 8-3).

표 8-3. 호기와 흡기 및 혈중 O_2와 CO_2의 조성비(%)

구분	산소(O_2)	이산화탄소(CO_2)
흡기	20.93	0.03
호기	17.00	4.00
동맥혈	19.00	47.00
정맥혈	13.00	52.00

■ **이산화탄소와 건강**

이산화탄소(탄산가스)는 무색, 무취의 비독성 가스로서 소화제, 청량음료 등에 사용되기도 한다. 실내 공기 중의 CO_2 농도가 증가하면 폐포 내 및 혈액 중의 CO_2 자체가 인체에 유해 작용을 하는 것은 아니지만, 실내 공기의 6%를 초과하게 되면 호흡이상이 오고, 7%에서는 호흡곤란이 오며, 10%이상에서는 질식사할 수 있다.

CO_2는 실내 공기의 오염도 판정 기준으로 사용되기도 하는데, Pettenkofer는 0.7%, Flugge는 0.1%, Pietchel은 0.15%를 서한량(恕限量)으로 주장한 바 있으나, 일반적으로 CO_2의 허용 농도 즉, **서한량**은 0.1%(1,000ppm)로 하는 것이 통례이며, 광산에서는 0.1~1.5%로 한다.

군집독(crowd poisoning) 현상은 여름철에 냉방이나 환기 시설이 되어 있지 않은 집회장이나 극장에서 나타나고, 겨울철에는 고온, 고습의 밀폐된 실내에서 다수인이 밀집되어 있을 때 잘 발생한다.

군집독에 영향을 미치는 요인로는 고온, 고습, 구취, 채취 등의 냄새, CO나 CO_2 등의 가스, 무기류 등이 있다. 군집독의 발생에 관해서 Pettenkofer는 호기 중의 미량 유독물질이 축적되어서 발생한다고 했으나, 후일 J. Bilings는 실내의 기온 상승과 습도의 상승 및 취기가 원인이라고 했으며, 20세기에 들어와서 C. Flugge 등에 의해서 온도 및 습도의 상승과 무기류 등 공기의 이화학적 조성의 변화가 중요한 요인이 된다는 것을 입증했다.

군집독의 증상으로는 불쾌감, 두통, 권태, 현기증, 구토, 식욕저하 등의 생리적인 현상을 일으키며, 이에 적절한 예방은 주위 공기를 환기시키는 것이다.

■ **질소와 건강**

공기 중의 질소(N_2)의 구성비는 78%로서 정상기압에서는 인체에 직접적인 피해가 없으나 고기압 환경이나 감압 시에는 영향을 받게 된다.

잠수작업이나 잠함작업과 같은 고환경에서는 중추신경계에 마취 작용을 하게 되며, 고압으로부터 급속히 감압할 때는 체액 속의 질소가 기포를 형성하게 되면서 모세혈관에 혈전현상을 일으키게 되는데, 이를 **감압병**(decompression sickness) 또는 **잠함병**(caison disease)이라 하며, 통증성 관절장애를 수반한다.

잠수 작업, 잠함 작업 등을 하는 사람은 신체검사, 적성검사 등을 받아 위험 요인이 있는 사람은 작업을 금하여야 한다.

■ **일산화탄소와 건강**

일산화탄소(CO)는 무색, 무취, 자극성이 없는 기체로서 이산화탄소와는 달리 맹독성이 있고, 비중이 0.976으로서 공기와 거의 같으므로 혼합되기 쉽고, 주로 물체가 불완전 연소할 때 많이 발생한다.

CO는 **헤모글로빈**(Hb)과의 친화성이 산소에 비해서 **250~300배**나 강하므로 혈액 중에서 HbO_2의 형성을 방해하여, 산소 운반 장애와 산소 해리 촉진 작용의 2중 작용으로 생체조직의 산소결핍증(anoxia)을 일으킨다. 혈중의 COHb 포화도가 10% 미만이어야 하는데 50%에서는 구토증이 있고, 60%에서는 혼수 상태에 빠지며, 70% 이상에서는 사망하게 된다.

특히 신경조직은 산소의 부족에 대하여 저항력이 저하되어 신경이상 증상이 나타나며, 회복 후에도 후유증이 많고, 저농도의 일산화탄소 가스에 장기간 노출될 때 지각이상, 시력장애, 보행장애 등의 만성적 중독이 발생한다.

CO의 최고 허용 한도는 1시간에 400ppm, 8시간에 0.01%로 되어 있고 0.1% 이상이면 생명이 위험하다. 목탄가스는 4~13%, 석탄가스는 7~10%, 담배연기는 0.5~1.5%의 CO 가스를 발생시키므로 이런 실내에서는 환기가 필요하다.

우리나라의 경우 겨울철에 연탄을 난방용으로 사용함에 따라 일산화탄소의 중독으로 사망하는 경우가 있어 이에 대한 주의와 대책 및 계몽이 필요하다. 대책으로는 원천적으로 난방 연료의 교체(개선)가 필요하나 단기적으로 실현이 어려우므로 가옥 내의 위험 요인의 구조적 개선과 의료기관에 고압산소기의 확충이 요구된다.

(5) 물(Water)

물은 인체의 60~70%를 차지하며 생명 유지에 없어서는 안 될 구성 요소이다. 물은 소화 흡수 및 운반, 노폐물의 배설에 꼭 필요하며, 자연생태계에서는 지표의 침식 및 퇴적작용에 의해 지리적 변화를 일으키고, 화학물질을 변화시키고 운반하여 영양소의 분포를 변화시킨다.

물의 특성은 많은 물질을 녹일 수 있는 가장 좋은 용매이며. 표면장력이 크고, 밀도가 크며, 기화열과 용해열과 열 저장능력이 크다.

① 물의 이용

물의 사용량은 생활수준이 높아질수록 사용량이 많아지기 때문이 생활수준이나 문화수준의 척도로 이용되기도 한다. 2003년을 기준으로 우리나라의 1인당 하루 상수 급수량은 359L이며 상수도의 보급률은 꾸준히 증가 추세에 있지만 지역적인 편차는 아직도 심하다. 서울과 제주도의 경우는 100%이지만, 농촌이 많은 강원도, 전북, 경북, 경남 등은 평균 보급률보다도 낮은 상수도 보급률을 보이고 있다.

우리나라의 강수량은 연평균 1,159mm 정도이나 심한 계절적 편차를 보이고 있어 6~9월에 연 강수량의 2/3가 집중되는 강수 분포를 보이고 있다. 따라서 우리나라는 수자원 확보 면에서 불리한 강수 여건을 가지고 있다. 물은 생활용수, 공업용수, 농업용수로 크게 분류할 수 있는데, 우리나라의 경우 생활용수의 절대량은 증가하였으나 전체 중에서 차지하는 비중은 일정한 반면에 공업용수의 비중은 절대량에 있어서나 전체 중에 점유하는 비율에 있어서나 급격히 증가하고 있다.

② 물과 건강

오염(contamination)이란 원래 물에 병원성 미생물이나 방사선물질 등이 함유되어 있을 때를 말하고, 유해 이화학물질(농약, 살충제, 각종 산업폐수)이 함유되어 있을 때를 오탁(pollution)이라 한다. 물의 오염은 보건학적으로 많은 문제를 초래하여 우리의 건강에 나쁜 영향을 미치며, 구체적으로 살펴보면 다음과 같다.

■ 수인성 질병의 감염원

수인성 질병인 콜레라, 장티푸스, 파라티푸스, 세균성 이질 등은 물로 인하여 감염되거나, 오염된 물에 음식물 등이 오염되어 감염되므로 물은 수인성 질병의 감염원으로서 작용한다. 그러나 영양원의 부족, 다른 균에 잡혀 먹히거나 일광의 작용에 의한 사멸, 온도의 부적당 등의 이유로 물에 그 병원체들은 증가하는 것이 아니라 감소한다.

■ 수인성 감염병 유행의 특징

수인성 감염병 유행의 특징은 다음과 같다.

- 유행 지역과 급수지역이 일치한다.
- 환자가 집단적 또는 폭발적으로 발생한다.
- 먹는 물 중에서 동일한 병원체를 검출할 수 있다.
- 성별, 연령별 구분 없이 발병한다.
- 잠복기가 길고 치사율이 낮고 2차 감염률이 있다.
- 먹는 물 사용을 중지하거나 개선하면 환자 발생이 중지 또는 감소한다.

■ Mills-Reincke 현상 ■

1893년 5월 독일의 Reinckes는 엘베 강물을 여과하여 함부르크시로 급수하였고, 1893년 9월 미국의 Mills는 매사추세츠주에서 같은 실험을 하였을 때 장티푸스 등 소화기계 감염병 발생이 감소하고 이로 인한 일반 사망률도 감소됨을 보고하였으며 이 같은 현상을 Mills-Reincke 현상이라 한다.

■ **기생충 질병의 감염원**

물과 관련 있는 기생충으로는 간흡충, 폐흡충, 광절열두조충, 주혈흡충 등이 있으며, 회충, 편충 등도 수질의 오염으로 감염될 수 있다.

■ **유해 물질의 오염원**

산업시설의 확대로 인하여 산업장에서는 각종 유해·유독물질들의 배출이 늘어나고 있는데 대표적인 유해물질로는 수은, 카드뮴, 유기인, 페놀, 비소 등이 있으며, 이들 물질의 배출량이나 종류의 다양화는 각종 중독성 질환을 일으킨다.

■ **불소의 함량**

불소가 과다하게 함유된 물을 장기간 음용하게 되면 반상치를 유발시킬 수가 있고, 반대로 **불소 함량이 적은 경우에는 우식치(충치)를 유발**할 수가 있는데 특히 이러한 현상은 8~9세의 어린이에게 많이 발생한다.

■ **기타**

오염된 물은 생활환경의 악화, 음용수 및 공업용수의 부적합, 악취 및 가스 발생, 해충의 서식, 정수 과정의 어려움 등을 수반한다.

③ 음용수(먹는 물)의 수질 기준

음용수(먹는 물)는 사람에게 직접적 영향을 주기 때문에 엄격한 기준을 거쳐야 한다. 우리나라에서는 1963년 수도법을 통하여 미생물 및 중금속 등 28개 항목에 대하여 수질 기준을 설정하였고, 최근에는 55개 항목으로 되어 있다. 이러한 기준은 지방자치단체에 따라 추가로 책정하기도 하는데 서울시의 경우 90개 항목을 감시 항목으로 운용하고 있다. 먹는 물은 먹는 물 관리법상의 규정에 따른다. 이에 따르면 '먹는 물'이란 먹는 데 통상 사용하는 자연 상태의 물, 그리고 자연 상태의 물을 먹기 적합하도록 처리한 (1) 수돗물, (2) 먹는 샘물, (3) 먹는 해양심층수를 뜻한다. '샘물'이란 암반대수층 안의 지하수 또는 용천수 등 수질의 안전성을 계속 유지할 수 있는 자연 상태의 깨끗한 물을 먹는 용도로 사용한 원수를 뜻하며, '먹는 샘물'은 바로 이 샘물을 먹기에 적합하도록 물리적으로 처리하는 등의 방법으로 제조한 물을 말한다. '먹는 해양심층수'란 해양심층수를 먹는 데 적합하도록 물리적으로 처리하는 등의 방법으로 제조한 물을 말한다(표 8-4).

■ **수돗물 검사**

수돗물은 공중위생향상 및 생활환경 개선을 목적으로 국가 및 지방자치단체가 운영하며, 먹는 물에 해당한다. 이러한 수돗물에 대한 수질검사는 수도를 관리하는 단계마다 시행되어 정수장에서는 일일검사, 주간검사, 월간검사로 구분해 시행하며, 수도전에서는 월간검사를 시행하고, 간이상수도에서는 분기별 검사, 공공시설의 먹는 물 검사는 분기별 검사와 연간검사를 실시한다. **일일검사 시에는 색도, 탁도, 냄새, 맛, pH, 잔류염소의 6개 항목을 검사하고, 주간검사 시에는 대장균군, 일반세균, 암모니아성 질소, 질산성 질소, 과**

망간산칼륨 소비량, 증발잔류물의 6개 항목을 검사하며, 월간검사 시에는 기준항목 모두를 검사한다. 월간검사의 경우 수도전에서는 일반세균, 대장균군, 잔류염소의 3개 항목만을 검사한다.

먹는 물의 수질 기준으로서 규정하고 있는 물질의 종류 및 그 기준은 국가마다 다른데, 미국은 85종류, 호주 44종류를 규정하고 있으며 WHO의 권장 항목은 총 121종류이다. 우리나라의 경우 2005년 현재 55종류를 기준 물질로 규정하고 있다.

■ **먹는 물 검사 항목**

검사 항목에는 미생물에 관한 기준, 건강상 유해 영향 무기물질에 관한 기준, 건강상 유해 영향 유기물질에 관한 기준, 심미적 영향 물질에 관한 기준이 있으며, 추가적으로 소독제 및 소독 부산물질에 관한 기준이 있는데 이는 샘물, 먹는 샘물, 먹는 해양심층수 및 먹는 물 공동시설의 물의 경우에는 적용되지 않는다.

미생물 검사 항목에는 일반세균, 총대장균군, 대장균, 분원성 대장균군이 있으며 경우에 따라 분원성 연쇄상구균, 녹농균, 살모넬라, 쉬겔라, 아황산환원혐기성포자형성균, 여시니아균 등을 적용하기도 하며 오염 지표로서 중요한 것들이다.

무기물질에 관한 기준에는 납, 불소, 비소, 셀레늄, 수은, 시안, 크롬, 암모니아성 질소, 질산성 질소, 카드뮴, 보론이 있으며 경우에 따라 브롬산염, 스트론튬 등을 적용하기도 한다. 유기물질에 관한 기준에는 각종 농약, 소독제 및 소독 부산물, 휘발성 유기물질 등에 관하여 17종류가 있다.

심미적 영향 물질에 대해서는 경도, 과망간산칼륨 소비량, 냄새, 맛, 동, 색도, 세제, 수소이온농도, 아연, 염소이온, 증발잔류물, 철, 망간, 탁도, 황산이온, 알루미늄이 있다. 과망간산칼륨 소비량의 경우 유기물 오염이 많이 된 것을 의미한다.

이외에 유기물질로서 암모니아성 질소의 경우 유기물의 오염이 있은 지 얼마 되지 않은 상태의 물임을 의미하며 한편으로 분변오염을 의심할 수 있게 한다. 질산성 질소의 경우 수중 질소화합물이 산화되어 생성된 최종 산물로서 의미가 있다.

pH의 경우 각종 미생물 및 유기물질, 유기물질 등에 영향을 받아 수치에 이상이 있음은 이러한 물질들이 섞여 있음을 의미한다.

- **대장균군(그람음성의 무아포성 단간균으로, 유당을 분해하여 산과 가스를 만드는 모든 호기성 또는 통성 혐기성 균을 말한다)은 50mL 중에서 검출되지 아니할 것.**

대장균 자체가 직접 유해 작용을 하는 것은 아니지만, 수질오염의 지표로서 중요시되는 이유는?
a. 대장균의 검출은 다른 미생물이나 분변오염을 추측할 수 있으며,
b. 검출방법이 간편하고 정확하기 때문이다. 우리나라는 검수 10mL씩 5개가 전부 음성이어야 한다고 규정하고 있으나 일부 국가에서는 검수 10mL당 대장균군 수, 즉 최확수(MPN)가 사용되는데, 오염 상태를 대장균을 검출한 최소 검수량의 역수인 대장균지수로 나타낸다.

표 8-4. 먹는 물(먹는 샘물) 수질 기준

구분	항목		수질 기준		
			먹는 물	샘물	먹는 샘물
미생물	일반세균	Heterotrophic plate counter	100CFU/mL	저온세균: 20CFU/mL 중온세균: 5CFU/mL	저온세균: 100CFU/mL 중온세균: 20CFU/mL
	대장균	E. coli	불검출/100mL	–	
	총대장균군	Total Coliforms	불검출/100mL	불검출/250mL	
	분원성대장균군	Fecal Coliform	불검출/100mL	–	
	분원성연쇄상구균		–	불검출/250mL	
	녹농균			불검출/250mL	
	살모넬라		–	불검출/250mL	
	쉬겔라		–	불검출/250mL	
	아황산환원혐기성포자형성균		–	불검출/250mL	
무기물 (mg/L)	불소	Fluoride	1.5	2.0	
	납	Lead	0.05		
	비소	Arsenic	0.05		
	세레늄	Selenium	0.01		
	수은	Mercury	0.001		
	시안	Cyanide	0.01		
	6가 크롬	Chromium6^{+}	0.05		
	암모니아성질소	Ammonia	0.5		
	질산성질소	Nitrate	10		
	카드뮴	Cadmium	0.005		
	보론	Boron	1.0		
유기물 (mg/L)	페놀	Phenols	0.005		
	다이아지논	Diazinon	0.02		
	파라티온	Parathion	0.06		
	페니트로티온	Fenitrothion	0.04		
	카바릴	Cabaryl	0.07		
	1,1,1-트리클로로에탄	1,1,1-Trichloroethane	0.1		
	테트라클로로에틸렌	Tetrachloroethylene	0.01		
	트리클로로에틸렌	Trichloroethylene	0.03		
	사염화탄소	Carbon tetrachloride	0.002		
	1,1-디클로로에틸렌	1,1-Dichloroethylene	0.03		
	디클로로메탄	Dichloromethane	0.02		
유기물 (mg/L)	벤젠	Benzene	0.01		
	톨루엔	Toluene	0.7		
	에틸벤젠	Ethylbenzene	0.3		

표 8-4. 먹는 물(먹는 샘물) 수질 기준*(계속)*

<table>
<tr><th rowspan="2">구분</th><th rowspan="2" colspan="2">항목</th><th colspan="3">수질 기준</th></tr>
<tr><th>먹는 물</th><th>샘물</th><th>먹는 샘물</th></tr>
<tr><td rowspan="2">유기물 (mg/L)</td><td>크실렌</td><td>Xylenes</td><td colspan="3">0.5</td></tr>
<tr><td>1,2-디브로모-3-클로로프로판</td><td>1,2-Dibromo-3-Chloropropane</td><td colspan="3">0.003</td></tr>
<tr><td rowspan="8">소독 부산물 (mg/L)</td><td>잔류염소</td><td>Chlorine</td><td>4.0</td><td colspan="2">-</td></tr>
<tr><td>총트리할로메탄</td><td>Total Trihalomethanes</td><td>0.1</td><td colspan="2">-</td></tr>
<tr><td>클로로포름</td><td>Chloroform</td><td>0.08</td><td colspan="2">-</td></tr>
<tr><td>클로랄하이드레이트</td><td>Chloral hydrate</td><td>0.03</td><td colspan="2">-</td></tr>
<tr><td>디브모아세토니트릴</td><td>Dibromoacetonitril</td><td>0.1</td><td colspan="2">-</td></tr>
<tr><td>디클로로아세토니트릴</td><td>Dichloroacetonitril</td><td>0.09</td><td colspan="2">-</td></tr>
<tr><td>트리클로로아세토니트릴</td><td>Trichloroacetonitril</td><td>0.004</td><td colspan="2">-</td></tr>
<tr><td>할로아세틱에시드</td><td>Haloacetic acid</td><td>0.1</td><td colspan="2">-</td></tr>
<tr><td rowspan="16">심미적 영향 물질 (mg/L)</td><td>증발잔류물</td><td>Total Residue</td><td>500</td><td></td><td>500(다만, 미네랄 등 무해성분은 제외)</td></tr>
<tr><td>철</td><td>Iron</td><td>0.3</td><td colspan="2">-</td></tr>
<tr><td>망간</td><td>Manganese</td><td>0.3</td><td colspan="2">-</td></tr>
<tr><td>탁도</td><td>Turbidity</td><td>0.5 NTU</td><td colspan="2">1 NTU</td></tr>
<tr><td>경도</td><td>Hardness</td><td>300</td><td>-</td><td>500</td></tr>
<tr><td>세제</td><td>Forming Agents</td><td>0.5</td><td colspan="2">불검출</td></tr>
<tr><td>과망간산칼륨소비량</td><td>Potassium permanganate consumption</td><td colspan="3">10</td></tr>
<tr><td>냄새</td><td>Odor</td><td colspan="3">이취 없을 것</td></tr>
<tr><td>맛</td><td>Taste</td><td colspan="3">이미 없을 것</td></tr>
<tr><td>동</td><td>Copper</td><td colspan="3">1</td></tr>
<tr><td>색도</td><td>Color</td><td colspan="3">5도</td></tr>
<tr><td>수소이온농도</td><td>pH</td><td colspan="3">5.8~8.5</td></tr>
<tr><td>아연</td><td>Zinc</td><td colspan="3">3.0</td></tr>
<tr><td>염소이온</td><td>Chloride</td><td colspan="3">250</td></tr>
<tr><td>알루미늄</td><td>Aluminum</td><td colspan="3">0.2</td></tr>
<tr><td>황산이온</td><td>Sulfate</td><td colspan="3">200</td></tr>
</table>

출처: 한국수자원공사

④ 수원(水原)

수원으로서 조건은 다음과 같다.

첫째, 미생물, 중금속, 살충제 등의 독성 물질이 함유되지 않아야 한다. 둘째, 수리권 확보가 가능해야 한다. 셋째, 수도시설의 건설 및 유지, 관리가 쉽고 경제적으로 관리할 수 있어야 한다. 넷째, 장래 인구증가에 따른 확장이 가능한 곳이어야 한다.

■ 수원의 구비 조건

- 수량이 풍부해야 한다.
- 수질이 좋아야 한다.
- 상수원은 가능한 한 고지대에 위치하며 도수, 송수 및 배수가 큰 동력의 소모 없이 자연유하로 원활하게 이루어지도록 해야 한다.
- 경제적으로 수도시설을 건설하고 운영할 수 있어야 한다.

■ 수원의 종류

상수도의 수원은 천수, 지하수, 지표수, 해수, 복류수 등이 있다.

가. 천수: 비나 눈으로 내리는 물을 말하는데, 대기가 오염되면 매연, 분진, 세균의 오염이 많다. 천수는 집수의 불편으로 지표수나 지하수를 얻지 못하는 경우에 한하는데, 이용되는 예는 거의 없다.

나. 지표수(Surface water): 지표를 흐르고 있는 하천수, 호소수, 저수지 등에 존재하는 물로서 수자원으로서 가장 많이 사용하는 수원이다. 하천은 지표수 중 수로를 따라 유동하는 것으로 일정한 방향으로 흐르고 침식, 운반, 퇴적 등의 작용이 일어난다. 지표수의 특징은 다음과 같다.

- 수온의 계절 변화가 심하고 홍수 시와 갈수 시 오염도 변화가 심하다.
- 광물질의 용해로 Na^+, Ca^{2+}, Mg^{2+} 등 무기염류를 함유하지만 지하수보다는 적다.
- 오염물질 등이 유입되면 수질이 악화되나 희석, 침전, 미생물 분해 등의 자정작용으로 인해 수질이 회복된다.
- 지하수에 비하여 알칼리도, 경도는 낮고, 도시 하수 및 동식물에 의한 유기물의 함량이 높다.
- 수질의 변동이 크다.

다. 지하수(Ground water): 지하로 침투한 물은 지하수를 이루는데 지각의 윗부분인 토양층과 암석층에 보관된다. 지하수의 특징은 다음과 같다.

- 수온과 탁도가 낮고 계절과 강우에 따른 변동이 적다.
- 광물질을 함유하므로 경도가 높다.
- 미생물, 세균류가 거의 없다.
- 지층 지역에 따른 수질 차이가 크다.
- 대량 취수 시 수위 저하, 지반 침하, 해수 침입 등의 문제가 발생할 수 있다.
- 한번 오염되면 자정 속도가 느리고 처리가 어렵다.

라. 해수(Sea water): 해수의 특징은 다음과 같다.

- 염분 및 용해 성분의 종류와 양이 많다.
- 기기 부식, 제품 품질 저하와 장애로 인해 사용에 제한이 따른다.
- 바다 생물의 부착으로 파이프나 수조 등의 기능이 저하된다.

• 정체 수역의 오염 시 적조현상 등으로 수산업에 피해를 준다.

⑤ 상수도 공급 과정

수도는 생활, 산업, 도시활동 및 방화 등을 위하여 필요한 맑은 물을 적절한 유입으로 연속 공급하는 공공시설로서 사용 목적을 달성하기 위해서는 수량, 수질, 수압의 기술적 3요소를 만족시켜야 한다.

수도는 수원에서 물을 취수하여 정수장까지 도수한 다음 정수 처리를 하여 수주의 불순물 및 이물질을 제거하고 이에 소독처리를 함으로써 병원균을 사멸한 후 용수로 가정과 공장 및 각 소비지로 급수하는 시설 등으로 구성되어 있다(그림 8-1).

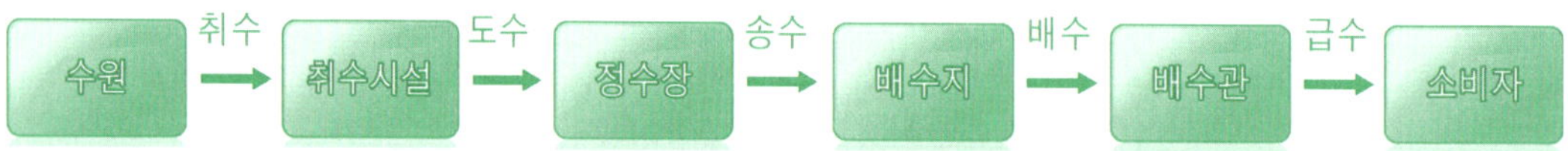
수원
취수
취수시설
도수
정수장
송수
배수지
배수
배수관
급수
소비자

그림 8-1. 상수도 공급 과정.

⑥ 정수법(Purification of water)

물의 자정작용은 지표수 등의 수자원이 자연적으로 정화되는 과정으로 침전 → 분해 → 희석 → 일광소독의 과정을 거치는데 구체적인 정화 내용은 다음과 같다.

• 물리·화학적 작용: 희석, 분쇄, 침전
• 화학적 작용: 폭기(aeration)에 의한 유기물 분해, 자외선에 의한 살균
• 생물학적 작용: 미생물에 의한 유기물 분해, 수중동물에 의한 미생물의 포식

물의 인공적인 정수법은 침전, 여과, 소독의 과정을 거치게 된다. 침전법은 보통침전법과 약물침전법으로 나누어지며, 여과법은 완속사여과법과 급속사여과법으로 나누어지는데, 일반적으로 완속사여과법은 보통침전법을 사용하고 급속사여과법에는 약품침전법을 사용하고 있다.

▪ 침전법

침전법은 응집제의 사용 없이 수중 미생물의 flock 현상을 이용한 보통침전과 화학적 응집제를 이용하여 응집시킨 후에 침전시키는 약품침전이 있다. 보통침전은 침전에 걸리는 시간이 길고, 약품침전은 시간이 짧으므로 대도시에서는 주로 약품침전이 이용된다.

가. **보통침전법**: 완속사여과법에서 주로 사용하는 침전법으로 유속을 저하시켜 수주의 현탁입자나 부유물을 분리, 제거하는 조작으로 자연 상태 그대로 중력에 의해 침강을 일으키는 방법을 말한다. 원수의 탁도가 30도 이하인 경우 실시하고, 침전지의 체류시간은 1~2시간 정도이며 유효 수심도는 3~4m, 평균 유속은 0.3m/분 이하가 좋다.

나. **약품침전법**: 급속사여과법에서 주로 사용하는 침전법으로 물속의 미세입자를 크고 무거운 flock으로 만들기 위해 약품을 주입한다. 침전지의 침전 효율을 크게 하기 위하여 침강 면적을 크게 하고 유량을 적게 하여야 한다. 침전지 체류 시간은 3~5시간을 기준으로 하여 평균 유속은 0.4m/분 이하로 한다.

■ 여과법

가. 완속사 여과법(Slow sand filtration)

- 여과지: 여과지 제일 위층에 모래(직경: 0.25~0.3mm)를 60~90cm 깔고, 굵은 모래, 작은 자갈, 큰 자갈 순으로 각각 10~15cm 두께로 깔되 최하층에는 둥근 돌을 20~30cm 빈틈없이 깐다.
- 생물막(여과막): 원수를 여과하면 부유물이 세사층 상부에 남게 되어 콜로이드상의 막이 되는데, 이 막은 주로 생물이기 때문에 생물막(vital layer)이라 하며, 세균, 조류, 부유물 등의 여과 작용을 하기 때문에 여과막(dirt cover)이라고도 한다. 이 여과막은 두꺼울수록 좋은 여과 효과를 가져오며 여과 속도는 떨어지게 된다.
- 여과막의 제거: 여과막이 너무 두터워져서 여과 속도가 떨어지면 1~2cm의 사면을 대치하는 작업에 의하여 여과막을 제거하게 되는데, 계속적인 여과 작업을 위하여 여분의 여과지가 필요하다.
- 여과 속도와 사용 일수: 여과 속도는 일반적으로 3(6~7)/일이며, 1회 사용 일수는 1~2개월이지만, 원수가 깨끗하면 55개월까지도 사용할 수 있다.

나. 급속사 여과법(Rapid sand filtration): 1872년 미국에서 처음으로 시작된 것이기 때문에 미국식 여과법이라고 한다.

- 급속 여과지: 완속 여과지보다 큰 유효경 0.45~0.7mm의 모래를 사용하며 모래층의 두께는 60~70cm가 적당하다. 그리고 그 밑의 자갈층은 모래가 침입하지 않도록 상부에 세립자의 자갈을 깔고 하층으로 갈수록 큰 자갈 순으로 깔아준다. 급속 여과지는 여과막이 빨리 두터워지므로 보통 1일 1회 역류 세척한다.
- 여과 속도: 여과 속도로 적당한 것은 120~150m/1일로 완속 여과의 40배 정도이다.
- 급속 여과의 장점: 수원의 탁도·색도가 높거나, 수조류 철분량 등이 많을 때 적당하며, 추운 지방이나 대도시에서 이용하기 적당하다(표 8-5).
- 소독(disinfection): 원수 중 세균은 침전이나 여과를 통해 대부분 제거가 가능하나 일부 병원균 등이 잔류할 가능성이 있기 때문에 반드시 소독 과정을 거치도록 한다.
  상수의 소독은 주로 화학적 방법 중에서도 할로겐류 소독 중 염소소독 방법을 이용한다. 염소소독은 냄새가 강하고 트리할로메탄(trihalomethane; THM) 발생 등 독성이 있는 단점이 있지만 장점으로는 강한 소독력과 잔류 효과가 우수하며 조작이 간편하고 가격이 경제적이라는 것이다.

■ 물의 소독

- 열: 자비소독, 주로 가정에서 이용
- 자외선: 2,500~2,800Å, 살균력 강함, 투과력 약함, 고가임
- 화학적 방법: 할로겐(특히 염소), 과망간산칼륨, 오존 등

표 8-5. 완속사여과법과 급속사여과법 비교

구 분	완속사 여과법	급속사 여과법
침전법	보통침전법	약품침전법
생물막 제거법	사면 대치	역류세척
여과 속도	3m(6~7)/일	120m/일
1회 사용횟수	20~60일(1~2개월)	12시간~2일(1일)
탁도, 색도가 높을 때	불리하다	좋다
이끼류가 발생하기 쉬운 장소	불리하다	좋다
수면이 동결되기 쉬운 장소	불리하다	좋다
면 적	광대한 면적이 필요	좁은 면적도 가능
비 용	건설비가 많이 들고, 경상비는 적게 듦	완속사여과법과 반대
세균제거율	98~90%	95~98%

가. **염소소독 원리**: 염소처리는 1902년에 벨기에와 1905년 영국에서 처음 실시되었고, 1912년 독일의 오른스타인(Ornstein)이 염소투입기 발명으로 염소 처리가 간편해지고 수인성 감염병 발생이 줄어들었다. 음용수의 소독에 쓰이는 염소제는 약화염소, 이산화염소, 표백분을 사용하도록 규정되어 있으며, 상수의 소독에는 주로 액체염소를 사용하고 있다(염소를 0℃, 4기압에서 액화시킨 것). 염소의 살균 효과는 그 화학 반응을 지배하는 요소인 농도, 반응 시간, 온도, pH 및 수량에 따라 좌우되고 온도, 반응 시간, 연소의 농도가 증가하면 살균력은 증가한다. 그리고 염소는 수중에서 가수분해하여 염산과 차아염소산이 되고, 이때 생성된 **HOCl과 OCl−를 유리유효염소**라 하는데, 살균력을 지배하는 차아염소산은 pH 3~6에서 많고, pH 7 이상에서는 OCl^-가 많다.

$$Cl_2 + H_2O_2 \rightleftarrows HCl + HOCl$$
$$HOCl \rightleftarrows H^- + OCl^-$$

HOCl이나 OCl^- 모두 살균력은 있으나 HOCl이 살균력이 큰데, pH 10의 상태에서는 pH 5일 때보다 150배의 염소량을 주입하여야만 같은 살균 효과를 볼 수 있다.

나. **염소의 살균작용**: 염소의 살균작용은 잔류염소의 형태, 수온, pH, 염소농도 및 접촉 시간 등에 따라 크게 좌우된다. 결합 염소로서 유리염소와 동일한 살균 효과를 나타내기 위해서는 유리염소의 25배나 많은 양이 필요하고, 동일 양으로 동일 효과를 얻으려면 약 100배의 접촉 시간이 필요하다. 또 pH 6~8에서는 유리잔류염소 0.2ppm 농도로 10분간 접촉시키면 완전 살균이 가능하나 pH 8~9에서는 0.4ppm 이상이 필요하고, pH 9~10에서는 0.8ppm 이상의 농도가 필요하며 pH 10이상에서는 1ppm을 주입하거나 접촉 시간을 4시간으로 해야 한다.

다. **염소처리 방법**: 감염소처리, 중간염소처리, 후염소처리, 재염소처리가 있는데, 감염소처리는 다음과 같은 경우에 실시하며 여과된 물에서 유리잔류염소 농도가 0.5~1.0mg/L 유지되도록 주입하는 것이 좋다. 다음과 같을 때 염소처리를 시행한다.

- 일반 세균 1mL 중 5,000 이상, 또는 대장균이 100mL 중 2,500 이상일 때
- 조류 등 미생물이 다량 서식하여 이를 사멸시키고자 할 때
- 유기물 및 불용성 물질을 산화 제거하고자 할 때
- 냄새, 맛을 제거하고자 할 때
- 철, 망간, 시안 등 환원성 물질을 없애려고 할 때
- 암모니아성 질소를 없애고자 할 때

- 불연속점 염소처리(Break point chlorination): 물에 염소주입량을 점차로 증가시키면 잔류염소량은 주입량에 비례하여 나타나게 된다. 하지만 ammonia와 같은 암모니아 화합물이 함유된 물은 어느 정도까지는 주입염소량에 따라 잔류염소가 증가하지만 최대점에 달한 후에는 잔류염소가 감소하여 거의 0의 상태로 된다. 결합형 잔류염소가 0이 되는 점을 **파괴점(break point)** 또는 불연속점이라 하며, 불연속점(파괴점)까지의 주입염소량을 **물의 염소요구량**이라 한다.
  불연속점 염소처리법은 불연속점 이상으로 염소량을 주입하여 유리잔류염소가 검출되도록 염소를 주입하는 방법을 말한다.
- 잔류염소(Residual chlorine): 잔류염소는 염소를 주입하였을 때에 염소요구량에 의해 소모되고 남아 있는 염소를 말한다. 유리잔류염소는 결합잔류염소에 비해 소독력이 강하므로 유리잔류염소는 0.2mg/L로 가능하지만 결합잔류염소의 경우에는 0.4mg/L 정도가 필요하다. **상수의 유리잔류염소의 규정은 소독 전에서 0.2mg/L 이상을 유지**하도록 되어 있으며, 병원미생물에 오염되었거나 오염될 우려가 있을 때에는 0.4mg/L 이상을 유지하도록 규정하고 있다(그림 8-2).
- 부활 현상(After growth): 염소소독된 물은 세균이 거의 0 또는 0에 가깝게 감소한다. 어떤 경우에는 염소처리 얼마 후에 세균이 평상시보다 증가하는 경우가 있는데, 이런 현상을 부활현상이라 한다. 부활현상의 발생은 식균생물이 전부 사멸하는 경우, 수중의 조류가 사멸하면 남아 있는 세균이 이를 영양원으로 하여 번식하거나, 또 염소성분이 소실되면 **아포형성균**이 발아 증식하게 된다.
- 트리할로메탄(THM) 대책: 동물 실험 결과 트리할로메탄은 발암성 물질로 알려지고 있어 염소소독에서의 트리할로메탄의 생성을 최소화하는 것이 중요하다. THM은 메탄의 유도체인 유기할로겐 화합물로서 이의 원인 물질인 미량의 humin, fulvic acid, acetone 등 유기물의 제거와 생성된 트리할로메탄의 활성탄 흡착 등의 대책이 필요하며, 장기적으로는 오존 등의 사용으로 대체해야 할 것이다.
- 오존소독: 오존은 자극적인 청색의 불안정한 가스로 강한 산화력과 부식성이 있어 오존을 사용하는 경우 염소소독 시 발생하는 THM의 발생을 억제할 수 있지만 잔류성이 없기 때문에 효과의 지속성이 없고, 발생 비용이 많이 들고 후 염소주입 설비가 필요하며 수온이 높아지면 오존의 소비량이 증가하는 등의 단점이 있다.

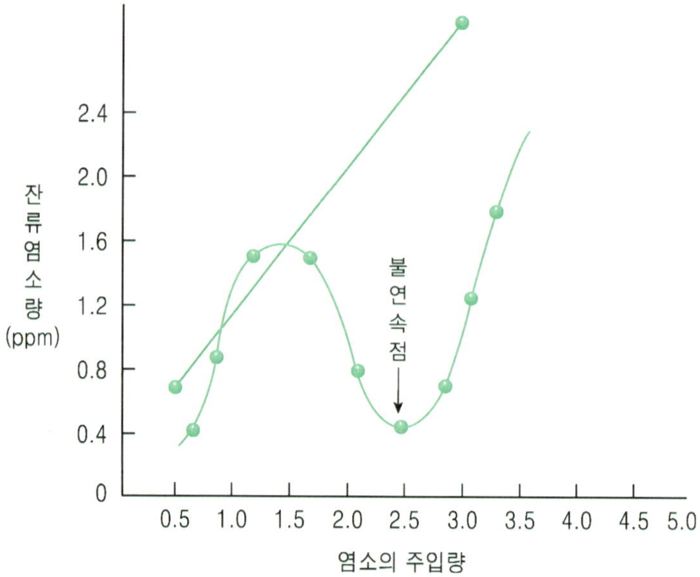

그림 8-2. 잔류염소곡선.

라. 특수정수법

- 경수 연화법: 경수는 경도의 원인이 되는 칼슘, 마그네슘, 철, 동 등의 이온을 많이 함유한 물로 비누거품이 일지 않는 등의 특징이 있으며, 물을 끓이면 경수의 특성이 없어지는 일시경수와 끓여도 변하지 않는 영구경수가 있다. 일시경수는 물을 끓이면 연화되며, 영구경수는 경수의 원인이 되는 이온을 제거하는 것으로 석회소다법과 제올라이트법이 있다.
- 철 및 망간 제거법: 수중에 철이나 망간이 0.3mg/L가 넘으면 세탁, 음료, 직물염색 등에 부적당하므로 제거 후에 사용하여야 한다. 철분은 침전, 여과로서도 제거되지만 **폭기(aeration)**를 하면 용해성 철분은 수산화제이철이 되어 응괴를 형성하여 침전되며, 여과에 의해서도 제거된다. 폭기는 공기접촉을 많게 하는 것으로서 분출, 살포, 사면으로 엷게 흘러가게 하는 방법 등이 있다.
  망간의 제거도 철의 경우처럼 폭기법이 이용되지만 그 효과가 철분의 경우만큼 효과적이지 못하며, 과망간산칼륨의 주입에 의한 산화법, 망간 제올라이트법, 양이온 교환수지에 의한 교환처리법 등이 사용된다.
- 불소 주입: 불소가 없는 물을 장기 음용하면 치아우식증(충치)이 될 수 있는데, 치아 형성기의 어린이에게 불소화물을 함유한 상수를 공급하여 60~65%나 감소시켰다는 연구 결과가 있다. 반면에 불소가 과량으로 함유된 물을 음용하면 반상치의 원인이 될 수 있다.
- 조류 제거법: 수중의 동물성 생물은 물의 정수과정에서 큰 문제가 없으나 조류 등 식물성 생물이 많은 경우 여과막의 생성이 빨리 되기 때문에 미리 제거할 필요가 있다. **조류제거에는 황산동이나 염소가 사용**되는데, 조류의 종류에 따라서 주입량에 차이가 있으나 0.6~1.2mg/L가 적당하다.

마. 정호수의 소독: 정호수의 소독에는 표백분을 사용하는데, 물 1m^3에 대하여 70% 유효염소를 함유한 표백분 70g을 사용한다. 우물은 최소한 지하 3m 이상이어야 하고, 오염원보다 지반이 높은 곳에 위치하

여야 한다. 그리고 지면으로부터 오염된 물이 유입되지 않도록 지표면과 지표면으로부터 3m 이상 방수벽을 설치하여야 하며, 오염원으로부터 15~30m 떨어져 있어야 한다.

6) 위생해충

(1) 위생해충의 정의 및 종류

인간에게 질병을 매개하는 것과 질병과는 직접 관계가 없으나 혐오감을 주는 곤충을 위생해충이라고 하며, 절족동물(arthropoda)이나 설치류(rodents)의 일부를 포함하여 다루고 있다. 위생해충의 피해 중 직접적 피해로는 곤충에 물렸을 때에 물리적 외상으로 피부조직이 파괴되는 것이 있으며, 이차적 감염으로는 벌레에 물릴 경우 병원성 박테리아 감염에 의한 피부염 발생, 지네·독거미 등에 물렸을 경우 독성 물질의 주입으로 피해가 발생하는 경우 등과 곤충에 물렸을 때 침 등 이물질에 대한 감수성으로 붓거나 발작이 일어나는 경우가 있고, 질병의 물리적·생물학적 전파, 정신적·경제적 피해가 발생한다.

(2) 구충·구서의 일반적 원칙

- 발생원 및 서식처 제거: 구충·구서 대책 중 가장 중요한 근본적 대책이다.
- 발생 초기에 실시: 구충·구서는 기하급수적이므로 발생 초기에 성충을 구제하는 것이다.
- 생태 습성에 따른 구제: 대상 동물의 생태 습성을 정확히 파악한다.
- 동시에 광범위하게 실시: 다른 지역으로 쉽게 옮겨가므로 일시에 광범위하게 실시한다.

(3) 구충 방법

- 환경 개선으로 해충이 발생할 만한 곳의 환경을 정비 또는 개선하여 그 발생을 억제하는 방법이다.
- 생물적 방법(천적에 의한 구제법): 해충의 천적을 보호하거나 다른 지역에서 이주시켜 해충의 세력을 억제하는 방법으로 이상적인 방법이다.
- 기계적 방법: 파리에 파리채, 파리잡이 종이, 파리잡이 장치와 모기에 광포집식장치(light trap), 바퀴에 butter trap 등을 사용하는 방법이다.
- 화학적 방법(약제에 의한 구제): 위생 곤충 구제용 약제는 살충제, 기피제, 화학 불임제, 그 외에 보조제 등으로 대처한다. 살충제는 그 작용에 따라 소화기로 흡수되는 위독(危篤), 호흡기로 흡수되는 훈증제(燻蒸劑)와 접촉독 등으로 구분한다.
- 사람과의 접촉 방지: 피부 노출 부위를 의복한다. 기피제를 발라서 곤충의 접근을 막고, 모기장을 사용한다.

(4) 위생해충의 생태

① 모기

모기는 열대지방과 온대지방, 극지방에서도 서식하는 등 세계적으로 분포하고 있다. 모기가 말라리아를 매개시킨 후로 모기에 관한 많은 연구가 이루어지고 있다.

■ 모기의 생활사 및 습성

모기는 완전변태를 하는 곤충으로 난 → 유충 → 번데기 → 성충의 네 시기를 거친다.

■ 모기와 건강

말라리아와 사상충을 매개하는 중얼룩날개모기, 일본뇌염을 매개하는 작은빨간집모기, 해안 및 섬 지역에서 사상충증를 매개하는 토고숲모기가 있다.

■ 모기의 구제 방법

가장 기본적인 방법은 유충의 서식 장소가 되는 웅덩이나 저지대의 매몰, 배수시키는 것 등 환경적 방법과 모기를 치사시키는 약제를 사용하는 화학적 구제 방법으로 살충제, 발육억제제, 기피제 등이 있다. 유충 구제는 웅덩이, 늪, 하천 등 발생원에 유제, 수화제, 입제 등을 사용하며, 생물학적 구제 방법에는 포식동물과 기생충 및 병원체가 있다. 모기에는 많은 기생충, 병원체 등이 기생하고 있는데, 그 중에서 선충(線蟲) 등은 모기 유충에 기생하여 모기 유충을 죽게 한다.

② 파리

환봉아목(*Cyclorrapha*)에 속하는 곤충을 지칭하여 파리라고 하며, 환봉아목에는 총 33과가 있는데 우리나라에는 19개 과가 있다. 우리나라에서 가장 문제가 되는 집파리는 인간과의 밀접한 관계로 학자들의 관심을 끌었는데, 장티푸스 등의 질병에 매개한다.

■ 생활사 및 습성

파리류는 모두 완전변태를 하는 곤충으로 알 → 유충(구더기) → 번데기 → 성충으로 발육한다. 집파리는 사람이나 동물의 분변을 좋아하고 쓰레기장, 퇴비장 등 동식물의 유기물질이 부식하고 있는 곳이면 산란한다. 또한 집파리는 음식물을 좋아하며, 금파리는 생선을 좋아하고, 침파리는 흡혈을 한다.

■ 파리와 건강

세균성 질병으로는 장티푸스, 콜레라, 세균성 이질, 결핵 등이 있으며, 기생충 질환에는 회충증, 아메바성 이질, 수면병이 있다.

■ 파리의 구제

물리적 방법으로는 발생원의 서식처를 제거하는 것이 가장 이상적인 방법으로 환경위생의 개선으로 이 목적을 달성할 수 있다. 쓰레기장의 관리 철저, 수세식 화장실, 퇴비장의 검토, 트랩의 등을 사용할 수 있으며, 생물학적 방법으로는 파리의 천적은 약 500여 종이 있는데, 가장 널리 이용되는 것은 기생벌(parasitic wasp)이다.

③ 바퀴

바퀴는 원시적 형태를 한 곤충으로 약 4,000종이 알려져 있으나 대부분은 실외 서식성으로 주간 활동성이며, 30여 종만이 가주성으로 야간 활동성이고 인간생활과 관계를 갖고 있어 위생상 문제가 된다. 바퀴의 종류로는 독일바퀴, 이질바퀴, 집바퀴(일본바퀴), 먹바퀴 등이 있다.

■ 생활사와 습성

바퀴는 불완전 변태를 하는 곤충으로 알 → 자충 → 성충으로 발육한다. 알은 난협의 속에 보호되고 산란된다. 바퀴의 야간 활동성은 광선에 주로 영향을 받는 것이 아니고 24시간 단위의 생리적인 일주성(time clerk)이 작용하기 때문에 밤에 전등을 켜도 활동한다.

■ 바퀴와 건강

직접적인 피해로 불쾌감이나 공포감과 바퀴에 물려서 상처나 피부 질환을 일으키고, 알레르기 반응으로 호흡기 질환을 발생시킨다. 세균성 질병으로는 장티푸스, 세균성 이질, 콜레라, 폐렴, 디프테리아, 살모넬라, 파상풍 등이 있으며, 기생충 질환 회충, 구충, 아메바성 이질, 바이러스 질병, 유행성 간염, 폴리오 등이 있다.

■ 바퀴의 구제

- 환경위생관리(서식처 제거): 바퀴의 은신처와 먹이를 제거하는 방법으로 장기적인 구제대책이며, 이에 앞서 바퀴의 침입을 예방하는 것이 중요하다.
- 살충제 사용 방법: 살 독이법(poison baots), 연무법 또는 훈증법, 잔류분무 및 분제살포가 있다. 이들 중 독이법이 가장 많이 사용하는 방법이다.

④ 쥐

우리나라에는 15종이 서식하며, 가주성·반가주성·야서성 쥐로 분류된다.

가주성 쥐는 지붕쥐, 생쥐, 시궁쥐 등 3종이 있으며, 야서성 쥐에는 흰넙적다리 붉은쥐, 뫼밭쥐, 등줄쥐, 갈밭쥐, 쇠갈밭쥐 등이 있다.

- 쥐는 세균성 질병 페스트, 서교열, 렙토스피라증, 살모넬라증과 바이러스성 질병, 유행성 출혈열 등을 야기시킨다.
- 기생충 질환: 선모충증, 아메바성 이질, 리슈마니아증(leishmamiasis)
- 리케차성 질병: 쓰쓰가무시병, 발진열 등이 있다.
- 쥐의 구제로는 환경적 방법으로는 서식처의 제거방법이나 방서장치를 하는 것이 최선의 방법으로 식당, 식량창고, 쓰레기장 등의 환경을 개선함으로써 쥐가 서식할 수 없도록 하며, 포서기 이용법으로는 압살법, 포서망법 등 쥐덫을 이용하여 구제한다. 살서제를 먹이에 섞어 쥐가 섭취한 후 중독사시키는 방법이 현재 가장 널리 효과적으로 사용되고 있다. 쥐는 잡식성이므로 미끼먹이는 그 지방에서 소비되고 있는 곡

물을 사용하는 것이 무난하며, 참기름 등 식물성 기름을 섞으면 부착성이 높아지고 유인 효과도 있어서 좋은 결과를 얻을 수 있다. 또한 천적 이용법으로 고양이, 족제비, 오소리 등이 천적으로 알려져 있다.

(5) 소독

① 소독의 정의

미생물 중에 있는 병원체는 질병을 발생하게 한다. 미생물의 생존에 필요한 기본 요소는 영양소, 온도, 습도, pH, 산소 등이다. 하지만, 이들 조건이 생존에 적합하게 구비되었다 하더라도 물리적 환경 및 생물학적 환경과 미생물 상호 간의 관계와 미생물이 증식됨으로써 형성되는 새로운 환경 등이 미생물의 생존과 번식을 좌우하는 환경 요소로 작용한다.

병원미생물의 생활력을 파괴 또는 멸살시켜 감염 및 증식력을 없애는 조작을 **소독**(disinfection)이라고 하며, 강한 살균력을 작용시켜 모든 미생물의 영양형은 물론 포자까지도 멸살 또는 파괴시키는 조작을 **멸균**(sterilization)이라고 한다. 멸균은 소독을 의미하지만 소독은 멸균을 의미하지는 않는다. **방부**(antiseptic)라 함은 병원성 미생물의 발육과 그 작용을 제지 내지는 정지시켜 음식물 등의 부패나 발효를 방지하는 것을 말한다. 따라서 그 작용을 강도 순으로 보면 **멸균, 소독, 방부**의 순이다.

② 소독을 결정할 때의 고려해야 할 사항

- 감염방법이 직접전파인지 간접전파인지를 확인해야 한다.
- 호흡기를 통해서 전파되는지, 소화기계를 통해서 전파되는지 또는 곤충이 매개하는지를 확인해야 한다.
- 병원체가 바이러스인지, 세균인지 또는 포자형성균인지 아닌지를 확인하여야 한다.
- 소독 대상물은 무엇이며 그 성질은 어떠한지를 알아야 한다.

③ 살균작용의 기전

살균은 미생물을 구성하고 있는 세포벽, 세포막, 핵산 등의 세포 내 함유물 등의 작용을 저해하거나 파괴함으로써 달성할 수 있다. 균체단백의 응고작용, 효소의 불활성화, 세포벽 및 세포막의 파괴작용, 가수분해, 탈수작용, 산화작용 등의 기전을 통해 미생물을 살균할 수 있다.

소독약의 살균기전은 다음과 같다.
- 균체단백의 응고작용: 석탄산, 알코올, 크레졸, 프로마린, 승홍
- 가수분해 작용: 강산, 강알칼리, 열탕수
- 탈수작용: 식염, 설탕, 알코올
- 산화작용: 과산화수소, 오존, 염소 및 그 유도체, 과망간산칼륨
- 중금속염의 형성: 승홍, 머큐로크롬, 질산은
- 핵산에 작용: 자외선, 방사선, 포르말린
- 세포막의 삼투성 변화작용: 석탄산, 중금속염, 역성비누 등이며, 각종 살균제의 소독 효과는 여러 가지의 기전에 의하여 복합적으로 살균 효과를 나타낸다.

④ 소독 방법

소독 방법에는 화학적 소독법과 물리적 소독법으로 나눈다.

■ 화학적 소독법

가. 소독제의 구비 조건

- 안전성이 있어야 하며, 다른 생물에 특히 인체에 무해·무독해야 한다.
- 살균력이 강할 것, 즉 석탄산계수(phenol coefficient)가 높아야 한다.
- 식성, 표백성, 냄새가 없고 탈취력이 있어야 한다.
- 해성(solubility)과 안정성(stability)이 있을 것, 물이나 알코올에 잘 녹아야 하며, 잘 분해되지 않고 지속적으로 살균력을 가지고 있어야 한다.
- 가격이 저렴하고, 사용 방법이 간단해야 한다.
- 생물학적으로 분해가 잘 되어 환경오염을 발생시키지 않을 것 등이다.

나. 소독제의 살균력: 석탄산계수란 순수하고 성상이 안정된 석탄산을 표준으로 소독제의 살균력을 비교하기 위하여 **석탄산계수(phenol coefficient)**가 이용된다. 예를 들어 시험균주를 5분 이내에는 죽일 수 없으나 10분 이내에 완전히 죽일 수 있는 석탄산의 희석배수와 시험하려는 소독약의 희석배수의 비로 표시한 것이다.

$$\text{석탄산계수} = \frac{\text{소독약 희석배수}}{\text{석탄산 희석배수}}$$

예를 들면, 어떤 세균을 20℃에서 10분에 사멸할 수 있는 순수한 석탄산 희석배율이 60배일 때 실험하려는 소독약의 희석배수가 180배라면 석탄산 계수는 3이 된다.

다. 소독약의 종류

- 크레졸(cresol): 물에 난용이므로 동량의 크레졸 비누액 3에 물 97의 비율로 크레졸 비누액을 만들어 사용하는데, 소독력이 강하여 석탄산계수가 2이며, 주로 손·오물·객담 등의 소독에 사용된다. 크레졸은 세균소독에는 효과가 크나 바이러스에는 소독 효과가 적고, 유기물에 소독 효과가 약화되지 않고, 피부 자극성이 없지만 냄새가 강한 단점이 있다.
- 석탄산(phenol): **방역용 석탄산은 3%(3~5%)**의 수용액을 사용하는데, 저온에는 용해가 잘 되지 않으며, 고온일수록 소독 효과가 크고, 산성도가 높기 때문에 열탕수로 사용하는 것이 좋다. 장점으로는 살균력의 안정과 유기물에도 소독력이 약화되지 않는 점을 들 수 있고, 단점으로는 피부점막에 자극성이 강하며, 금속 부식성이 있고, 냄새와 독성이 강하다는 것이다. 소독 대상물에는 환자의 오염 의류, 용기, 오물, 실험대, 배설물, 토사물 등이다.
- 승홍(mercury dichloride): 승홍은 성인의 치사량이 1g 정도로 맹독성이어서 식기구나 피부소독에는 적당하지 않고, 금속부식성이 강하며, 단백질과 결합하여 침전이 일어나므로 주의를 요한다. 승홍의 살균력은 액온도가 높을수록 더 강하기 때문에 가온해서 사용하는 것이 좋으며, 무색이라서 푸크신액

으로 염색하여 사용하는 것이 좋다.

- 생석회(CaO): 생석회는 습기가 있는 **분변, 하수, 오수, 오물, 토사물 등의 소독에 적당**하며, 공기에 오래 노출되면 살균력이 저하되기 때문에 주의를 요하며, 포자를 형성하는 세균이 아니면 효과가 있다. 하지만 석회유는 생석회 분말 2와 물 8의 비율로 만들어 건조한 소독 대상물에 사용한다.
- 과산화수소(H_2O_2): 과산화수소는 3%의 수용액이 사용되는데, **무포자균**을 빨리 살균할 수 있으며, 자극성이 적어서 인구염, 구내염, 입안 세척, 상처 등에 사용된다.
- 알코올(alcohol): 알코올 소독은 피부 및 기구 소독에 사용되는데 상처, 눈, 구강, 비강, 음부 등의 점막에는 사용하지 않는 것이 좋다. **포자형성균에는 효과가 없고, 무포자균에 유효하며, 75%의 에탄올을 사용**한다.
- 머큐로크롬(mercurochrome): 점막 및 피부 상처에 사용되는데, 2% 머큐로크롬이나 2% 에탄올아세톤 머큐로크롬액이 사용되며, 자극성이 없고 살균력이 강하지 않다.
- 역성비누(invert soap): 역성비누는 무미무해하여 식품소독에 좋으며, 자극성 및 독성도 없고, 침투력 살균력도 강하다. 특히 포도상구균, 결핵균 등에 유효한데 0.01~0.1%액을 사용한다.
- 포르말린: 세균단백질을 응고시켜, 강한 살균력을 보이며 포르말린 가스의 소독에는 수증기가 필요하므로 포르말린 1에 물 34의 비율로 사용 전에 조제하여야 한다.
- 약용비누(germicidal soap): 비누의 기제에 각종 살균제를 첨가하여 만든 것으로 비누로서 세척효과와 살균제에 의한 소독 효과를 얻기 위하여 만들어졌으며 손, 피부소독 등에 주로 사용한다.

라. 소독 대상물에 의한 소독 방법

- 의복, 침구류, 모직물의 소독은 증기소독, 일광소독, 자비소독을 하거나 크레졸, 석탄수에 2시간 정도 담가 둔다.
- 목죽제품, 초자기구, 자기류의 소독은 크레졸수, 석탄산수, 승홍수, 훰마린수에 담가 두거나 뿌리며, 내열성이 강한 것은 증기소독이나 자비소독을 한다.
- 대소변, 배설물, 토사물에 대한 소독은 완전소독법으로 소각하는 것이 좋으며, 그 대상에 적합한 소독 방법을 선택하는 것이 중요하다.
- 피혁제품, 고무제품, 모피는 크레졸수, 석탄산수, 포르말린수 등을 사용한다.
- 쓰레기통, 하수구의 소독에는 분변, 생석회를, 변기나 변소에는 크레졸수, 석탄산수, 포르말린수를 뿌린다.
- 환자 및 환자 접촉자의 손은 크레졸수, 석탄산수, 승홍수, 역성비누를 사용하고 몸은 목욕을 시킨다.
- 병실에는 크레졸수, 석탄산수, 포르말린수를 사용한다.

■ **이학적 소독법**

가. 물리적 멸균법

- 화염멸균법: 표면의 미생물을 멸균시키는 방법으로 알코올램프, 분젠, 천연가스 등을 이용하여 금속류, 유리봉, 백금 루프, 도자기류 등의 소독을 위하여 불꽃 속에 20초 이상 접촉시키는 방법이다. 재생

가치가 없는 오물이나 폐기물을 태워버리는 소각법도 화염멸균법으로 가장 강력한 멸균법이다.

- 건열멸균법: 건열멸균기(dit oven)를 이용하여 유리기구, 주사침, 유지, 글리세린, 분말 금속류, 자기류 등에 주로 사용하며, 고무제품에는 사용할 수 없다. 보통 170℃에서 1~2시간 처리한다.
- 습열멸균법(moist heat sterilization): 습열멸균은 건열에 비하여 세포 내 열전도성이 크기 때문에 건열에 비하여 단시간 내에 멸균효과를 가져올 수 있어 가장 광범위하게 사용되는 멸균방법이며, 습열멸균에는 고압증기멸균법(autoclaving), 자비멸균법(boilingwater sterilization), 유통증기멸균법(free flowing steam sterilization) 및 저온소독법(pasteurlization) 등이 있다.
- 자비소독법(boiling water sterilization): 100℃ 끓는 물에서 15~20분간 처리하는 방법으로 아포형성균은 완전 사멸하지 않으나 영양형은 수분 내에 사멸한다. 석탄산 5%나 크레졸 2~3%를 첨가하면 소독 효과가 높아진다. 이 방법은 각종 **식기류, 도자기류, 주사기, 의류** 등의 소독에 이용된다.
- 고압증기멸균법: 포자 형성균의 멸균에 제일 좋은 방법으로 실험실이나 연구실에서 많이 사용하며 **초자기구, 의류, 고무제품, 자기류, 거즈 및 약액** 등에 주로 사용되는데, 고압멸균기를 사용한다.
- 유통증기멸균법: 고압증기멸균이 부적당할 때 사용되는 것으로, Arnold 멸균기나 Koch 멸균기를 사용하여 100℃의 유통증기를 30~60분간 통과시킨다. 소독 대상물은 자비소독의 경우와 같으나 이 방법으로는 포자를 사멸시킬 수 없으므로 간헐멸균(fractional sterilization)을 한다. 간헐멸균은 1일 1회 100℃의 증기를 30분간 통과시켜 3일에 걸쳐 3회 실시하며, 유통증기로 처리하지 않을 때는 20℃의 실온에서 보관하여 포자가 발아할 수 있도록 한다.
- 저온소독법: 고온처리가 부적합한 유제품, 유제품, 건조 과실 등에 사용되는 방법으로 주로 포자를 형성하지 않는 소결핵균, 유산균, 살모넬라균 등의 살균에서 이용된다. 우유는 65℃에서 30분, 건조 과실은 72℃에서 30분, 아이스크림 원료는 80℃에서 30분, 포도주는 55℃에 10분간 소독하는데, 주류는 주로 부패 방지를 위해서 한다.
- 초고온순간멸균법: 멸균처리기간의 단축과 영양 물질의 파괴를 줄이기 위하여 고안된 방법으로 **우유는 135℃에서 2초간 처리**한다.
- 무가열처리법: 열을 가하지 않고 균을 사멸시키거나 균의 활동을 억제하는 방법으로 자외선멸균법, 초음파멸균법, 냉장법, 전류 및 방사선 멸균법, 세균여과법, 무균조작법, 희석법 등이 있다.
- 자외선멸균법: 자외선멸균법은 자외선 중 2,650Å 부근의 자외선은 세포의 DNA에 흡수되어 pyrimidine dimers를 형성하게 하여 세포의 돌연변이를 유발하여 세균을 사멸시키는데, 이러한 자외선의 성질을 이용한 것이다. 주로 2,650Å의 파장이 사용되는데 무균실, 수술실, 제약실 등에서 공기, 식품, 기구 및 용기 등의 소독에 사용된다. 결핵균, 디프테리아균은 2~3시간이면 살균 효과를 볼 수 있다. 자외선은 사람에게도 세포에 돌연변이를 유발할 수 있으며, 눈에 작용하면 설안염이나 설맹을 유발할 수 있으므로 자외선 취급 시 주의해야 한다.
- 초음파멸균법: 매초 8800cycle의 음파는 강력한 교반작용(agitation)으로 충체를 파괴하는 살균력이 있는 것을 이용하여 식품, 액체 약품, 시약 등의 멸균에 이용되고 있으며, 20만Hz 이상의 진동도 강력한 살균력이 있다.

- 방사선멸균법: 방사선은 미생물 세포 내 핵의 DNA나 RNA에 작용하여 단시간 내에 살균작용을 하는데, 일반적으로 ^{50}Co, ^{137}Cs 등에서 발생하는 방사선을 이용하여 멸균한다. 또한 강한 투과력으로 각종 용기, 목재, 플라스틱 제품, 포장 상품 등을 포장을 개봉하지 않고도 중심부까지 멸균할 수 있지만, 방사선의 잔류성 및 취급자의 방사선 오염의 우려 등 안전성 및 유해성에 상당한 주의를 요하여야 한다.
- 냉동법: 식품의 저장에 주로 사용되며, 냉동법은 대부분의 경우 살균 효과는 거의 기대하지 못하고, 균의 번식이나 활동을 억제할 뿐이다. 따라서 냉장 저장된 식품을 실온에 보관하면 적절한 환경이 이루어질 경우 곧 균은 증식하게 된다.
- 세균여과법: 각종 화학물질이나 열을 이용할 수 없는 시약, 주사제 등의 액체상태의 물질에 대해 세균여과기(bacteriologic filter)를 이용하는 방법이며, 여과기의 여과공 크기(pore size)는 0.1~0.4μm로 세균이 통과하지 못하나, 소형 바이러스 등은 제거되지 못한다. 여과기는 chamberland 여과기, berkefeld 여과기 등이 있으며, 최근에는 인공합성막을 이용한 membrane filter가 가장 많이 이용된다.
- 무균조작법: 무균조작법(aseptic manipulation)은 미생물의 오염을 방지하는 방법으로 무균작업대, 무균실 등에서 조작함으로써 이미 멸균된 물체의 오염을 방지하는 것이다. 자외선 등으로 무균실, 무균작업대 등을 멸균한다.
- 희석: 어느 병원균이 질병을 야기하려면 일정 농도 이상의 균주가 있어야 하기 때문에 희석에 의해 소독의 효과를 볼 수도 있다.

2. 하수

1) 하수와 하수도

하수(sewage)는 오수(sanitary sewage), 천수, 공장(산업)폐수 등으로 구분할 수 있다. 오수는 액체성 또는 고체성의 더러운 물질이 섞여 그 상태로는 사람의 생활이나 사업활동에 사용할 수 없는 물로서, 사람의 일상생활과 관련하여 수세식 변소, 목욕탕, 주방 등에서 배출되는 것을 말한다. 천수는 눈이나 비를 말하고, 공장폐수는 공장에서 생산 과정 중에 발생하여 배출되는 물로서 액체성 또는 고체성의 수질오염물질이 혼입되어 그대로 사용할 수 없는 물을 말한다. 하수도법에 하수도(sewerage)는 오수 또는 우수를 배제 또는 처리하기 위하여 설치되는 도관 또는 공작물과 시설의 총체라고 정의되어 있으며, 통상적으로 하수를 운반하는 시설이라고 할 수 있다. 하수도 중에는 오수 및 천수 등 모든 하수를 운반하는 것을 합류식(combined system)이라 하고, 천수를 별도로 운반하도록 되어 있는 것을 분류식(separate system)이라 하며, 천수와 사용수의 일부를 함께 운반하도록 되어 있는 것을 분류식(mixed system)이라 한다.

합류식의 장점은 시설비가 적게 들고, 비가 오면 하수관이 자연 청소되며, 하수관이 크기 때문에 수리, 검사, 청소 등을 쉽게 할 수 있다는 것이다. 단점은 우기에 처리능력이

없을 때에 범람의 우려가 있으며, 천수를 별도로 이용할 수 없고, 악취발생이 잘 되는 것이다.

2) 하수처리

(1) 예비처리

예비처리에는 하수 유입구에 제진망(screen)을 설치하여 부유물이나 골형물을 제거하는 스크리닝(screening)과 침사조(grit chamber)에서 유속을 감소시켜 토사 등의 비중이 큰 물질을 침전시키는 침사법, 침전법이 있다.

예비처리 중에서 침전법이 가장 비중이 큰데, 침전법에는 보통침전법과 약물침전법이 있다. 약물침전법에서 사용되는 약품에는 소석회, 염산철, 황산알루미늄 등이 있으며, 주로 황산알루미늄과 소석회를 함께 사용한다(그림 8-3).

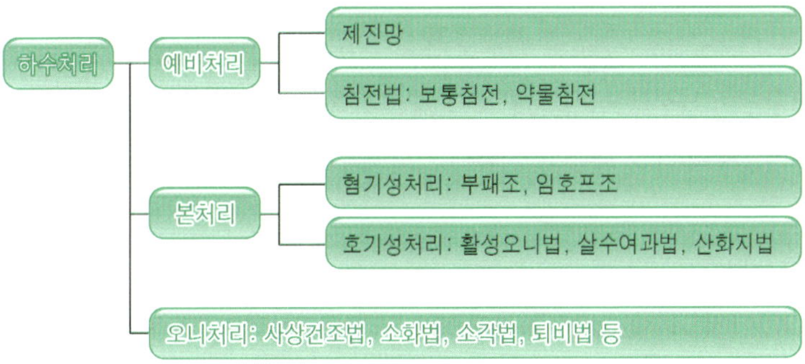

그림 8-3. 하수처리 과정.

① Screen 처리

철제의 막대를 2.5cm 이상 간격으로 수로의 밑면에 대해 30° 경사지게 배치하여 주로 부유물질을 제거하기 위한 처리 방법을 screen 처리라고 한다. Screen은 bar screen과 fine screen이 있다. bar screen은 큰 부유물질을 제거하기 위한 것으로 봉상, 격자상 구조이며 유효 간격은 20~25mm이다. Fine screen은 망상 구조로 bar screen보다 미세하여 유효 간격이 0.1~0.5mm이며, 모양이 다양하여 dise type, wing type, drum type, band type 등이 있다.

② 침사지(Grit chamber)

수로의 폭을 넓히고 하수의 유속을 느리게 하여 무거운 무기물질을 침전시키는 것을 침사지라고 한다. 비중 2.65, 직경 0.2mm 이상의 토사를 제거하고자 할 경우에는 침사지의 평균 유속은 0.15~0.30m/sec, 체류 시간 30~60sec, 수면적 부하 1800m^3/m^2/day 정도이다.

(2) 본처리

① 혐기성 분해처리(Anaerobic treatment)

무산소 상태에서 혐기성균이 증식함으로써 탄소계 물질을 분해하여 이산화탄소, 메탄, 유기산을 생성하고, 단백질 등 질소계 물질이 분해하여 아미노산 등을 생성하며, 황화물을 분해하여 황화수소 등의 화합물을 만드는 과정을 혐기성 분해처리라고 한다. 호기성 처리에 비하여 유기물질의 제거율이 다소 낮은 반면에 산소공급이 불필요하며 오니의 발생량이 적다. 혐기성 처리에는 부패조와 임호프조를 이용하는 방법이 있다.

혐기성 처리 시 폐수의 조건은 다음과 같다.

- 독성 물질이 없어야 한다.
- 알칼리도가 알맞아야 한다(pH 7.5 이상).
- 비교적 높은 온도를 유지해야 한다.
- 무기영양소(N, P 등)가 충분히 존재해야 한다.
- 유기물 농도가 높아야 하고 탄수화물보다 단백질과 지방이 높을수록 좋다.

■ **부패조(Septic tank)**

침전시로와 소화실이 분리되어 있지 않으며, 단순한 조(tank)로서 하수의 부유물인 부사(浮査, scum)를 형성하여 무산소 형태를 만들어 혐기성균의 분해 작용을 촉진시킴으로써 처리하는 방법으로 부사를 뚫고 올라온 가스로 냄새가 난다. 현재 폐수처리에는 거의 사용하지 않는다.

■ **임호프조(Imhoff tank)**

Kart Imhoff가 1907년에 고안한 것으로 부패조의 결점을 보완하여 1조 내에 2개의 층이 있어 상층(침전실)에서는 침전이 진행되고 하층(소화실)에서는 오니의 소화가 이루어진다.

② 호기성 분해처리

호기성 분해처리는 산소를 공급하여 호기성균에 의하여 처리하는 방식으로 활성오니법, 접촉여상법(contact bed), 살수여상법, 관개법(irrigation field), 산화지법 등이 있으며, 이 중에서 가장 대표적인 것이 활성오니법과 살수여상법으로 **하수처리의 2대 방법**이라 한다. 하수의 혐기성 처리는 메탄가스의 발생이 많으며, 호기성 처리는 이산화탄소의 발생이 많다.

■ **활성오니법(Activated sludge process)**

영국에서 1912년에 시작되어 현재 가장 진보된 호기성 하수처리 방법으로 호기성균이 풍부한 오니를 하수량의 25%를 첨가하여 충분한 산소를 공급함으로써 호기성균의 활동을 촉진시켜 유기물을 산화시키는 방법이다. 활성오니법의 처리 과정은 그림 8-4와 같다.

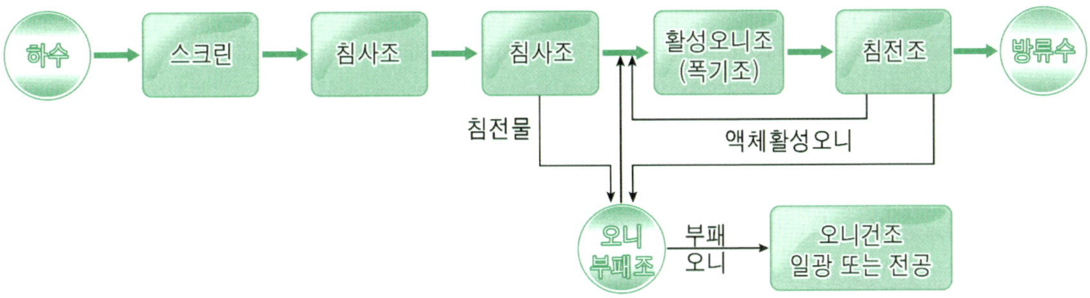

그림 8-4. 활성오니 처리 과정.

■ **살수여상법**(Trickling filter process)

1차 침전 시 유출수를 미생물로 된 생물막으로 덮인 여재 위에 살수하여 생물막과 폐수 내의 유기물과 접촉시켜 처리하는 2차 처리 방법이다. 미생물에 의한 막은 주로 박테리아, fungi, protozoa로 구성되며 여과보다 생물학적 흡착과 응결적용에 의해 처리된다.

살수여상법은 접촉여상법의 진보된 형태로 주로 도시 하수의 2차 처리를 위하여 사용되며, 여과조의 상부층(표면)에서는 미생물은 호기적 활동을 하며, 저부에서는 산소의 공급이 단절되어 혐기성 미생물의 증식에 의한 혐기성 작용을 하므로 통성혐기성 처리(facultative system)라 할 수 있다.

살수여상법은 제1침전지, 살수여과지, 최종 침전지의 순서로 이루어지며, 침전지의 오니를 처리하기 위한 소와조가 있어야 하며, 살수방법은 분수식, 주행식, 회전식 등이 있다.

활성오니법과 살수여상법을 비교해 보면 활성오니법은 살수여상법에 비하여 경제적이며 처리 면적이 적어도 가능하나 고도로 숙련된 기술을 필요로 하는 방법으로, 근래 도시 하수의 처리에 가장 많이 이용되고 있다. 반면에 살수여상법은 주로 산업폐수처리나 분뇨의 소화처리 후 탈리액(脫離液)의 처리에 이용되는 방법으로 수량이 갑자기 바뀌어도 조치가 가능한 장점이 있으나 여름철에 위생해충의 발생 및 악취가 심하며 높은 수압이 필요하다.

■ **산화지법**(Oxidation pond)

산화지법은 비용이 적게 들고 BOD의 부하 변동에 강하나 처리효율이 낮고 넓은 부지를 필요로 하는 방법으로서 주로 소도시에서 사용한다. 산화지법은 호기성균이 유기물을 분해하고, 조류는 이들 유기물과 햇빛을 이용하여 광합성을 하여 산소를 방출하고, 세균은 방출된 산소를 이용하여 유기물을 분해하는 원리를 이용한 방법이다.

③ 오니처리(Sludge disposal)

오니처리는 하수처리 과정 중 오니의 종류에 따라서 처리 방법에 차이가 있을 수 있으나, 일반적으로 육상투기·해양투기·소각철·사상건조법·소화법 등이 있다.

사상건조법은 오니를 모래 위에 말려서 이용하는 방법으로 비료 등으로 이용하고 있으며, 소화법은 소화

탱크에 오니를 넣어서 혐기성 부패를 일으키게 하여 유기물을 분해 안정화시키고 병원미생물을 사멸시키는 방법을 써서 충분히 소화된 오니는 사상건조법과 마찬가지로 비료화할 수 있으며, 나머지는 해양이나 육상투기를 할 수 있어서 소화법은 가장 진보된 오니처리 방법이라 할 수 있다.

④ 하수오염 측정

하수의 오염도를 측정하는 방법은 생물학적 산소요구량(BOD), 화학적 산소요구량(COD), 용존산소량(DO) 등으로 알 수 있다.

활성오니법 및 살수여상법에 의한 하수처리의 경우 방류 하수의 수질 기준은 BOD는 30ppm 이하, 부유물질 70mg/L 이하, pH 5.8~8.6이어야 한다.

3. 집합소 위생

1) 수영장 위생

(1) 자연수영장

자연수영장의 오염원은 분뇨·도시 하수·공장폐수, 해수욕장의 영업소, 가축 사육장 등으로부터 오물의 유입을 들 수 있으며, 사람들의 과밀 수영에 대한 오염도 문제가 될 수 있다. 자연수영장의 등급은 100cc당 대장균수로 정하는데(A급: 50 이하, B급: 51~500, C급: 501~1,000, D급: 1,000 이상) D급은 수영장으로 부적합하다.

해수욕장의 수질 기준은 미국 공중위생협회의 기준에 의하면 100cc당 대장균군 수(MPN)가 1,000을 초과하지 말아야 하며, 일반세균 수는 200mg/L 이상은 부적합하다.

(2) 인공수영장

인공수영장은 좁은 지역에 많은 사람이 밀집함에 따라 특히 위생관리가 요구되고 있으며, 하절기에 눈병 등의 원인이 되고 있다.

수영장에는 다음과 같은 오염원이 있는데, 입욕자를 오염시키는 인공수영장의 오염으로서 가장 문제가 되는 것은 신체 및 수영복의 부착물에 의한 오염이며, 소변, 분변, 객담 등에 의하여 수인성 감염병, 기생충증, 결핵균 등에 이환될 수 있으며, 특히 trachoma virus 및 adenovirus에 의한 유행성 각결막염 등에 감염되곤 한다.

우리나라 공중위생법에 의한 수영자의 시설 및 설비 기준은 다음과 같다.

① 사용수 자체의 오염: 상수나 지하수의 경우보다 오염된 하천의 물을 사용할 경우에 있을 수 있다.

② 외부 환경에 의한 오염: 공장지대에서 발생하는 매연, 분진 등에 오염될 수 있다.

③ 탈의실 및 화장실: 탈의실, 화장실, 세정장을 거치도록 시설하여야 하며, 실내수영장의 조도는

100Lux 이상이어야 한다. 수영장의 물의 관리는 환수법, 염소소독법, 표백분 표면살포법, 순환여과법이 있으나 우리나라에서는 순환여과법을 사용하도록 공중위생법에 규정하고 있다. 순환여과법은 소독과 순환여과를 병행하는 방법으로 가장 위생적인 물을 공급할 수 있으나 설비비와 비용이 많이 드는 단점이 있다.

수영장의 수질 기준은 다음과 같다(공중위생법).

- 유리잔류염소: 0.4~0.6mg/L(결합형 0.7~1.0mg/L)를 유지(다만 오존 소독 등으로 사전처리를 하는 경우 유리잔류염소 0.2~0.4mg/L를 유지)
- pH: 5.8~8.6
- 탁도: 5도 이하
- 과망간산칼륨 소비량: 12mg/L 이하
- 일반세균검사: 욕수를 동시에 여러 장소에서 10병 이상 채취하여 1mg당 200 이상이 검출된 것이 15% 이내일 것
- 대장균군: 10mL 5개 중 확정시험 양성이 3개 이하

2) 공중목욕장 위생

공중목욕장은 다수인이 한정된 수조를 이용함으로써 오염이 되기 쉽고 성병, 피부병, 트리코모나스 등이 감염되기 쉬우며 대장균이나 일반세균도 감염될 수 있다.

공중목욕장에서는 입욕 인원의 증가에 따라 탁도, 과망간산칼륨 소비량, 대장균 등이 증가하며, 탈의실의 불결로 인한 질병의 전파도 발생할 수 있다. 물의 소독은 표백분 간헐투입보다는 적정 잔류염소의 연속주입법이 바람직하다.

수질 기준은 공중위생법에 의하여 규제를 받으며, 온천수의 경우에는 대장균에 대한 수질 기준만 적용한다.

(1) 원수의 수질 기준

- 색도: 5도 이하
- 탁도: 2도 이하
- 수소이온 농도: 5.8~8.6
- 과망간산칼륨 소비량: 10mg/L
- 대장균군: 50mL 중에서 검출되지 아니할 것

(2) 욕조수의 수질 기준

- 탁도: 3도 이하
- 과망간산칼륨 소비량: 25mg/L 이하
- 대장균군: 1mL 중에서 1 이하

(3) 온천장 위생

세균의 오염은 일반 목용탕수에 비해 대단히 양호해서, 일반세균 수는 30~1,000 대장균의 MPN은 20~1,700으로 하고 있다. 그러나 온천수는 질병 치료를 목적으로 이용하는 경우가 있어서 질병이 있는 환자들이 사용하는 일이 많으므로 세균의 오염을 제거하기 위한 위생관리가 필요하다. 욕용수를 욕탕에서 흘러넘치도록 하고, 온도유지 및 기타 환경위생관리가 필요하다.

4. 주택 및 의복위생

1) 주택

주택은 국소기후, 즉 가옥기후를 만들어 자연환경의 변화로부터 인체를 보호하고 휴식, 오락을 통하여 인간 생활의 능률을 향상시킴과 동시에 건강을 유지시키는 데 크게 기여하고 있다. 그러므로 주택의 수준은 그 나라 문화 수준의 척도가 되는 것이다. 따라서 가옥 구조의 보건학적 결함은 건강장애를 초래할 수 있으며, 주택의 형태는 지역적 환경 조건에 따라 건강과 밀접한 관련을 갖는다. 개개의 주택은 그 구조와 관리가 아무리 양호하다 하더라도 여러 주택의 배열이 불량할 때는 주거생활에 불편을 줄 뿐만 아니라 보건상 나쁜 영향을 초래하게 된다. 그러므로 도시주택건설에 있어서는 개별적 주택 개선에 노력하는 동시에 특히, 주민생활에 위험성이 있거나 비위생적인 건축물 및 공해를 발생할 수 있는 건축물은 강력한 법적 규제를 가해야 할 것이다.

(1) 주택의 기본 조건

① 인간이 생활하기에 생리적으로 적합하고 심리적으로 안정감을 줄 수 있어야 하며 건강하고 즐거운 생활이 영위될 수 있도록 생활환경이 조성되어야 한다.

② 외부 기후에 대해서 인위적으로 인간이 생활하기 적합하게 조절 가능해야 하며 냉·난방과 풍수해 등에 대처할 수 있어야 한다.

③ 인간이 생활하는 주택은 질병 발생이나 사고 발생의 요인이 없어야 하며 평안하게 쉴 수 있는 보안 기능을 갖추어야 한다.

④ 주택은 경제적이고, 능률적이며, 일상생활에 편리한 기능이나 시설이 있어야 한다.

(2) 일조 시간

주택 내에 일광이 사입되는 것은 신진대사의 증진과 피부 단련 및 비타민 D 형성 등 위생상 절대 필요할 뿐만 아니라 채광에 의한 실내 건조 등 위생적 조건에도 필요한 것이다.

일조 시간은 기상적, 지리적 상위, 건축물의 방위, 태양 운행에 의한 일영 문제에 따라 차이가 있다. 실내 일조 시간은 동지일에도 1일 6시간 이상이 되는 것이 이상적이나, 대도시에서는 이것이 불가능하므로 최저한도 4시간을 유지할 수 있도록 대책을 강구하여야 한다.

또한 남창은 일조 시간이 여름에 최소인 데 반하여 겨울에는 최대이기 때문에 창의 방위는 남향이 제일 좋다. 주택의 방향은 정남향이 제일 이상적이나 정남으로부터 동 또는 서로 10° 경사져도 일조 시간은 정남에 비하여 큰 차이가 없다. 실내에 조사되는 자외선 양을 크게 하기 위해서는 창의 유리를 석영 유리 또는 셀로판지를 이용하는 것이 좋다.

창의 유리는 때때로 청소를 하여야 하는데, 대도시의 경우 창을 청소한 지 10일이 경과하면 유리의 광선 투과율이 35~40%로 감소하기 때문이다.

① 쾌감대와 지적온도

■ 안정 나체 시의 쾌감대

중등도의 습도, 무풍상태에서는 27~28℃ 사이가 쾌감대이지만 기류가 높아질수록 고온으로 이동하고, 습도가 높을수록 저온으로 이동한다. 그리고 고온 또는 저온에 단련될수록 위 또는 아래로 이동한다. C. P. Yaglou에 의하면 96~98°F E. T.가 쾌감대이다.

■ 안정 착복 시의 쾌감대

쾌감대라 하면 보통 착복 시의 쾌감대를 말할 때가 많은데, 이때 의복의 두께가 쾌감대에 크게 영향을 미친다. 일반적으로 옷을 많이 입을수록 쾌감대는 저하되고, 자세에 의해서도 좌우된다. 따라서 기온 18~20℃, 습도 60~65%가 유지될 때에 쾌감을 느낀다.

■ 노동, 연령, 영양 상태, 순화와 쾌감대

노동량에 따라 쾌감온도는 저하하고 고령이면 상승한다. 양양상태가 불량하면 상승하고, 비만일 때에는 저하한다. 그리고 기후순화에 따라 변화한다.

■ 노동 시의 지적온도

노동량에 병행해서 지적온도는 저하한다. 예를 들면, 가벼운 작업을 할 때는 62~64°F E. T.가 적당하고 중노동을 할 때는 53~62°F E. T.가 적당하다.

■ 난방 시의 지적온도

자연기후의 지적온도보다 대체로 저온인 것이 좋다. 다시 말해서 위생학상 요구되는 지적온도는 생리학상으로 본 쾌감대의 냉경계선을 목표로 하는 것이 좋다. 실온을 필요 이상으로 가온하면 실외로 나올 때 기온의 급변으로 체온조절장애가 일어나기 쉽다. 여름철 냉방 시의 실내의 온도차는 5~8℃가 적당하다.

■ 취침 시의 지적온도

두꺼운 침구를 사용하여 숙면할 수 있는 쾌적온도는 대체로 낮아 14~16℃가 적당하다. 취침 시의 실온의 변동은 건강에 장애를 주며, 침실의 평균 기온이 10℃ 이하로 내려가면 적응할 때까지 곤란을 느낄 뿐만 아니라 호흡기 질환을 일으키기 쉽다.

② 난방과 냉방

▪ 햇빛의 영향

햇빛을 충분히 이용하면 난방에 유리하다. 햇빛을 이용하여 난방을 시도한 태양열 주택은 시공비가 비싸지만 앞으로 그 보급에 노력해야 할 것이다. 주창을 남향으로 하면 여름에는 일광의 사입이 적은데 비하여 겨울에는 방 깊숙이 사입된다.

▪ 벽체의 영향

건축 당시에 벽체의 열손실을 막도록 단열재로 벽체를 구축해야 한다. 환기로 인한 온돌방 실온의 열손실양은 벽면과 창면으로 냉각되는 실열량의 1/7~1/10을 차지한다. 그렇기 때문에 천장과 벽체의 내면에 공기층을 만들고, 창은 이중창으로 하여 보온과 방음에 주력할 것이고 이중창의 내·외창 간격은 5cm로 유지하는 것이 바람직하다.

▪ 습도의 영향

대지의 지하수면이 높거나 벽체의 방수성이 작을 때는 옥내 습도가 높아진다. 이는 방한·방서상 대단히 좋지 않다. 옥내외의 습도를 조절하기 위해서는 지하수면을 내리고, 기초를 돌벽으로 방수처리하여 시공하며, 동시에 실내의 채광과 환기를 촉진시켜야 할 것이다.

(3) 환기(Ventilation)

인간의 생활로 말미암아 실내 공기는 끊임없이 오염, 악화되고 있다. 즉 공기의 이화학적 성상의 변화와 생물학적 오염으로 결국 실내에 각종 가스, 먼지, 연기, 취기, 세균 등이 증가하게 된다. 그러므로 환기의 목적은 오염된 실내 공기의 제거 및 갱신과 실내 공기의 조절 및 방습에 있다.

① 환기의 원동력

실내외의 온도차(약 5℃), 기체의 확산력, 옥외의 풍속 등이 환기의 원동력이 된다.

② 표준 소요환기량

소요환기량 측정은 일반적으로 쾌적온도, 쾌감대, 탄산가스의 함유량, 유독가스의 함유량 등을 표준으로 한다. 실내에 유해가스나 담배 연기가 없을 경우 최소로 필요한 환기량은 1인당 1시간 17㎥이며, 일반 위생에 있어서 1인당 환기량은 매시 30㎥로서 10㎥의 기적이면 실내 CO_2 농도는 0.1% 이하로 된다고 보고 있다(표 8-6).

표 8-6. 방 종류에 대한 표준 환기량

방 종류	환기량(m^3/시간/1hr)
거실	50
초등학교 교실	12~15
중학교 교실	25~30
극장	40~50
공장	60
병실	60~70

또한 작업장에서는 인체 호흡에 필요한 산소를 공급하는 것 외에 작업장에서 발생하는 유해가스, 분진, 증기, 냄새 등을 희석 제거하여 신선한 공기와 치환하며 온도와 습도를 조절하여야 한다.

작업에 의한 여러 유해인자에 의하여 소요환기량이 다음과 같이 달라진다.

- CO_2 기준으로 본 소요환기량

$$V = \frac{M}{K_2 - K_0}$$

V: 소요환기량(m^3)
M: 실내에서 발생하는 CO_2의 용적(m^3/hr)
K_2: CO_2의 서한용량(0.1%)
K_0: 외기의 CO_2 용량

- 온도를 기준으로 본 소요환기량

$$Q = \frac{H}{0.3(T-t)}$$

Q: 소요환기량(m^3/hr)
H: 발생 열량(cal/hr)
W: 공기의 중량(0.25kg/m^3)
$T-t$: 고온도와 저온도와의 온차(℃)
0.24: 공기의 비열
$H = WQ \times 0.24(T-t) - 0.3Q(T-t)$

- CO를 기준으로 본 소요환기량

$$Q = \frac{V}{10P} 10V$$

W: 공기의 중량(0.25kg/m^3)
Q: 소요환기량(m^3/hr)

V: CO의 발생량(1/hr)
P: CO의 서한용량

- 유해가스 발생 시의 소요환기량

$$V = \frac{G}{\alpha}$$

V: 소요환기량(㎥/hr)
G: 가스발생량
α: 유해가스 서한용량

- 실내의 가스 농도(α_0)

$$\alpha = \frac{G}{V_0}(1-2-nt) \times 100$$

G: 실내의 가스 발생량(㎥/hr)
V_0: 실내의 환기량(㎥/hr)
n: 매시 환기 횟수
t: 가스발생 시간

③ 실내 공기의 오염원

연소 과정, 실내 흡연, 오염된 외부 공기의 실내 유입, 사람 및 사람의 활동으로부터 발생하는 것, 건축 자재나 내장재, 살충제 등에서 휘발성 유기화합물, 포름알데히드, 라돈, 일산화탄소, 이산화탄소, 이산화황, 오존, 미세먼지, 부유 세균 등 각종 유해 물질이 실내 공기 오염원으로 작용한다. 이로 인하여 **빌딩증후군(sick building syndrome)**, **새집증후군(sick house syndrome)**, **화학물질과민증**, **군집독**, **일산화탄소 중독** 등의 보건학적 문제가 발생하게 된다.

이렇게 발생하는 실내 공기 오염물질은 다시 (1) 입자상 오염물질, (2) 가스상 오염물질, (3) 미생물성 물질로 나뉜다. 입자상 오염물질은 공기 중에 부유하는 고체 또는 액체상의 물질로, 무기화합물이나 유기화합물을 포함하고 있는 미세먼지, 중금속, 석면 등이 있다. 가스상 오염물질에는 물질의 연소 과정에서 주로 발생하는 일산화탄소, 이산화질소(NO_2), 아황산가스(SO_2), 사람의 호흡에 의한 이산화탄소(CO_2) 그리고 건축 자재에서 주로 발생하는 휘발성 유기화합물(VOCs), 포름알데히드(HCHO), 라돈(Rn), 악취 등이 있다.

■ 미세먼지(PM10)

직경 10㎛ 이하의 미세 입자로 심폐 질환 및 시정(visibility)의 감소 원인이 되어 건강에 직간접적인 피해를 준다. 미세먼지는 폐 속으로 쉽게 흡입되는데, 특히 2.5㎛ 이하의 아주 작은 입자들은 폐포에 도달할 가능성이 높아 깊이 침투하게 되어 심폐 질환을 유발하게 된다. 대표적인 질환은 천식이며, 이러한 미세먼지를 제거하기 위해서는 바닥이나 벽, 카펫 등의 먼지를 깨끗이 청소하고, 환기 및 진공청소기를 이용해야 한다.

■ 중금속

부유 분진에는 실내 대기 중의 중금속 입자가 흡착 농축되어 고농도의 중금속을 함유하게 된다. 이에는 납(Pb), 카드뮴(Cd), 구리(Cu), 철(Fe), 망간(Mn) 등이 있으며, 특히 직경이 10㎛ 이하일 경우 폐포에 도달하여 인체에 여러 가지 건강장애를 유발할 수 있다.

■ 석면(Asbestos)

석면은 자연계에서 산출되는 섬유상 광물의 총칭으로, 부드럽고 불에 강하며, 쉽게 마모되지 않고 약품에도 강하여 일찍부터 건축용 자재, 가정용품, 전기제품 등 우리 주변의 많은 제품에 사용되었다. 그러나 이러한 석면 가루에 장기간 노출되어 흡입하게 되는 경우 석면폐증, 폐암 특히 악성 중피종 등의 발생 위험도가 크게 증가하게 된다. 우리나라의 경우 석면의 위해성을 인정해 1997년 이후 석면의 수입, 제조 및 사용을 금하고 있다.

■ 휘발성 유기화합물(VOCs)

벤젠, 톨루엔, 스틸렌 등 상온 상압에서 기체상태로 존재하는 모든 유기화합물을 통칭한다. 건축 자재나 건축의 마감 재료, 건물의 유지관리 용품(청소용, 각종 세정제 등), 연소 과정, 흡연, 외부 유입공기 등에 의해 발생할 수 있다. 대부분의 건축 자재에서는 시공 후 초기에 다량의 오염물질을 방출하고 시간이 지남에 따라 점차 감소하게 되며, 따라서 새로 지은 집이나 새 가구에서 특히 이에 대한 실내 공기 오염 사례가 많다. 현기증, 호흡기 자극증상, 피부자극 등을 유발하며, 만성장애로는 감각이상, 시각 및 청각 장애, 기억력 감퇴, 작업능률 저하, 수면장애, 우울증, 말초신경장애 등이 있다.

■ 포름알데히드

일반 주택 및 공공건물에 단열재로 많이 쓰이는 우레아수지폼(urea formaldehyde foam insulation; UFFI), 가구의 칠, 접착제, 가스난로, 흡연, 기타 생활용품 등에 의해 발생한다. 오랜 기간 노출될 경우 정서적 불안, 기억력 상실, 집중력 저하 등이 일어나며, 눈, 코 및 호흡기에 만성자극을 일으키게 된다.

■ 라돈

라돈은 방사능 물질로, 다른 물질과 화학적으로 결합하지 않는 불활성 기체이며, 일반인의 자연방사선 피폭 기여도가 가장 높다. 건물지반, 주변토양, 광석, 상수도, 건물자재, 천연가스 등이 주오염원이며, 라돈의 붕괴 과정에서 생성되는 라돈자손(radon daughter)을 호흡을 통해 흡입하게 되면 폐에 흡착하면서 주변 조직에 방사성 에너지를 방출해 장기적으로 폐암을 유발할 수 있는 생물학적 손상을 일으킨다.

■ 일산화탄소(CO), 이산화탄소(CO_2)

■ 오존(O_3)

무색, 무미의 기체로 냄새를 유발한다. 주로 사무실 등에서 복사기, 레이저프린터, 팩스 등 고전압의 전기를 사용하는 사무용 기기에서 많이 발생한다. 실내 오존 농도가 높아지면 눈과 목 등이 따가움을 느끼고, 기도가 수축되어 호흡이 힘들어지며, 두통, 기침 등의 증상이 나타날 수 있다. 특히, 폐에 피해를 주어 기관지염, 심장 질환, 폐기종, 천식을 악화시킨다.

■ 미생물성 물질

세균, 곰팡이, 각종 알레르기성 물질, 화분, 식물의 홀씨 등이 있으며, 각종 살포제, 공기정화기, 가습기, 냉장고, 애완동물 등에서 기인한다. 다습하고 환기가 불충분하며 공기 질이 나쁠 경우 잘 증식하며, 알레르기성 질환, 호흡기 질환을 비롯하여 결핵, SARS, 신종독감 등 감염성 질환을 옮길 수 있다.

가. 빌딩증후군(Sick building syndrome): 1970년대 미국에서 신축 빌딩 근무자와 학교의 어린 학생들의 두통이나 가려움증 발생이 관찰되었고, 특정 원인 물질을 찾을 수는 없지만 일시적으로 빌딩에 거주 시 발생하고 빌딩을 떠나면 없어지는 특성이 있었다. 이렇게 사무용 빌딩의 실내 환경 때문으로 추정되는 코, 눈, 목의 건조, 통증, 재채기, 코막힘, 두통, 피로, 무기력증, 현기증, 구토, 건망증, 피부발진 등 새로운 증상들의 복합체를 1983년 WHO에서 빌딩증후군이라 명명하였다.
이에 대한 원인으로서 실내 공기오염, 근무환경의 물리적 특성, 정신적 스트레스 등의 요인이 복합적으로 작용하는 것으로 알려져 있으며, 여성, 비서나 단순 사무직, 레이저 프린터나 복사기 등 사무용품의 사용, 건물의 환기시설, 스트레스 등이 유의한 관계를 나타내었다.

나. 새집증후군(Sick house syndrome): 2004년 일본에서 사회적으로 보도된 것으로 우리나라에서도 관심의 대상이 되고 있다. 새로 지은 집이나 아파트 같은 새로 지어진 공간에 입주할 경우, 두통, 아토피성 피부염, 천식 같은 알레르기 증상을 호소하는 현상을 일컫는다. 이에 대한 원인은 건축 자재, 내장재 및 새 가구 등에서 발생하는 각종 유해화학물질인 것으로 알려져 있다. 이 같은 소위 복합화학물질과민증(multiple chemical sensitivity; MCS)은 실내 공기오염의 중요한 화두가 되고 있다.

다. 담배연기: 가장 흔한 실내오염원으로 4,500가지 이상의 다양한 물질이 있고 그 중 50가지는 발암물질로 알려져 있거나 의심되는 물질이다. 건물이나 공공건물에서의 농도는 매우 다양하며, 환기율, 담배를 피우는 횟수와 양, 공기청정기 사용 정도, 환기장치의 종류에 따라 달라진다.
간접담배연기의 영향은 구성물질의 농도를 통해 측정할 수 있는데 일산화탄소, 니코틴, 질소산화물, 방향족탄화수소, 아세톤, 벤젠, 아크로레인, 벤조아피렌, 호흡성 부유입자 등이 측정되었다. 미국 EPA는 1993년 간접흡연과 폐암과의 관련성에 대한 보고서에서 간접담배연기를 발암성 물질로 명시하였다.

라. 먼지(Dust): 먼지로 인해 나타날 수 있는 장애이다.
- 화분, 유기성 먼지 등에 의한 allergy성 반응
- 유독 화합물질이나 세균 등에 의한 결막염, 기관지염 등 점막성 질환

- 산화아연 등 금속의 증기에 의한 금속열
- 진폐증(규폐, 탄폐, 석면폐) 등
- 납, 수은, 망간 등에 의한 금속중독
- 인플루엔자, 결핵 등 감염성 질환
- 방사능 장애
- 폐암 발생 등

마. **포름알데히드**: 자극성의 냄새가 있는 무색의 기체로 인화점이 낮아 폭발할 위험성이 있으며 물에 잘 녹는다. 의약품, 화장품, 화장실 용품, 음식의 보존제, 건축 자재, 가구, 여러 형태의 단열재로 사용되며 그밖에 옷감이나 종이의 염료로도 사용된다.

연소에 의해 발생하기도 하는데 특히 디젤 엔진에서 많이 나오며, 가솔린, 가스스토브, 담배 등의 연소에 의해서도 발생한다.

(4) 채광과 조명

주택의 채광량은 신체적 건강과 생리적 작용에 절대적인 작용과 살균작용을 한다.

조명은 정신적 건강, 시력 및 작업능률 등과 절대적인 관계가 있다.

산업장에서의 조명의 적정 여부에 따라 생산성의 향상 및 산업장 재해와 절대적 관계가 있다.

① 조도의 기준

조명은 밝을수록 물체가 잘 보이며, 작업능률이 오르지만 경제적인 관계가 있으므로 조명에는 경제적인 조명도를 고려하여야 한다. 표준 조도는 작업의 내용에 따라 70~1,000Lux에 이르며, 보통 작업에 있어서는 150Lux면 충분하다. 작업 내용에 따른 조도 기준을 표시하면 표 8-7과 같다.

표 8-7. 작업방법에 따른 기준 조명도

작업 구분	기준 조명(Lux)
초정밀 작업	600Lux 이상
정밀 작업	300Lux 이상
보통 작업	150Lux 이상
일반 작업	70Lux 이상

높이 5m, 넓이 6㎡를 가진 작업실에서 40W 형광등이 두 개씩 있는 반사등을 4개 쓰면 약 200Lux가 된다.

② 조도의 단위와 측정 방법

- 조도(Illumination): 빛에 조사되는 면의 어느 점에서 광속밀도를 그 면의 점에 있어서의 조도라고 하며 단위는 Lux 또는 Foot candle로 나타낸다. Lux는 1촉광의 광원이 1m의 거리에 떨어져서 광원에 각각으로 평활면에 비치는 밝기이다.
- 광도(Luminous intensity): 광원에서부터 어느 방향으로 단위 입체각 내로 나가는 광속을 그 광원의

광도라 하고, 단위는 촉으로 나타낸다.

- 위도(Brightness): 광원을 직시하는 방향에 있어서의 광도를 눈으로 볼 수 있는 면적으로 나눈 수치로서 광원의 단위 면적당의 광고이다.
- 시속도(Speed of vision): 어느 일정한 조도에서 물체를 식별할 수 있는 속도를 시속도라 한다. 조도가 크면 시력이 커지며 시속도도 빨라진다.

■ 자연조명

태양광선은 신진대사의 촉진, 살균, 비타민 D의 합성, 자연난방 등 인간의 주거생활에 필수적인 것이며, 실내조명을 위해서도 매우 중요한 것이다. 태양광선을 실내에 많이 받아들이기 위해서는 창문의 형태, 크기, 창유리의 투명도 등을 고려해야 하며, 창의 면적은 적어도 실내 면적의 20% 이상이어야 바람직하다. 창의 형태는 가로 폭보다 세로 길이가 길어야 효과적인데, 창을 통한 광선 진입의 조건을 앙각(仰角)과 개각(開角)이라는 개념으로 나타내며 일반적으로 앙각은 25~28°, 개각은 4° 이상이 되어야 한다.

■ 인공조명

조도는 낮의 경우 200~1,000Lux, 밤에는 20~200Lux가 필요하며, 휘도차(輝度差)는 1시야에서 10배를 넘지 말아야 한다.

균제도(均齊度)가 높아야 하며 음영이 없고 입체감을 주어야 한다. 광선의 방향은 음영도와 관계가 있을 뿐만 아니라 심리적 영향을 준다.

조명 방법에는 직접, 반직접, 간접, 반간접이 있다.

직접조명법은 벽체, 천장 등의 오염으로 조도의 감소가 적으며 경제적이다. 그러나 심한 음양과 과다한 휘도를 일으키며 천장이 어둡다. 이 방법은 국부적인 채광에 이용하며, 천장이 심히 높거나 암색인 때에 사용한다. 간접조명법은 음양이 없고, 직접적인 과도의 휘도가 없으며, 반사적 현광(眩光)이 없는 균등한 조명을 얻을 수 있는 좋은 방법이다. 그러나 이 방법은 천장의 높이가 적당하며 천장과 벽체 상부가 암색으로 칠해져 있어 반사가 잘 될 때에만 사용한다.

인공조명의 구비 조건은 다음과 같다.

- 조도는 작업이나 생활에 충분한 밝기라야 하는데 큰 물건의 식별은 주광이나 월광이 전부 가능하지만 무리하지 않고 빨리 식별할 수 있는 범위는 낮에는 옥내에서 200~1,000Lux, 야간에는 20~200Lux이다.
- 광색은 주광색에 가깝고, 유해가스의 발생이 없어야 하는데 광색에 따라서 차가운 느낌과 온감을 줄 수 있다.
- 열의 발생이 적고 폭발 및 발화 등의 위험성이 없어야 한다.
- 취급하기 간편하고, 유해가스의 발생이 없어야 한다.
- 조도는 시간과 장소에 따라 불변, 균등해야 한다.
- 광원의 광밀도가 크면 나쁘므로 간접조명이 좋으며, 작업면은 좌상방에서 비추도록 하는 것이 좋다.

2) 의복

(1) 의복의 목적 및 정의

의복이란 체표면과 의복 내외 표면에 한정된 공간 전체를 말하는 것으로 의복위생은 복장을 구성하는 의복 재료가 함유한 공기는 물론 의복과 의복 간에 개재된 공기층까지도 포함하는 개념이다 의복의 목적은 체온조절의 목적, 신체 청결의 목적, 사회생활의 목적, 미용 및 표식의 목적이다.

(2) 의복을 선택할 때 고려사항

용도에 적합하고, 기후조절 능력이 우수해야 하며, 감촉이 좋고 가벼워야 하고, 신체에 대한 방호력이 있어야 하며, 세탁에 적합하고, 신체 활동에 적합하여야 한다.

(3) 의복 감염병 매개

오래 입은 의복, 불결한 의복 및 공공시설과 여관 등의 공용 침구 및 수건 등은 습진, 결핵 등의 감염병을 매개할 위험성이 크며 옷이, 벼룩, 빈대 등에 의한 감염병 전파도 가능하기 때문에 소독이 필요하다.

(4) 의복의 기후 조절 작용

① 의복기후

인간이 나체로 체온을 조절하기 위해서는 기온이 25~26℃ 정도가 되어야 하고, 온도가 하강하면 외기가 체온을 탈취함으로써 체온이 하강하기 때문에 이를 보호하기 위해서 의복이 필요하다. 외계의 기온에 대응해서 보온력이 적당한 의복을 착용함으로써 의복과 신체 표면과의 사이에는 의복에 의한 의복기후가 형성된다. 우리는 안정 시에 의복기후가 32±1℃의 기온, 50±10%의 습도, 10cm/sec 이하의 기류인 경우에 쾌감을 느낄 수 있으며, 보행 시에는 사람에 따라 다르지만 대개 기온 30±1℃, 습도 45±10%, 기류 40cm/sec에서 쾌감을 느낄 수 있다. 우리가 계절에 맞는 옷을 입고 쾌감, 냉감, 서감을 느낄 때의 의복기후를 안정 시와 보행 시로 비교하면 표 8-8과 같다.

표 8-8. 의복기후와 감각(평균치)

• 안정 시(기좌)

의복기후 \ 0감각	냉감	쾌감	서감
기온	30℃ 이하	32±1℃	34℃ 이상
기습	50±10%	50±10%	70% 이상
기류	10cm/sec 이하	10cm/sec 이하	10cm/sec 이하

• 보행 시(50min/min)

의복기후 \ 감각	냉감	쾌감	서감
기온	28℃ 이하	30±1℃	30℃ 이상
기습	45±10%	45±10%	70% 이상
기류	40cm/sec 이하	40cm/sec 이하	40cm/sec 이하

② 의복기후의 조절작용

우리의 체표면은 보통 80~90%가 의복기후대 내에 갇혀 있어서 체열방산의 억제 혹은 촉진 작용을 하게 되며, 이로 인해 의복기후가 달라질 수 있다. 따라서 인간은 의복에 의하여 의복기후를 조절함으로써 체온 조절에 영향을 끼칠 수 있는 것이다. 즉 체온의 방열에 관계되는 전도, 복사, 대류는 의복 재료의 함기성, 보온성, 통시성 및 의복 내 공기층에 관계되고, 증발은 의복 재료의 통기성, 흡수성, 방습성 및 의복 내의 환기에 관계된다. 이와 같이 의복기후의 조절을 위해서는 의복 재료의 열학적(熱學的) 성질보다 의복 전체의 열학적 성질을 알 필요가 있다. 공기의 열전도율은 극히 작아서 의복층 사이에 있는 공기층은 체온의 전도를 억제하는 작용을 하는데 보온 효과는 그 두께가 약 1cm인 경우에 제일 크고, 1cm 이상일 때는 대류가 잘 일어나 보온 효과가 감소된다.

③ 의복의 방한력의 단위

의복의 방한력을 표시함에는 CLO 단위를 사용한다. 이는 의복의 열차단력 단위인데 기온은 21.7℃(70°F), 기습 50% 이하, 기류 3m/min(10ft/min)인 환경에서 에너지대사량이 50kcal/㎡/hr, 피부온이 33.3℃(92°F)로 유지되어 쾌감을 느끼게 하는 데 필요한 의복의 열차단력을 1CLO라 한다. 에너지대사량의 75%가 복사와 대류 및 전도를 통해서 방출된다고 가정할 때, 1CLO는 물리학적으로 말하면, 1kcal/㎡/hr의 열이 방출되어 의복 안팎의 온도 차이가 0.18℃로 유지되는 열차단력에 해당한다.

온화한 기후에서 입는 보통 작업복은 약 1CLO의 열차단 효과를 가지고, 방한력이 좋은 의복은 약 4.5CLO의 열차단력을 갖는다. 이 의복의 두께는 약 2.6cm이다. 좋은 방한장갑은 2CLO, 좋은 방한화는 2.3CLO이다.

④ 의복과 건강

의복의 중량은 의복을 착용하였을 때 혈액순환이나 호흡의 방해 등이 있어서는 안 되며, 신체적 활동이 자유스러워야 한다. 가능하면 가벼워야 하고, 총중량이 5kg을 초과하면 활동이 부자유스럽다.

의복의 지나친 후착은 체열방산, 신진대사, 피부저항력 등에 장애를 일으켜 울열증이 생길 수 있으며, 영유아는 울열성 이질이 생길 수도 있다. 또한 의복에 의한 의복압은 인체 혈액순환의 각 부위의 운동에 밀접한 관계가 있으므로 여자의 경우 코르셋, 치마끈, 남자의 경우 넥타이, 구두끈 등에 의한 지나친 압박을 삼가야 한다.

의복의 오염이나 병원균에 오염되지 않도록 하여야 하며, 잠옷을 입을 경우 침실의 온도는 2~3℃ 낮은 편이 좋고, 모자는 방한, 방서의 역할을 하면서 가벼운 것이 좋으며, 양말은 여름에는 견직이나 목면이 적당하며 통기성이 있어야 하고, 방한화는 1kg 이하로 2.5CLO가 좋다.

⑤ 의복의 위생학적 성질

의복이 그 목적을 달성하기 위하여 의복 재료는 그에 상응하는 이화학적 성질을 가져야 한다. 의복의 이화학적 성질로서는 두께, 압축성, 비중, 통기성, 보온성, 함기성, 함습성, 복사열의 흡수성과 투과성, 오물흡수성, 연소성, 화학적 저항성 등이 문제가 되며, 의복 재료의 종류로는 식물성 섬유, 동물성 섬유, 광물성 섬유, 인조섬유의 4종으로 대별된다. 의복이 위생학적으로 만족시키기 위해서는 다음과 같은 조건을 충족시켜야 한다.

- 온도 조절 능력이 우수할 것
- 피부의 감촉이 좋을 것
- 더럽혀지지 않을 것
- 세탁에 적합할 것
- 가벼울 것
- 신체 활동에 적합할 것
- 외래의 위험에 대한 방어력이 강할 것

5. 위생시설

1) 분뇨와 보건

배설물이 물과 희석되어 하수가 되면 1일 1인당 100~300L로 되며 그 중에 포함되어 있는 고형물질은 전체량에 비하여 매우 적은 부분을 차지하지만 부패성 유기물은 대변이 20%, 소변이 2.5% 정도이고, 그 외 소량의 질소, 인산, 황 등 무기화합물이 포함되어 있다.

옛날부터 분뇨는 비료 등으로 쓰여 각종 기생충과 감염병의 발생을 일으켜 왔으며 우리는 이를 위생적으로 개선해 왔다. 분뇨의 위생적인 처리는 흡취변소의 분뇨를 흡취하여 분뇨처리장으로 운반하여 처리하는 방법과 수세식 변소에서 배출되는 것을 분뇨정화조를 거쳐 처리하는 방법이 있다. 그러나 분뇨 내의 기생충은 질병을 일으키게 되고, 특히 회충란은 외계에 나와서도 저항성이 강하여 농작물이나 토양에서 생존하여 인체에 경구감염되며, 구충란은 외계에서 부화하여 감염성의 자충이 되어, 물과 야채에 부착하거나 손을 통하여 경구적 또는 경피적으로 인체에 감염된다.

분변오염으로 감염가능한 감염병에는 장티푸스, 콜레라, 세균성 이질 등의 세균성 질환과 회충, 구충, 편충, 요충, 촌충, 흡충류 등의 기생충 질환이 있다. 특히, 장티푸스는 최근 우리나라에서도 1종 감염병 중에서 발병률이 가장 많다.

분뇨처리 시에는 다음과 같은 사항을 유의하여야 한다.

- 수원이나 토양에 병원체의 오염이 없도록 하여야 한다.
- 처리 방법이 경제적이고 간편하며, 도시 미관을 해치지 않도록 해야 한다.
- 불쾌한 냄새의 발생이 없도록 해야 한다.
- 비료화로 인한 토양의 기생충 오염을 줄이기 위해서는 완전부숙(여름 1개월 이상, 겨울 3개월) 후에 사용하거나 분과 분리한 요 또는 분뇨처리장에서 처리한 분뇨를 사용하는 것이 바람직하다.

2) 분뇨처리

변소의 종류에는 농촌의 경우 주로 콘크리트 변소, 부패조, 분뇨분리 변소, 메탄가스 발생식 변소, 물통식 변소 등이 있으며, 도시에서는 수조 변소, 수세식 변소, 흡취식 콘크리트 변소 등이 있다.

(1) 분뇨처리의 기본 목표와 종말처리

분뇨의 종말처리는 변소의 종류·생활양식·도시와 농촌에 따라 다소 다르다.

- 분뇨 저류장에 저류시킨 후 비료화하는 방법
- 해양 투기법
- 분뇨 소화처리법
- 수세식 처리법(하수처리장에서의 처리법)
- 직접 경작지에 운반하여 비료화하는 방법
- 화학적 처리법
- 정화조를 이용한 수조 변소
- 습식 산화법 등

(2) 소화처리법

분뇨는 투입조에서 일정량이 될 때까지 저류시키고, 투입조의 거름장치(screen)로 고형물을 제거한 후 건조해서 소각시키는 방법을 소화처리법이라고 하는데 scum이 잘 생기므로 이를 분쇄하는 장치가 필요하며, 발생하는 가스(CO_2, 메탄, 암모니아 가스, 수소 등)는 수조를 가온하는 연료로 사용할 수 있다. 소화조는 가온식(25~35℃)과 무가온식이 있는데, 분뇨를 소화할 때 가온식은 1개월, 무가온식은 2개월 이상 저류시키는 것이 필요하다.

(3) 화학적 처리법

분뇨의 소화처리법은 넓은 장소가 필요하고, 소화에 요하는 일수가 길며, 고가의 처리 시설 등이 필요하기 때문에 화학적 처리법이 고안되었다.

① 예비처리

소화처리의 경우와 동일하다.

② 본처리

침전 효과 및 응집이 큰 황산제이철, 염화제이철, 석화, 철염 등을 이용하여 침전시키고 상징액은 종말처리장에 투입한다.

③ 종말처리

여액과 상징액은 유리암모니아, 석회 등으로 인하여 pH 11 이상이 되기 때문에 배출가스를 이용하여 제1

차로 중화시키고, 여기에 황산을 가하여 제2차로 중화시켜 pH 7 정도로 낮춘 다음, 살수여상법에 의한 생물학적 처리를 거쳐 소독을 한 후에 방류한다.

(4) 습식 산화법

고압(70~80 기압) 하에서 고온(200~250℃)을 가하고 충분한 산소를 공급하여 소각하는 방법을 습식 산화법이라고 하는데, 병원균이 완전히 사멸되므로 위생적이며, 진개의 발생도 없으나 고압에 의한 처리이므로 주의를 요한다. COD 제거율이 낮기 때문에 제거되지 않고 남은 COD는 활성오니법 등의 생물학적 처리로 제거하여야 한다.

3) 쓰레기 처리

쓰레기 처리 방법에는 투기, 소각, 매립, 위생적 매립, 퇴비화, 동물 사료, 재활용 등의 방법이 있다. 우리나라는 쓰레기의 90% 이상을 매립에 의존하고 있다.

(1) 투기법(Dumping)

투기법에는 저지대투기법과 해양투기법이 있다. 투기는 가장 간단한 처리법이나 특별한 경우를 제외하고는 쓰레기의 비산, 악취 발생, 위생 해충의 발생 및 번식, 지하수 및 해양 오염 등의 문제가 발생하기에 이용되지 않는다. 특히, 지역주민에게 불쾌감을 주기 때문에 주의를 요한다.

(2) 소각법(Incineration)

소각처리법은 감량비가 크고 잔사가 안정화되기 때문에 각종 가연성 쓰레기의 처리에 가장 널리 이용되고 있고 위생적이다. 또한 소각에서 발생하는 열을 이용할 수도 있다.

- **소각처리의 장점(도시 쓰레기의 가장 이상적인 방법)**
  - 잔유물이 적고 매립에 적합하다.
  - 기후 및 기상에 영향을 받지 않는다.
  - 설치 소요면적이 적다.
  - 시의 중심부에 설치할 수 있으며 운송비를 줄일 수 있다.
  - 위생적으로 처리된다.
  - 폐열을 이용할 수 있다.

- **소각처리의 단점**
  - 소각시설 건설부지의 취득에 어려움이 있다.
  - 건설비가 많이 든다.
  - 대기오염의 우려가 있으며 방지 시설을 하여야 한다.

위와 같은 단점 이외에도 소각처리의 전제 조건으로 쓰레기에 가연성 물질의 함유량이 높아야 하며, 가연성과 비가연성 쓰레기의 분리수거가 선행되어야 한다.

(3) 위생적 매립법(Sanitary landfill)

저지대에 쓰레기를 버린 후 복토하는 것을 위생적 매립법이라고 하며 불연성 쓰레기가 적당하다.

매립장소는 인가에서 멀리 떨어진 곳이어야 하며, 악취의 발생이나 파리, 쥐의 서식이 없도록 하여야 하며, 수질오탁이나 화재의 발생이 없도록 처리되어야 한다.

매립방법은 다음과 같다.

- 경사매립법(area ramp method)
- 저지매립법(area fill method)
- 구매립법(trench method)
- 퇴비법(비료화법)

농촌이나 도시에서는 4~5개월 발효시켜서 퇴비로 이용하고 있는데, 최근 고속퇴비화 시설이 설비되어 2~3일이면 좋은 비료를 얻게 되었다. 특히 발효과정에서는 60~70℃의 발열이 생겨서 기생충이나 병원미생물을 사멸시킬 수도 있다.

(4) 재활용법

폐기물의 양을 감소시킴으로써 처리비용을 절감시키고, 천연자원을 절약하며, 환경오염을 방지할 수 있다는 장점을 가지고 있어 더욱 발전시키고 있다. 1994년 우리나라의 생활 폐기물 재활용품은 15.3%로 낮지만 산업폐기물의 재활용품은 60.7%로 비교적 높게 나타났다.

제 9 장

환경보건

1. 환경보건의 개념

환경이란 크게 보면 우주를 형성하고 있는 모든 실체를 의미하고, 작게 보면 지구촌에 존재하는 모든 실체를 의미한다. 이 실체들은 서로 주체와 객체로서 어느 쪽을 주체로 하든지 주체에 대한 객체를 '환경'이라 하며, 주체와 객체는 항상 상대적이지만 주체에 대해 직접적, 간접적 영향을 미치는 유형 또는 무형의 모든 객체요인들을 주체에 대한 '환경'이라 한다.

유엔환경계획은 환경에 대해서 "인간 및 기타 유기물이 생존하고 있는 모든 외부의 물리학적 및 생물학적 제도로 정의되는 환경은 서로가 영향을 미치는 많은 구성 요소를 가진 복잡한 전체이다"라고 설명하였다. 즉 환경위생학에서 다루게 되는 환경은 인간을 주체로 하여 인간의 건강이나 안전 및 생활의 편의 등에 직접, 간접으로 영향을 미치는 모든 요인들이 포함되어야 한다.

환경보건학이란 개체인 인간의 건강 유지를 도모하기 위한 수단을 연구하는 것인데, 여기서 개체는 가족 혹은 인구 집단으로부터 고립하여 존재할 수 없으며, 어디까지나 집단의 구성인자로서 각 인자는 서로 영향받고 있다고 생각하지 않으면 안 된다. 이와 같이 환경보건학은 집단을 대상으로 연구한다는 점에서 임상의학과 다르다고 할 수 있다.

환경보건학은 인간생태학(human ecology)의 입장에 서서 그 사상의 발전을 기하지 않으면 안 될 것이다. **Max von Rettenkofer**(1818~1901년)가 환경보건학을 근대 과학의 하나로 확립해 놓은 대표적인 학자이지만, 그 이전에 Bor Nardino Ramazzini(1633~1714년)는 그의 저서 "Ee morbis artificum diatriba"의 직장 환경 가운데서 발생하는 약 40종의 건강 장애에 관하여 광범위하고 상세하게 직업병에 대해 기술하여 산업보건의 기초를 확립하였고, 이는 산업의학의 원조라고 불리고 있다.

München 대학의 의화학 교수였던 Pettenkofer는 Koch나 Pasteur 등이 세균을 발견하기 이전에 유럽 각 도시에 유행하고 있었던 감염병을 예방하기 위한 환경위생 상태의 개선을 시도하여 오늘의 실험위생학의 기반을 굳게 다진 바 있었다.

Pettenkofer의 실험위생학을 통하여 오늘날의 환경보건학의 기초가 이루어진 것이며, 20세기에 들어서면서부터는 미국의 영향을 크게 받게 되었다. 프랑스의 생리학자 **Claude Bernard**(1813~ 1879년)는 **내부 환경**이라는 말을 제창한 바 있는데, 그 개념은 생명의 기본 단위로서의 세포의 생존을 보장하는 환경이라고 하였다. 또 Walter B. Cannon(1871~1945년)은 내부 환경으로 인간이 건강을 유지해 갈 수 있는 능력인 항상성(homeostasis)이 있다고 하였는데 이는 반드시 일정불변(一定不變)의 내부 환경으로서의 환경 조건을 형성하고 있는 것만이 아니라, 외부 환경의 변화에 따라 변동하게 된다는 것을 말한다.

세계보건기구(WHO)의 환경위생전문위원회(Expert Committee on Environmental Sanitation)에서는 환경위생에 대해서 "인간의 신체발육, 건강 및 생존에 유해성의 영향을 미치거나 미칠 가능성이 있는 인간의 물질적 생활환경에 있어서의 모든 요소를 관리하는 것이다"라고 규정하고 있다.

환경보건학이란 인간의 건강 유지 및 증진을 위하여 질병과 건강의 문제를 인간 주체와 환경과의 상호 관계라는 과정에서 파악하고, 인간과 환경의 상호작용을 인간 중심으로 연구하여 그 안에서 일정한 법칙을 발견하며, 기술적 공학을 적용하여 생활 능률의 증진을 도모하는 학문이다.

WHO가 정한 환경보건의 영역은 다음과 같다.

- 방사선 방어
- 소음제어
- 유해곤충·서족관리
- 감염증 대책
- AIDS 대책
- 대기오염 방지
- 급수위생
- 폐수처리
- 수질오염 방지
- 고형폐기물처리
- 식품위생
- 토양오염 방지
- 거주공간 관리
- 도시계획, 지역계획
- 공수, 해상, 육상수송
- 사고 방지
- 레크리에이션, 관광여행
- 직업보건
- 감염병의 유행, 돌발사고, 재해
- 이민 시의 위생조치

2. 환경보전과 오염

1) 환경오염의 정의 및 발생 요인

인간은 환경의 일부분으로서 자연이 주는 혜택에 의존하면서 살아왔다. 자연은 인간에게 각종 자원을 주고 인간이 생활하는 가운데 발생하는 폐기물을 정화시킨다. 그러나 산업혁명 이후 특히 2차 세계대전 이후 폭발적인 인구 성장과 자원 소비량의 증가로 인하여 환경은 파괴되어 왔다. 또한 산업화와 도시화가 진행되는 동안 각종 폐기물과 폐수가 배출되면서 삼림, 초지 등의 생태계 자원이 줄어들었다. 이러한 환경 문제는 인구증가, 경제발전으로 인한 산업화와 지역개발로 초래되었고 이로 인하여 생태계 균형과 질서가 깨지고 인류의 생존까지 위협받는 지경에 이르게 되었다.

환경정책기본법에서 말하는 환경은 자연의 상태인 자연환경과 사람의 일상생활과 밀접한 관계가 있는 재산의 보호 및 동식물의 생육에 필요한 생활환경이다. 생태계란 사람을 포함하는 생물, 무생물 및 물리적 환경의 상호 관계에 의해 이루어지고 있는 생물과 환경과의 포괄적인 관계를 말하는데, 이런 생태계는 태양으로부터 전달되는 에너지에 의해 지배되고 있다. 인류는 산업혁명과 농업혁명을 겪으며 풍요를 얻게 되었지만 그 이면에는 태양과 생태계 사이의 에너지 흐름에 영향을 주었고, 그로 인해 자연의 복원력 이상으로 환경을 변화시킴으로써 생태계에 돌이킬 수 없는 변화를 초래하게 되었다.

환경 문제는 우리의 지역사회 더 나아가 지구촌의 재앙으로까지 여겨지는 심각한 문제로서 전 인류가 해결해야만 하는 시급한 과제로 나타나고 있고, 환경 문제의 근본적인 원인은 인구증가와 산업화 및 도시화에 있는 것으로 평가되고 있다.

인구의 증가는 자연자원 소모와 직접적 관계가 있고, 환경을 오염시키는 동시에 산업화와 도시화를 촉진시켜 환경오염을 가중시키는 역할을 하고 있다. 산업화는 결과적으로 자원소모의 증대와 산업장의 각종 오염물질의 배출로 인하여 대기, 수질, 토양의 오염 등 환경오염과 자원 고갈의 결과를 가져오고 있다.

환경오염 문제는 다음과 같은 특성을 가지고 있다.

첫째, 전체적 환경체제 안에서 각 구성인자가 동적으로 작용하여 발생하므로 그 인과 관계를 시각적, 공간적으로 명확히 제시하기가 곤란하다.

둘째, 누적 효과는 배출되는 오염물질을 소화, 흡수할 수 있는 환경 용량을 초과할 때 나타난다. 각종 오염물질이 복합적으로 작용하면 상승작용에 의해 피해가 대형화, 가속화된다.

셋째, 수량적 투자만으로는 제거하기가 힘들어 고도의 과학 기술과 제도적 장치, 그리고 전 국민의 참여 등이 환경보존의 필수적 요건이다.

(1) 환경오염의 발생 요인

생산 구조의 변화와 소비의 증가를 비롯하여 무분별한 지역개발 및 환경보전에 대한 인식 부족으로 환경오염이 더욱 촉발되고, 정부의 오염 방지 대책에 관한 행정의 계획성 결여, 산업시설의 지나친 확대와 특정 지역의 집중화 그리고 인구의 증가 및 도시 집중화가 원인이 된다.

(2) 환경오염의 특성

환경오염은 여러 가지 복합적인 요인이 상호작용하여 자연환경의 구조와 기능이 파괴됨으로써 나타난다. 환경오염은 원인과 결과의 양면성을 가지고 있고, 여러 상호 요인 간에 상승작용이 있다. 또한 오염의 발생과 원인 규명 및 피해의 복구까지 상당한 시간 차이가 나고, 자정 능력의 상실로 인해 오염의 누적 현상을 나타내며, 공기와 물을 통하여 광범위하게 확산된다.

(3) 환경오염의 종류

환경오염은 대기오염과 수질오염, 토양오염, 산업폐기물 오염, 소음 및 진동, 악취 등으로 구분되는데, 최근 오염에 대한 자각과 쾌적한 환경의 요구도가 높아지면서 특수한 오염물질의 발생에 대하여 관심이 집중되고 있다.

2) 지구 환경오염 현상

(1) 오존층의 파괴

지표에서 25km 지점의 성층권에는 자연적 오존이 많이 존재하는데, 이들 오존층은 지구상에 도달하는 자외선의 대부분과 유해한 우주선을 흡수하며 중요한 방패 역할을 하고 있다. 오존층은 320nm 미만의 빛 에너지(자외선) 99% 정도를 흡수하기 때문에 오존의 농도가 감소하면 인간을 비롯하여 지구상의 생물은 심각한 영향을 받게 된다. 오늘날 세계적으로 사용량이 증가한 **염화불화탄소**(chloro fluore carbon; CFC)에 의해 오존 파괴가 일어나고 있다. 지난 10년간 남극 상공의 오존층 절반과 칠레 남부 상공의 1/4 정도, 북반구 지역은 3% 정도가 얇아진 것으로 관측되었고, 최근에는 북극의 상공에서도 남극에서와 비슷한 파괴 현상이 나타나고 있다. 남극 상공의 오존층의 경우 40℃ 이하의 낮은 기온과 질산구름의 역할이 어우러져 나타나는 현상 때문에 지구에서 파괴가 제일 심각한 것으로 나타나고 있다.

① 오존층의 피해

미국의 모리나 박사와 로우랜드 박사에 의해 남극의 오존층이 냉장고, 에어컨의 냉매로 사용되는 CFC에 의해 파괴되고 있음이 보고되었고, 이를 1985년에는 영국 남극조사팀이 확인하였으며, 1987년에는 오존 홀(ozone hole)이 확인되었다. 현재 오존층 파괴 현상이 가장 심한 지역은 호주, 뉴질랜드, 칠레, 아르헨티나 등 남극지역으로, 오존 홀의 크기는 1992년까지는 1,000만 ㎢이었으나 1999년에는 2,500만 ㎢, 2000년에는 3,000만 ㎢로 점점 커지고 있다.

이렇게 오존층이 파괴되면 결국 자외선 양이 많아지게 되어 인체에는 흑색종 등 각종 피부암, 피부노화, 백내장 등의 심각한 질병이 많이 발생하게 되며, 면역력 감소, 비타민 D의 형성에 악영향을 주는 등 건강에 막대한 피해를 주게 된다. 한편으로 해양 플랑크톤에도 피해를 주어 해양 생태계에 악영향을 줄 수 있다.

② 오존층 피해의 원인 물질

오존층 파괴의 원인에 대해서는 **염소화합물**(CFC)에 의한 파괴, 온실효과에 의한 대기순환 변화, 태양 흑점의 주기 변화에 따른 남극의 기후변화 등 다양한 설이 있지만, **CFC에 의한 파괴가 가장 유력**하다. 흔히 프레온가스라고 불리는 염화불화탄소는 지표에 가까운 대류권에서는 안정된 기체이지만, 성층권까지 상승하면 자외선의 에너지에 의해 반응성이 강한 할로겐가스가 되어, 오존이 산소로 분해되는 반응($2O_3 \rightarrow 3O_2$)을 유발해 오존층을 파괴하게 된다. 이에 대체 물질이 개발되고 있어 HFC, HCFC 등이 있는데, HFC는 오존 파괴 능력이 없으나 HCFC는 완전하지는 못하여 오존 파괴의 가능성이 있다.

(2) 지구온난화

산업혁명 이후 최근까지 대기 중의 이산화탄소 농도는 약 25% 정도 증가하였고, 이로 인한 기온의 상승과 토양의 건조화는 생물 성장의 남방·북방 한계에 영향을 주어 수종에 따른 생육지역의 변화를 가져오게 된다. 온난화의 원인은 결국 CO_2, CH_4, N_2O, CFC 같은 온실가스에 의한 것으로, 이 중 **온실효과 기여도는 CO_2가 66%로 가장 높고, CH_4가 18%, CFC가 11%순**이다. 이러한 온실가스는 지표에 도달한 태양열이 다시 우주로 빠져나가는 것을 막는 한편, 태양열 자체의 에너지를 흡수하여 기온을 높이게 된다. 그러므로 이산화탄소와 기온의 복합효과에 의해 농업지대가 이동하게 되고, 가축의 생산성과 물 이용 및 해충제어 등에 영향을 주게 된다. 온난화에 의하여 2100년까지 0.5~2m 정도 해수면이 상승하여 홍수에 취약한 지역은 커다란 피해를 볼 것이며, 그 뿐만 아니라 전 지구적인 기후변화에 의한 기상조건의 변화는 대기오염의 발생 횟수와 오염 농도에도 영향을 줄 수 있다고 생각되고 있다.

지구 이상은 **엘니뇨현상**이다. 일반적으로 서태평양 수온이 동태평양보다 높은 것이 보통인데, 적도 부근의 동태평양 수온이 상승하여 5개월 이상 0.5℃ 이상 높게 지속될 때 엘니뇨현상이라고 한다. 이는 세계적으로 각종 재해를 일으켜 태풍, 홍수, 폭설, 해일, 고온, 산불, 생태계의 변화 등 기상이변이 보도될 때마다 빠지지 않는 원인이 되었다. 반대로 동태평양 수온이 5개월 이상으로 0.5℃ 이상 낮게 지속될 때는 **라니냐 현상**이라 하며 마찬가지로 기상이변과 이에 따른 각종 재해를 유발한다.

우리나라의 기상청 자료에 따르면 서울의 평균 기온은 1970년에 11.3℃이었던 것이 1995년 12.2℃, 2006

년 13.0℃로 증가하였으며, 최고 온도 역시 1980년에 31.7℃이었는데 1995년 33.7℃, 2006년 34.7℃로 2010년에는 35.7℃로 상승하여 온난화가 진행되고 있음을 알 수 있다.

(3) 산성비

pH 5.6 이하의 비를 산성비라 하는데 산성비는 지표세균을 사멸시키고 식물체에서 생체물질을 용탈(leaching)시키거나 토양의 산성화 및 영양염류의 용탈 등 토양에 피해를 준다. 또한 호소의 산성화로 수목생산에 불가결한 생원소의 공급 불균형을 일으켜 삼림에 심각한 피해를 초래한다. 게다가 산성비 때문에 건축물과 미술품 특히 대리석이나 석회암으로 건조된 유산의 파괴가 심각한 수준이다.

(4) 사막화

오늘날 사막화는 유럽을 제외한 전 대륙의 문제로 대두되었다. 연간 560만 ha(5만 6,000㎢)에 달하는 산림, 초원, 농토 등의 비옥한 땅이 사막으로 변하고 있다. 사막화는 관개와 삼림벌채도 그 원인이 되지만 가장 큰 원인은 과다한 방목과 과잉경작으로 인한 것이 대부분이다. 인류의 4대 문명지인 황하 강 유역, 인더스 강 유역, 메소포타미아 지역 및 나일 강 유역 대부분이 건조하고 황폐한 지역으로 변하는 등 사막화는 인류의 생존을 위협하고 있다.

3. 대기오염

1) 대기오염의 정의

미국의 기술자총연합회는 대기오염을 '사람, 식물 그리고 동물의 생명과 우리의 재산에 해가 될 만큼 또는 인간이 생활과 재산을 안락하게 향유하지 못할 정도의 양만큼 특성을 가지고, 충분한 기간 동안 먼지, 훈연, 가스, 연무, 악취, 매연, 증기와 같은 오염물질이 한 종류 또는 그 이상 외기에 존재하는 것'이라고 정의하였다.

세계보건기구(WHO)에서는 '대기오염은 대기 중에 인공적으로 배출된 오염물질이 존재하여 오염물의 양, 농도 및 지속시간이 어떤 지역주민의 불특정 다수인에게 불쾌감을 일으키거나 해당 지역에 공중보건상 위해를 미치고 인간이나 식물, 동물의 생활에 해를 주어 시민이 생활과 재산을 향유할 정당한 권리를 방해받는 상태'라고 정의하였다.

이외에도 국가나 단체 또는 학자에 따라 정의가 약간씩 다르기는 하나 대체로 다음과 같은 공통점들이 있다.

첫째, 오염물질이 외부 공기(outdoor air 혹은 ambient air)에 존재할 경우만을 말한다. 오염물질이 실내 공기(indoor air)에 존재할 경우에는 대기오염의 범주에 넣지 않고 산업보건 분야(occupational health)에서 다루며, 따로 실내 공기오염(indoor air pollution)으로 구분한다.

둘째, 오염물질의 발생원이 인위적(by an act of man)이어야 한다. 화산 폭발, 산불, 산림, 모래바람, 해양으로부터 자연적으로 발생한 오염물질이 대기 중으로 들어오지만, 일반적으로 대기오염 분야에서 다루지 않는다.

셋째, 사람뿐만이 아니고 동식물과 재산상에 해를 줄 수 있는 양 혹은 물질이어야 한다. 예를 들면, CO_2는 그 자체가 동식물에 그다지 유해한 물질이 아니므로 일반적으로 대기오염물질로 취급하지 않으나 그 양이 너무 많아 지구의 온난화 현상을 유발할 때에는 대기오염으로 간주한다.

넷째, 감지할 수 있는 물질로서 존재해야 한다. 소음과 같이 물질로 구성되어 있지 않으면 대기오염의 범주에 포함시키지 않는다.

오염의 정도는 그 지역의 기후, 지형, 인구 밀도, 산업의 형태 및 밀도, 영향 받는 생물체와 물질의 종류에 따라 달라지며 특히, 바람의 영향을 많이 받기 때문에 국제적으로 문제화되고 있는 실정이다. CO_2로 인한 지구의 온난화 현상, 프레온가스 등에 의한 오존층 파괴 현상, 산성비, 오염물질의 장거리 이동 등 최근의 대기오염은 지구상의 모든 생태계에 영향을 미치고 지구의 생존권마저도 위협하게 되었는데 앞으로 대기오염 분야에서 심각하게 다루어져야 할 것이다.

2) 대기오염물질

대기오염물질은 크게 1차 오염물질(primary pollutant)과 2차 오염물질(secondary pollutant)로 나눌 수 있는데, 1차 오염물질은 자연오염물질(natural pollutant)로서 발생원으로부터 직접 대기로 방출되는 분진이나 미립자를 말하고, 2차 오염물질은 인공오염물질(artificial pollutant)로서 오염물질이 대기의 정상 성분과의 반응, 태양에너지에 의한 광화학 반응 등에 의하여 변질된 것, 즉 광화학 스모그를 말한다.

또한 오염물질은 물리적 형태에 따라 입자상 오염물질(particulate pollutant)과 가스상 오염물질(gas pollutant)로 구분하고 있다.

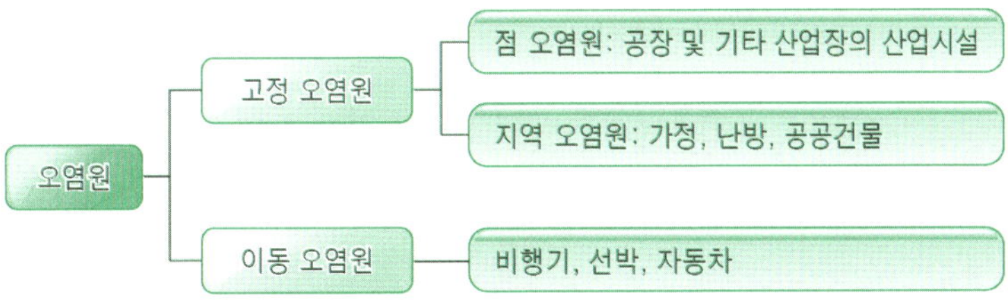

(1) 1차 오염물질(Primary air pollutant)

화산 폭발이나 황사 등의 자연발생원을 제외한 각종 인위적인 발생원으로부터 직접 대기 중으로 배출되는 가스 상태나 입자 상태의 물질을 1차 오염물질이라고 한다.

① 입자상 물질(Particulate matter; PM)

크기가 0.001~500㎛인 고체상이나 액체상의 미세한 물질을 입자상 물질이라고 하는데 물리화학적 성상에 따라 분진, 매연, 검댕 및 액적 등으로 나누고 있으며, 화학적 성상에 따라 무기입자상과 유기입자상으로 나눈다. 무기입자상 물질은 유리규산, 석면, 석회석, 비소, 납, 망간 등과 그 화합물이며, 유기분진은 다양한 성분으로 되어 있으나 주로 문제가 되는 것은 세균, 화분, 벤조필렌 등이다.

■ **비산재(Fly ash)**

비산재는 연료의 연소로부터 발생된 굴뚝 배기가스 속에 있는 미세분말로 된 것을 말한다.

■ **연무(Mist)**

연무는 일반적으로 비교적 큰 물방울 입자가 묽은 상태로 분산되어 있는 것을 말하며 기상학적으로 강하될 수 있는 물방울이 분산되어 있는 상태를 말한다.

■ **연기(Smoke)**

연기는 불완전연소로 인해 발생된 에어로졸 입자를 말하는데, 주로 탄산 및 다른 가연성 물질로 이루어져 있다.

■ **작은 물방울(Droplet)**

작은 액체 입자로 조용한 상태에서는 아래로 떨어지고 소용돌이 상태에서는 현탁되는 정도의 크기와 밀도를 갖고 있다. 안개는 액체의 가시 에어로졸로서 응결에 의해 형성된 것도 포함되어 있고, 기상학적으로는 물 혹은 얼음이 분산되는 것을 말한다.

■ **훈연(Fume)**

기체 상태로 응축된 고체 입자로 용해된 물질이 증발되어 생긴 것을 말하는데, 이런 물질은 때때로 화학반응을 수반하는데 대체적으로 산화된다고 할 수 있다. 훈증된 물질은 뭉쳐지기도 하고 때때로 융합되는 특성을 갖고 있다.

검댕(soot)은 탄소물질의 불완전연소로 형성된 타르(tar)가 함유된 탄소입자의 집합체이다.

■ **분진(Dust)**

분진은 미세한 독립 상태의 액체 또는 고체의 알갱이로서 자동차, 공장, 화력발전소, 난방, 쓰레기의 소각 등 인위적인 방출과 바다 물보라, 화산재, 바람에 의한 지면의 침식, 도로의 먼지, 산불 및 꽃가루 등의 자연적 원인에 의해 생성된다. 분진 중 10㎛ 이상의 크기를 가지며, 비교적 무거워서 침강하기 쉬운 것을 강하분진(fallen dust)이라 하고, 입자가 10㎛ 이하의 크기로 가벼워서 가라앉지 않고 장시간 공기 중에 부유하는 것을 부유분진(suspended dust)이라 한다. 크기가 10㎛ 이상의 분진은 비강에서 체외로 배출되지만, 5~10㎛의 경우는 상기도에서 배출되며, 0.25~5㎛의 입자는 폐포에 도달하고, 1㎛의 경우는 폐포에 침착하여 배출이 어렵기 때문에 보건학적으로 중요한 의미를 가지고 있다.

■ 연무(Haze)

대단히 작고 많은 입자가 대기 중에 떠 있는 현상으로서 시정을 나쁘게 하며 공기를 탁하게 하고 유백색이 된다. 검은 배경에서는 청자색을 띠고 밝은 배경에서는 황갈색으로 보이는 시야를 방해하는 입자상 물질로서 수분, 오염물질, 먼지 등으로 이루어져 있고, 크기는 1μm보다 작다.

② 가스상 물질(Gas pollutant)

연료의 연소, 합성, 분해 시 또는 물리적 성질에 의해서 발생하는 기체상 물질을 말한다.

■ 일산화탄소(CO)

주요 배출원은 화석연료와 연소오염원, 특히 **자동차의 배기가스**이다. 일산화탄소는 무색, 무취, 무자극성의 기체로 공기보다 약간 가벼워 공기와 잘 섞이며 인체에 흡수되면 적혈구 속의 헤모글로빈과의 결합력이 산소보다 월등히 높아 산소의 운반능력을 떨어뜨리고 협심증, 시력장애, 신경, 폐기관의 질환을 유발한다.

■ 질소산화물(Nitrogen oxide; NO*x*)

질소산화물은 **석탄이나 석유 등 연료의 고온 연소 과정에서 발생**하는데 무색, 무취의 기체이고 NO_2는 다갈색의 자극성 있는 기체이다. 질소산화물은 만성폐질환, 폐암, 섬유성 폐쇄성 기관지염을 일으키고, 산성비의 원인이 되어 농작물이나 실물에 대해 극히 유해하다. 또한 소득수준이 높아질수록 편리한 소비생활의 추구와 자동차 운행의 증가로 그 배출량은 소득수준에 비례하여 증가하는 경향이 있다.

■ 황산화물(Sulfur oxide; SO*x*)

가스상의 황산화물은 SO_2와 SO_3의 두 화합물을 총칭하는데 이들을 대표하여 SO_x로 표시한다. 주요 배출원은 **화력발전소, 경유자동차, 각종 난방시설 및 정유공장** 등이며, 황산화물은 폐와 호흡기질환을 유발하고, 부식성이 강한 미스트(mist)를 형성하여 산성비의 가장 큰 원인이 되며, 산림파괴와 빌딩, 건축물을 포함한 물질들을 부식시키고 강, 호수, 토양의 산성화를 가져와 어패류와 식물의 성장과 번식을 억제한다.

■ 탄화수소(HC)

탄화수소는 각종 연료, 유기용매 사용 중 휘발 또는 증발되어 자연적으로 발생하며, 1차 오염물질로서 대기 중의 NO와 반응하여 광화학적 산화물인 2차 오염물질 오존, PAN 등을 만드는데 이들이 주로 눈, 상기도의 점막을 자극하여 폐기능을 저하시킬 수 있다.

■ 기타

가스상 물질에는 암모니아(NH_3), 염화수소(HCl), 염소(Cl_2), 황화수소(H_2S) 등이 있다.

(2) 2차 오염물질(광화학산화물)

대기 중에 방출된 NO_2는 자외선에 의해 NO와 O로 분해되고, 이 원자 상태의 산소는 분자 상태의 산소와 반응하여 O_3를 생성하고, 이 O_3는 다시 NO와 반응하여 NO_2와 O_2가 되는 광화학 사이클(cycle)을 갖는데, 여기에 1차 오염물질인 HC가 반응하여 알데히드(aldehyde)를 만들고, 이 aldehyde는 NO와 NO_2에 의해서 다시 PAN이 생성되는데, 이 물질들을 총칭하여 광화학산화물이라 부른다. 광화학산화물에 의해 대기 중의 산화제 농도가 높아지면 눈과 목에 통증을 일으킬 뿐만 아니라 식물에 해를 주고 고무제품을 손상시키며 냄새가 나고 가시도가 감소하게 된다.

이 광화학산물이 황산 미스트(mist), CO, 기타 유기물과 혼합되어 대기오염을 초래하는 상태를 광화학 스모그라 한다.

■ 광화학 스모그(Photochemical smog)의 실례 ■

1952년 12월에 있었던 London smog와 1954년에 있었던 로스앤젤레스(LA) 스모그를 광화학 스모그라 하였다.

그러나 LA 스모그(1954년)와 런던 스모그(1952년)는 전혀 다른 형태이다. 런던에서 발생한 것은 석탄연료의 사용에 의하여 발생한 아황산가스, 매연 및 안개에 의하여 생성된 환원형 스모그(reducing smog)이며, LA에서 발생한 것은 석유류의 연소물이 광화학 반응에 의해 생성된 고농도 산화물인 산화형 스모그(oxidizing smog)이다.

① 오존(Ozone; O_3)

오존은 산소의 동체로서 강력한 산화력을 가지고 있다. 성층권에 존재하는 오존은 자외선 흡수의 역할을 담당하는데, 오존층이 파괴되면 지표로 쏟아지는 유해 자외선에 의해 지구 생명체가 위협받게 된다. 대류권에 존재하는 오존은 이산화탄소, 메탄 등과 함께 온실효과를 일으킨다.

■ 오존경보제

오존에 의한 대기오염이 문제가 되면서, 우리나라에서는 1995년부터 오존경보 제도를 운영하고 있다. 현재 오존경보제는 서울, 부산, 대구 등 대도시와 경기도 지역의 도시를 비롯해 전국 21개 시에서 시행 중이며, 그 대상 지역이 계속 확대되는 추세이다. **정상 오존 농도는 0.02ppm 전후**이며, 인체에 미치는 영향은 0.18ppm일 때 기침이 나고, 0.37ppm 시 호흡곤란, 0.5ppm 이상일 때는 심한 호흡곤란 상태가 되기 때문에 아래와 같이 오존경보제 발령 기준을 마련하였다.

구분	주의보	경보	중대경보
오존 농도	0.12ppm/시간 이상	0.3ppm/시간 이상	0.5ppm/시간 이상

일단 오존 주의보 단계부터 기본적으로 주민들은 실외활동을 자제해야 하고 특히 노약자, 호흡기 질환자는 더더욱 자제해야 한다. 경보가 발령되면 이러한 활동 자제와 더불어서 자동차 운행 제한과 사용 자제 및 사업장의 연료 사용량을 감축해야 하며, 중대경보 발령 시는 자동차 통행금지와 사업장의 조업 시간을 단축해야 한다.

② PAN류

PAN, PPN, PBN 등이 있으며, 무색의 자극성 액체이다.

③ 알데히드(Aldehyde)

상온에서 강한 자극성이 있는 무색의 기체로 눈, 기도, 점막에 대한 강한 자극을 일으키는 가스이다.

④ 스모그(Smog)

Smoke와 fog의 합성어로 불완전 연소의 결과 생성된 미세한 연무질의 입자가 안개의 물방울 입자와 결합된 형태로 존재하는데, 최근에는 광화학적 반응에 의해 생성된 광화학 스모그의 형태가 대부분으로 눈, 코, 기도 점막자극, 고무 부식 등의 피해를 가져온다(표 9-1).

표 9-1. 스모그 발생의 두 가지 유형

	런던형	LA형
온도	-1~4℃	24~32℃
습도	85% 이상	70% 이하
역전의 종류	방사성 역전(복사성 역전)	침강성 역전
풍속	무풍	5m 이하
스모그 발생 시의 시계	100m 이하	1.6~0.8km 이하
발생하기 쉬운 달	12월, 1월	8월, 9월
사용 연료	석탄과 석유계	석유계
성분	SO_x, CO, 입자상 물질	O_3, NO_2, CO, 유기물
반응의 형태	열적	광화학적, 열
화학적 반응	환원	산화
최다 발생시간	이른 아침	낮
인체에 대한 영향	기침, 가래, 호흡기계	눈 자극과 고무제품 파손

질소화합물(NO_x)과 비메탄계 탄화수소인 olefin에 탄화수소(hydro carbon)가 주로 결합하여 광화학산화물인 오존, PAN 등의 생성에 영향을 미치며, 자외선은 질소화합물을 1단계 광화학 반응으로 유도하는 중요한 영향 인자로 작용한다.

3) 대기오염의 증가 요인

대기오염은 인구의 증가와 집중 현상이 크고 산업장의 집결과 시설이 확충될수록 증가되고, 풍력이 낮고 기온이 낮으며 연료 소모가 많을수록 증가하게 된다. 또한 주민의 관심이 낮은 경우에 대기오염은 더욱 가중될 수 있다.

4) 대기의 환경 기준

환경 기준은 인간의 건강을 보호하고 생활환경을 보전하기 위한 바람직한 기준으로서, 수질, 소음과 병행하여 대기에 대한 환경 기준이 설립되어 권고되고 있다.

WHO의 환경 기준 설정기준인 4단계는 다음과 같다.

- 1단계: 현재의 과학적 근거에서 어느 값 이하일 때 직간접으로도 사람의 건강에 아무런 영향을 미치지 않는 농도와 지속시간
- 2단계: 인체의 감각기관을 자극, 식물에 유해성 여부, 시정 감소 및 환경에 대한 어떤 불리한 영향을 주게 되는 농도와 지속시간
- 3단계: 사람에게 만성 질환이나 수명의 단축을 일으키지 않는 변화나 생리·기능의 장애를 일으킬 정도의 농도와 지속시간
- 4단계: 감수성이 예민한 인구 집단에 급성 질환 및 사망을 초래할 정도의 농도와 지속시간

(1) 환경 기준(Standard)

대기환경 기준은 각국마다 차이가 있다. 우리나라의 대기환경 기준은 환경정책기본법에서 정하고 있으며, 항목으로는 아황산가스, 일산화탄소, 이산화질소, 부유분진, 옥시단트(오존), 탄화수소 및 납으로 총 8종이다. 장기기준으로 연간 평균치를 정하였고, 또한 단기기준을 정하여 연간 평균치보다는 높으나 연간 3회를 초과해서는 안 된다고 규정하였다.

(2) 배출 허용기준(Emission standard)

우리나라의 배출 허용기준은 대기환경보존법에 정하고 있는데, 환경정책 기본법 시행령(2006년 12월 기준)에 규정된 대기환경 기준 항목은 아황산가스, 일산화탄소, 이산화질소, 미세먼지, 오존 및 납, 벤젠 등 7종류로서 이들 항목별 대기환경 기준은 표 9-2와 같다.

표 9-2. 우리나라의 대기환경 기준 (2006년 12월 기준)

항목	기준*	측정 방법
아황산가스(SO_2)	연간 평균치 0.02ppm 이하 24시간 평균치 0.05ppm 이하 1시간 평균치 0.15ppm 이하	자외선형광법 (pulse U. V. fluorescen)
일산화탄소(CO)	8시간 평균치 9ppm 이하 1시간 평균치 25ppm 이하	미분산적외선분석법 (non-dispersive Infrared)
이산화질소(NO_2)	연간 평균치 0.03ppm 이하 24시간 평균치 0.06ppm 이하 1시간 평균치 0.10ppm 이하	화학발광법 (chemiluminescent)
미세먼지(PM-10)†	연간 평균치 50㎍/㎥ 이하 24시간 평균치 100㎍/㎥ 이하	베타선흡수법 (β-ray absorption)
오존(O_3)	8시간 평균치 0.06ppm 이하 1시간 평균치 0.1ppm 이하	자외선광도법 (U. V. photometric)
납(Pb)	연간 평균치 0.5㎍/㎥ 이하	원자흡광광도법 (atomic absorption spectrophotometry)
벤젠(Benzene)	연간 평균치 5㎍/㎥ 이하	가스크로마토그래피법 (gas chromatography)

* 1시간 및 24시간 평균치는 연간 3회 이상 기준을 초과하여서는 안 된다.
† 미세먼지는 입자의 크기가 10㎛ 이하인 먼지를 말한다.

(3) 오염물질기준 지수(Pollutant standards index; PSI)

대기오염물질은 그 종류가 너무 많아 개별적인 오염물질의 농도만으로는 건강에 어느 정도 영향을 미치는지에 관한 종합적인 평가를 내리기가 어렵다. 따라서 대중이나 정책 결정자들에게 대기오염의 상태를 이해하기 쉽도록 설명하고 대기의 질을 종합적으로 평가하기 위한 지수가 필요하다.

PSI는 미국의 EPA가 그동안 개발하였던 여러 가지 지수를 종합하여 최종적으로 선택한 지수로서 건강상 영향을 미치는 주된 대기오염물질을 중심으로 일반적으로 인체에 미치는 위해 정도를 일반 대중이 알기 쉽게 나타낸 지수이다.

이런 **PSI의 특징 및 장점**으로는, 첫째 대기오염에 대한 표현이 전문적인 용어와 수치가 아닌 대중이 이해하기 쉬운 단순한 형태라는 것이다. 둘째, 주요 오염물질이 모두 포함되어 있고, PSI의 구조에 있어 PSI는 추후에 새롭게 문제가 되는 대기오염물질을 쉽게 추가시킬 수 있다는 것이다. 셋째, 환경 기준치나 episode criteria 등을 근거로 구해진 값이기 때문에 이들 기준이 갖고 있는 과학적인 근거를 가지고 있다는 것이고, 마지막으로 계산 방법이 간단하고 시간, 일, 월 변화를 쉽게 표현할 수 있다는 것이다(표 9-3).

표 9-3. Ringelmann 비탁표

Carb 번호(농도)	흑색의 폭	백색의 폭	백색의 부분	매연농도
No.0(0도)	전백	-	100%	0%
No.1(1도)	1.0mm	9.0mm	80%	20%
No.2(2도)	2.3mm	7.7mm	0%	40%
No.3(3도)	3.7mm	6.3mm	0%	60%
No.4(4도)	5.5mm	4.5mm	0%	80%
No.5(5도)	전흑	-	0%	100%

5) 대기오염과 기상

지구를 둘러싸는 대기층은 대류권, 성층권, 중간권, 열권 및 외기권으로 구분되는데 대류권과 중간권은 고도가 높아짐에 따라 온도가 내려가고 성층권 및 열권은 고도가 상승할 때마다 온도가 높아지는 특징을 보이는데 인류의 생활은 대부분 지상에서 약 11km까지의 대류권 내에서 이루어진다. 대류권의 기류는 이동이 심하며, 온도는 100m 상승할 때마다 1℃ 정도 하강하는데 대류권 내의 대기오염은 대기 중의 오염물질 외에도 인구의 규모, 산업시설의 크기 등에 영향을 받으며, 특히 기상조건에 의해 발생하는데, 발생원에서 배출된 오염물질은 풍향, 풍속, 기온에 의하여 확장속도가 영향을 받는다. 기온역전이란 대기의 움직임이 정지되어 대기는 정체되고 그로 인해 대기오염물질의 농도가 증가하는 현상을 말하는 것으로 도시의 경우 열섬현상이 있다.

(1) 기온역전(Temperature inversion)

지상에서의 공기 흐름은 수평이동(horizontal air movement)과 수직이동(vertical air movement)으로 나눌 수 있다.

대기의 안정도는 바로 공기의 수직이동에 영향을 미치며, 지상으로부터 수직 방향의 기온변화가 대기의 안정도를 결정하여 오염물질의 확산에도 영향을 미치게 된다. 따라서 오염물질의 확산 측면에서 본다면 수평이동보다는 수직이동이 더 중요하다고 할 수 있는데, 어느 경우 고도가 상승함에 따라 기온도 상승하여 상부의 기온이 하부의 기온보다 높게 되어 대기가 안정화되고 공기의 수직확산이 일어나지 않게 되는데, 이를 기온역전이라 하며, 이 층을 역전층이라 한다.

① 복사성 역전(輻射性逆轉, Radiative inversion, 지표역전)

기온역전 현상은 아침에 가장 심하고, 여름에는 거의 일어나지 않으며 늦가을이나 겨울철, 그리고 맑고 바람이 적은 때에 잘 발생한다. 그 이유는 주간에 태양복사에 의해 데워졌던 지표가 야간에 기온이 하강하면서 지표면 근처의 기온도 같이 하강하여 상층 공기가 하층 공기보다 더운 상태가 되는데, 태양이 다시 뜨기 전까지 계속 하강하기 때문이다.

② 침강성 역전(沈降性逆轉, Subsidence inversion)

침강성 역전은 고기압 하에서 공기의 수직이동이 침강하게 되고, 공기가 단열 압축되면서 온도가 상승하여 지표 근처 공기보다 상대적으로 높은 온도의 공기가 상층부에 형성되면서 발생한다. 또한 오염 배출원의 상부에 발생하므로 단기간의 오염 문제는 야기되지 않으나 장기간 지속될 수 있어 대기오염물질의 장기 축적을 일으킬 수 있다.

③ 전선성 역전(Front inversion)

한랭전선이나 온난전선이 통과할 때 발생하는 역전현상을 말한다.

④ 이류성 역전

따뜻한 공기가 찬 지표나 수면 또는 설면(雪面)을 지날 때 기층이 밑에서부터 냉각되어 형성되는 기온역전이다. 여름철 소나기 후 증발에 의해 지표면이 식으면서 나타나기도 한다.

⑤ 지형성 역전(Geographical inversion)

계곡이나 분지에 찬 공기가 있어서 그 상공의 산을 넘는 팬(fan) 기류가 불 때나 해안지대에서 낮 동안에 해풍이 불고 육지의 더운 공기가 상승할 때에 발생한다. 뫼즈(Meuse) 계곡 사건은 지형성 역전에 의해 일어난 것이다.

(2) 기후변화 현상

해양은 대기에 막대한 숨은열을 공급해 줌으로써 대기 순환을 돕고, 대기는 바람의 변형력을 통하여 해류를 일으킨다. 해양이 대기와 상호 열이나 수증기의 교환을 통하여 대기 운동에 큰 영향을 주고 있기 때문에 해수온도나 해류의 변화가 이상기상이나 기후 변동의 중요한 원인이 되고 있다. 특히 최근 세계의 이상기상의 발생과 관련해서 주목되고 있는 것이 라니냐현상과 엘니뇨현상이다.

① 원인

자연계의 기후변화는 여러 요소들의 상호작용에 의해 나타나는데 그 원인은 자연적 원인과 인위적 원인으로 나눌 수 있다.

■ 자연적 원인

해양 변동, 편서풍 파동의 변화, 하층 전선대의 변화, 설빙 면적의 변화, 화산 분화, 태양 활동의 변화 등을 들 수가 있다. 이 중에서 대기 자신의 운동 변화로 인한 것은 내부적 원인이라 하고, 이 외의 요소에 의해 야기되는 것을 외부적 원인이라고 한다. 최근 지구 전체의 이상기후 요인으로서 가장 큰 요인으로 들고 있는 열대 태평양 해수면 온도 변동을 나타내는 엘니뇨현상은 외부적 원인 중의 하나이다.

■ **인위적 원인**

농업이나 공업 등 생산 활동에 의해서 야기되는 온실기체에 의한 지구온난화, 프레온가스 등에 의한 오존층 파괴, 산림 파괴 및 사막화 등이 있다. 특히, 온실기체에 의한 지구온난화는 최근 커다란 관심사로 대두되고 있다.

② 기후변화 현상의 예

온실효과와 같은 대기오염은 지구의 기후변화와 기상이변, 해수면의 상승으로 인한 저지대 수몰, 생태계의 파괴와 변화, 농업과 산림피해 및 감염병의 발생 증가 등으로 지구상의 모든 생물체에 영향을 미치게 되는데 기온변화의 대표적인 예가 엘니뇨현상과 라니냐현상이다. 엘니뇨란 스페인 말로 '남자아이' 또는 '신(神)의 아이'를 뜻하는 것으로, 해마다 크리스마스를 전후해 해수면 온도의 상승현 상이 페루 연안에서부터 시작되기 때문에 붙여진 이름이다. **엘니뇨현상**이 발생하면 해수면의 온도가 최고 섭씨 4도까지 상승하게 되어 적도 태평양과 그 주변의 대기 순환에 영향을 미치고 나아가 동아시아와 한반도 기상이변의 큰 요인으로 작용한다. **라니냐현상**은 스페인 말로 '여자아이'를 뜻하는데 엘니뇨현상과는 반대로 1월에 태평양 열대지역의 해수면 온도를 25℃ 이하로 떨어뜨려 남미 연안의 기후에 큰 영향을 가져온다.

엘니뇨나 라니냐 현상의 발생은 세계적 규모의 이상기후 발생으로 농산물의 공급이 불안정해지면 가격이 변동하는 것처럼 세계 경제에도 영향을 준다.

6) 대기오염 사건

18세기 산업혁명 이후 급격한 산업발달에 의한 화석연료의 증가는 최근까지도 인간에게 양면적 형태의 모습을 보여주었다. 지금까지의 역사적 대기오염 사건을 살펴보면 몇 가지 공통점이 있는데 우선 대기 중에 포함된 오염물질의 확산을 방해하는 무풍과 기온역전과 같은 장기적인 기상조건의 악화와 주변에 화석연료를 많이 사용하는 공단지역 및 발전소 또는 교통수단이 발달한 도시라는 점이다. 지금까지의 대표적인 대기오염 사건을 정리하면 표 9-4와 같다.

(1) 대기오염의 피해

대기오염이 미치는 피해의 정도는 오염물질의 농도 또는 양, 오염물질에 노출되는 시간, 오염물질의 물리·화학적 성상, 기온, 기습, 대기압, 역전층 등에 관한 환경적인 요인 등에 따라 차이가 있다.

① 인체의 피해

대기오염물질은 지구상에 존재하는 인체에 심각한 피해를 입히는데 이에 관여하는 대기오염물질은 주로 SO_x, NO_x, CO, HC 등이다. 대기오염물질에 의한 건강장애는 주로 만성기관지염, 기관지천식, 폐기종, 인후두염 등 호흡기계 질환과 시야장애, 악취, 불쾌감, 심리적 영향 등으로 나타난다(표 9-4).

표 9-4. 대표적 대기오염 사건

사건	환경인자	오염원	피해
뮤즈계곡 (벨기에) 1930년 12월	• 분지 형태의 지역 • 무풍 상태 • 기온 역전(1주간 계속) • 연무 발생 • 공장지대	• 대기 중 아황산가스 농도: 25~100mg/㎥(9.6~38.4ppm) • 고농도의 황산연무 발생 • 불화수소, 질소산화물 • 염산	• 수천 명의 호흡기 환자 발생 • 심장폐질환 노약자 63명 사망
도노라 (미국, 피츠버그 시 모논가 헤라 강 유역) 1948년 10월	• 분지 • 무풍 상태 • 기온 역전 • 연무 발생 • 공장지대	• 아황산가스 농도: 1.4~5.5mg/㎥ (0.5~2.0ppm)추정 • 황산 미세입자 물질	• 중/노년층, 심장 또는 호흡기 만성 질환자 20명 사망 • 주민의 43%에 달하는 약 6,000명의 호흡기 질환 피해
포자리카 (멕시코) 1950년 11월	• 인공적 사건 • 황공장의 조작 누출 • 기온역전 현상 • 안개 발생	• 황화수소가스 누출	• 마을주민 2,200명 중 320명 급성 중독 입원 • 22명 사망(호흡곤란, 점막자극 호소)
욧가이치 (일본) 1962~1963년	• 석유화학 공단 지역	• 이산화황 농도 1.0ppm • 이산화질소 • 포름알데히드	• 증상: 천식, 만성기관지염, 만성호흡기계 질환 • 1,231명 피해 발생 • 80명 사망 • 1974년 일본의 '건강피해보상법' 제정
런던 (영국) 1952년 12월 (1800~1959년)	• 기온 역전(방사성) • 무풍 상태 • 습도 90% 이상 • 연무 발생(농무) • 인구 조밀 지역 • 겨울 새벽에 발생(12~1월)	• 아황산가스 농도: 1.3ppm • 매연 농도: 4.5㎍/㎥ • 황산미스트 • 60%가 가정용 난방이 원인	• 3주간 4,000명 사망 2개월 후 12,000명 사망 • 증상: 노약자 심장폐질환, 만성기관지염, 천식, 폐기종 등 • 1959년 '최초의 대기청정법' 제정
LA (미국) 1940년~	• 기온 역전(침강성) • 해안 분지 • 연무 발생(회백색) • 여름 한낮에 발생 • 교통 혼잡 도시	• 오존 농도: 0.5ppm • 시정거리: 1.6~0.8km • 자동차 배기가스, 광화학 스모그 질	• 노년층 호흡기계 환자 10여 명 사망 • 눈, 코, 기도 등의 점막 증상 • 재산상의 피해(가죽제품 손상, 시정거리 악화, 금속구조물 부식 등)
멕시코시티 (멕시코) 1987년 2월	• 고산지 분지에 위치 • 저산소량 • 공장지대 • 자동차 매연	• 대기 중 중금속 함유 먼지 (납, 카드뮴, 수은 등)	• 인체 중금속 함유가 평상시보다 20배 (납, 카드뮴, 수은 등)로 모유에 영향 • 시정거리 악화 및 재산피해

■ **황산화물(Sulfur oxidants; SO*x*)**

자극이 심한 수용성 가스상 물질로 석탄계 연료의 연소 시 발생하는데 대기오염 사건 중 런던 스모그사건의 주원인 물질이기도 하다. 황산화물은 만성 기관지염을 일으키며, 폐기능의 감소 및 심혈관질환의 악화를 초래하고 높은 농도에 장시간 노출 시 세균감염에 대한 저항력 약화와 체내 항체생성을 억제할 수 있다.

■ **일산화탄소(CO)**

주로 자동차 배기가스에 의한 것으로, 일산화탄소는 혈액 내에서 Hb의 결합으로 Hb와 산소의 결합 및 운반을 저해하고, 폐포에서 CO-Hb의 해리를 방해하여 산소의 부족을 초래하여 결국 체내의 호흡 효소와 결합 또는 반응하여 각종 생리 기능장애를 초래한다.

■ **질소화합물(NO*x*)**

자동차 배기가스 등 인간 활동에 의한 부산물로는 거의 모두가 연료의 고온 연소에 의해 질소와 산소가 반응하여 NO와 NO_2가 생성된다. 특히 NO는 헤모글로빈과의 친화력으로 메트헤모글로빈(metHb) 혈증을 유발하여 Hb의 산소운반 능력을 저해한다. 질소산화물은 호흡기계 감염을 증가시키고, 기도 손상에 의한 호흡기 증상의 유발 및 폐기능의 감소를 초래한다.

■ **탄화수소(HC)**

탄화수소는 1차 오염물질로서 대기 중의 NO와 반응하여 광화학적 산화물인 2차 오염물질을 만드는데, 2차 오염물질인 오존, PAN 등에 의하여 수로 눈, 상기도의 점막을 자극하여 폐기능을 저하시킬 수 있다.

■ **휘발성 유기화합물(VOCs)**

오존의 전구물질로 벤젠, 클로로포름, 메탄올, 사염화탄소, 포름알데히드 등을 포함하는데 페인트 등 유기용제 사용 시와 자동차 배기가스, 주유소 등에서 배출된다. 인체에는 호흡기 자극증상 및 두통 등을 유발한다.

■ **오존(O_3)**

자동차 배기가스, 공장 등에서 배출되는 가스 중 이산화질소와 탄화수소가 햇빛과 반응하여 생성되는 것으로 피부암을 유발하고, 눈과 상기도를 심하게 자극한다.

기타 인체에 영향을 미치는 대기오염물질은 표 9-5와 같다.

표 9-5. 인체에 영향을 미치는 대기오염물질

오염물질	영향
납(Pb)	체내에 축적되어 신경계통의 손상으로 신경위축, 사지경련, 신기능장애, 특히 유기납은 중추신경장애
카드뮴(Cd)	호흡기 질환, 빈혈증, 골다공증, 골연화증 등
니켈(Ni)	부염, 알레르기, 폐암, 비강 및 비강암 등
수은(Hg)	무기 수은: 신장애, 단백뇨, 구내염, 피부염 등 유기 수은: 중추신경장애에 의한 지각장애, 언어장애, 보행장애, 발육장애 등
크롬(Cr)	피부염, 피부궤양, 비중격천공, 만성기관지염, 피부암
비소(As)	기관지염, 피부암, 폐암
망간(Mn)	폐렴, 비출혈, 만성적 노출은 중추신경장애

② 동식물의 피해

사람과 마찬가지로 동물에 미치는 영향도 심각한데 그 양상은 사람에 대한 것과 비슷하며, 특히 초식동물은 불소화합물에 민감하여 불소에 오염된 풀을 먹는 경우 이가 석회질로 변하고 체중도 감소하여 성장에 심각한 영향을 주게 된다.

식물에 미치는 영향으로는 분진의 경우 가용성 화학물질을 함유한 것 외에는 급격한 피해는 없으나, 장기간 노출될 경우 광합성작용이나 호흡작용을 저해하여 식물의 성장에 영향을 준다. 오존은 식물의 잎 끝에 검은 반점을 생기게 하고 성장을 지연시키며, SO_2, HF, F 등은 농작물의 잎을 고사시키고 성장을 지연시킨다. Cl_2는 야채의 변색이나 위축을 일으키고, PAN은 잎의 하단을 청동색으로 변하게 하며, 생육을 지연시키고, ethylene은 잎의 절단을 일으킨다.

③ 경제적 피해

대기오염 그 자체에 의한 피해뿐 아니라 산성비에 의한 피해로서 금속물의 부식, 가죽 제품의 손상, 건축물 등에 대하여 손실을 주게 된다. SO_2, NO_2, H_2S은 철, 니켈, 구리, 알루미늄과 같은 금속을 부식시키거나 표면의 광택을 잃게 하고, SO_2는 피혁제품에, 오존은 가죽 제품에 손상을 일으킨다. 매연, 검댕, 타르 등으로 건물을 착색시키며, SO_2는 대리석, 석회석 등을 부식시키고, 불소 및 불화수소는 유리, 도자기, 금속 등을 부식시킨다. SO_2와 H_2S는 페인트와 도료를 변색시키거나 퇴색시키며, 의류와 종이류는 주로 SO_2가 피해를 주고 있다.

7) 대기오염 방지 대책

대기오염 방지의 문제점은 기술적인 문제인 동시에 경제적, 사회적, 정치적 문제이기도 하다. 대기오염은 시간과 지역에 따라 오염원과 오염물질의 종류가 다르고 산업형태, 기상, 지형에 따라서도 그 특성이 다르므로 그 대책 역시 다르다.

대기오염의 근본적인 대책으로는 공공기관의 배치, 합리적인 도시계획 등과 같은 도시 관리로 인구의 도시 집중을 방지하고, 대기오염물질의 관측과 감시, 지역에 알맞은 환경 기준 설정, 주거지역 내의 공해산업을 이전, 오염물질을 유발하는 산업을 억제하거나 오염 방지 시설의 설치 의무화, 대기오염 방지를 위한 국제적인 기술협력, 대기오염 방지에 관한 교육과 계몽활동 등을 강화하여야 한다.

(1) 대기오염 발생원의 대책

① 입지대책

지형, 풍향, 인구 밀집 여부, 대기확산 능력, 안개 발생 빈도, 오염물 배출량, 배출 오염물의 종류, 굴뚝의 위치와 높이 등에 따른 발생 방지 대책이 마련되어야 한다.

② 연료대책

석탄은 회분·황분·휘발분이 적은 것, 석유는 황분이 적은 것을 사용하도록 권장하고 오염발생이 적은 에너지원으로 대체 사용한다. 가정연료도 석탄이나 석유에서 LNG로 교체하는 사업들을 활성화시킨다.

③ 연료배출 대책

굴뚝으로 배출 시 공기와 잘 희석될 수 있도록 높이를 조절하는 것이 필요하며, 쓰레기 소각은 다실형 소각로를 사용하는 것이 바람직할 것이다.

④ 자동차 배기가스 대책

유해가스의 발생을 줄이기 위해서 배기방지장치인 제연소장치(afterburner)와 촉매변환기(catalytic converter)를 사용하도록 한다.

⑤ 제진장치 설치 및 배기가스의 제거

입자상 물질을 배출하는 시설에는 제진장치를 설치하여 대기오염을 감소시킨다. 배기가스의 제거 방법은 오염물질에 따라 그 특성과 농도가 다르므로 어려운 점이 많지만, 보통연소법(combustion), 흡수법(absorption), 흡착법(adsorption) 등이 사용된다.

(2) 공공기관의 대책

① 감시측정체제의 강화

환경오염을 관리하는 데 있어서 오염의 상황을 항상 감시하고 기록을 유지하여 상황에 대처할 수 있는 감시망체계(monitoring system)를 구축해야 한다. 감시망체계는 대기오염의 존재, 양, 종류를 나타내고, 오염원을 알 수 있으며, 경향을 나타내고, 대기오염 비상사태를 경고하는 데 도움을 준다.

② 도시계획의 합리화 대책

도시계획 시 기후인자, 인구밀도와 분포, 대기오염 실태, 도로의 확장 정비상태 등이 검토되고 고려되어야 한다. 공장지대를 주풍향의 풍하에 두고 주택지를 풍상에 두어 그 사이에 녹지대를 둠으로써 대기오염이 주택지에 피해를 주지 않도록 격리하는 방법도 있다.

③ 대기오염의 정확한 실태 파악

대기오염 방비사업 집행과 조직을 위한 계획을 세우기에 앞서 대기오염 조사를 실시하여 세부 계획을 세운다. 조사 보고에는 오염물질의 확산, 오염원, 현재의 오염 정도, 대기오염 방지에 관련된 지방단체의 활동 현황 등 오염에 관한 모든 요소를 파악하는 것이 중요하다.

④ 대기오염 방지기술의 개발 및 대체물질의 개발

대기오염을 방지하거나 줄일 수 있는 장치와 기술의 개발이 필요하며, 기존의 오염원을 대체하고 오염물질의 배출이 적은 신물질을 개발하여야 한다.

⑤ 대기오염 방지에 대한 지도·계몽 및 법적 규제

대기오염 방지는 국민, 국가 및 기업이 다 같이 노력해야만 목표를 달성할 수 있다. 국가의 확고한 의지와 국민의 계몽이 꾸준히 있어야 하며 기업들은 오염자 비용부담의 원칙(polluters pay principle; PPP)을 적용하여 오염물질의 배출을 줄이기 위하여 노력해야 한다.

⑥ 국제적 협력

환경오염은 특정 국가의 문제가 아니므로 국제간 협력을 통한 공동 노력이 필요하다. 특히 UNEP 등 국제기구의 활동에 모든 국가의 적극적인 동참이 요망된다.

현대의 환경오염은 그 정도가 더욱 심화되고 범위 또한 넓어지는 특성이 있어, 개별 국가의 노력만으로는 이를 해결하기 어려운 상황이다. 따라서 이를 극복하기 위한 국제적 노력이 계속 이루어져 왔다.

환경에 관한 최초의 환경회의는 1972년 스웨덴 스톡홀름에서 개최된 '유엔인간 환경회의'로서, 환경을 보호하고 개선하는 것은 인류의 복지와 경제발전에 있어 가장 중요한 과제라는 '인간 환경선언'과 더불어 '오직 하나뿐인 지구' 라는 표어를 채택하였고, 한편 이를 실현해 갈 '유엔환경개발계획'의 설치를 권고하는 결의안을 채택하게 된다.

이후 2002년 리우 유엔환경개발회의 10주년을 기념하여 남아프리카공화국 요하네스버그에서 '지속가능발전 세계정상회의(WSSD)'를 개최하게 된다. 지구환경의 오염은 더욱 심해졌다. 따라서 요하네스버그회의에서는 이에 대한 대책으로 2015년까지 열악한 식수위생 하에 있는 인구를 절반으로 줄이고, 생물멸종을 상당한 수준까지 줄이며, 청정에너지 사용량 증가, 1997년 채택한 교토의정서를 각국이 비준할 것 등을 강력히 촉구하였다. 그리고 2020년까지 환경 유해물질의 생산 및 소비를 최소한으로 감축하기로 하였고, 하루 소득이 1달러 미만의 절대 빈곤층의 인구를 절반으로 감축, 유아사망률을 현재의 2/3 수준으로 줄이기로 하는 등 환경 및 보건에 대한 다양한 결정에 대하여 논의하였다.

4. 토양오염

1) 오염 원인

토양의 오염은 자연적으로 이루어지기도 하지만 주로 사람의 활동 과정에서 이루어진다.

대기와 물을 매체로 오염물질이 토양에 유입되고, 농작물의 생산성을 높이기 위해 농약과 비료 등의 농업용 자재 살포와 산업 및 생활 폐기물의 투기 등으로 토양오염이 발생한다.

2) 오염물질

대기와 수질 오염으로 인한 토양의 오염물질과 영농과 사람 및 가축의 폐기물로 인한 오염물질은 다음과 같다.

① 대기오염

불소계 가스, 염소가스, 오존, 황산화합물, 질소화합물 등과 같은 대기오염물질이 강우나 분진 등으로 식물에 직접 장애를 주거나 토양에 유입되어 농작물에 피해를 준다.

② 수질오염

생활하수와 공장폐수에서 배출되는 유기물질과 공장폐수나 금속광산 배출수로부터 유입되는 여러 가지 중금속과 독성이 있는 화학물질 등에 의한 수질오염으로 토양이 오염된다.

③ 농업용 자제

농사를 짓는 과정에서 생기는 대표적 오염물질은 농약과 비료에 포함된 유해한 물질로 농약은 살충제, 살균제, 살서제, 제초제, 보조제, 생산보조제 등 다양한 용도를 지니고 있다.

농약 사용은 식량 생산에 큰 공헌을 하고 있으나 농약의 과다 사용으로 천적의 사멸, 해충의 농약 저항성 증가 및 토양 오염을 심화시키고 있다. 화학비료의 과다 사용은 토양의 산성화를 촉진시켜 토양을 황폐화하고 영양 물질이 토양에 누적되어 하천이나 호수의 부영양화를 촉진시킨다.

④ 폐기물

생활 폐기물과 가축 폐기물 속에는 다량의 유기물질이 포함되어 있는데, 이들이 토양에 다량 유입되면 분해 시 혐기성 분해로 인하여 메탄가스가 발생하고, 유기산이 생기며, 알코올 같은 중간 대사산물이 생긴다. 특히 생활 폐기물 속의 플라스틱, 비닐 등 분해되지 않는 물질이 땅 속에 매몰되어 토양의 황폐화를 촉진시킨다.

5. 수질오염

우리나라 수질환경보전법(1990)은 '수질오염으로 인한 국민건강 및 환경상의 위해를 예방하고 하천, 호소 등 공공수역의 수질을 적정하게 관리 보전함으로써 모든 국민이 건강하고 쾌적한 환경에서 생활할 수 있게 함을 목적으로 한다'라고 규정하고 있다.

인구증가, 도시 개발, 산업화의 발전은 생활수준의 향상과 편리함을 가져다주었지만, 동시에 용수의 수요 증가도 가져왔다. 용수의 양적 증가는 그 결과로 하수 및 폐수의 방류량 증가를 가져왔고, 이로 인한 수질오염 문제가 야기되었다. 환경과 생태계는 일정한 환경 용량이나 자정 능력 범위 내에서는 유입된 오염물질을 스스로 정화하는 능력이 있으나 자정 능력 범위를 넘어 오염물질이 유입되면 균형이 상실되고 오염현상이 나타나게 된다.

수질오염(water pollution)이란 하천, 호소, 해양 등의 공공수역의 수질이 인간 및 산업 활동 등으로 인해 발생한 하수나 폐수 등에 의해 원래의 수질과 달라져 물 이용에 지장을 초래하고 환경 변화를 일으켜 수생태계에 영향을 미치는 현상이라 할 수 있다.

1) 수질오염의 정의 및 발생원

하천, 호소, 해양 등의 공공수역의 수질이 인간 및 산업 활동 등에 의해 발생한 하수나 폐수 등으로 인하여 환경 변화를 일으켜 수생태계에 영향을 미치는 현상을 수질오염이라 한다.

수질오염의 발생원을 크게 나누어 보면 도시 하수, 생활 오염물, 공장폐수, 농업이나 축산에 의한 오염 및 기타로 나누어 볼 수 있다. 도시 하수나 생활 오염물 등으로 인하여 발생하는 하천의 오염 문제는 우리나라의 하수도의 정비 부족과 하수처리장의 부족으로 날로 심각해지고 있다. 공업 발달로 인한 공업용 폐수의 양도 날로 증가하고 있지만 오염 방지 시설의 설치 부족과 비용의 과다로 폐수를 방류하는 사례도 늘고 있어 이에 대한 계몽 및 단속이 요구되고 있다. 또한 농업용 농약과 화학비료의 사용 증가에 의한 오염이나 축산에 따른 폐기물의 양도 증가하고 있으며, 방사선 물질 등 새로운 오염원들도 점차 늘고 있는 실정이다.

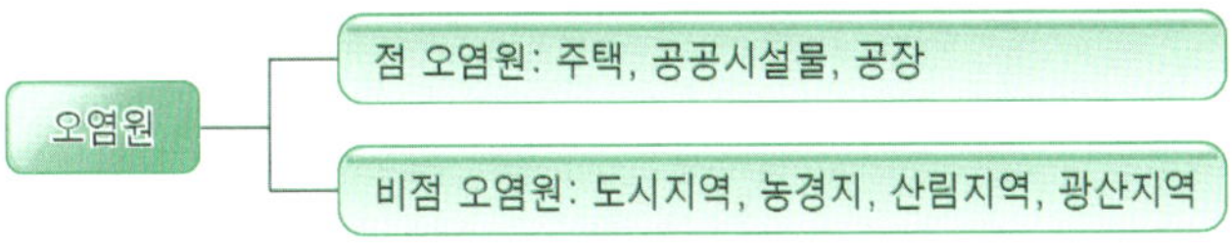

(1) 오염원 분류

① 점 오염원(Point-source)

한 지점 또는 좁은 구역에서 다량의 오염물질이 하천에 배출되는 오염원을 점 오염원이라 하며, 생활하수, 공장폐수, 축산폐수 등이 있다. 갈수기에 하천에는 수량이 적어 점 오염원에서 배출되는 오염물질을 희석할 수 있는 희석배수가 상대적으로 낮아지게 되어 하천의 오염물 농도는 증가하게 된다. 따라서 점 오염원은 갈수기에 하천의 오염 정도를 심화시킨다고 할 수 있다.

② 비점 오염원(Nonpoint-source)

비점 오염원은 오염원이 한 장소 또는 좁은 구역에 국한되어 있지 않고 넓은 장소에 산재되어 있는 경우를 말하며, 오염원은 도시 지역, 농촌 지역, 산림지역, 광산지역, 휴양지역 등에 산재되어 있다. 비점 오염물질의 배출에 영향을 미치는 요소는 지역에 따라 차이가 나는데 도시 지역에는 강우 강도와 강우 지속 시간, 토지 이용 상황, 강우 후의 경과 시간 등에 따라 달라지고, 농촌 지역은 경작을 중심으로 한 지역의 퇴비와 비료, 농약의 사용 정도 및 종류, 지형, 지질, 기후 등에 따라 달라지며, 산림지역은 낙엽이 썩으면서 형성된 유기물층에 의하여 차이가 난다. 비점 오염원은 평상시 산재되어 있던 오염 물질들이 일시에 씻겨 내리게 된다. 비록 강우에 의해 하천의 수량이 증가하여도 일시에 비점 오염원에서 배출되어 하천에 유입되는 오염물질의 오염 부하량이 상대적으로 매우 크기 때문에 하천의 오염 농도는 증가하게 된다. 따라서 비점 오염원은 홍수기에 하천의 오염을 심화시킨다고 할 수 있다.

(2) 수질오염의 원인

① 생활하수(Domestic wastewater)

생활용수로 사용된 물이 가정에서 취사, 목욕, 조리, 세탁 등의 목적으로 쓰여 하수관을 통해 배출되는 하수이다.

가정, 상업시설 등에서 주로 발생되는데 불순물은 희석되어 전체의 0.1%를 거의 넘지 않는다. 불순물 중 유기물이 가장 큰 비중을 차지하며 박테리아에 의해 분해되어 용존산소가 소비된다. 세제, 질산염, 인산염, 식염 등의 성분이 섞여 있어 공공수역으로 배출 시 부영양화 및 적조현상의 원인이 될 수 있다.

② 산업폐수(Industrial wastewater)

산업의 다양화 및 대규모화 등으로 인하여 각종 중금속을 비롯하여 생활하수보다 영향이 큰 고농도 유기성 물질, 고도의 처리를 요하는 난분해성 물질 등이 배출되는데, 주로 피혁폐수, 금속폐수, 섬유폐수, 펄프폐수 및 채석폐수 등이 문제가 되고 있다.

③ 축산폐수(Animal wastewater)

축산폐수는 도시 하수의 분뇨와 같이 유기물질 함량이 매우 높아 처리에 어려움이 있다. 우리나라의 경우 최근에 대규모의 사육이 늘고 있고, 그 대부분의 축산 시설물들이 상수원 근처에 위치해 있어서 문제의 심각성이 있다(표 9-6).

표 9-6. 우리나라 수질오염의 주요 원인

구 분	오염원	발생량(천 톤/일)	오염부하(BOD기준)
생활하수	인구 4,300만 명	1만 217(55%)	2,043(39%)
산업폐수	공장 1만 4,321개	8,108(44%)	2,306(44%)
축산폐수	소: 227만 두, 돼지: 505만 두	93(1%)	886(17%)
계		1만 8,418(100%)	5,235(100%)

(3) 수질오염의 종류

① 물속의 용존산소 부족 현상

물속의 산소는 20℃, 1기압 상태에서 최대 9.17ppm밖에 녹지 못하여 물속에서 산소가 고갈되기 쉬운 환경을 지니고 있다. 용존산소는 물속에 들어온 유기물질(단백질, 지방, 탄수화물 등)이 미생물에 의해 분해될 때 먹이로 섭취되면서 이에 따른 산소가 소비됨으로써 고갈된다.

② 중금속에 의한 오염

가정하수보다는 주로 공장폐수에서 기인하는데 인체에 미치는 영향은 배출이 쉽지 않아 주로 간, 지방, 뼈 속에 농축되어 급·만성피해를 일으키는 것이다. 화학적 유해 물질로는 수은, 납, 카드뮴, 시안 등이 있다.

③ 부영양화 현상

부영양화 현상이란 질소나 인과 같은 무기물이 주로 호소나 저수지 등과 같이 정체된 수체에 다량 혼입하여 영양염류의 증가로 발생하는 오염현상이다. 이러한 영양염류의 증가는 조류나 동식물성 플랑크톤의 과도한 번식을 초래하여 DO의 감소, COD의 증가, 투명도 저하, 수중생물·어패류의 사멸을 가져온다. 또한 염분이 감소하거나 수온이 상승하면 적조현상이 발생한다.

④ 세균에 의한 오염현상

세균에 감염된 동물과 사람의 배설물이 물에 유입되고, 처리되지 않은 채 여러 경로를 통하여 사람에게 들어올 때 발생한다. 대표적으로 살모넬라균, 이질, 콜레라, 감염성 간염으로 수인성 감염병의 원인이 된다.

⑤ 유류오염

유류 수송선이 좌초되면서 많은 양의 기름이 바다로 흘러들어 해양오염의 원인이 된다. 이러한 유류에 의한 해양오염은 물고기나 수중식물 기타 생물에 악영향을 주고 있으며, 물의 대기증발 과정과 대기 중의 산소가 물에 녹아 들어가는 작용을 차단하기도 한다.

⑥ 기타 물질

미분해성 물질인 경성세제, PCB, DDT 등과 합성세제가 있다.

(4) 수질오염의 영향

① 인체에 미치는 영향

▪ **수인성 감염병**

종류로는 적리, 장티푸스, 파라티푸스, 콜레라 등 소화기계 감염병과 살모넬라증, 병원성 대장균에 의한 이질장염 등이 있으며, 먹는 물에 의한 감염으로 급성 회백수염, 유행성 간염 등이 발생할 수 있다. 우물물이나 수돗물의 오염으로 이와 같은 감염병이 발생한다.

먹는 물 수질 기준에서는 대장균군이 50mL 중 검출되어서는 안 되도록 규정하고 있다.

대장균군 검출은 사람과 동물의 배설물 등에 의한 오염을 나타내는 지표로 병원미생물에 의해 오염되어 있을 수 있다는 가능성을 나타내는 근거가 된다.

▪ **생물농축과 먹이사슬**

미생물 → 플랑크톤 → 갑각류 → 작은 물고기 → 큰 물고기 → 상어, 고래 등의 먹이사슬로 최종 생물체 내에 수중 농도의 수만 배에서 수십만 배로 농축될 수 있다.

▪ **환경호르몬**

내분비 교란물질(endocrine disrupting chemicals; EDCs)로 불리는 환경호르몬은 수중 오염물질로 체내에 유입되어 호르몬 작용을 모방, 저해하며 내분비계 기능을 변화시켜 건강에 유해한 영향을 끼친다.

환경호르몬의 대표적 물질로는 bisphenol A, DDT, PCB, dioxin류 등이 있으며, 할로겐족, 유기화합물, 살충제, 제초제, 가소제, 중금속 등도 환경호르몬으로 추정된다.

2) 수질오염 사건

(1) 이타이이타이병

1920~1946년 사이에 일본 도야마현의 찐스천 인근 주민들 사이에 발생한 병으로 **카드뮴**이 유입된 물을 농업용수와 먹는 물로 사용한 주민들이 체내 농축으로 발병한 사건이다.

증상으로 서혜부, 허리 등 관절의 자발통이 심하고 뒤뚱거리는 오리걸음, 넘어지면서 골절이 쉽게 일어나고 다뇨, 단백뇨 등이 나타났다.

(2) 미나마타병

1953년에서 1960년경 일본 구마모토현 미나마타시에서 발생한 사건으로 주로 어부와 그 가족 그리고 낚시꾼 등 지역주민들이 **메틸수은**(CH_3Hg)에 오염된 물에서 어패류를 잡아먹고 발병한 사건이다.

증상으로 환청, 언어장애, 구심성 시야 협착, 정신장애, 사지 비틀림, 운동실조 등이 나타났으며, 이 병에 걸린 태아성 미나마타병 환자는 뇌성마비, 정신박약의 증상을 나타내었다.

(3) 낙동강 페놀오염 사건

1991년 3월 14일 대구시 상수도 수원지로부터 약 50km 떨어진 구미공업단지에 위치하는 한 대기업체 공장의 파이프라인이 파손되어 약 30톤의 페놀원액이 낙동강으로 유출되어 사건이 시작된다. 페놀은 비료, 페인트, 고무, 합성수지, 약품 등에 광범위하게 사용되는 물질이다. 상수원수가 페놀에 오염되면 정수 과정에서 투입된 염소와 결합해 클로르페놀이 생성되고, 악취와 이상한 맛이 발생하는 특성이 있다. 주민들은 수돗물에서 심한 악취를 느껴 이를 신고하였는데, 정수장에서는 오염물질이 확인되기 전에 우선 소독용 염소의 투입을 증가시켰고, 그 결과 클로로페놀에 의한 악취가 수백 배로 증가하였다. 구역질, 구토, 설사, 복통, 두통, 입과 목의 자극, 피부 증상 등이 3배 이상 많았으며, 이 사건 이후로 우리나라에서는 수돗물에 대한 관리 기준과 감시 기능이 강화되었으며, 폐수 배출업체에 대한 단속과 처벌을 강화하는 법규를 제정하였고, 환경오염에 대한 시민의식이 강화되었다.

(4) 대구 수돗물 페놀오염 사건

1991년 3월 16일 구미공단 옥계천변의 두산전자에서 페놀원액 30톤이 유출되어 낙동강으로 유입된 사건으로 이 오염된 물이 낙동강 대구 다수 정수장으로 흘러들어 염소소독제와 결합하여 클로로페놀이 되어 1991년 3월 16일부터 약 일주일간 대구시 수돗물에서 심한 악취가 발생하였다. 이 사건으로 약 300만 시민이 식수를 사용하지 못하는 큰 고통을 받았고, 많은 사람이 복통, 설사, 유산, 목 통증, 두드러기 및 가려움증을 호소하였다.

(5) 허베이스피리트호 원유유출 사건

2007년 12월 7일 충남 태안군 만리포 북서쪽 10km의 해상에서 크레이넌과 유조선 허베이스피리트호가 충돌하는 사건이 있었고, 이로 인해 유조선에서 약 1만 900톤 가량의 원유가 유출되었다. 이는 국내에서 발생한 최악의 유류 유출 사고로 총 1,052km의 해안이 원유에 오염되어 어장, 양식장, 해수욕장 등에 심각한 피해를 유발하였다. 역학 조사 결과 주민 및 자원봉사자들의 체내 휘발성 유기화합물 대사체, 다방향족 탄화수소화합물 대사체, 중금속 농도가 대조군에 비해 높았으며, 우울증 및 사회심리적 스트레스가 전국 평균보다 1.5~4배 정도 높은 결과가 나왔다.

3) 수질오염 지표

수질오염은 수질의 물리적, 화학적, 생물학적인 요소들을 종합하여 판단하는데, 물리·화학적 지표와 생물학적 지표 두 가지로 크게 분류할 수 있으며 세부 항목은 다음과 같다.

(1) 물리·화학적 지표

① 색도, 탁도, 냄새, 맛

색도는 물의 색의 정도를 표시하는 것으로 물의 색은 미생물이나 플랑크톤의 번식, 용해성 물질, 콜로이드성 물질, 오수 또는 공장폐수 등의 유입에 영향을 받는다. 탁도는 물의 탁한 정도를 나타내는 것으로 토사 등 부유물질이나 용존물질의 화학적 변화로 인해서 물이 탁하게 된다. 물의 냄새는 오수나 공장폐수 등의 유입, 철관 내면의 도장과 녹, 이끼, 플랑크톤의 번식과 세균류의 발생, 지질, 염소소독 처리 등으로 발생하는데, 일반적으로 저온의 물에서는 냄새가 없거나 적으며 온도가 높아지면 비로소 냄새가 난다. **음용수의 기준으로 색도는 5도 이하, 탁도는 2도 이하, 냄새는 무취, 맛은 무미**이다.

② 수소이온농도(pH)

수소이온농도는 pH로 표시되며 수소이온농도 역수의 상용대수($pH=-\log[H^+]$)로 표시한다. pH는 외부로부터 산 및 알칼리성 물질이 혼입되면 쉽게 변화가 나타나 오염 여부를 판단하는 좋은 지표가 된다.

③ 용존산소(Dissolved oxygen; DO)

물속에 녹아 있는 산소량이며 일반적으로 수온이 낮을수록, 기압이 높을수록 DO는 증가하고 물속에 염류의 농도가 높을수록 감소한다. DO는 물속에 서식하는 생물의 생존에 절대적으로 필요하며 물속의 오염물질을 산화하여 물을 정화시키는 중요한 역할을 하고 있기 때문에 일반적으로 수질을 평가하는 가장 중요한 지표로 이용된다. **물고기의 생존에 필요한 DO는 5ppm 이상**이다.

④ 생화학적 산소요구량(Biochemical oxygen demand; BOD)

물속의 유기물질이 호기성 상태에서 미생물에 **20℃에서 5일간** 생화학적으로 분해되어 안정화되는 데 요구되는 산소요구량이다. 물속의 유기물질은 그 종류가 많고 그 양을 측정하기가 어렵다. BOD 측정은 개별적 종류의 유기물질을 분석하지 않고 미생물에 의해 소비되는 산소량을 측정함으로써 간접적으로 유기물질의 양을 짐작하게 하여 **수질오염 측면에서 중요시**되고 있다. BOD의 **수치가 높다는 것은 오염도가 높다는 것을 의미**하며, 이러한 수역은 용존산소의 소비가 많아 혐기성 분해가 일어나 부패하기 쉽고 생물이 사멸하기 때문에 위생상 또는 농수산상 큰 위해를 준다. **물고기가 서식에 필요한 BOD는 5ppm 이하**이다.

⑤ 화학적 산소요구량(Chemical oxygen demand; COD)

수중의 유기물질을 산화제를 이용하여 화학적으로 산화시킬 때 소비되는 산화제의 양을 산소량으로 환산한 값을 말하는 것으로 BOD와 같이 **수중의 유기물질을 간접적으로 측정하는 지표**이다. 산화제로는 중크롬산칼륨($K_2Cr_2O_7$)이나 과망간산칼륨($KMnO_4$)을 사용하는데, 과망간산칼륨은 우리나라, 일본, 영국 등지에서 사용하며, 미국 등에서는 중크롬산칼륨을 사용하고 있다.

일반적으로 **폐수**의 COD값은 BOD값보다 높은데, 이는 미생물에 의하여 분해되지 않는 유기물이 산화제에 의하여 산화되기 때문이며, 미생물에 의하여 완전 분해되고 산화제에 의하여 완전 분해되면 COD와 BOD값은 같아지게 된다.

COD는 유기물에 독성물질이 함유되어서 BOD를 측정할 수 없을 때에 사용되며, 또한 BOD에 비하여 단시간(약 2시간)에 측정이 가능한 장점이 있다.

⑥ 질소화합물

분뇨, 공장폐수에서 주로 존재하는 무기성 질소(암모니아성 질소, 아질산성 질소, 질산성질소)와 아미노산, 단백질 등에 포함되어 있는 유기성 질소의 양을 합하여 mg/L로 나타내며 수역의 부영양화의 원인이 된다. 암모니아성 질소는 수중의 유기성 물질(하수, 공장폐수, 분뇨 등)이 분해할 때 미생물에 의해 단백질 분해가 촉진되어 형성되는 것으로 분변오염을 추정하는 유력한 지표이다. 고농도의 질산염은 영아에게 메트헤모글로빈혈증(methehemoglobinemia)을 일으켜 **유아청색증**(blue baby)의 원인이 된다.

⑦ 염소이온

자연수는 대체로 염소이온을 함유하고 있는데 지질의 영향이나 하수, 공장폐수, 분뇨 등의 유입에 의해 염소이온이 증가하기 때문에 오염을 알 수 있는 지표이다.

⑧ 과망간산칼륨

$KMnO_4$ 소비량이 많을수록 유기물 오염이 많다는 것을 의미한다. $KMnO_4$ 소비량은 하수, 공장폐수, 분뇨 등 유기성 오염의 유입에 의해 증가하기 때문에 오염의 한 지표로 활용된다. 음용수의 기준은 10mg/L 이하이다.

⑨ 경도

경도는 수중의 Ca^{2+}와 Mg^{2+} 등 금속 양이온의 양을 이에 대응하는 $CaCO_3$의 양으로 환산한 값을 말하며 그 외 2가 금속 양이온으로는 Sr^{2+}, Mn^{2+}, Fe^{2+} 등이 있다. 경도가 높으면 쉽게 침전이 일어나고 비누와 결합하여 제거가 잘 안 되는 물때(scale or scum)를 만든다. 또한 보일러 내관에서 결석 형성으로 폭발사고의 원인이 되기도 하고 경도가 너무 낮으면 금속관을 부식시킨다. 음용수의 기준은 300mg/L 이하이다.

⑩ 철

수중의 **철**은 주로 지질에 의하거나 혹은 철관, 광산, 공장폐수 등이 원인이며, 중탄염으로 되어 있을 때가 많다. **철분 제거 방법은 침전지에 의한 폭기법이 적당**하다. 음용수의 기준은 0.3mg/L 이하이다.

⑪ 유기인

Parathion은 대표적인 유기인제 농약이다. 이는 벼나 보리, 야채 등 농산물의 해충 구제에 쓰이는 농약의 일종으로 parathion을 체중 1kg당 5~10mg을 섭취할 경우 중독을 일으키게 된다. 음용수 기준은 0.04mg/L 이하이다.

⑫ 부유물질(Suspended solids; SS)

부유물질은 크기가 0.1μm~2mm의 불용성 현탁고형물질로서 수중 탁도의 원인이 된다. 수중의 부유물질이 유기물질인 경우는 용존산소를 소모시키며, 많은 경우 어류의 아가미에 부착되어 폐사시키고 빛의 수중 전달을 방해하여 수중식물의 광합성에 장애를 일으킨다.

(2) 생물학적 지표

① 세균

일반세균과 대장균군이 세균에 의한 수질오염을 나타내는 데 널리 이용되는 오염지표이다. 보통 한천배지에서 30℃에서 18~24시간 배양했을 때 나타나는 세균 집락수를 일반세균이라 하고 수는 생물학적으로 분해 가능한 유기물질의 농도에 대한 좋은 지표가 된다.

대장균군은 양변성 오염의 지표이며 자체의 병원성은 무시할 수 있을 정도로 낮으나 대장균군이 검출되면 수인성 감염병의 유해 가능성을 간접적으로 나타내는 수질오염의 중요한 오염지표로 이용되고 있다.

4) 수질환경 기준

우리나라의 수질환경 기준은 환경정책기본법과 환경정책기본법 하천, 호소, 지하수, 해역으로 구분하여 각각의 규정을 정하고 있다. 하천과 호소의 경우는 생활환경과 사람의 건강보호에 관하여 규정하고 있다.

(1) 카드뮴(Cd, 0.01mg/L 이하)

독성이 강하고 섭취 시 간장, 신장, 췌장 등을 해치게 되며 보통 13~15ppm에서 급성 중독을 일으키고, 체내 축적되면 매우 심각한 장애를 일으킨다.

(2) 비소(As, 0.15mg/L 이하)

산이나 금속 등과 화합 시 맹독성 물질이 되며 섭취 시 피부 부스럼, 색소침착, 간장장애를 일으킨다. 비소에 중독이 되면 신경염이나 지각장애를 일으켜 죽을 수도 있다.

(3) 시안(CN, 불검출)

500mL 물을 먹었을 때 안전한 농도는 2ppm의 100분의 1로 이는 어류에 대한 48hr TLm에 상당한 농도이다.

(4) 수은(Hg, 불검출)

수은이 축적된 물고기를 장기간 섭취했을 때 중추신경장애 등이 발생한다.

급성 중독은 체내량 100mg이 중독량이며 만성 중독 시 지각장애, 운동실조, 시야협착, 언어장애 등의 증상이 나타난다.

(5) 유기인(불검출)

유기인계 살충제로서 다이아지논, 파라티온, 말라티온, 페니트로티온 등이 있고 생명에 유독하며 급성 중독 시 경련, 운동실조를 일으키며 전신권태, 언어장애 등의 증상이 나타난다.

(6) PCB(Poly chlorinated biphenyl, 불검출)

화학 구조는 벤젠 핵이 2개 붙은 비페닐에 1~10개의 염소가 결합된 염소화합물의 총칭을 PCB라고 한다.

내열성, 내약품성, 절연성, 저수용성, 고지용성의 특성을 가진 매우 안정된 화학물로서 급성 독성은 그리 강하지 않다.

중독 시 구토, 피부색소, 침착, 간장장애, 시력저하 등의 증상이 나타나며, 어머니의 태반을 통해 PCB가 태아에 이행되어 멜라닌 색소가 이상적으로 증가하여 검은 피부의 아이가 태어나기도 한다.

(7) 납(Pb)

사람에 대한 치사량은 1인당 10g이며 체내 축적성이 높아 변비, 식욕감퇴, 신경장애, 빈혈, 하복통 등의 중독 증상이 나타난다.

만성 중독 시 혈색소 생성에 관여하는 효소의 특이적 방어 현상 때문에 빈혈이 발생한다.

(8) 6가 크롬(Cr6+)

독성이 강하고 강산화제로서 도금, 염료, 피혁 등의 공업에 많이 사용되며 주로 인체의 소화기계 등에 염증을 일으키는 발암성 물질이다.

구토, 설사, 복통, 간장애, 경련 등의 급성인 증상과 간염, 폐암, 비중격천공 등의 만성 증상이 나타난다.

(9) 음이온 계면활성제(ABS)

계면활성제는 물의 표면장력을 낮추고 계면의 성질을 변화시킨다.

ABS는 수중에서 분해되지 않고 미량(0.5ppm)으로도 거품을 일게 하며 물에 냄새와 맛을 내게 하고 응집 처리를 방해한다.

수중 혼입 시 어류 및 수서생물에 유해한 영향을 미치고 산소의 재폭기 효율이 떨어져 자정작용도 방해를 받게 된다. 수질 기준 0.5mg/L는 위생적 측면보다 거품 발생의 한계치를 기준한 것이다.

해역은 수소이온농도, 화학적 산소요구량, 부유물질량, 대장균군수, 노말핵산 추출물질(유분), 총질소 및 총인의 7개 항목에 대하여 3등급으로 나누어 규정하고 있다.

5) 수질오염물질 및 배출기준

수질오염물질 및 배출기준은 수질환경보존법에 정해져 있는데, 수질오염물질로는 구리(동) 및 그 화합물, 납(연) 및 그 화합물, 니켈 및 그 화합물, 대장균군, 망간 및 그 화합물, 바륨화합물, 부유물질, 브롬화합물, 비소 및 그 화합물, 산 및 알칼리류, 색소, 세제류, 셀레늄 및 그 화합물, 수은 및 그 화합물, 시안화물, 아연 및 그 화합물, 연소화합물, 유기물질, 유기용제류, 유류(동식물성 포함), 인화합물, 주석 및 그 화합물, 질소화합물, 철 및 그 화합물, 카드뮴 및 그 화합물, 크롬 및 그 화합물, 플루오르(불소) 및 그 화합물, 페놀류, 황 및 그 화합물로 총 29종이다. 그리고 특정 수질유해 물질은 수질오염물질 중에서 유해성이 있는 종류와 추가적으로 정한 품목들로 구리 및 그 화합물, 납(연) 및 그 화합물, 비소 및 그 화합물, 수은 및 그 화합물, 시안화물, 유기인 화합물, 6가 크롬 화합물, 카드뮴 및 그 화합물, 테트라클로로에틸렌, 트리클로로에틸렌, 페놀류 및 폴리클로리네이티드비페닐(PCB), 음이온계면활성제(ABS)이다.

■ 하천의 건강보호 기준

표 9-7. 하천의 건강보호 기준

항목	기준값(mg/L)	항목	기준값(mg/L)
카드뮴(Cd)	0.005 이하	사염화탄소	0.004 이하
비소(As)	0.05 이하	1,2-디클로로에탄	0.03 이하
시안(CN)	검출되어서는 안 됨(검출한계 0.01)	테트라클로로에틸렌 (PCE)	0.04 이하
수은(Hg)	검출되어서는 안 됨(검출한계 0.001)	디클로로메탄	0.02 이하
유기인	검출되어서는 안 됨(검출한계 0.0005)	벤젠	0.01 이하
폴리크로리네이티드비페닐(PCB)	검출되어서는 안 됨(검출한계 0.0005)	디에틸헥실프탈레이트 (DEHP)	0.008 이하
납(Pb)	0.05 이하	클로로포름	0.08 이하
6가 크롬(Cr^{6+})	0.05 이하	안티몬	0.02 이하
음이온계면활성제(ABS)	0.5 이하		

■ 하천의 생활환경 기준

하천의 생활환경 기준은 수소이온농도, BOD, COD, SS, DO, 총인, 대장균수(총대장균군, 분원성 대장균군)로 총 8항목에 대하여 평가한다(2009년 7월 현재). 각각의 수질 등급을 매우 좋음(Ia), 좋음(Ib), 약간 좋음(II), 보통(III), 약간 나쁨(IV), 나쁨(V), 매우 나쁨(VI) 등의 7등급으로 구분한다.

표 9-8. 하천의 생활환경 기준 (2009. 7. 7 현재)

등급		기준							
		수소이온농도 (pH)	생화학적 산소요구량 (BOD) (mg/L)	화학적 산소요구량 (COD) (mg/L)	부유물질량 (SS) (mg/L)	용존산소량 (DO) (mg/L)	총인 (T-P) (mg/L)	대장균군 (군수/100mL)	
								총 대장균군	분원성 대장균군
매우 좋음	Ⅰa	6.5~8.5	1 이하	2 이하	25 이하	7.5 이상	0.02 이하	50 이하	10 이하
좋음	Ⅰb	6.5~8.5	2 이하	4 이하	25 이하	5.0 이상	0.04 이하	500 이하	100 이하
약간 좋음	Ⅱ	6.5~8.5	3 이하	5 이하	25 이하	5.0 이상	0.1 이하	1,000 이하	200 이하
보통	Ⅲ	6.5~8.5	5 이하	7 이하	25 이하	5.0 이상	0.2 이하	5,000 이하	1,000이하
약간 나쁨	Ⅳ	6.0~8.5	8 이하	9 이하	100 이하	2.0 이상	0.3 이하	–	–
나쁨	Ⅴ	6.0~8.5	10 이하	11 이하	쓰레기 등이 떠 있지 아니할 것	2.0 이상	0.5 이하	–	–
매우 나쁨	Ⅵ	–	10 초과	11 초과	–	2.0 미만	0.5 초과	–	–

■ 농수산물 등을 제한할 수 있는 오염 기준

표 9-9. 농산물 재배를 제한할 수 있는 오염 기준

구분	특정 수질유해 물질의 종류	오염 기준
토양 (논)	카드뮴 및 그 화합물	생산된 현미 중의 카드뮴 함량이 1mg/kg 이상
	동 및 그 화합물	토양 중의 동 함량이 125mg/kg 이상
	비소 및 그 화합물	토양 중의 비소 함량이 15mg/kg 이상

표 9-10. 수산물 양식 등을 제한할 수 있는 오염 기준

구분	특정 유해 물질의 종류	오염 기준
수 역	수은	0.005mg/L 이상
	동	0.01mg/L 이상
	납(연)	0.1mg/L 이상
	6가 크롬	0.05mg/L 이상
	시안 화합물	0.1mg/L 이상

6) 수질오염처리 방법

(1) 물리적 처리 방법

① 스크리닝(screening): 나무 조각, 비닐, 천 조각 등의 큰 부유물질을 제거하는 과정

② 파쇄: 큰 부유물질을 균등한 크기로 분쇄하는 과정

③ 유량 균등조: 유량, BOD, SS에 대한 농도 및 부하량을 일정하게 유지하는 과정

④ 혼화조: 오수와 처리약품이 잘 혼합되도록 교반하는 탱크

⑤ 침전조

⑥ 부상조: 유분, 콜로이드성 입자 등 미세한 현탁 고형물을 부상에 의하여 제거하는 탱크

⑦ Microstraining

⑧ 응집침전조: 콜로이드성 현탁 물질을 침전이 잘 되도록 결합시켜 큰 입자로 형성시켜 침전하는 방법

⑨ 흡착

(2) 화학적 처리 방법

① 중화처리(pH 조절): 중화란 산과 염기가 반응하여 염과 물을 생성하게 하는 반응을 말하는데 여기에서의 중화는 pH를 조정한다는 의미로 보면 될 것이다.

② 화학적 응집: 탁도를 일으키는 콜로이드 상태의 불순물을 제거하기 위하여 사용되며, 맛과 냄새도 제거되기 때문에 오염된 지표수와 각종 폐수처리에 많이 이용되는 공법이다.

③ 산화환원 처리제: 산화제와 환원제를 사용하여 산화 또는 환원 반응시켜서 오염물을 제거하는 방법이다.

④ 이온교환(Ionic exchange) 처리 방법: 이온교환수지를 이용하여 오염물질을 제거하는 방법이다.

⑤ 염소처리 방법: 음용수의 정수처리나 방류수에 가장 많이 사용되는 방법으로서 HOCl은 염소처리하였을 때 pH가 낮을 때 많이 생성되고 OCl^-은 pH가 높을 때 더 많이 생성된다. HOCl은 OCl^-보다 약 80배 이상 강한 살균력을 가지고 있으며 이런 형태로 존재하는 염소를 유리잔류염소 혹은 유리염소라 한다. 결합잔류염소란 물속에 암모니아나 유기성 질소화합물이 있을 때 염소가 이들과 반응하여 chloramine를 형성하는 것을 말한다. 결합잔류염소는 살균력이 약하지만 살균력을 오래도록 발휘하는 특성을 지니고 있으며 염소소독 후 염소소독 냄새를 내지 않는다는 장점을 가지고 있다.

7) 수질오염 방지 대책

하천이나 호소 등 공공수역의 수질오염을 방지하기 위해서는 다음과 같은 계획을 수립하여 실천하여야 한다.

① 법으로 수질의 기준 및 배출 허용 기준을 정하는데, 신물질의 동행 등을 살펴 기준 설정에 미비한 점이 없도록 하여야 할 것이며, 정한 기준은 반드시 지키도록 지도와 단속을 하여야 한다.

② 오염의 관측을 계속적으로 실시하여 계절별, 지역별, 지점별로 각종 오염물질의 오염도와 피해를 측정하고, 그 결과로부터 오염의 원인, 오염정도, 피해를 조사하고 방지 대책에 참조한다.

③ 하수·폐수처리의 완비로서 모든 배출원에 의무적으로 설치토록 하여 처리되지 않고 배출되는 사례가 없도록 하여야 한다.

④ 배출원의 이전, 분산 등이 실시되어야 하는데 오염 방지 시설을 하여도 수질오염이 유발되고 그 폐해가 심하다고 할 때에는 배출 사업장을 타 지역으로 이전시킨다.

⑤ 공업단지 등을 조성할 때 환경영향평가제도를 실시하여 사전에 수질오염에 영향을 미친다고 판단되면 단지 조성을 하지 않도록 한다.

⑥ 하천에 유입될 수 있는 오염물질의 양을 먼저 정하고 기준에 맞게 배출 허용량을 정하는 총량규제제도의 도입을 실시하는 것이 가장 이상적인 방법이다.

⑦ 오염 평가, 오염에 대한 계몽 및 수질보전 운동을 전개하여 모든 국민이 수질오염에 대한 피해를 인식하고 스스로 오염시키는 행위를 자제하도록 하여야 한다.

8) 해양오염 관리

(1) 적조(Red tide)

적조란 부유생활을 하고 있는 미소생물군(주로 식물성 플랑크톤)이 단시간 내에 급격히 증식하여 물의 색을 붉게 만드는 현상을 말한다. 질소와 인 등의 영양 물질이 풍부하고 일조량, 수온, 염분, pH 등의 생물 성장 조건이 유리하게 되는 경우 물의 이동이 적은 정체 수역에서 발생하게 된다. 플랑크톤의 성장에 필요한 기타 영양소인 Si, Ca, Mg 등과 미량 금속, 비타민, 특수한 유기물 등이 적조를 촉진시키는 요인이다.

적조가 발생하면 적조 생물이 물고기 또는 패류의 아가미에 부착하여 질식사시키고, 다량의 적조 생물의 호흡과 사멸분해에 의하여 다량의 용존산소가 소모되기 때문에 생물의 생존이 어렵게 된다. 편모조류의 경우는 치사성이 높은 독소를 분비하여 어패류를 폐사시키기도 한다. 또한 적조 생물이 급격히 사멸분해되면서 황화수소와 부패독을 발생시켜 어패류를 폐사시킨다.

6. 산업폐기물

1) 폐기물의 정의

우리나라의 폐기물관리법에는 폐기물을 일반폐기물과 산업폐기물로 나누고 있으며, 폐기물 소유자 혹은 관리자가 경제성이 없다고 판단하거나 소유 또는 관리할 욕구가 없어서 자연계로 버리는 물질을 말한다. 그 중에서도 특히 폐기물이란 고형상의 물질을 말한다. 이러한 폐기물 중에도 재활용 또는 재생 가치가 있어 다시 자원으로 이용할 수 있는 부분이 있기는 하지만 배출되는 폐기물의 양적 증가와 질적 유해성이 자연계가 가지고 있는 자정 능력을 초과하고 있어 환경오염의 주요 원인이 되고 있다.

2) 향후 대책

(1) 폐기물 감량화 추진

① 분리수거 체제 확립

- 쓰레기 소각시설 확충과 연계하여 분리수거 정착
- 공동주택 더스트슈트의 규격 표준화, 하부 또는 주변에 저장용기 비치

② 포장재, 1회용품 사용 규제

- 발생원에서부터 쓰레기 감량 및 선별 보관
- 회수 및 처리비의 사전예치제 실시

(2) 폐기물 재활용 추진

① 자원화 장려기금 설치

- 쓰레기 분리수집 방법의 개선과 재생제품 시장의 육성
- 폐기물 자원화 정보센터 운영

② 폐자원 재활용 시설 확충

- 폐비닐 재생처리 시설 설치
- 폐윤활유 재정제시설 설치
- 폐타이어 수집처리 시설 설치

(3) 폐기물 처리 시설 확충

① 폐기물 적환장 및 수거 운반 장비의 현대화

- 쓰레기 중계처리장 건설
- 농어촌 쓰레기 집하장 건설

② 폐기물 위생처리장 확충

- 광역 위생매립장 건설
- 시군 단위 소규모 매립지 조성
- 폐기물 소각시설 확충
- 특정 유해산업폐기물 처리 시설 확충

(4) 폐기물 관리체계 개선

① 재생용 폐기물 수입규제 강화

② 산업폐기물 처리업체 육성 지원

③ 폐기물의 발생량, 성상 및 처리 현황에 대한 정밀 조사

3) 폐기물처리법

처리 방법에는 투기, 소각, 매립, 위생적 매립, 퇴비화, 동물 사료 및 재활용하는 방법 등이 있는데, 우리나라는 쓰레기의 90% 이상을 매립에 의존하고 있다.

(1) 투기법(Dumping)

투기법에는 저지대 투기법과 해양 투기법이 있지만, 특별한 경우를 제외하고는 쓰레기의 비산, 악취 발생, 해충의 발생 및 번식, 지하수 및 해양 오염 등의 문제가 있어서 이용되지 않는다. 특히, 지역주민에게 불쾌감을 주고 비위생적 환경이 되기 때문에 주의를 요한다.

(2) 소각법(Incineration)

소각처리법은 각종 가연성 쓰레기의 처리에 가장 널리 이용되고 있는 방법으로 감량비가 크고 위생적이며 소각에서 발생하는 열을 이용할 수도 있다.

① **소각처리의 장점:** 도시 쓰레기의 가장 이상적인 방법이라고 볼 수 있다.

- 설치 소요 면적이 적다.
- 시의 중심부에 설치할 수 있으며 운송비를 줄일 수 있다.
- 잔유물이 적고 매립에 적합하다.
- 기후 및 기상에 영향을 받지 않는다.
- 위생적으로 처리된다.
- 폐열을 이용할 수 있다.

② **소각처리의 단점:** 널리 이용되지 못하는 이유

- 건설비가 많이 든다.
- 대기오염의 우려가 있으며 방지 시설을 하여야 한다.
- 소각시설 건설 부지의 취득에 어려움이 있다.

위와 같은 단점 이외에도 소각처리의 전제 조건으로 가연성과 비가연성 쓰레기의 분리수거가 선행되어야 하며, 쓰레기에 가연성 물질의 함유량이 높아야 한다.

(3) 위생적 매립법(Sanitary landfill)

위생적 매립법은 저지대에 쓰레기를 버린 후 복토하는 것으로 불연성 쓰레기가 적당하다.

매립 시에는 악취 발생이나 파리나 쥐의 서식이 없도록 하여야 하고, 수질 오탁이나 화재의 발생이 없도록 하여야 하며, 인가로부터 멀리 떨어진 곳에서 처리되어야 한다.

① 지역법(Area method)

가장 보편적 방법으로 지하수면이 높아서 땅을 파낼 수 없는 지역에 적합한 방식이다. 매립에 앞서 먼저 제방을 쌓은 뒤 입지 조건과 규모에 따라 매립지의 길이를 조정한 뒤 폐기물을 쏟은 후 좁고 길게 한 열로 펴서 매립층의 높이가 2~3m 정도 될 때 다지고 하루의 매립이 끝나면 15~30cm로 복토를 한다.

② 경사법(Ramp method)

지형적으로 경사진 곳을 매립지로 이용하는 경우로 매립지 바닥을 적당히 굴착하여 복토를 확보한 후 폐기물을 굴착한 곳에 쏟은 뒤 지역법과 동일하게 다진다. 그리고 그 위에 이미 굴착하여 놓은 흙으로 복토를 한다.

③ 도랑법(Trench method)

지하수 면적이 낮아서 땅을 파내고 큰 영향이 없는 지역에 적합한 방식으로 단층 매립만 가능하다. 길이는 30~60m, 깊이는 1~2m 그리고 5~8m 정도의 넓이가 적당하다.

④ 계곡매립법(Depression method)

계곡, 협곡, 토취장, 채석장과 같은 자연적 저지나 인공적 저지가 존재하는 지역에서 이용가능한 방법이다.

계곡매립 시 폐기물을 쌓고 압축하는 기술은 그 지역의 지형, 복토의 특성, 수문과 지질 및 매립지로의 진입에 따라 달라진다.

유해폐기물 매립 시 고화처리, 탈수 등의 전처리를 통해 수분량을 최소화하고, 유해중금속 폐기물의 경우는 고화처리 매립한다.

매립 시 여러 종류의 폐기물을 cell별로 분리하여 매립하고, 매립된 폐기물은 양이나 질에 대한 기록을 철저히 남기고 침출수에 의한 오염을 막기 위해 이중 차수설비, 침출수 집배수 설비 등 지하수 오염 방지 설비와 덮개 설비를 강화해서 설치해야 한다.

제 10 장

산업보건

1. 산업보건의 개념

1) 산업보건의 정의 및 목적

국제노동기구(ILO)와 세계보건기구(WHO) 공동위원회(Joint Committee on Occupational Health, 1950)는 산업보건에 대해 '모든 직업의 근로자들이 신체적, 정신적 및 사회적으로 최상의 안녕 상태를 유지, 증진하기 위하여 작업 조건으로 인한 질병을 예방하고, 건강에 유해한 작업 조건으로부터 근로자들을 보호하며, 그들을 정서적으로나 생리적으로 알맞은 작업 조건에서 일하도록 배치하는 것이다. 요약하면, 사람에게 적합한 일을 그리고 여러 사람이 그들의 직무에 적합하도록 하는 것이다. 따라서 모든 작업을 인간에게 더욱 알맞도록 조성해 나가는 것이 산업보건의 목표라고 할 수 있다'라고 정의하였다.

또한 국제노동기구는 산업보건의 목적이 노동과 노동 조건으로 발생할 수 있는 건강장애로부터 근로자를 보호하고 작업에 있어서 근로자들의 정신적 및 육체적 적응, 특히 채용 시 적성 배치에 기여하여야 하며 근로자의 정신적 및 육체적 안녕의 상태를 최대한으로 유지 및 증진시키는 데 기여하여야 한다고 말하고 있다.

우리나라의 산업안선보건법 제1조를 보면 '이 법은 산업안전보건에 관한 기순을 확립하고 그 책임의 소재를 명확하게 하여 산업재해를 예방하고 쾌적한 작업환경을 조성함으로써 근로자의 안전과 보건을 유지·증진함을 목적으로 한다'라고 규정하고 있다.

2) 산업보건의 중요성 및 발전 과정

산업보건의 중요성이 인식된 것은 노동집약적 산업사회에서 기술집약적 산업사회로 변천되어 감에 따라 시설 장비에만 컸던 관심이 인간 자원 관리에 대한 관심으로 커지게 되었고, 최소의 근로시간과 노력으로 최대의 생산을 올릴 수 있도록 하는 데는 인간 관리를 통한 기업의 합리화가 최선임을 인식하였기 때문이다. 노동력을 보존하여 기업의 손실을 방지하고, 근로자의 건강과 안전을 관리하는 인도적인 견지에서 산업보건의 중요성이 인정된 것이다.

즉, 근로자의 건강은 근로자 자신뿐만 아니라 생산 증가 및 기업의 발전과 직결된다.

산업보건의 기초적 과제는 다음과 같다.

(1) 작업 환경의 정비, (2) 근로자 보건 관리, (3) 근로자의 영양관리, (4) 여성과 소년 근로자의 보호, (5) 직업병 관리와 공업 중독 대책, (6) 산업피로와 산업재해 대책, (7) 산업심리, (8) 보호구 문제, (9) 산업의 합리화 등이 산업보건에서 다루어야 할 기초적인 과제라고 할 수 있다.

산업보건에는 산업의 다양화와 그 인접 학문의 다양화 등으로 많은 분야가 있는데, 그 중 **공중보건 분야와 연관 있는 부분**은 다음과 같다.

- 산업위생학: 근로자의 건강과 쾌적한 작업 환경을 공학적으로 연구하는 학문
- 산업의학: 근로자의 건강증진, 질병의 예방과 진료, 재활을 연구하는 학문
- 인간공학: 인간과 직업, 기계, 환경, 노동의 관계를 과학적으로 연구하는 학문
- 산업간호학: 근로자의 건강과 간호를 연구하는 학문

2. 건강과 근로작업

1) 근로자와 작업

(1) 근로자의 적정 배치

근로자의 업무 배치는 생산성과 근로 의욕에 직접적인 영향을 미치기 때문에 다음과 같은 검사 결과를 종합 검토하여 근로자를 적재적소에 배치한다.

- 신체계측: 신장, 체중, 흉위, 좌고, 상완위
- 기능검사: 악력, 배근력, 심폐기능, 시력, 색맹
- 건강진단: 결핵, 고혈압, 간질 등
- 정신적 적성검사: 일반 지능검사, 성격검사, 일반 직업적성검사

근로자의 적정 배치와 복지적인 측면에서 근로자에게 정기 신체검사를 1년에 한 번씩 실시해야 하는데, 유해 작업장에서는 1년에 2회 혹은 더 자주 실시할 필요가 있다. 이는 종사자의 질병을 조기 발견하고 조기 치료함으로써 신체적 손상을 최소한으로 예방하기 위함이다.

(2) 작업동작 및 작업시간의 고려

작업동작은 근로자의 건강뿐만 아니라 생산성에도 지대한 영향을 주기 때문에 작업 자세의 안정도 및 경제도와 작업동작의 안정도 및 능률성을 충분히 고려해야 한다.

또한 근로자들의 근로시간(통근시간 포함)과 생활시간(몸차림, 식사, 집안일 보기, 휴식, 교양, 오락, 수면 등)의 배분이 합리적인지를 검토하기 위하여 근로자의 일상생활과 같은 시간연구(time study)를 통하여 작업시간을 합리적으로 배분하여야 한다.

(3) 근로강도에 따른 작업의 적정화

오래 지속된 작업은 근로자에게 피로를 느끼게 하고 지나치면 작업능률 감소와 건강을 위협하는 결과까지도 초래한다. 따라서 근로자의 근로강도나 양을 조사하여 근로자의 건강을 관리하고 작업능률을 향상시켜야 한다.

육체적 작업강도의 지표로서 **에너지대사율**(relative metabolic rate; RMR)이 사용된다.

$$RMR = \frac{\text{작업 시 소비 에너지} - \text{그와 같은 시간의 안정 시 소비 에너지}}{\text{기초대사량}} = \frac{\text{근로대사량}}{\text{기초대사량}}$$

노동강도에 따라 RMR이 다른데 경노동은 0~1, 중등노동은 1~2, 강노동은 2~4, 중노동은 4~7, 격노동은 7 이상으로 구분하여 근로강도에 따른 작업의 적정 관리가 이루어져야 한다(표 10-1).

표 10-1. RMR에 따른 근로강도의 분류

구분	근로강도	실동률 (%)	주작업의 RMR	근무시간 중의 RMR	근무시간 중의 소비열량(kcal)*	1일 소비열량 (kcal)*
A	경노동	80 이상	0~1	0~0.8	920 이하 720 이하	2,200 이하 1,920 이하
의자에 앉아 하는 손작업(2200kcal)						
B	중등노동	80~76	1~2	0.8~1.5	920~1,250 720~1,020	2,200~2,550 1,920~2,220
지적 작업, 6시간 무휴 가능한 작업(2500kcal)						
C	강노동	76~67	2~4	1.5~2.7	1,250~1,750 1,020~1,420	2,550~3,050 2,220~2,600
전형적인 지속작업(3000kcal)						
D	중노동	67~50	4~7	2.7~3.5	1,750~2,170 1,420~2,920	3,050~3,500 2,620~2,920
휴식이 필요한 작업(3500kcal)						
E	격노동	50 이하	7 이상	3.5 이상	2,170 이상 1,777 이상	3,500 이상 2,977 이상

* 상단 숫자(kcal)는 남자, 하단은 여자의 소비열량.
RMR; relative metabolic rate.

2) 노동과 정신건강

근로자의 육체적 및 정신적 건강이 포함되는 것으로 노동은 물론이고 사회에 있어 건전한 상태를 유지하도록 하는 것이 산업보건 건강관리의 목표이다.

근로자에게 정신적 또는 정서적 장애가 있으면 결근, 태만, 재해, 동료와의 불화 등을 일으켜 생산성을 감소시킬 수 있다.

산업장에서의 심인성 정신장애로는 성격이상, 히스테리, 노이로제 등이 있고 이 중 노이로제는 자동화로 인한 인간성 상실이 원인이다.

기질적 정신장애는 공업중독이나 두부외상 등에서 오며, 직업성 신경증은 직업적으로 늘 사용하는 신체 부위에 오는 신경증상을 말하고, 외상성 신경증은 외상 후 상처 자체는 치료되었으나 자각 증상이 남아 있는 것을 말한다. 그 외에도 작업환경의 불량이나 급격한 변화, 조직의 개편 등이 심리적 불안을 초래해 정신적 장애 요소가 될 수 있다. 또한 산업장에서의 고통과 피로를 풀기 위해 근로자가 상습적으로 음주하는 행위는 만성 중독을 일으킬 수 있고, 정신보건면에서 바람직하지 않다.

3) 부녀 노동과 노·소년 노동

(1) 부녀 노동과 건강

여성 노동자가 증가하고 노동의 내용 또한 남녀 차별 없이 할 수 있는 성질로 변화되었기 때문에 앞으로 여성의 고용 증대와 사회 진출의 전망은 밝다고 할 수 있다.

하지만 현실적으로 여성은 임신, 분만, 수유, 월경에서 오는 생리적 부담을 안고 있고, 가사와 육아의 분담도 아직까지 정착되어 있지 않은 실정이기 때문에 여성 근로자들에게 다음과 같은 조건이 마련되어야 한다.

① 주작업의 근로강도는 RMR 2.0 이하
② 중량물 취급 작업에 있어서 중량을 제한
③ 서서 하는 작업의 경우 시간 조건과 휴식시간을 조정
④ 공업 독물(납, 벤젠, 비소, 수은) 취급 작업 시 유산, 조산의 우려가 있으므로 고려
⑤ 고·저온 작업에서는 작업 조건과 냉난방을 고려
⑥ 생리휴가, 산전·산후휴가 등의 고려

(2) 연소 노동과 근로

연소자에게 있어서 중노동은 성장발육을 저해하고, 추리력, 통찰력, 신경작용, 운동조절 능력 등을 저하시킬 수 있다. 또한 연소자들은 직업병 및 공업중독에 감수성이 크기 때문에 인격발달장애가 오기 쉽다. 따라서 우리나라 근로기준법에는 13~18세는 보호 연령으로 규정되어 있다. 13세 미만자는 근로자로 채용하지 못하도록 규제하였으며, 여성과 18세 미만자는 도덕상이나 보건상 유해하거나 위험한 사업에 채용하지 못하도록 규제하였다.

4) 근로와 영양

(1) 근로자의 영양관리

영양소의 양은 근로의 강도에 따라 달라지는데, 필요한 영양소가 제대로 공급되었을 때 근로자들의 건강 상태는 좋아지며 노동생산성 또한 증가한다.

근로자의 영양관리에 있어서 다음 사항을 고려해야 한다.

- 작업량 증가에 따른 열량을 보충해야 한다.
- 단백질 섭취는 일반적으로 섭취하는 열량 중 10% 정도 섭취하는 것이 바람직하다(표 10-2).
- 고온 노동에서는 식염 및 비타민 A, B, C가 필요하고, 저온 노동에는 지방질과 비타민 A, B, C가, 심한 노동에서는 비타민류와 Ca^{+}이 요구된다.
- 열량을 높이기 위해 다량의 당질을 섭취하므로 비타민 B_1 보충과 비타민 C가 감소되므로 많이 섭취해야 한다.

표 10-2. 남녀별 근로강도에 따른 영양소의 요구량*

	열량 (kcal)	단백질 (g)	칼슘 (g)	철 (mg)	식염 (g)	A (IU)	B_1 (mg)	B_2 (mg)	niacin (mg)	C (mg)	D (IU)
경노동	2,200 (1,700)	80 (6.5)	0.6 (0.6)	10 (10)	15 (15)	2,000 (2,000)	1.1 (0.9)	1.1 (0.9)	11 (9)	65 (60)	400 (400)
중등노동	2,500 (2,000)	85 (70)	0.6 (0.6)	10 (10)	15 (15)	2,000 (2,000)	1.3 (1.1)	1.3 (1.1)	13 (11)	65 (60)	400 (400)
강노동	2,800 (2,000)	90 (75)	0.6 (0.6)	10 (10)	20 (20)	2,000 (2,000)	1.5 (1.2)	1.5 (1.2)	15 (12)	65 (60)	400 (400)
중노동	3,100 (2,000)	95 (80)	0.6 (0.6)	10 (10)	20 (20)	2,000 (2,000)	1.8 (1.4)	1.8 (1.4)	18 (14)	65 (60)	400 (400)
격노동	3,450 –	100 –	0.6 –	10 –	20 –	2,000 –	2.0 –	2.0 –	20 –	65 –	400 –

* 연령: 21~30세, 남자(여자).

5) 산업피로

(1) 산업피로의 의의 및 본질

정신적, 육체적 및 신경적인 노동 부하에 반응하는 생체의 태도를 산업피로(industrial fatigue)라 하며, 피로 자체는 질병이 아니라 원래 가역적인 생체 변화로서 합목적으로는 건강의 장애에 대한 경고 반응이라고도 할 수 있다. 작업에 수반되는 피로는 생산성의 저하뿐만 아니라 질병과 재해의 원인이 되기 때문에 노동생산성에 있어서 큰 의의를 지닌다고 할 수 있다.

산업피로의 본질에 있어 Uiteles는 생체의 생리적 변화(의학적), 피로감각(심리학적), 작업량 감소(생산적)의 3가지를 들고 있다. 작업이 육체적 노동에서 정신적·산업적 노동으로 점차 전이됨에 따라 생리적 영역보다 심리적 영역의 연구가 더 중시되고 있다.

(2) 산업피로의 발생 요인과 종류

① 작업적 인자

- 근로시간과 작업시간의 연장
- 휴식시간과 휴일의 부족
- 주야 근무의 연속이나 수일간 연속
- 작업강도의 과대 및 근무시간 중의 에너지대사율의 과대
- 작업 조건(자세, 속도, 운반방법 등)의 불량
- 작업환경(조도, 소음, 환기, 기온, 습도)의 불량

② 신체적 요인

- 약한 체력(연소자와 고령자)

- 체력 저하(수면부족, 과음, 여성의 생리현상, 임신)
- 신체적 결함(시력, 청력, 신체결함)
- 불건강(고혈압, 심장병, 결핵, 설사, 장염) 등

③ 심리적 요인

- 작업의욕의 저하
- 흥미상실
- 작업불안
- 구속감
- 인간관계의 마찰
- 신체에 대한 불안
- 위험감
- 과중한 책임감
- 각종 불만(임금, 대우, 승진, 사회, 정치)
- 가정불화, 걱정
- 불건전한 이성 관계
- 성격 부적응 등

(3) 산업피로의 증상

산업피로의 증상에는 자각적인 증상과 타각적인 증상이 있는데, 전자로는 심계항진, 이상발한, 구갈, 오심, 두통, 현기증, 근육통, 탈력감, 위장장애, 수면장애 등이 있고, 후자로는 작업 능률의 저하, 동작 비활발, 반응기능저하, 협조기능저하, 표정의 결핍 등이 있다.

표 10-3. 피로 자각 증상

I군	II군	III군
1. 머리가 무겁다.	1. 생각이 정리되지 않는다.	1. 머리가 아프다.
2. 온몸이 노곤하다.	2. 말하기가 싫어진다.	2. 어깨가 결린다.
3. 발이 무겁다.	3. 초조해진다.	3. 등이 아프다.
4. 하품이 난다.	4. 마음이 산란해진다.	4. 숨이 차다.
5. 머리가 띵하다.	5. 일에 마음이 쏠리지 않는다.	5. 입안이 마른다.
6. 졸음이 온다.	6. 간단한 일도 생각이 나지 않는다.	6. 목소리가 변한다.
7. 눈이 피로하다.	7. 하는 일에 실수가 많아진다.	7. 현기증이 난다.
8. 동작이 어색해진다.	8. 사소한 일에도 신경이 많이 간다.	8. 눈 등의 근육이 실룩거린다.
9. 발걸음이 불안하다.	9. 단정하게 있을 수가 없다.	9. 손과 발이 떨린다.
10. 옆으로 눕고 싶다.	10. 끈기가 없어진다.	10. 기분이 나쁘다.

피로의 판정은 대상이 되는 산업피로의 성질과 그 원인에 따라 조사 내용이나 검사 항목이 다르고, 피로의 측정은 주관적 측정과 객관적 측정으로 크게 구분된다.

주관적 측정은 근로자 자신에게는 매우 의미 있는 것이라 할 수 있지만, 그 정확성을 기하기는 곤란하다. 측정 방법으로는 CMI(cornel medical index)나 일본산업위생학회의 피로 자각 증상 항목(표 10－3) 등 자각 증상 조사 설문 항목에 대한 응답률을 분석하여 판정한다.

표 10－3에서 I군은 졸음과 권태, II군은 주의집중의 곤란 및 III군은 신체 국소 이화감 등을 주요 증상으로 한다. 이와 같은 자각 증상의 응답률 결과 일반적 유형은 I 〉 III 〉 II이며, 정신 작업 또는 야근형은 I 〉 II 〉 III이고, III 〉 I 〉 II형은 육체 작업형이다.

객관적 피로의 측정은 기능 변화를 측정하는 것으로 생리적 기능검사, 생화학적 기능검사, 생리 심리적 검사 등의 방법이 있다.

(4) 산업피로의 측정

산업피로를 평가하는 것은 어려운 작업으로, 대상이 되는 산업피로의 성격과 원인에 따라 조사해야 할 내용이나 항목이 다르며, 피로에 대한 근로자의 주관이 중요한데 이를 정확히 평가하기 곤란하기 때문이다. 피로의 측정은 크게 객관적 측정과 주관적 측정으로 나눈다.

객관적 측정은 생리적 기능검사, 생화학적 기능검사, 생리 심리적 검사 등 인체의 기능 변화를 측정하는 것이다. 주관적 측정의 경우 CMI(cornel medical index)나 일본산업위생학회의 피로 자각 증상 항목(표 10-3) 등 설문조사를 이용하며, 이는 근로자 자신에게는 매우 의미가 있으나 그 정확성을 기하기는 어렵다.

산업피로를 평가하는 것은 어려운 작업으로, 대상이 되는 산업피로의 성격과 원인에 따라 조사해야 할 내용이나 항목이 다르며, 피로에 대한 근로자의 주관이 중요한데 이를 정확히 평가하기 곤란하기 때문이다. 피로의 측정은 크게 객관적 측정과 주관적 측정으로 나눈다.

(5) 산업피로의 대책

① 작업방법의 합리화

② 작업시간, 작업밀도, 휴식시간의 적정 배분

③ 작업시간과 교대의 적정화

④ 여가, 휴일, 레크리에이션의 이용

⑤ 작업환경의 안정화와 위생적 관리 등이 고려되어 운영되어야 한다.

근로자 관리 대책은 다음과 같다.
① 적정 배치(신체적, 정신적 특성 고려)
② 피로회복 대책(휴식, 휴양, 오락)
③ 휴게실, 오락실, 입욕실 운영 및 음료의 공급 등의 대책이 필요하다.
④ 그 밖에 근로자 간의 인간관계를 원만하게 하기 위한 근로 분위기 조정, 정신보건 관리, 주거의 안정, 체력관리 등도 산업피로를 최소화하는 데 필요하다.

3. 산업재해

1) 산업재해의 개념

인위적 환경인 생산 현장에서 우발적으로 발생하는 사고나 제품의 결함이나 물질의 유출로 인하여 인적, 물리적으로 손해를 당하게 되는 것을 산업재해(industrial accident)라고 한다.

여기서 사고(accident)란 불안전한 물리적 상태, 환경 또는 인간의 불안전한 행동 등에 의해서 우발적으로 발생하는 사건을 말하는데, 이러한 사고 및 그 사고의 결과로 인한 인명의 상해나 재산상의 손해를 재해라고 한다.

인명손상을 중심으로 해서 사망을 가져오는 것을 사망재해(fatal accident), 입원할 정도의 상해가 일어나는 것을 주요재해(major accident), 통원(외래)할 정도의 상해가 일어나는 것을 경미재해(minor accident)라 하고, 상해 없이 재산 피해만을 가져오는 것을 유사재해(near-accident)라고 말한다.

■ 하인리히 법칙이란?

산업재해의 확산 과정을 양적으로 보여 주는 것으로, 1931년 **하인리히**(Heinrich)는 산업재해에 관한 실증적 연구를 행하여 큰 재해, 작은 재해, 사소한 재해들의 발생을 비교하였는데, 그 비율은 1 : 29 : 300이었다. 즉, 중상자가 한 명 있을 경우 같은 원인으로 경상자가 29명, 그리고 역시 같은 원인으로 부상을 당할 뻔한 잠재적 상해자가 300명이 있었다는 것이다. 이를 통하여 산업재해는 단순히 우연하게 발생하는 것이 아니라, 충분히 개연성이 있었던 경미한 재해가 반복되는 과정 속에서 발생한다는 것을 제시하였다.

■ 도미노 이론이란?

사고 확산의 연쇄성을 설명하는 것으로, 인간의 유전적 내력 또는 사회적으로 바람직하지 못한 현상이 있고(제1요인), 이로 인하여 인간의 결함이 발생하며(제2요인), 다시 이로 인해 안전하지 못한 행동이나 기계적, 물리적 위험이 생긴다(제3요인)고 설명한다.

2) 재해 발생의 요인 및 재해통계

(1) 환경적 요인

기계적 요인으로 그 자체의 문제와 온도, 환기, 소음 등에 따라 더욱 조장되며 재해 원인 분석이나 재해 예방 대책 수립 시 가장 크게 역점을 주는 요인으로 1차 원인이라 부르기도 한다. 그 외 시설물의 미비와 불량, 작업환경의 불량, 작업장의 정리·정돈의 태만, 부적절한 공구사용 및 부적합, 노동시간의 과대, 휴식시간의 부족, 재료·취급품 등의 부족 등으로 재해가 발생한다.

(2) 인적 요인

① 관리상 원인

작업 지식 부족, 작업 미숙, 인원의 부족이나 과잉, 작업 진행의 혼란, 연락 불충분, 작업방법 불량, 작업 속도의 부적당, 기타 돌발사고 대처의 불철저 등이 있다.

② 생리적 원인

불건강, 체력부족, 신체적 결함, 피로, 수면부족, 여성생리 및 임신, 음주, 약물복용, 질병 등이 있다.

③ 재해 지표

산업재해의 발생 상황과 정도를 분석하여 그 실상을 파악하고 향후 대책을 위한 것으로 매우 중요하다.

■ **건수율 또는 발생률(Incidence rate)**

건수율(件數率)은 조사기간 중의 산업장 종업원 1,000명 당 재해 발생 건수를 표시하는 것이다. 산업재해 발생 상황을 총괄적으로 파악할 수 있지만, 작업시간이 고려되지 않은 단점이 있다.

$$\text{건수율} = \frac{\text{재해건수}}{\text{평균 종업원 수}} \times 1{,}000$$

■ **도수율(Frequency rate)**

도수율(度數率)은 100만 연 근로시간당 재해 건수를 뜻하며, 산업재해 발생 상황을 파악하기 위한 표준적 지표로서 사용된다.

$$\text{도수율} = \frac{\text{재해건수}}{\text{연 근로시간 수}} \times 1{,}000{,}000$$

■ **강도율(Severity rate, Intensity rate)**

강도율(强度率)은 1,000 연 근로시간당 근로손실일수를 뜻하며, 재해에 의한 손실의 정도를 파악하는 데 도움이 된다.

$$\text{강도율} = \frac{\text{근로손실일수}}{\text{연 근로시간 수}} \times 1{,}000$$

* 사망과 영구 완전노동 불능의 경우 근로손실일수를 7500일로 계산한다.

■ **재해일수율**

재해일수율은 100 연 근로시간당 연 재해일수를 뜻한다.

$$\text{재해일수율} = \frac{\text{연 재해일수}}{\text{연 근로시간 수}} \times 100$$

이들 중 국제노동기구 ILO에서는 도수율과 강도율을 산업재해의 지표로서 권장하고 있다.

3) 재해의 상병 분류 및 재해 예방 대책

(1) 재해의 상병 분류

재해 정도별로는 (1) 사망, (2) 중상(휴업 14일 이상), (3) 중등상(휴업 8~13일), (4) 경상(휴업 3~7일), (5) 미상(微傷, 휴업 1~2일), (6) 불휴재해(휴업일 없음)로 구분한다.

상해명별로는 (1) 절단상, (2) 화상·열상·탕상(湯傷)·동상, (3) 절상(切傷)·열상(裂傷)·자상(刺傷)·찰과상(擦過傷), (4) 골절·탈구·염좌(捻挫, 회복가능탈구), (5) 좌상(挫傷: 피부·조직손상)·파쇄상, (6) 흉부·복부·골반부의 내부 손상, (7) 신경·척추의 손상, (8) 중독, (9) 기타 등으로 분류한다.

상해 부위별로는 (1) 두부, (2) 안부, (3) 안면·경부, (4) 배부, (5) 흉부, (6) 요부(腰部), (7) 팔, (8) 손, (9) 손가락, (10) 대퇴부, (11) 발, (12) 발가락, (13) 기타 등으로 구분한다.

(2) 산업재해 예방 대책

재해 예방 대책으로 공정과 설비에 대한 검토와 사업장 내부의 정리정돈과 보호구의 착용이 중요하지만 작업자에 대해서는 적성배치가 필요하다. 작업장에서의 최초 재해 시에는 우선 설비공정, 작업 조건에 대한 검토를 하고, 두 번째 재해인 경우에는 인적 요인을 생각하고, 세 번째 재해라면 신체적 또는 정신의학적인 문제를 검토하는 것이 좋다고 한다.

그러므로 안전관리 조직의 정비, 작업환경의 정비 및 정기적 점검, 복장과 보호구의 정비와 착용 지도, 안전에 관한 제규정을 실행해야 한다.

안전관리자는 안전장치·보호구·소화시설·기타 위해 방지 시설에 대한 정기적 성능 검사 및 정비, 장비·설비·작업환경·작업방법에 위험성이 있을 때는 적절한 예방조치와 응급조치, 안전작업에 관한 정기적 교육과 훈련 실시, 소화 및 대피에 대한 대책 강구, 재해 발생 시 원인 규명 및 대책수립, 안전일지 작성 및 분석에 대책을 수립해야 한다.

4) 산업재해의 유해인자

(1) 산업중독

호흡기, 소화기(경구), 피부·점막의 세 가지 경로로 독물이 인체 내에 침입하게 되는데 같은 독물이라도 침범 경로에 따라 장애의 부위와 증상이 다르다.

(2) 유기용제

① 유기용제의 정의

유기용제는 어떤 물질을 녹일 수 있는 액체 상태의 유기화합물질로서 기름 및 지방 등을 잘 녹이고 휘발성이 강하여 사업장에서는 도료의 제조배합, 금속제품의 세척, 인쇄, 필요 물질의 추출, 드라이클리닝 등으로 사용된다.

② 유기용제의 독성

■ **신경장애**

중추신경계에 대한 마취작용을 한다.

■ **소화기장애**

벤젠이나 4염화탄소 등 조혈기관이나 간장에 대한 작용이 있는 독물에 의하여 소화기장애 증상이 일찍 나타난다.

■ **호흡기장애**

자극성이 강한 식초산, 개미산 또는 크실렌은 코점막을 강하게 자극하여 염증을 일으킨다.

■ **간장장애**

탄화수소의 염화물들 중 4염화에탄, 4염화탄소, 클로로포름 등은 간장에 대한 작용이 강하고, 염화에틸렌, 4염화에틸렌 등은 간장에 대한 독장용이 비교적 약하다.

■ **신장장애**

글리콜의 유도체가 신장에 대하여 장애를 나타내어 신장염을 일으킨다.

■ **조혈장애**

벤젠은 골수에 직접 작용하여 조혈기능 장애를 일으키는 유기용제로서 노출되었을 때 초기에는 빈혈증을 나타내지만 계속 노출되면 혈소판감소, 백혈구 중에서도 다핵 백혈구의 감소를 초래하며, 종국에는 백혈병으로 이행하여 재생 불능성 빈혈로 사망에 이르게 한다.

4. 직업병

1) 직업병의 정의 및 발생 원인

(1) 직업병의 정의

어떤 한 직종이 가지고 있는 특정한 요인으로 그 직종에 종사하는 사람에게만 발생하는 특정 질환을 직업병(occupational disease)이라 말한다. 일반적으로 넓은 의미의 직업성 질환은 산업재해로 발생하는 질병과 직업 자체가 원인이 되는 직업병으로 구분할 수 있다.

직업병의 종류는 산업의 발달과 다양화로 인하여 계속해서 늘고 있으며, 새로운 물질과 기법의 발달로 지금까지 우리가 경험하지 못한 새로운 유형의 직업병이 발생할 수 있다. 그 예로 최근 관심을 가지고 있는 VDT 증후군에 의한 건강장애를 들 수 있다.

(2) 직업병의 발생 요인

① 환경적 원인

- 직접적 요인: 대기조건의 변화, 진동현상, 방사선, 전기 등의 물리적 환경 요인의 이상이 직업병의 직접적인 원인이 된다. 또한 가스, 액체, 분진의 형태로 취급 또는 발생하는 화학물질은 공업중독, 진폐증, 직업성 피부질환의 원인이 되며, 작업장에서의 유해물 중에는 감염병의 병원체가 포함되어 있다.
- 간접적 요인: 작업장의 환경은 직업병의 발생과 증세의 악화를 조장하는 원인이 될 수 있다. 고온다습한 환경은 화학성 유해 물질에 의한 직업병의 발생을 촉진할 수 있고, 환기가 잘 안 되는 경우 중독발생을 조장할 수 있다.

② 작업 원인

- 직접적 요인: 격렬한 근육운동은 근육통, 관절염, 추간판탈출증 등의 질병의 원인이 되며, 작업의 기계화, 자동화 등에 따른 운동부족병(hypokinetic disease)이 증가하는 경향이 있다. 또한 과도한 정신작업으로 신경증과 자율신경 변조가 발생한다.
- 간접적 요인: 작업강도와 작업시간은 직업병 발생의 중요한 원인으로 작용한다. 또한 작업의 종류가 같더라도 작업방법에 따라서 그 직장에서 발생하는 질병의 종류와 빈도가 달라질 수 있다.

(3) 인적 원인

근로자의 인적 특성에 따라 직업병의 발병률에 차이를 보이고 있는데, 젊은 연령층에서 발병률이 높으며, 여성이 남성보다 유기인에 의한 중독에서 높은 감수성을 가지고 있다. 영양 상태는 물론이고 공복 시에는 화학물질의 흡수가 빠르고, 지방식은 인중독을, 알코올 음료는 벤젠의 니트로아미노 화합물중독과 석회질소 중독을 늘린다.

2) 직업병의 분류

직업병의 분류는 사람에 따라 그 사회가 속한 산업의 종류와 직업병의 다발 여부에 따라 달라지는데, 물리적 요인과 화학적 요인으로 크게 구분하기도 하며, 작업환경에 기인하는 것과 작업장의 먼지에 기인하는 것 그리고 공업중독으로 구분하기도 한다.

질병의 발생원과 질병의 중요성을 고려하여 좀 더 세분하여 물리적 인자에 의한 건강장애, 분진에 의한 건강장애, 직업성 피부질환, 공업중독으로 구분하기도 하고, 다시 세분하여 유기인에 의한 중독, 중금속중독과 직업성 암으로 구분한다.

3) 물리적 인자에 의한 건강장애

(1) 이상기온에 의한 장애

① 고온노출에 의한 건강장애

고온고습 환경이나 복사열이 강하게 작용하는 환경, 열방산이 적고 격심한 근육노동을 하는 작업환경에 의해 체온부조설, 순환기능의 실조, 수분 및 혈중염분의 소실 등으로 열중증이 발생하게 된다. 그 종류로는 급성 열중증(열경련, 열허탈증, 울열증 등)과 만성 열중증(열쇠약증)이 있다.

일반대책은 다음과 같다.

- 시설물과 작업공정 중 열차단의 위생공학적 개선을 해야 하며, 환기 냉풍 송기의 설비가 필요하다.
- 적정 배치, 근로와 휴식시간의 적정배분과 비만인, 순환기 장애인 등 고온작업 부적자의 제외 및 충분한 유식과 수면이 필요하다.
- 혈액농축 방지를 위하여 음료수를 충분히 공급하고, 발한 방지를 위하여 보호 크림의 도포가 필요하다.
- 식염, 소다, 인산소다의 투여와 비타민 B 및 C의 투여가 좋다.

■ **열경련(熱痙攣)**

가. 원인: **체내 수분 및 염분의 손실**이 직접적인 발생 원인이 된다.

나. 증상: 사지경련, 이명, 구기, 현기증, 맥박상승, 동공산대, 혈중 NaCl 감소 등의 증세가 있으나 체온, 혈압의 상승은 없다.

다. 구급처치: 1~2L의 생리적 식염수 주사, 경증인 때는 2~3L의 식염수 경구 투여로 효과가 있다.

■ **열허탈증(熱虛脫症)**

가. 원인: **말초혈액순환의 부전**으로 혈관신경의 부조절, 심박출량 감소, 피부혈관의 확장, 탈수 등이 원인이 된다.

나. 증상: 전신권태, 두통, 구기, 현기증, 이명 등의 전구 증상이 있고 탈력감(脫力感)이 있으며 땀을 많이 흘린다.

다. 구급처치: 시원한 건물 내에 안정시키고 강심제, 포도당 및 생리적 식염수 주사와 따뜻한 차를 마시도록 하는 것이 좋다.

■ **울열증(鬱熱症, 熱射症)**

가. 원인: **체온조절의 부조화**로 뇌온상승에 의한 중추신경장애가 원인이 된다.

나. 증상: 체온의 이상상승, 두통, 현기증, 이명, 복시(複視), 혼수, 동공반응 소실 등이 있다.

다. 구급처치: 생리적 식염수의 주사가 유효하며, 시원한 실내에 안정시키면서 두부를 냉각시키도록 하고 냉수를 마시게 한다.

■ **열쇠약증(熱衰弱症)**

가. 원인: **만성적 체열 소모**로 발생하므로 만성 열중증이라고 한다.

나. 증상: 전신권태, 식욕부진, 위장장애, 빈혈 등이 있다.

다. 구급처치: 비타민 B_1의 투여와 영양 공급 및 휴양이 필요하다.

■ **열성발진(Heat rash)**

습난한 기후대에 머물거나 계속적으로 고온다습한 대기에 노출될 때에 발생한다. 땀샘의 개구부가 땀에 붙은 피부의 케라틴층 때문에 막히고 땀샘에 염증이 일어나는 것으로서 피부에 발적된 수포가 보이고, 그 범위가 넓을 때에는 발한도 상당히 저하시킬 가능성이 있다(표 10-4).

표 10-4. 체온조절의 생리적 기전

환경 조건	생리적 기전	
추울 때	몸의 떨림(shivering), 근육긴장, 수의적인 운동 증가, 갑상선자극호르몬(TSH) 분비 증가	열생산 증가
	피부혈관 수축 자태 변화(노출면적 감소: 웅크림) 입모(piloerection)	열방출 감소
더울 때	식욕부진, 활동 정체, 근육이완, TSH분비 감소	열생산 감소
	피부혈관 확장, 발한, 숨가쁨(panting), 노출피부 표면적 증가	열방출 증가

② 저온 노출에 의한 건강장애

저온 물체 취급 업무나 한랭한 장소에서의 작업으로 국소의 발적, 빈혈, 전신세포의 기능저하가 나타나며 더욱이 습도가 높은 환경에서는 류마티즘, 신경염, 체표의 신경마비, 여성의 경우 생리이상 등이 나타난다.

▪ 전신 체온강하(General hypothermia)

장시간의 한랭한 온도에 노출되어 체열상실로 인하여 발생하는 급성 중증장애로서 급격한 혈관확장이 일어나고 체열상실도 급속하게 이루어져 중증 전신냉각 상태가 뒤따르게 된다. 음주와 진정제 복용은 체온하강의 위험을 증대시키는 위험 요소이다.

▪ 참호족(Trench foot), 침수족(Immersion foot)

참호족은 지속적인 국소의 산소결핍과 한랭으로 모세혈관이 손상되는 것으로 직접 동결상태에 이르지 않더라도 한랭에 계속해서 장기간 노출되고, 동시에 지속적으로 습기나 물에 잠기게 되면 발생한다. 부종, 작열통, 소양감, 심한 통증이 오며 수포, 표층피부의 괴사 및 궤양이 형성되기도 한다.

▪ 동상(Frostbite)

실제로 조직이 동결되어 세포구조에 기계적 파탄이 일어나기 때문에 발생한다. 피부의 빙점은 −10℃이지만 풍속이 늘면 체열방산이 커져서 급속하게 동상이 일어날 수 있는데, 기류가 1초에 1m 이상이면 평균 3℃가 하강한다. 특히 동상은 작은 사지 부분에 잘 발생하는데, 그 진행정도에 따라 1도, 2도, 3도 동상으로 구분하다. 여기서 1도 동상은 발적, 종창이 일어난 상태를 말하고, 2도 동상은 수포 형성에 의한 삼출성 염증 상태를 말하며, 3도 동상은 국소 조직의 괴사 상태를 말한다.

▪ 기타 증상

한랭에 노출되면 사람에 따라 알레르기 반응, 상기도 손상, 국소의 발적, 빈혈(말초의 빈혈), 전신세포의 기능저하가 나타나며, 더욱이 습도가 높으면 류마티즘, 신경염, 체표의 신경마비, 여성의 경우 생리이상 등이 발생할 수 있다.

(2) 이상기압에 의한 건강장애

이상기압의 문제는 고기압과 저기압의 경우가 있는데, 대부분 고기압의 건강장애가 문제되고 있다. 이는 고기압 상태에서 인체가 받는 장애와 평압으로 감압될 때 받는 장애로 구분된다.

① 고압환경에 의한 건강장애

고막 내·외압 차에 의한 불쾌감과 같은 기계적 장애로 1차성 압력현상이 나타나고, 호기중의 공기 성분 중 O_2, CO_2, N_2의 분압상승으로 생체 내 용입되는 가스의 증가에 의한 화학적 장애와 같은 2차성 압력현상이 나타난다.

1차성 압력현상은 고기압에서는 울혈, 부종, 출혈 및 통증을 일으킬 수 있으며 특히 귀, 부비강 및 치아는 압박장애를 일으키기 쉽다.

2차성 압력 현상은 주로 질소, 산소, 이산화탄소가 문제가 되는데 그 내용은 다음과 같다.

■ **질소마취**

4기압 이상에서 공기 중의 질소가스는 마취 작용을 하여 작업력의 저하, 기분의 변화 등 여러 정도의 다행증(多幸症, euphoria)을 일어나게 하는데 이것은 알코올중독 증상과 유사하다. 질소의 지방용해도는 물에 비하여 5배나 높으며, 혈액 → 물 → 지방 순서로서 보통 1기압이 증가할 때마다 10L의 질소가 체내에 유입되어 체외로 배출되지 않고 있어 문제가 된다.

■ **산소중독**

산소분압이 2기압까지는 조직 내 소모로 큰 지장이 없으나 2기압을 넘어서면 산소중독 증세가 나타난다. 증상으로는 수지와 족지의 작열통, 시력장애, 환청(acoustic hallucination), 근육경련(특히 안면), 오심 등이 나타나며 종국에 가서는 전간양 경련을 일으키나, 이들 증상은 고압산소에 대한 노출이 중지되면 즉시 회복된다.

■ **잠함병**

잠함이란 수중에 밀폐된 상자를 내려서 수중 작업을 할 수 있도록 한 상자를 말하는데, 잠함병은 잠수병의 원인과 같은 것이다. 수중의 기압은 수중 10.36m에 대하여 1기압씩 상승하는데, 1.6기압 이상에서의 작업은 발증할 위험성이 있다. 특히, 고령자, 비만자, 순환기 장애자 등에서 호발하다.

가. 증상: Heller씨 등은 잠함병의 **4대 증상**으로 (1) 피부소양감, 사지관절통, (2) 척추의 전색 증 및 마비, (3) 내이 및 미로의 장애, (4) 뇌내 혈액순환장애 및 호흡기계 장애 등을 들고 있다.

나. 대책: (1) 계단적 감압(1기압 감압에 20분 이상), (2) 고압 취업시간의 단축, (3) 감압 후 적당한 운동으로 혈액순환 촉진, (4) 감압이 끝난 후 인공적인 산소의 공급, (5) 고압작업자는 고지방성이나, 알코올의 음용을 금하는 것, (6) 부적자(비만자, 순환기 장애자, 고량자)의 고압작업 제한 또는 취업금지 등의 조치가 필요하다.

② 저압환경에 의한 건강장애

■ **급성 고산병(Acute mountain sickness; AMS)**

가장 흔하게 나타나며, 최저 고도 2,000m에서도 경험할 수 있다. 증상에는 두통, 피로감, 구역감, 호흡곤란 등과 더불어 불면증이 있으며, 특징적으로 운동에 의한 증상 악화가 나타나는데, 증상 발생 시 고도상승을 중단하면 보통 24~48시간 이내에 완화된다. 예방을 위해서는 하루에 300m 정도의 속도로 서서히 등반하고, 중간에 자주 휴식을 취하며, 등반 초기에 심한 운동을 자제해야 한다.

■ **만성 고산병**

장기간 고지대에 거주하는 사람들에게 나타난다. 피로감, 호흡곤란, 통증, 적혈구 과다증(polycythemia), 혈전색전증(thromboembloism) 등이 나타나게 된다. 증상이 지속될 경우 다시 해수면 고도까지 내려가 천천히 회복시켜야 하는데 다시 고지대로 올라오면 재발할 수 있다.

(3) 소음

① 소음의 정의

일반적으로 개인의 입장에서 원치 않는 소리를 소음이라고 말할 수 있는데, 개인에 따라서 많은 차이가 있는 주관적 요소가 강한 면이 있다. 환경정책기본법에서는 소음을 기계, 기구 등에서 발생하는 강한 음으로 제한하여 정의하고 있고, 사람에게 정신적 및 심리적인 면에 나쁜 영향을 끼치므로 소음을 잠행성 오염물(insidious pollutant)이라고도 한다.

소음의 발생원은 자동차, 기차 등에 의한 교통소음, 이동행상 등의 가두소음, 공사장에서 나는 건축소음, 항공기소음 및 기계소음 등과 같은 인공소음과 폭풍, 천둥, 호우 등에 의한 자연소음으로 크게 분류할 수 있다. 여기서 자연소음은 순간적으로 발생하는 것이기 때문에 문제가 되는 것은 인공소음이라 할 수 있다.

대기오염, 수질오염, 소음 및 진동 중 피해에 대한 진정에 있어서 가장 빈도가 높은 것은 소음에 대한 피해이다.

② 소음에 의한 장애

산업장에서 발생하는 소음의 허용기준은 표 10－5와 같으며, 소음으로 인한 피해는 일과성 청력장애와 영구성 청력장애로 구분할 수 있다. 산업장 소음의 경우, 4000~6000Hz에서 일과성 청력손실이 있어나는데, 청력손실의 대부분은 노출 후 2시간 이내에 일어나며 노출 중지 후 1~2시간 내에 대부분 회복된다. 반면에 영구성 청력장애는 장기간의 소음 노출로 인하여 영구적으로 청력손실을 회복할 수 없다. 또한 소음으로 인해서 다음과 같은 것들이 발생할 수 있다.

표 10－5. 산업장 소음의 허용기준*

1일 노출시간	소음강도 %(A)
8	90
4	95
2	100
1	105
1/2	110
1/4	115

* 115dB(A)를 초과하는 소음 수준에 노출되어서는 안 된다.

■ 불쾌감과 수면장애

안락한 휴식과 수면에 지장을 주는 소음의 종류와 크기는 생활지역이나 일중 시간 또는 개인에 따라 차이가 많은 것으로 알려져 있다. 대체로 고주파음이 저주파음보다 더욱 불쾌하며, 병원이나 휴양시설 지역은 45~49dB(A), 주택지역은 50dB(A), 산업지역은 55~59dB(A) 이상에서 불편을 느끼고, 야간에는 35dB(A) 이상에서 수면장애를 유발한다고 한다.

■ 대화장애와 능률 저하

작업 현장에서는 소음 때문에 대화나 연락, 신호의 청취에 지장을 받는 경우가 많다. 정상 청력을 가지고 있는 작업자가 60dB(A)의 소음 환경에서 보통 크기의 대화 내용을 2m 거리에서는 95% 정도, 4m 거리에서는 큰소리의 대화를 95% 정도 알아들을 수 있다.

■ 소음의 전신영향

강력한 소음은 생체의 방어 반응을 일으키기도 하여 주로 교감신경과 내분비계통을 흥분시킴으로써 혈압을 상승시키고 맥박, 신진대사를 증가시켜 발한을 촉진, 타액이나 위액, 위장관 운동을 억제시키기도 하는데, 소음의 이러한 효과는 생체의 적응 현상이 크기 때문에 습관화되면 없어지는 경향이 있다.

■ 소음성 난청

가. 소음성 난청의 발생 기전: 재해성 난청은 다이너마이트 폭발 시와 같이 순간적인 폭발음에 의하여 고막이 파열되어 청소골에 진동을 전달하지 못하게 되고, 음파는 직접 난원창과 정원창 등에 동시로 부딪치게 되며, 내이에 있는 림프액 진동의 특성과 강도는 정상 때와는 다르게 된다. 이와 같이 고막파열로 인한 청력장애를 공기전도 장애로 인한 난청이라고 한다.

소음성 난청의 주요 요인은 다음과 같이 정리한다. (1) **소음의 세기**, (2) **노출 시간이나 기간**, (3) **소음의 주파수**, (4) **노출 횟수** 등 개인의 감수성에 따라서 차이가 있다.

소음성 난청은 신경성 난청의 일종으로 귀의 내이에 있는 코르티기관 내의 모세포인 신경말단이 손상을 입어서 생기는 것인데, 이 신경수용기에 도달하는 자극이 너무 강력하면 다음과 같은 두 가지 현상이 나타난다. 첫째는 소음에 노출되어 일시적으로 신경의 전도성이 저하되는 신경세포의 가역적인 피로현상(일시적 난청)이고, 둘째는 코르티기관 내의 신경수용기의 비가역적인 파괴현상(영구적 난청)이다.

나. 소음성 난청의 특징: 소음성 난청은 소음의 주파수 분포와는 관계없이 고주파음(3, 4, 6kHz)에 대한 청력손실로부터 시작되어 계속 진행되면 그 주변의 주파영역(0.5, 1, 2, 8kHz)으로 파급되는 특징이 있다. 소음 노출 기간에 따라서 진행되는 소음성 난청의 전형적인 오디오그램으로서 4kHz의 소리에 특히 청력손실이 심해지는 C5-dip 현상을 볼 수 있다. 또 항상 좌우 한쪽으로 심히 치우친 환경소음에 노출되는 경우를 제외하면 청력손실은 양쪽 귀에 대칭으로 오는 것이 보통이며, 일단 발생한 난청은 회복되지 않으나 소음에 노출되는 것을 중지하면 더 이상 진행되지 않는 것이 특징이다.

다. 청력손실도 측정 방법

- 일과성 청력손실(temporary threshold shift; TTS)의 배제: 강력한 소음에 노출되어 생기는 일시적 난청은 4,000Hz와 6,000Hz에서 가장 많이 생긴다. 이와 같은 청력 장애는 소음에 노출된 지 2시간 후부터 발생하며, 하루의 작업이 끝날 때에는 20~30dB의 청력손실을 초래한다. 일시적 난청은 청신경세포의 피로 현상으로 회복되려면 그 정도에 따라서 12~25시간을, 때로는 여러 달을 요하기도 한다.
- 노인성 난청(presbycusis)의 배제: 청력장애는 사업장에서 소음에 노출되어 생기는 것이 아니고, 나이가 많아지거나 청신경에 유해하게 작용하는 각종 의약품의 사용, 도시 생활에서의 환경소음 등 여러 가지 요인으로 발생한다. 이 중에서 노인성 난청은 나이가 많아짐에 따라 청신경이 퇴행성 변화를 일으켜 청력손실을 초래하는 생리적인 노화 현상으로 불가피한 것인데, 이것 역시 그 발생 기전으로 보아 소음성 난청과 마찬가지로 신경성 난청이다. 소음성 난청을 조사하는 경우에, 이것이 업무상의 소음노출에 의하여 생긴 것인지, 나이 때문인지를 구별하여야 하므로 노인성 난청은 중요한 의의를 가진다. 즉 소음성 난청의 장애 정도를 판정할 때에 나이에 의한 청력 손실의 정도를 배제할 필요가 있다(표 10-6).
- 청력손실도 평가방법: 순음오디오그램(pure tone audiogram)으로 방음실에서 측정하는 것을 원칙으로 하며, 이는 회화청취 능력의 손실 정도를 평가하는 방법으로 500Hz, 1,000Hz, 2,000Hz 및 4,000Hz의 청력손실 정도를 각각 AdB, BdB, CdB, DdB이라 하면 다음의 수식으로 평가할 수 있다.

$$\text{평균법} = \frac{A+B+C}{3}$$

$$\text{4분법} = \frac{A+2B+C}{4}$$

$$\text{6분법} = \frac{A+2B+2C+D}{6}$$

표 10-6. 남녀의 연령 보정수치

연령	주파수(Hz)					
	1,000		2,000		4,000	
	남	여	남	여	남	여
20	5	7	3	4	5	3
25	5	8	3	5	7	4
30	6	8	4	6	8	5
35	7	9	5	6	11	7
40	7	10	6	7	14	8
45	8	11	7	8	18	10
50	9	12	9	10	22	12
55	9	13	11	11	27	14
60	11	14	13	12	33	17

라. 소음성 난청의 진단: 우리나라의 소음성 난청의 진단 기준은 다음과 같다.

- 소음 작업의 직력이 인정되어야 한다.
- 감각신경성 난청이어야 하며, 중이질환, 약물중독, 급성 감염병, 열성 질환, 매독, 메니엘증후군, 재해성 폭발음 장애, 두부외상 등에 의한 난청, 가족성 난청, 그리고 순수한 노인성 난청에 의한 청력손실은 아니어야 한다.
- 순음어음 청력 정밀검사상 4,000Hz의 고음영역에서 50dB 이상의 청력손실이 인정되고, 기도오디오메타, 골도오디오메타 특정 검사에 의하여 500Hz(Ax), 1,000Hz(B), 2,000Hz(C)에 대한 청력손실 정도를 특정하여 {A+B+C}/3 산식에 의하여 산출한 순음어음영역 평균 청력손실이 30dB 이상이어야 한다.
- 린네 검사 결과 양성이어야 한다.

③ 소음의 단위

■ dB(Decibel)

음의 세기를 나타내는 단위로, 인간의 청각기관은 주파수 및 음압이나 음의 세기에 따라 느끼는 강도가 다르다.

다시 말해서 1,000Hz에 대한 강도는 똑같은 음의 세기라 하더라도 그 이하나 그 이상의 주파수에 비하여 약간 적게 들린다.

■ Phon

같은 크기의 소리로 들리는 주파수별 음압수준은 실험적으로 표시한 곡선을 등감곡선이라 하고 이 음의 크기를 phon으로 표시한다.

■ Sone

Phon의 값이 두 배가 되더라도 소음이 두 배로 커졌다고 느끼지 않는데 이처럼 음에 대한 감각의 단위를 sone이라 한다.

④ 소음방지 대책

■ 소음원 대책

공장소음은 소음 발생이 적은 기계를 사용하고 소음기의 부착 등과 같은 대책이 필요하며, 건설장소음은 무음 해머를 사용하거나 방음시설 등을 갖추는 대책이 필요하다. 또한 교통소음은 소음기의 부착, 경적사용의 제한, 속도의 제한 등이 필요하다.

■ 소음의 확산방지 대책 등

공장단지의 입지 선택에 있어서 주거지역과의 단절이나 차음벽의 설치 및 소음발생 시설의 이전 등의 조치가 필요하다.

그리고 도시계획의 정비로써 주거지의 안락한 생활을 영위할 수 있도록 하여야 하며, 소음에 대한 법적 기준의 제정 및 철저한 이행이 필요하다.

(4) 진동

① 진동의 정의

어떤 물체가 외력에 의하여 평형 상태에 있는 위치에서 전후, 좌우, 상하로 흔들리는 것을 진동이라고 하는데, 이때 흔들리는 물체는 기체, 액체, 고체가 될 수 있다.

진동은 정현파(正弦波, sinusoidal wave)를 그리며 흔들리는 것도 있으며 때로는 그 진동 양상이 복잡하고 또 여러 가지 형태의 진동이 중복되어 생기는 경우도 있다. 한편, 사람과 접촉한 물체의 진동에는 계속적인 것과 주기적인 것 또는 간헐적으로 발생하는 것이 있다.

진동은 진동수 이외에 전위, 속도, 가속도 등이 관여하고 진동의 이러한 요소들이 진동에 의한 장애에도 관여한다. 전위(displacement)는 어떤 물체가 정상적인 정지 위치에서 이동한 거리를 말하며, 정상 위치로부터의 최대의 전위가 바로 진폭이다.

속도(velocity)는 시간에 대한 전위의 변화율을 말하며, 진동 물체가 전후, 좌우, 상하의 양 끝에 도달하였을 때의 진동의 속도는 0이고, 그 물체가 정상 위치인 중심을 지날 때 그 속도가 최대로 된다. 가속도(acceleration)는 시간에 대한 속도의 변화율을 말한다.

② 진동의 단위

■ **진동수(Frequency)**

단위는 cps로 표시하는데 전신 진동의 경우에는 1~400cps, 국소진동의 경우에는 10,000cps에 이를 정도로 빠르다.

■ **속도(Speed)**

단위는 cm/sec로 표시하는 데 시간적 변화율을 나타내며 진동 물체가 상향 또는 전위의 정점에 도달할 때의 진동 속도는 0이고 상방 또는 하방으로 움직일 때 그 속도가 최대로 된다.

■ **변위(Displacement)**

정지 위치에서 일정 지점으로 이동한 거리를 진폭이라고 하고 mm로 표시한다.

■ **가속도(Acceleration)**

진동 운동이 바뀔 때의 속도에 따라 진동 운동의 가속도 정도가 정해진다. 단위는 cm/sec^2로 표시되며 $1cm/sec^2$가 1gal이다.

③ 진동에 의한 장애

직업성 진동장애는 전신 진동장애와 국소 진동장애로 구분되며, 이외에도 Raynaud 현상과 뼈 및 관절의 장애 등이 있다.

■ 전신 진동장애

전신 진동장애는 트랙터, 트럭, 흙 파는 기계, 버스, 자동차, 기차, 각종 영농기계에 탑승하였을 때나 특히 헬리콥터를 탈 경우 심한 진동을 겪게 되어 생긴다.

진동수가 3Hz 이하에서는 신체도 함께 움직이고 이로 인해 motion sickness 때와 같은 동요감을 느끼게 된다. 진동수가 4~12Hz로 증가함에 따라 압박감과 통증감을 받게 되며 심하면 공포감과 오한을 느낀다.

20~30Hz에서는 두개골이 공명하기 시작하여 시력 및 청력 장애를 초래하고, 60~90Hz에서는 안구가 공명하게 된다.

진동수와 가속도가 클수록 전신장애와 진동감각이 증대하는데 이런 진동이 만성적으로 반복되면 요천부의 통증이나 신장손상으로 인한 혈뇨, 불쾌감, 불안 및 통증을 호소한다.

■ 국소 진동장애

국소 진동은 보다 국소적인 스트레스로 작용하며 주로 수지, 손에 나타난다. 압축공기를 사용하는 망치, 착암기 같은 무거운 손연장은 60Hz 이하의 진동을 일으키나, 최대 가속도는 100G 이상이다. 이에 반하여 연마, 연피에 사용하는 가벼운 손연장은 170~800Hz의 진동수와 15G 이하의 최대 가속도를 가진 진동을 일으킨다. 무거운 연장과 가벼운 연장에서 일어나는 진동의 차이는 손에 대하여도 각각 다른 손상을 주게 된다.

■ Raynaud 현상

한랭환경에서 자동톱, 공기해머, 전동식 연마기를 사용할 때에 Raynaud 현상이 일어나는데, 이 현상은 **수지의 감각마비 및 창백 등을 증상**으로 한다. 이것은 손가락에 있는 말초혈관 운동의 장애로 인하여 혈액순환이 저해되어 손가락이 창백해지고 통증을 느끼게 되는 것이다. 추위에 노출되면 이러한 현상은 더욱 악화되고, 다른 말로는 **dead finger** 또는 **white finger**라고 부르며, 발생 요인으로는 공구의 사용법, 진동수, 진폭, 노출 시간, 개인의 감수성 등이 관계된다.

■ 뼈 및 관절의 장애

심한 진동을 받으면 뼈, 관절, 근육, 건, 인대 등 연부조직에 병변이 나타나게 된다.

손목뼈(wrist bone)에서의 탈석회화 작용, 손목관절, 팔꿈관절 및 어깨관절의 관절면이 거칠어지는데, 이 변화는 팔꿈관절에서 가장 잘 나타나며, 심한 때에는 양 관절면 사이에 분쇄된 골편이 개재하기도 하고 관절연골의 괴저, 천공 등 기형성 관절염(arthritis deformans), 이단성 골연골염(osteochondritis disscecans), 가성 관절염(pseudo-arthritis)과 점액낭염, 건초염, 건의 비후, 근위축 등이 생기기도 한다.

■ **기타**

그 이외에 국소의 혈관, 신경, 지각이상이 오며 점차로 전신에 파급되어 중추신경이나 내분비계에도 침범한다.

④ 진동의 생체작용

진동의 영향으로 신체건강상의 피해와 가옥피해 등의 재산상의 피해가 올 수 있다.

■ **감각적 영향**

6Hz에서는 허리, 가슴 및 등 쪽에 심한 통증을 느끼며, 13Hz에서는 머리가 가장 크게 진동을 느끼고 안면에서는 볼, 눈꺼풀이 진동을 느낀다. 4~14Hz에서는 복통을 느끼며, 9~20Hz에서는 대소변을 보고 싶게 하고, 무릎에 탄력감이나 땀이 난다거나 열이 나는 느낌을 받으며, 수직 및 수평 진동이 동시에 가해지면 두 배의 자각현상이 나타난다.

■ **생리적 영향**

가. 후두계: 12~16Hz에서 뱃속의 음식물이 심하게 오르락내리락하는 것을 느끼고, 발성에 영향을 준다.
나. 호흡기: 1~3Hz에서 호흡이 힘들고, O_2 소비가 증가한다.
다. 순환기: 맥박수가 증가한다.

■ **신체적 영향**

3~6Hz 부근에서 심한 공진현상을 보여 가해진 진동보다 크게 느끼고, 2차적으로 20~30Hz 부근에서 공진현상이 나타나지만 진동수가 증가함에 따라 감쇠가 급격히 증가한다. 이러한 공진현상은 서 있을 때보다 앉아 있을 때 심하게 나타난다.

⑤ 진동대책

■ **전신 진동의 대책**

- 원인제거
- 작업시간 단축
- 완충장치
- 전파 경로 차단
- 보건교육
- 적성배치에 고려해야 할 질환(내장하수증, 다발성 신경염, 자궁탈)

■ **국소진동의 대책**

- 공구개선

- 작업시간 단축(1일 2시간 이하, 1주 5일 근무, 월 40시간 이하)
- 보온대책(14℃ 이하)
- 완충장치
- 보건교육
- 적성배치에 고려해야 할 질환(다발성 신경염, 류마티스성 질환, 레이노병)

(5) 방사선

① 방사선 장애 정도와 장애 내용

방사선 장애는 개인차가 있고 조직과 장기에 따라 감수성이 다르다.

림프조직, 골수, 조혈장기, 생식기 등이 감수성이 크고, 그 다음으로 피부, 폐, 간 등이며, 근육, 성숙된 골, 신경세포는 감수성이 가장 적다.

조혈기능장애, 피부점막의 궤양과 암의 형성, 기타 조직의 악성 신생물 유발, 생식기능의 장애, X선 백내장 등의 장애가 발생한다.

② 장애 우려가 있는 작업

- 금속자재의 결합검사작업: 조선, 보일러, 압력용기, 강관, 차량재료 등
- X선, 라듐, 방사성 코발트를 이용하여 진단치료를 하는 작업, X선 촬영작업 등
- 이온화 방사선 이용 연구 또는 실험에 참여하는 경우

③ 증상

백혈구·적혈구 수의 감소, 백혈병·악성 종양의 유발, 유전적 돌연변이 발생, 노출된 국소의 홍반, 화상, 탈모, 식욕감퇴, 설사증, 쇠약증, 피부건조, 지문소실 등

④ 대책

방사선 이용 장소에서는 차폐물의 설치, 방사선 취급자는 film badge, 포켓 선량계 등을 휴대한다.

(6) 전리방사선

전리방사선은 X선, α선, β선, γ선, 중성자 또는 우주선 등의 방사선이 물질을 통과할 때 그 물질을 구성하는 원자로부터 전자를 떼어내며 전자를 잃은 원자가 높은 화학적 활성을 얻고 동시에 나아가서 전리된 전자가 계속 반응을 일으키는 성질을 가진 방사선을 말한다.

비전리방사선은 자외선, 가시광선, 적외선 등과 같은 전리능력이 결여되어 있거나 약한 방사선이다.

산업장에서 문제되는 전리방사선의 본태, 주요 선원(線源), 투과력 등은 표 10-7과 같다.

표 10-7. 전리방사선의 특징

방사선	본태	주요 선원	투과력	RBE*
α 선	고속도의 He 핵	방사선 원자핵	매우 쉽게 흡수	10
β 선	고속도의 전자	방사선 원자핵	쉽게 흡수	1
γ 선	전자파(광선)	방사선 원자핵	비교적 투과력 있음	1
X선	전자파(광자)	X선관	비교적 투과력 있음	1
중성자	중성입자	핵분열·핵변화 반응	매우 투과력이 강함	10

* RBE; relative biological effective, 상대적 생물학적 효과.

① 전리방사선과 건강장애

전리방사선에 대한 신체조직의 **감수성**은 차이가 있는데, 일반적으로 증식력과 재생기전이 왕성할수록, 세포핵 분열이 영속할수록, 형태의 기능이 미완성일수록 감수성은 크다. 그러므로 가장 영향을 받기 쉬운 조직은 골수와 림프조직 등의 조혈기와 생식선 등이며 신경조직, 골, 근육 등은 감수성이 낮다.

전리방사선이 인체에 미치는 영향은 투과력, 전리작용, 피폭방법, 피폭선량 및 조직의 감수성에 따라 다르다. **투과력은 X선과 γ선 > β선 > α선 순으로 크며, 전리작용은 투과력과 반대이다.** 그리고 피폭방법에는 체외피폭, 표면오염 및 체내피폭의 3종류가 있으며, 가장 흔한 피폭은 체외피폭으로 γ선 조사기와 X선 장치 등을 사용할 때에 조사를 받는 것이다.

방사선 장애는 ① 피부에 대한 작용으로 발적·탈모·피부각화 등을 초래하며, ② 혈액 및 조혈기관에 대한 장애로는 빈혈·백혈구 감소증·백혈병 면역감소 등, ③ 악성암을 초래할 때는 백혈병, 피부암 및 골육종을 발생시키고, ④ 수명단축, ⑤ 유전적 장애로 유전자에 미치는 장애는 정신적 장애, 기형, 난청, 실명 등의 변이가 가능하고 기타 장애로는 백내장, 불임증을 일으킨다.

② 전리방사선에 대한 대책

방사선 이용 장소에는 반드시 차폐물을 설치하도록 해야 하며, 방사선 취급자는 film badge, 포켓 선량계 등을 휴대하여 피폭량을 산정하도록 하고, 방사선 관련 작업자들은 항상 신체의 이상 유무를 확인하기 이하여 혈구 산정방법에 의한 이상 유무 검사가 필요하다.

위와 같은 것들을 준수하여 전리방사선에 대한 피해를 줄여야 한다.

③ 전리방사선의 단위

뢴트겐, 래드, 퀴리, 렘 등이 있다.

■ 뢴트겐(Roentgen; R)

X선에 대한 노출 정도를 나타내는 단위이다.

1R의 X선을 피부에 조사하면 표피 기저층에는 10mGy 이하가 축적된다.

■ **Radiation absorbed dose(rad, 흡수선량의 단위)**

1g 조직에 0.01joules(100ergs)의 에너지 흡수를 일으키는 선량의 단위이며 새로이 쓰이는 SI단위인 gray(Gy)로 표기한다.

가. 퀴리(Ci): 방사능으로 평가한 방사성 물질의 양으로 Ci로 표시하며, 이것은 radium이 붕괴하는 원자의 수를 기초로 해서 정하였다.

나. 렘(Roengen equivalent man; rem): 인체에 대한 영향의 정도에 기초를 둔 단위로 생체실효선량이라고도 하며, rem으로 표시한다. rem=rad×RBE이다.

■ **Dose equivalent(선당량)**

선당량을 나타내는 단위에는 Sievert(Sv), Roentgen equivalent man(rem) 및 Person-Sv 또는 Person-rem이 있다. 일반적으로 입자 방사선은 일정한 Gy에서는 X선이나 β선보다 더 큰 피해를 주기 때문에 상이한 방사선의 유효 용량을 생물학적 상대유효도를 기준으로 평준화하여 방사선에 대한 보호를 목적으로 사용하는 단위가 Sv이다. 어떤 방사선 1Sv는 1Gy의 γ선의 생물학적 효과에 상당하는 조사량이다. Rem은 Sievert와 같은 단위로 1Sv는 100rem이다. Person-Sv 또는 Person-rem은 방사선에 노출된 사람 수에 사람당 평균 조사량을 곱한 것으로 인구 집단의 총 조사량을 말하며 사람들 100명 각자에게 1Sv씩 조사되었으면 이것은 100Person-rem에 해당된다.

■ **Becquerel(Bq)**

방사능 물질이 붕괴될 때 1초당 방출되는 방사능의 양을 표시하는 단위로서 1Bq는 2.7×10^{-11}Ci(curie)이다.

(7) 비전리방사선

① 레이저광

■ **레이저광의 물리적 특성**

자외선, 가시광선, 적외선 가운데 인위적으로 특정한 파장 부위(0.3~10μm의 전자파)를 강력하게 증폭시켜 얻는 복사선을 레이저광(light amplification by stimulated emission of radiation; LASER)이라고 하며, 그 종류로는 지속파, 맥동파, Q-switch파가 있다.

■ **발생원**

레이저광은 정밀기계작업, 용접, 절단, 밀봉, 복사, 광학측정, 외과적 수술, 통신용 매체 등으로 이용되고 있어 레이저광에 노출될 위험은 점차 증가하고 있다.

■ **레이저광 노출의 관리**

- 레이저광 취급자에게 레이저광의 피해를 인식시키고, 이로 인한 손상이나 사고를 예방하기 위한 취급 방법을 교육시킨다.

- 레이저광 취급 장소에 대해서는 격리, 차폐, 차단, 레이저광의 확대등 공학적인 관리를 철저히 한다.
- 출력이 강한 레이저광 발생 장치가 있는 곳에는 경보표시를 하는 것 외에 보호안경을 쓰고서도 볼 수 있는 점멸등을 장착한다.
- 적당한 흡광도를 가진 차폐물로 차단한다.

(8) 자외선 및 적외선 장애

① 관련 작업의 종류

- 자외선 관련 작업: 여름철 직사광선 하에서의 작업이나 겨울철 눈·얼음 위에서의 작업은 자외선의 과도 조사가 되며, 전기용접은 자외선량이 아세틸렌 용접의 108배, 탄소봉 아아크 용접의 141배에 달한다.
- 적외선 관련 작업: 노전자업, 유리가공, 제철, 도금 등의 고열작업 등이 있다.

② 장애의 분류

- 피부장애: 적외선은 수 분 후에, 자외선은 수 시간 후에 홍반을 일으킨다. 심하면 두통이 발생하고, 수포로 인해 피부가 검게 되고, 적외선의 경우 심하면 화상을 입힌다.
- 눈의 장애: 자외선의 작용으로 눈이나 얼음 위에서 작업 시에 설안염(雪眼炎), 용접 시에 전기안염(電氣眼炎)이 발생하며, 자외선의 과도한 조사가 장기간 계속되면 백내장이 발생할 수도 있다.

③ 장애 대책

보호안경을 착용하는데 작업의 종류에 따라 차광, 현휘 방지, 광선 흡수능력, 색깔 등을 고려하여 선택한다.

(9) 조명

① 불량조명 장애

▪ **안정피로증**

가. 원인: 조도불량, 현휘가 과도한 업무에서 장시간 작업하여 눈에 긴장을 주기 때문에 발생하며, 특히 고속업무에서 물체의 판별, 확인, 식별 등을 위하여 조절근을 과도하게 사용하는 것이 원인이 된다.

나. 증상: 눈, 전안부의 압박감, 통증, 시력감퇴가 생긴다.

다. 대책: 적정조명과 충분한 휴식이 필요하다.

▪ **근시**

가. 원인: 유전적인 것과 후천적인 굴절성 근시가 있는데, 후자의 경우 주로 불량조명 하에서 미세 또는 정밀 작업을 장시간 하게 되면 눈의 조절에 과도한 긴장을 강요하게 되어 발생한다.

나. 대책: 작업환경에서의 조명을 합리화하고, 올바른 작업 자세를 갖게 하며, 시각의 피로를 주지 않도록 작업 대상물의 정리정돈과 충분한 휴식이 필요하다.

■ **안구진탕증**

안구불수의성으로 수평성, 수직성, 회전성, 혼합성 등 여러 형태로 직업병이다.

(10) 작업 형태와 건강장애

① VDT 증후군

오늘날 급속도로 VDT(video display terminal) 작업자가 늘어났고 과거의 청년층 중심에서 이제는 중·노년층까지 확대됨에 따라 산업보건 측면에서 관심이 높아지는 문제로 부각되었다.

CRT 화면의 문제, 작업환경(시환경, 음환경, 온열환경 등), 작업공간, 조작성, 작업의 난이도, 작업시간, 작업환경, 작업편성 등이 인체에 영향을 미친다.

VDT 증후군에 대한 증상은 다음과 같다.

■ **안정피로(眼睛疲勞)**

작업이 계속되는 과정에서 시력감퇴, 복시, 안통, 두통 등이 일어나고 때로 오심, 구토의 증상이 나타난다. VDT 증후군에서 오는 안정피로는 대부분 조절성 안정피로와 근육성 안정피로인데, 보다 중증인 경우도 있다.

■ **경견완증후군**

VDT 작업으로 인하여 목, 어깨, 팔, 손가락 등의 장애와 등이나 허리 등의 요통에 관한 자각 증상이 현저하며, 이러한 증상은 VDT 작업의 빈도나 작업시간이 많을수록 사지나 구간에서 모두 증가하는 경향이 있다.

■ **정신신경장애**

신속한 손놀림과 복잡한 사고 및 시간에 쫓기는 작업 등으로 정신적 스트레스와 소화기계 및 순환기계 증상도 흔하다. 정신 증상으로는 불안, 억울, 초조, 신경질 등을 보이기 쉽고 감정적으로 메마르는 등 심리적인 측면의 영향도 보고되었다.

■ **기타 장애**

캐나다 및 미국에서는 VDT 작업자에서 임신, 출산의 이상이 보고된 바 있으나 이것이 VDT에서 방출되는 전리방사선이 원인이라는 증거는 없다. 하지만 유해파에 대한 논쟁은 계속되고 있는 상태이다.

VDT 증후군에 대한 대책으로는 아른거림(flicker)이 적고 무광택인 CRT 등을 사용하고, 조명에 있어서 빛이 화면에 비치지 않도록 하고, 키보드 상의 조도는 300~500Lux로 하는 것이 좋으며 서류에는 보조 조명을 사용해야 한다. 또한 눈이나 손가락 위치의 높이가 적절하여야 하며, 의자의 높이가 조절이 가능해야 한다. 작업은 1회 연속 작업을 1시간 이내로 하여야 한다.

② 직업성 경견완장애

1958년 직업성 경견완장애가 발견된 이래 컴퓨터의 키보드 입력자, 전화교환원, 금전등록기 취급원 등 단순 반복 작업을 하는 것이면 어디에서나 발생할 수 있다는 것이 알려졌다. 이에 대한 대책으로 작업시간의 적절화, 인체공학적인 작업환경 조건을 마련하고, 경견완장애에 대한 이해가 필요하다.

③ 직업성 요통

노동 중에서 요통의 발생이 높은 직종은 건설업, 운수업, 기계기구 관련, 광업, 금속제조의 순이며, 요통이 많이 발생하는 직업으로 남자의 경우 노동자, 사무직, 농부 등이고, 여자의 경우는 주부, 농부, 사무직 등이다.

예방 대책으로는 무거운 물건 등을 들 때나 의자에서 작업하는 자세 등에 주의를 기울여야 한다. 다시 말해서 작업 시에 올바른 자세를 갖도록 하는 것이 좋다.

4) 분진에 의한 건강장애

(1) 진폐증

진폐증은 분진의 흡입으로 폐에 축적되면 특유한 생체반응을 일으켜 폐결핵과 유사한 증상을 일으키는 직업병을 총칭한 말이다. 진폐증의 역사는 광산의 역사와 그 시간을 같이하고 있다.

Zenker가 1867년에 진폐증(pneumoconiosis)이라는 말을 처음으로 명명하였으나 보편화되지 못하였고, 그 후 Willson(1909)이 진폐란 폐의 범발성 섬유증식이라고 하였다. 1930년에 Yohan-nesburg는 제1차 국제규폐대회에서 "유리규산분진 없이는 규폐증은 발생하지 않는다"고 하였는데 초창기에는 진폐와 규폐를 동일시하였다. 그 후 석면분진을 비롯한 유리규산 이외의 다른 분진에 의하여도 폐질환이 발생함을 경험하여 1950년 시드니(Sydney)에서 개최한 제3회 대회 때부터 국제진폐회의로 불리게 되었다.

Bucharrest는 1971년 제5차 국제진폐회의에서 '진폐증은 분진흡입에 의하여 폐에 조직반응을 일으킨 상태를 말한다'고 정의하였는데 이 정의가 현재까지 널리 사용되고 있다.

진폐증을 일으키는 먼지는 유리규산과 석면이 대표적이며, 먼지는 일반적으로 7μ 이하이면 흡입이 가능한데, 0.5~5μ 정도의 먼지는 폐포에 축적되므로 가장 문제가 된다.

진폐증 발생에 관여하는 인자로는 (1) 분진에 노출된 기간, (2) 분진의 농도, (3) 입자의 크기, (4) 분진의 화학적 조성, (5) 개인의 감수성 등이 있다(표 10-8).

표 10-8. 진폐증을 유발하는 먼지의 종류

비활성 먼지	섬유화 먼지	유기성 먼지
흑연폐증	규폐증	인쇄공 천식
철폐증	석면폐증	농부폐증
칼슘폐증	베릴륨폐증	사탕수수폐증
주석폐증	활석폐증	면폐증

(2) 규폐증

규폐증은 대표적인 진폐증으로 유리규산(, free silica; SiO_2)의 분진 흡입으로 폐에 만성섬유증식을 일으키는 질환인데, 유리규산은 결정형(규석, 석영), 미세결정형 및 무정형(규조토, 석영유리)의 3종이 있으며, 그 중에서 결정형이 제일 문제가 된다.

규폐증은 서서히 장애의식 없이 진행되어 폐의 기능장애를 가져오는 것으로 납중독, benzene 중독과 함께 3대 직업병의 하나이다.

규폐 발생 가능 산업은 (1) 금속광산, 금속제련소, 탄광, 토석 채취업 등 광산관계 산업, (2) 주물업, 기계공업, 요업 등의 산업, (3) 암석분쇄, 채광, 선광, 금속이나 암석을 연마하는 작업장 등이 있다.

유리규산 입자가 폐포에 도달하면 대식세포에 의해 침식되어 림프액을 통하여 간질 내에 침입하여 그 부위에 조직구 또는 섬유세포가 증식함으로써 전형적인 규폐결절을 만들게 된다. 이 결절 형성 과정이 촉진되면 허혈성 괴사가 일어나 결절 중앙부에는 회색의 괴사조직이 생기게 된다.

규폐결절 형성의 기전은 기계적 자극설, 화학적 자극설, 면역학설 및 용해설이 있는데 용해설에 의하면 규산진이 생체조직 내에서 극히 서서히 녹아서 그 화학 반응으로 섬유증식을 일으킨다고 한다.

규폐증은 결절 형성이 극심하지 않는 한 일반적으로 자각 증상이 없으며, 주요 증상은 호흡곤란, 기침, 흉통 등이고, 규폐가 진행되면 폐활량, 흉위의 확축자의 감소가 일어나고, 말기 증상으로는 규폐성 폐결핵이 걸리는 경우가 있는데 이 증상은 복합적이므로 심하다.

진폐증의 진단은 직력, 임상 검사 및 흉부사진 소견으로 결정하는데, 일반적으로 규소발생 가능 산업장의 직력이 3년 이상에서 발병이 시작된다.

예방 및 관리 대책은 다음과 같다.

① 설비개선 및 시설의 개량

- 근본적 원인 제거: 분진시설과 장비의 개선, 분진 발생원의 근본적인 제거 등
- 분진의 확산 방지: 발진직장의 격리, 발진조작의 포위, 급습, 국소배기법 등
- 근로자의 분진흡입량 감소: 방진마스크 착용

② 노무관리

작업시간 조정, 작업강도의 경감, 흡진을 적게 하는 작업 자세 유지, 관리

③ 의무관리

채용 시 신체검사에서 호흡기계 질환자와 결핵 기왕증자를 제외하고, 정기 건강진단 등이 필요하다.

(3) 석면폐증

석면은 소화용제, 절연제, 내화직물 등에 쓰이는데 이들을 다루는 작업자에게 발생하며, 직력이 4~5년 되면 폐포의 간질에 섬유증식이 발생할 수 있다.

가장 유해한 크기는 2~5μ의 석면섬유로서, 흡입된 석면섬유가 세소기관지(細小氣管支)에 부착하여 그 부위의 섬유증식이 생기는 것으로, 기계적인 자극으로 형성된다고 보고하고 있다. 석면폐는 흉부가 야위는 것이 규폐증과 다른 점이며, 객담에 석면소체가 배출되는데, 심하면 호흡곤란, 기침, 객담, 흉통을 호소하며, 체중 감소가 초기에 나타나지만 대체로 규폐증과 비슷한 증세가 나타난다.

(4) 탄광부 진폐증

석탄, 규토, 운모 및 규산이 혼합된 분진에 노출된 탄광에서 일하는 탄광부에게 주로 발생하고, 이 물질들이 종말 세기관지 이하로 들어가면 생체반응을 일으킨다. 허혈성 괴사를 형성하는 결절의 형성은 결핵균이나 류머티즘 인자의 영향으로 더욱 악화될 수 있다.

5) 공업중독의 종류

(1) 납(연)중독

납(연)의 소결, 용광, 소성하는 작업, 연을 용해 또는 주입하는 장소에서의 작업, 연을 분쇄하는 장소에서의 작업, 축전지의 연 도포작업, 활자의 문선·식자 또는 조판작업, 연안료를 사용하는 작업, 연용접을 하는 작업 등에서 납중독이 잘 발생한다.

납 물질의 인체 내 침입에는 2가지가 있다.

- 호흡기계 침입: 연의 분진이나 증기로 침입되는데, 폐포에 흡입된 경우는 중독 증상이 빠르고 위험하다.
- 경구 침입: 작업자의 손을 통하여 침입되며, 소화기로 침입된 경우에 흡수되는 연량은 침입 양의 일부이고, 간장에서 그 일부가 해독되므로 증상의 발현은 더디고 정도도 가볍다.

납중독 급성기에는 간장, 신장, 십이지장 등의 장기에서 연이 검출되는데, 만성기에는 난용성인 인산염($Pb_3(PO_4)_2$)의 형태로 골에 침착하게 된다. 골 중의 연은 용해성 인산염($PbHPO_4$)으로 되어 혈중에 나타나서 혈중농도가 어느 한도 이상으로 되었을 때에 발증한다.

연중독 초기에는 권태, 체중 감소, 연연(鉛緣), 식욕감퇴, 변비와 적혈구 수의 감소, 헤모글로빈(Hb)량의 저하 등이 나타나지만, 중독이 더 진행되면 연산통(鉛疝痛), 관절통, 신근마비가 나타난다. 특히 (1) 연빈혈, (2) 연연, (3) 염기성 과립적혈구 수의 증가, (4) 소변의 coproporphyrin 검출 등의 **4대 증상**은 연중독의 조기 진단에 유용하다.

연중독의 예방은 일반 공업중독 예방에 준한다.

(2) 수은중독

수은은 상온에서도 증발하므로 흡입되거나 물질과 함께 섭취될 수 있고, 농약에 의한 유기수은중독이 문제시되고 있다.

수은광산의 갱내 작업, 수은의 정련·증류 작업, 계기·수은등·정류기 등의 수은 봉입 작업, 수은을 전극으로 하여 전해하는 작업 등에서 수은중독의 우려가 있다.

일반적으로는 피로감, 기억력 감퇴, 두통, 구토, 복통, 구내염, 설사 등의 자각 증상이 있고, 진행되면 중추신경계의 장애가 나타나서 홍독성 흥분을 일으키는데, 여기서 홍독성 흥분이란 불면증, 근심걱정과 함께 겁이 많아지고 부끄러움을 많이 타게 되는 것을 말한다.

급성 중독 시는 혈성의 구토, 소화기점막의 부식, 궤양, 신염 등을 일으킬 수 있다. 수은에 의한 구내염(口內炎)은 금속성 입맛이 나고 잇몸이 붓고 압통이 있으며 쉽게 출혈하고 궤양을 형성한다. 또한 말을 하기 어려울 정도로 침을 많이 흘리며, 때로는 구내염의 증상이 전혀 없이 침만 흘리는 경우도 있다. 잇몸 부위에는 황화수은의 청회색 침전물이 침착하며 치조농양으로 치아의 뿌리가 삭아서 결국에는 빠지게 된다.

만성 중독은 수은이 뇌조직에 침범하여 나중에는 청력, 시력, 언어 장애 및 보행 장애까지 일어나며 모체를 통해 아기에게도 중독 증상이 나타나게 된다.

(3) 크롬중독

크롬중독은 크롬증기 혹은 크롬분진 흡입으로 발생하는 공업중독으로서, 금속 크롬은 무해하나 산화물 및 그 염이 유해하며, 국소에 궤양을 일으킨다.

크롬 도금 작업, 크롬산염을 촉매로 취급하는 작업들이 중독 우려가 있다. 호흡기계로 흡입되면 코, 인두, 기관에 장애를 주며 비염, 인두염, 기관지염, 특히 비중격천공은 유명한 병변이다.

(4) 카드뮴중독

카드뮴중독은 카드뮴의 흄 또는 화합물을 호흡기나 소화기를 통해서 흡입·섭취함으로써 일어난다. 카드뮴은 산업장에서뿐만 아니라 도시의 대기 또는 하천수를 오염시켜 공해질환으로서 이타이이타이병을 일으키기도 한다.

카드뮴 정련 가공, 도금 작업, 합금 제조, 합성수지, 도료, 비료 제조 등의 산업장에서 주로 발생한다. 체내에 흡수된 카드뮴은 혈액을 거쳐 2/3는 간과 신장으로 이동하고, 나머지는 혈액을 통하여 다른 장기로 이동하는데, 체내에 축적된 것 중 50~70%는 간과 신장에 축적된다.

경구 섭취 시는 위장점막을 강하게 자극하여 오심, 구토, 복통, 급성 위장염의 원인이 되고, 호흡기계 흡입으로는 급성 폐렴, 호흡곤란, 흉부 압박감, 두통 등이 있다. **만성 중독의 3대 증상**으로는 (1) 폐기종, (2) 신장애, (3) 단백뇨 등이 있다.

(5) 벤젠중독 및 그 유도체의 중독

타르는 염색의 원료로 쓰이기도 하지만 용제로도 널리 쓰이는데 그 독성이 강하다. 주로 흡입에 의한 중독을 일으키는데, 급성 중독은 주로 신경계의 장애를 초래하며, 만성 중독은 혈관, 혈액, 간장에 중독을 일으키고 피부에 접촉되면 직업성 피부장애의 원인이 되기도 한다.

급성 중독으로는 두통, 이명, 현기증, 오심, 구토, 근육마비, 의식상실이 있으며, 벤젠은 방향족 탄화수소 중에서 유일하게 만성 중독 증세를 나타내는데, 조혈장애가 특징적이며, 백혈병도 일으킨 사례가 있다.

또한 피부에 접촉하면 홍반, 괴사, 각질증식 등의 변화를 나타내며 알레르기 반응을 일으키기도 한다.

(6) PCB(Polychlorinated biphenyl)

PCB는 절연성 때문에 변압기와 절연용액에 다양하게 이용되는 것으로 방향족 염화탄화수소에 속하는 화학물질의 총칭이다. 그런데 PCB는 생태계에서 분해되지 않아 환경오염과 더불어 인체조직에서의 축적이 문제가 되고 있으며, PCB 노출 시에는 주로 피부에 홍반, 부종 및 비후 등의 이상이 온다.

6) 화학적 및 생물학적 요인에 의한 직업병

(1) 화학적 요인

① 접촉 피부염

- **원발성 접촉피부염**

산, 알칼리, 금속염, 용제 등에 의해 일어난다.

- **알레르기성 접촉피부염**

어떤 물질에 특별히 알레르기성 체질이 있는 사람에게만 발생하는 것으로 면역학적 기전이 관여하고 있다.

- **광과민증**

광선과 화합물질이 동시에 피부에 접촉되어 피부염이 발생하는 것으로 직업성 광과민증에는 광독성 피부염과 광알레르기성 피부염이 있는데, 전자는 원발성 접촉피부염과 비슷하며 후자는 알레르기성 접촉피부염과 비슷하다.

- **모낭염**

여드름 모양의 피부발진으로 절삭유에 의한 모낭염이 대표적이다.

- **색소변성**

색소를 침착시키는 물질로는 tar, pitch 등이 대표적이고, 감소시키는 물질로는 phenol, catechol 등이 대표적이다.

- **피부암**

장기간의 노출에 의해 발생한다.

- **궤양**

Arsenic trioxide, calcium arsenate, calcium nitrate, slaked lime 등이 궤양을 잘 일으킨다.

(2) 생물학적 요인

① 박테리아

양치는 사람들의 탄저병, 어부들의 유단독 등이 좋은 예이다.

② 바이러스

임상병리기사에서 B형간염 바이러스 등이 좋은 예이다.

③ 진균

광산노동자나 농부 또는 원예사 등에서의 스포로트리쿰증이나 물에 장기간 노출되는 직종에서의 칸디다증 등은 비교적 자주 보는 질환이다.

7) 작업환경의 위생관리

(1) 작업환경 관리의 원칙

작업환경의 기본적인 원리는 대치·격리·환기로, 이 중 한 가지 또는 복합적으로 적용시켜 소기의 목적을 달성할 수 있다.

① 대치(Substitution)

대치 방법에는 물질의 변경, 공정의 변경 및 시설의 변경 등의 방법이 있는데, 이 방법은 위생 대책의 근본적인 방법으로 비교적 비용이 적게 들기는 하나 기술적으로 용이하지 않다.

② 격리(Isolation)

격리란 작업자와 유해인자 사이에 방호벽(barrier)이 놓여 있는 상태를 말하는 것으로 격리 대상은 저장물질, 시설, 공정 및 작업자 등이다.

③ 환기(Ventilation)

환기는 작업자의 호흡기 이치로부터 유해증기를 포착하여 배출하거나 쾌적한 온열 상태를 유지하기 위해서 사용된다. 환기에는 국소배기와 전체환기가 있는데 국소배기는 배기량과 급기량이 동일해야 하며, 전체환기는 유해 물질을 희석하는 데 쓰이기 때문에 희석환기라고도 한다.

④ 교육(Education)

모든 교육의 근본 원리는 훈련에 의해서 얻어진 지식을 실제로 이용할 수 있도록 하는 것이다. 교육 대상은 경영자, 기술자, 감독자 및 작업자 등으로 알맞은 내용으로 교육한다.

(2) 산업위생 보호구

돌발적인 사고나 2차적 대책으로 일시적으로 유해 물질이 인체 내 흡입되는 것을 막는 방법으로 보호구의 성능, 손질방법, 착용법 등을 충분히 인지하고 사용해야 한다.

① 보호구의 종류

(1) 방진 마스크(dust mask), (2) hose mask, (3) gas mask, (4) 산소호흡기, (5) 일산화탄소 자기구명기, (6) 방열면, 방열의, (7) 보호의, 장갑, 장화, 귀마개, 산업용 보호크림(소유성, 소수성, 차광성, 피막성), 보호모, 가죽제 안전화, 보호안경 등이 있다.

위생보호구는 공학대책을 최대한 활용한 후에 충분하지 않을 때 마지막으로 사용하는 수단으로, 사용자는 보호구의 사용 및 보관 등에 대한 지식을 갖고 있어야 한다.

② 산업위생보호구 사용상의 유의사항

- 개인 전용으로 사용할 것을 마련한다(감염성 질병예방에 대한 조치를 할 것).
- 작업자는 보호구를 반드시 착용하고, 이를 생활화하여야 한다.
- 안전 담당자는 보호구의 사용 상황을 감시한다.
- 항상 사용할 수 있도록 하고 청결하게 보존 유지한다.

제 11 장

인구보건

1. 인구의 정의 및 보건

1) 인구의 정의

인구(population)는 일정 시간에 일정 지역에 생존하는 인간의 집단으로서, 어원상으로는 라틴어의 'population(민중)'에 그 기원을 두고 있다. 또한 인간 집단을 생물학적 및 혈연적으로 본 유전 공동체인 인종과, 법적 관점에서 본 국적 공동체인 국민 그리고 정신적 및 문화적 견지에서 바라본 문화 공동체인 민족과 구별되는 시공공동체(時空共同體)라 할 수 있다. 인구연구는 인구의 규모, 구조, 특성 및 분포와 관련하여 이들 인구 현상과 그 변화 요인을 수량적으로 분석함과 동시에 그 질적 연구, 즉 그 인구 변화에 영향을 미친 사회적, 경제적 및 문화적 요인(determinants)과 인구 변수의 변화로 인해 사회 제반 현상에 미친 결과(consequence)를 연구하는 학문이다. 인구는 출생, 사망 및 이동에 의하여 변하는 바, 이들 3요소를 인구연구(components of population variables)라 한다. 그리고 인구연구(population study)는 인구학(demography)과 동의어로 사용되지만, 인구연구가 보다 광의로 사용되고 있다.

인구학(demography)이란 A. Guillard(1799~1876)가 인구를 서술한다는 뜻으로 처음 사용하였으며, 20세기 후반부터 인구의 과학적인 연구를 총칭하는 용어로 사용되고 있다. 인구학은 한 지역사회의 인구에 대한 정태적 및 동태적 특성을 규명하는 학문이고, 인구분석학은 인구의 구성과 크기의 변화를 수학적 및 통계학적 방법에 따라 분석하고 평가하는 학문이다.

인구와 관계되는 용어로는 인종, 국민, 민족이 있는데, 인구는 시·공 공동체의 개념으로 본 것이며, 그 중 인종은 인간의 집단을 생물학적 및 혈연적 중심의 유전 공동체의 개념으로, 국민은 법적 중심으로 국적 공동체로 본 개념으로, 민족은 문화적 정서의 공유에 따른 문화 공동체의 개념에서 본 것이다.

2) 개인의 건강 상태 지표

인구의 건강은 결국 개인의 건강을 종합한 결과이다. 개인의 건강을 측정하는 방법은 개인의 건강을 설명할 수 있는 어떤 특정한 내용을 지표로 측정한다.

건강지표를 측정의 내용에 따라 분류하면, 일상생활 활동(activities & daily living; ADL), 심리적 건강척도, 사회적 건강척도, 삶의 질 척도(quality of life), 통증척도(pain measurement scale) 및 포괄적 건강척도 등이 있다.

(1) 일상생활 활동

일상생활 활동은 일상생활에서 신체 기능장애의 정도를 측정하는 척도이다. 일상생활 활동은 단순한 일상생활의 기능장애를 주로 측정하는 척도와 일상생활에서 기구를 사용하는 데 편의성 또는 기능장애를 측정하는 척도로 분류된다.

일상생활 활동은 PULSES profile(Mosking 및 McCann), Barthel 척도(Mahony 및 Barthel), 일상생활 활동에서의 독립성 척도(Katz), Kenny 자체평가척도(Schoening), 신체보전척도(Lawton 및 Brody), 기능

상태평점척도(Forer) 등이 주로 쓰이고 있다.

이 척도들은 대체로 순서척도로 측정하며, 조사의 주요 항목은 자기 보호, 움직임, 여행, 건강 상태 등 척도 종류에 따라 6개 또는 85개 이내의 항목을 조사하게 되어 있다.

기구사용생활척도(IADL)는 RDRS 척도(Margaret), 기능상태지표(Jetle), 환자평가회의척도(Jellinet), 기능활동질문표(Pteffe), OECD 장기장애질문표 등이 있다.

이 척도들은 순서척도로 측정되며, ADL은 척도 종류에 따라 6개 또는 85개 이내의 항목을 조사하게 되며, IADL은 17~79개 항목들로 포함하고 있다.

(2) 심리적 건강(안녕)척도

심리적 건강은 심리적 안녕상태(well-being)를 뜻하며, 심리 및 정신 전반에 관련된 포괄적 의미의 건강척도이다. 심리적 척도는 정서불안에서부터 정신장애까지 조사하며, 정신적 건강까지 조사하는 척도이다.

현재 건강의견조사(Macmillan), 정신검진척도(Langner), 영향평형척도(Bradburn), GWB 척도(Dupuy), 정신건강조사(Ware), 일반건강질문표(Goldberg) 등이 많이 쓰이고 있고, 순서척도로 측정되며, 조사 항목은 10~60개 범위의 항목이 포함된다.

(3) 사회건강척도

사회건강은 개인이 사회에서 다른 사회구성원과 어떻게 살아가며, 다른 사람들과의 상호작용 등에 관련된 안녕상태를 측정하기 위함이다.

사회건강척도는 사회관계척도(McFarlane), 사회지원조사표(Sarason), 사회부적응조사표(Clare), Katz 적응척도, 사회건강검정(Rand Corporation), 사회기능조사론(Tyrer), 사회상호 작용 면접조사표(Henderson), 사회적응도(Weissman) 등이 많이 사용되고 있다.

이 척도들은 순서척도로 측정되며 조사 방법은 척도에 따라 임상조사 또는 현지조사로 자료를 얻는다.

(4) 삶의 질 척도

삶의 질 척도는 삶의 만족과 질을 내용으로써 개인의 건강을 측정하는 척도이다. 현재는 삶의 질 지표(Spitzer), well-being의 4단순항목지표(Andrews), 삶의 만족지표 A(Neugarten 및 Havighurst), Philadelphia 노인보건소 도덕지표(Lawton) 등이 많이 사용되고 있다.

이 척도들은 순서 또는 간격 척도로 측정되며, 22개 항목 이내의 조사 내용을 가지고 있다.

(5) 통증측정척도

통증측정척도는 개인이 주관적 반응으로 인해 나타나는 통증을 측정하는 척도이다. 통증은 개인이 호소하는 경우, 관찰이 가능한 경우 또는 실험 등에 의해 작용하는 행위들을 포함한다.

통증측정척도는 임상 분석을 위한 SAD 척도(Black 및 Spence), 통증인지도(Tursky) 등이 주로 사용되고 있다.

이 척도들은 순서, 간격 또는 비척도로 측정되며, 임상적 또는 면접 방법으로 조사가 가능하다.

(6) 일반 건강측정척도

일반 건강측정척도는 다른 건강측정척도보다 최근에 개발된 척도이다. 이 척도는 세계 여러 나라에서 사용할 수 있는 인간의 안녕상태를 측정하기 위한 척도로서 건강의 다수변적 기능의 수준을 조사할 뿐만 아니라 기능들 간의 조화도 측정한다. 이 척도들은 AIMS 척도(Meenan), PAMIE 척도(Gurel), Notlingham 건강척도(Martini 및 Hunt), 다차원적 기능분석질문표(OARS), 안녕의 질 척도(Bush)이다.

3) 인구론의 발전

John Graunt는 **인구학의 시조**라 할 수 있으며, 1662년에 "Made upon the bills of mortality"라는 인구학과 보건통계학의 최초의 논문을 발표하였다. 그는 이 논문을 위해 런던 시민의 사망표와 교회 세례기록을 30년간 관찰하였으며, 이 논문에서 처음으로 출생과 사망에 대한 인구 통계학적인 수량적 분석을 실시함과 동시에 인구 성장 및 인구변화와 관련된 인구현상을 실증적 자료를 이용하여 분석하였다. 그 후 **맬서스주의 → 신맬서스주의 → 적정인구론 → 안정인구론 → 정지인구론**으로 발전하였다.

(1) 맬서스주의

18세기 말 Rober Malthus의 저서 "The Principle of Population"에 의해 인구론을 체계화시켜 학문으로서 성립했다. 그는 이 저서에서 맬서스주의(Malthusism)란 인간의 생식력과 토지의 생산력을 비교할 때, 인구는 기하급수적으로 늘고 식량은 산술급수적으로 증가하여 인구 압력이 크게 작용할 것이며, 결국 식량부족이나 기근, 질병 및 전쟁 등 인구 문제가 발생할 것이기 때문에 인구 억제가 필요하다는 이론을 뜻한다.

맬서스(Malthus)주의 이론이란?

① **규제의 원리**: 인구는 반드시 생존 자료인 식량에 의하여 규제된다.
② **증식의 원리**: 특별한 방해 요인이 없는 한 생존 자료가 증가하면 인구도 증가한다.
③ **인구 파동의 원리**: 인구는 증식과 규제의 상호작용에 의하여 균형에서 불균형으로, 불균형에서 균형으로 부단한 파동을 주기적으로 되풀이하게 된다.

또한 맬서스는 적극적 억제 정책인 **피임 방법**을 사용하는 것은 종교적 이유로 **반대**하였으나, 인구를 생존 자료와 동일한 수준으로 유지하기 위한 인구 규제의 방법으로 결혼은 자녀부양 능력이 생길 때까지 연장하도록 하는 만혼(여자가 30세 이후에 결혼)과 금욕, 성적 순결을 강조하였고, 남성의 경우에는 임신되지 않는 매춘부를 통한 성행위를 제시하였다.

(2) 신맬서스주의

맬서스주의의 만혼과 성적 순결에 대한 강조는 현실적으로 실행하기 어렵고, 역기능으로 성범죄, 매음 등의 각종 사회 범죄와 사회악이 생기게 되었다.

Francis Place(1771~1854)는 신맬서주의(Neo-Malthusism)를 내세웠는데, 신맬서스주의란 맬서스의

인구론을 지지하면서 인구 억제책으로 **피임 방법을 중시**하고 적극 권장하는 것으로 이것은 맬서스주의 중 인구 규제 방법만을 달리한 것을 말한다.

(3) 적정인구론

적정인구(optimum population)란 인구와 자원과의 관련성에 근거한 이론으로 인구의 과잉을 식량에만 국한할 것이 아니라 생활수준에 둠으로써 주어진 여건 속에서 최대의 생산성을 유지하며 최고의 생활수준을 유지할 수 있는 인구를 뜻한다. 적정인구의 개념은 플라톤에 의해 처음 제시되었고 E. Cannon에 의해 처음으로 이론화되어 1920~1930년대에 많은 주목을 받았다.

(4) 안정인구론

1925년 미국의 Alfred J. Lotka가 발표한 현대 인구통계 이론으로 인구 이동이 없는 폐쇄인구(closed population)에서 어느 지역의 인구의 성별, 즉 각 연령별 사망률과 가임 여성의 연령별 출생률이 변하지 않고 오랫동안 지속되면(보통 250~400년) 인구 규모는 변하지만 인구 구조는 변하지 않고 일정한 인구를 유지하는 안정인구(stable population)가 된다는 것이다.

(5) 정지인구론

정지인구가 되기 위해서는 인구 규모가 변하지 않고 일정하게 유지되어야 한다. 인구 규모가 일정하게 유지되기 위해서는 **인구증가율이** 0(zero)이 되어야 할 것이다. 다시 말해서, 출생률과 사망률이 같아 인구 자연증가율이 0이어야 할 것이다. 우리나라의 경우 정지인구는 지속될 것으로 인구 추계를 하고 있다.

2. 인구의 구성

인구구성이란 인구를 구성하고 있는 개인의 다양한 특성에 따라 인구의 구성 단위를 분류하고 수적으로 표현한 것을 말한다. 인구의 구성은 남녀별, 연령별, 인종별, 직업별, 사회계층별, 교육별 등 여러 가지로 나타내고 표시할 수 있다. 주로 연령별, 성별 구성이 중요한 자료로 쓰이며 성별, 연령별 구성을 혼합하여 인구 피라미드라는 그림으로 표시하는데 인구구성을 나타내는 자료로서 가장 많이 사용한다.

1) 성별구성

인구구성에 있어서 흔히 상용되는 성비(sex ratio)는 남녀별 구성비를 표시한다. 이는 여자 100명에 대하여 남자의 비를 나타낸다. 즉, 성비=남자 수/여자 수×100(%)이다.

성비는 다음과 같다.

- **1차 성비**: 태아의 성비
- **2차 성비**: 출생 시의 성비
- **3차 성비**: 현재 인구의 성비

일반적으로 1차 성비는 115-120, 2차 성비는 105-120, 3차 성비는 80-95이다. 다시 말해 태아에서부터 전 생애를 거쳐 **여성이 남성보다 사망률이 낮음**을 시사하고 있다.

성비에서 문제가 되는 것은 의학의 발달로 태아의 성감별이 가능해짐에 따라 남아 선호사상 및 적은 수의 자녀 출산 경향 등으로 인위적인 성비의 조절을 하고 있는 경향이 있어 자연의 법칙에 왜곡되는 현상이 나타나고 있다.

2) 연령별 구성

연령별 인구구성을 분류해 보면 1세 미만의 영아인구, 1~14세의 소년인구, 15~65세의 생산 연령 인구, 65세 이후의 노년인구로 볼 수 있다. 이 중에서 소년인구는 유아(幼兒)인구, 학령기 전, 학령기로 세분할 수도 있으며, 생산인구는 청년인구, 중년인구, 장년인구로 구분할 수도 있다.

3) 부양비

인구의 연령 구조는 사회·경제적으로 큰 의미가 있다. 부양비(dependency ratio)는 이러한 연령 구조와 경제적인 영향을 평가하기 위한 지수로 사용될 수 있다. **부양비는 경제활동 연령에 대한 비경제활동 연령 인구의 비를 말한다.** 여기에서 비경제활동 연령(비생산 연령층)은 15세 미만의 소년(유년)인구와 65세 이상의 노년인구를 말한다.

부양비는 더 세분하여 아동부양비와 노년부양비를 산출할 수도 있으며, 일반적으로 선진국에서는 개발도상국들보다 부양비가 낮으나 노년부양비는 높다.

$$\text{부양비} = \frac{\text{15세 미만 인구} + \text{65세 이상 인구}}{\text{15세 이상 65세 미만의 인구}} \times 100$$

$$\text{아동부양비} = \frac{\text{15세 미만의 연소인구}}{\text{15세 이상 65세 미만의 인구}} \times 100$$

$$\text{노년부양비} = \frac{\text{65세 이상 노년인구}}{\text{15세 이상 65세 미만의 인구}} \times 100$$

■ 부양능력과 인구의 노령화

a. 부양비(율) = 비생산층 인구 ÷ 생산층 인구 × 100

b. 노령(노년)화 지수 = 노년인구 ÷ 유년인구 × 100
c. 유년인구(소년인구)지수 = 유년인구 ÷ 경제활동인구 × 100

우리나라 유년인구는 1995년 23%인데, 선진국의 평균은 19.7%이고, 후진국 평균은 34.6%로서 경제 수준이 낮을수록 유년인구의 점유율은 낮다.

d. 노년인구지수 = 노년인구 ÷ 경제활동인구 × 100
e. 종속인구지수 = (유년인구 + 노년인구) ÷ 경제활동인구 × 100

4) 인구 피라미드

인구의 구성 중 남녀별 및 성별의 구성을 결합하여 그림으로 표시한 것으로 성별, 연령에 따라 표시하는데 여자는 우측에, 남자는 좌측에 표시하며, 보통 5세 간격으로 나눈다. 이러한 인구 피라미드에는 기본적으로 (1) **종형**, (2) **피라미드형**, (3) **항아리형**이 있으며, 생산 연령 인구의 유입·유출에 따라 (4) **별형(성형)**, (5) **기타형**이 있다(그림 11-1).

(1) 종형(Bell form)

종형은 보통 **인구정지형**이라고도 하며, 출생률, 사망률이 모두 낮으며 14세 이하의 인구가 65세 이상 인구의 2배 정도가 되는 것을 말한다.

(2) 피라미드형(Pyramid form)

피라미드형은 **인구증가형**이라고도 하며, 14세 이하 인구가 65세 이상 인구의 2배 이상이 되는 것을 말한다. 또한, 인구가 증가할 잠재력을 많이 가지고 있는 형으로 출생률이 높고 사망률이 낮은 형이라 할 수 있다.

(3) 항아리형(Pot form)

항아리형은 **인구감소형**이라고도 하며, 14세 이하의 인구가 65세 이상의 2배 이하가 되는 것이 특징이라 할 수 있다. 이 형은 종형이 진전된 것으로 출생률이 사망률보다 더욱 낮아 인구가 감소하는 형으로 평균 수명이 높은 선진국에서 볼 수 있다.

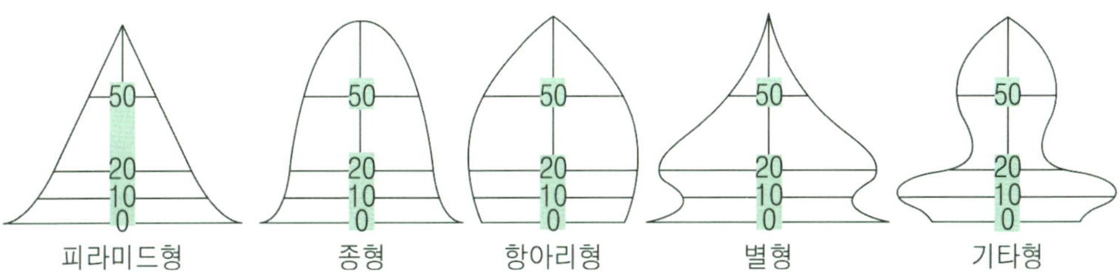

그림 11-1. 인구 피라미드의 유형.

(4) 별형(Star form)

성형, **도시형**, **유입형**이라고도 하며 생산 연령 인구가 많이 유입되는 도시 지역의 인구구성으로 생산층 인구(15~49세)가 전체 인구의 50% 이상이다.

(5) 기타형(Guitar form)

유출형(recessive form), **호로형**(gourd form)이라고도 하며 별형과는 반대로 생산 연령 인구가 다수 유출되는 농촌에서 볼 수 있는 형으로 15~49세 인구가 전체 인구의 50% 미만이다.

3. 인구의 변천

인구의 변천은 출생, 사망과 사회적 요인인 이동에 의해 결정되는데 이들 3요소를 인구 변수(components of population variables)라고 한다.

1) 인구증가

인구의 크기는 전입과 전출의 차이에서 오는 사회 증가와 출생과 사망의 차이에 의한 자연 증가에 의해 결정된다.

(1) 인구증가 및 비율

$$\text{인구증가} = \text{자연증가} + \text{사회증가}$$
$$\text{자연증가} = \text{출생인구} - \text{사망인구}$$
$$\text{사회증가} = \text{유입인구} - \text{유출인구}$$

$$\text{인구증가율} = \frac{\text{자연증가} + \text{사회증가}}{\text{연앙인구}} \times 1{,}000$$

(2) 자연증가(natural increase)

초자연증가율(crude natural increase rate) = 조출생률 − 조사망률

인구증가지수(동태지수) = 출생수 ÷ 사망수 × 100 또는 조출생률과 조사망률의 비

재생산율(reproduction rate)이란 여자가 일생동안 낳은 여자아이의 평균수이며, 어머니의 사망률을 무시하는 것을 총재생산율이라 하고, 사망을 고려하는 경우를 순재생산율이라 한다. 생산율 **1.0은 인구의 증감이 없는 상태이며, 1.0 이하는 인구의 감소를, 1.0 이상은 증가를 나타낸다.**

2) 인구변천 이론

인구의 성장과 감소는 자연적 요인과 사회적 요인에 의해 결정되는데 인구는 몇 가지 단계를 거쳐 변천한다.

(1) Notestein과 Thompson의 분류

① 제1단계(잠재성 성장단계)

다산다사형으로, 공업화되지 못한 국가에서 흔히 볼 수 있는 형으로 인구증가가 예견되는 나라이다.

② 제2단계(과도기적 성장단계)

다산소사형으로 높은 인구증가율을 보이는 주로 공업화된 국가에서 볼 수 있다. 과도기적으로 인구가 증가하지만 안정이 예견되는 나라이다.

③ 제3단계(인구감소단계)

소산소사형으로 인구의 급속한 성장을 거친 후 감소기의 상태로 접어든 나라이다.

(2) Blacker의 분류

인구의 성장단계가 3단계만으로 부족하기 때문에 C. P. Blacker는 농경사회부터 기계문명이 고도로 발달된 현대사회까지의 변천 과정을 5단계로 세분하였다.

① 제1단계(고위 정지기)

고출생률과 고사망률인 인구정지형으로 중부 아프리카 지역의 국가들과 같은 후진국들로서 앞으로 인구증가 잠재력을 가지고 있는 후진국형 인구 형태이다.

② 제2단계(초기 확장기)

저사망률과 고출생률인 인구증가형으로 당분간 인구증가가 계속되는 경제개발 초기 국가들의 인구 형태이다.

③ 제3단계(후기 확장기)

저사망률에 저출생률의 경향을 나타내는 인구 성장 둔화형으로 산업의 발달과 핵가족화 경향이 있는 국가들의 형태이다.

④ 제4단계(저위 정지기)

사망률과 출생률이 최저에 달하는 인구증가 정지형으로 이탈리아, 중동, 구소련 등의 인구 형태로 우리나라는 제3단계에서 제4단계로 접어들고 있는 과정에 있다.

⑤ 제5단계(감퇴기)

출생률이 사망률보다 낮아져서 인구가 감소하는 경향이 있는 감소형 국가로서 북유럽, 북아메리카, 일본,

뉴질랜드 등이 여기에 속한다.

4. 인구현황

1) 인구조사

(1) 인구정태(State of population)

인구정태란 인구의 조사를 어느 특정한 일시를 기하여 조사하는 것이며, 그 조사를 했던 시점에 있는 인구의 양상을 말하는 것이다. 여기서 산출되는 통계를 정태통계라 하며, 인구의 크기·자연적(성별, 연령별)·사회적(국적별, 학력별 등)·경제적(직업별, 산업별 등) 구조에 관한 자료를 산출하는 것으로 국세조사는 일종의 정태통계의 좋은 예이다.

■ 국세조사(National census) ■

국세조사를 최초로 실시한 나라는 1749년에 스웨덴이었으며, 그 후 영국과 프랑스(1801), 이탈리아(1816), 독일(1817), 러시아(1897) 등이 실시하였다. 근대적 의미의 국세조사는 **1790년 미국에서 최초**로 실시하였다.

우리나라의 경우에는 고조선시대부터 호구조사가 있었던 것으로 믿어지나 호구조사가 제도화된 것은 삼국시대 이후인 것으로 보이며, 근대적 의미의 국세조사는 **1925년의 간이 국세조사가 처음**이었다. 현재는 5년마다 실시하고 있으며 인구조사는 경제기획원에서 담당하고 있다.

국세조사 방법은 현재 인구조사와 상주 인구조사 방법이 있으며, 인구조사의 기준은 **1년 중 중앙일인 7월 1일 자정**을 기하여 조사한 연양인구를 사용하고 있다.

(2) 인구동태(Movement of population)

인구 상태가 일정 지역 내의 어느 일정한 기간에 있어서 출생, 사망, 전입 및 전출 등으로 시시각각 변화하는 것을 인구동태라 말한다. 즉 인구정태 통계는 인구의 어떤 시점에서의 통계치를 가리키는 데 비하여 인구동태 통계는 인구의 변동을 어떤 시간에 대하여 관찰한 것이다. 인구동태는 보건학적으로 중요한 의미를 갖고 있으며 인구동태의 2대 요인은 출생률과 사망률이다. 조사하는 방법에 따라 발생지주의와 상주지주의로 나눌 수 있으며 인구동태에 관한 주요 통계치 변수는 **출생률, 사망률, 사산율, 이혼율 등이 있다.**

2) 생명표

생명표(life table)란 인구 집단에 있어서 출생과 사망에 의한 생명 현상을 나타내는 방법으로 생존과 사망자의 비율과 생존할 수 있는 수명이 어떻게 되는가를 표시하는 것을 말하며, **사망수, 생존수, 사망률, 생**

존율, 평균 여명, 사력의 **6종의 함수**로 성립된다(표 11-1, 11-2).

(1) 사망수(Number of deaths; dx)

X세의 사람 중 x+1세에 도달하지 못하는 사망한 자의 수를 x세에서의 사망수라 하며, 이를 수식으로 표시하면 $dx=Lx-Lx+1$이 된다.

(2) 생존수(Number of survivers; Lx)

일정한 출생수가 어느 연령에 도달했을 때까지 생존할 것으로 기대되는 수를 생존수라 하고, 동시에 출생한 자가 절반(1/2 Lx)으로 되는 때를 반감기라 한다.

(3) 사망률(Probability of dying; dx)

X세의 사람 중 x+1세에 도달하지 못하고 사망하는 율을 x세에서의 사망률이라고 하며, 수식으로 표시하면 $dx=dx/lx=Lx-Lx+1/Lx$가 성립된다.

(4) 생존율(Probability of surviving; Px)

X세의 사람 중 x+1세에 도달할 수 있는 자의 율을 x세에서의 생존율이라 하며, 생존율은 x세의 사람이 1년간 생존하는 확률이라고 할 수 있는데 수식으로 표현하면 $Px=Lx+1/Lx$이다.

(5) 평균여명(Expectation of life; ex)

X세의 생존수가 x세 이후 생존할 수 있는 연수의 평균을 x세에서의 평균여명이라고 한다. 즉 평균여명이란 x세에 도달한 자가 앞으로 평균 몇 년을 더 살 수 있는가의 기대치이다. 또한 평균 수명이란 x=0, 즉 0세의 평균여명이다.

(6) 사력(μx)

X세에 도달한 자가 그 순간에 사망할 수 있는 확률이 1년간 계속된다고 가정한 것으로서 일반적으로 생명표에서 사용되지 않는다.

표 11-1. 세계 인구의 추정치와 인구배가 연수*

연도	인구(단위; 억)	2배가 되는 데 소요 연수	연평균 자연증가율
1530	2.5	1650	0.04
1650	5	200	0.35
1850	11	80	0.9
1930	20	45	1.6
1975	40	35	2.0
2010	80	–	–

* 인구배가 연수(n) = 70/r× 연평균 인구증가율(%).
출처: UN 인구통계연보.

표 11-2. 우리나라의 생존표(2008년)

연령별	기대여명 (전체) (연)	기대여명 (남자) (연)	기대여명 (여자) (연)	생존수 (전체) (명)	사망확률 (전체)	정지인구 (전체) (명)
0	80.08	76.54	83.29	100,000	0.00382	99,688
20	60.65	57.14	63.81	99,240	0.00238	495,656
40	41.34	37.93	44.37	97,857	0.00799	487,474
60	23.32	20.53	25.52	91,580	0.03852	449,575
80	8.69	7.26	9.35	60,747	0.29823	260,245
100 이상	2.63	2.35	2.52	2,021	1.00000	5,322

• 주기대여명: 특정 연령 x세의 생존자가 앞으로 생존할 것으로 기대되는 평균생존년수(기대수명: 0세의 기대여명).
• 생존수: 특정 연령 x세에서의 생존한 사람수.
• 사망확률: 특정 연령 x세인 사람이 x+n세에 도달하지 못하고 사망할 확률.
• 정지인구: 특정 연령 x세에서의 생존자들이 각각 x세에서 x+n세에 도달하는 기간 동안에 생존할 것으로 기대되는 생존년수의 합계.
출처: 통계청(2010).

3) 세계와 우리나라의 인구추세

(1) 세계의 인구

1650년 이전에는 인구에 관한 자료가 없어 개략적인 추측만 할 뿐이다. 기원전 6000년경 약 500만이던 세계 인구는 서기 원년에는 약 2억 5,000만 명으로 추산되고 서기 1650년이 지나 약 5억 명이 되었다. 서기 원년의 인구에서 배가 되는 데 약 1650년이 걸렸다. 세계 인구는 1930년에 약 20억에, 그 배가 되는 40억의 인구가 되는 연도가 1975년으로 배가 연도가 35년밖에 안 되었다. 유엔은 인구 문제의 심각성을 인식시키고자 1987년 7월 14일을 세계 인구 50억의 날로 선포하였다. 가히 세계 인구는 인구학자들의 말과 같이 '인구폭발' 현상이 나타나고 있다. 더욱더 심각한 문제는 인구의 성장이 주로 개발도상국가에서 아주 높이 진행되고 있다는 점이다.

인구 배가 연수는 대략 70을 연평균 인구증가율(%)로 나눈 것이다. 이러한 추세에 따라 매년 연평균 인구증가율을 2%로 볼 때 2010년에는 80억 인구가 될 것으로 추산된다.

(2) 우리나라의 인구

우리나라의 인구조사는 삼국시대부터 기록들을 찾아볼 수 있으며, 고려와 조선시대에도 조세와 징병을 위한 목적으로 호구(戶口)조사를 실시하였다.

근대적인 의미의 인구조사가 1925년에 있었으며 그 후 5년마다 실시되었다. 우리나라의 인구는 1970년에 3,200만 명에서 1995년에는 4,500만 명으로, 그리고 2030년에는 5,200만 명으로 인구 성장의 정지가 예상되고 있다. 또한 인구 성장률은 1970년 2.00%에서 1995년 1.01%로 가족계획사업 등 국가적인 노력과 생활수준의 향상, 개인가치관의 변화 등으로 급격한 감소를 보였으며, 2030년에도 −0.40%로 인구의 감소가 시작되리라 예측되고 있다.

총부양비는 1970년 83.9%에서 2000년에는 −40.4%로 계속 낮아져 생산 활동인구가 늘었으나 노년인구의 증가로 2020년에는 43.6%로 총부양비의 증가가 예상된다. 또한, 노령화지수는 1970년 7.3%에서 1995년 25.2%이었으며, 2020년에는 76.5%가 될 것으로 추측되어 노인 문제에 대한 대비가 절실하게 필요하다.

5. 인구 문제와 인구정책

1) 인구증가와 보건

인구 문제는 구성, 지역적 분포, 인구의 크기 등 인구 현상에 있어서의 모든 변화에 의하여 발생한다. 현재의 인구 문제는 인구의 폭발적인 성장과 인구의 불균등한 분포로 집약된다.

오늘날 인류의 생존에 위협이 되는 요소로서 흔히 '3P'를 들고 있다. 3P는 환경 문제(pollution), 빈곤(poverty), 인구(population)를 말한다. 이 중 가장 근원적인 문제는 인구 문제이다. 또한 인구와 관련된 문제로 3P 이외에 3M complex(malnutrition, morbidity, mortality)가 있다. 즉 인구증가에 따른 현상에 기인하여 영양부족, 이환율의 증가와 사망률의 증가를 들기도 한다.

인구증가의 문제점은 다음과 같다.

- 환경오염, 교통문제
- 자원부족
- 경제발전의 둔화, 완전고용문제
- 인구의 도시화와 농촌의 노동력 문제
- 빈곤, 기아
- 정치적, 사회적 불안

2) 인구정책

인구정책에는 인구 조정정책과 인구 대응정책이 있는데 개발도상국에서는 인구 조정정책이 인구정책의 거의 전부를 이루고 있는데, 인구 조정정책에 있어서는 질적 조정정책과 양적 조정정책으로 나누어 볼 수 있다. 질적 조정정책은 인구의 성별, 연령별 구조 등의 불균형을 결혼 및 출산을 통하여 이루려는 우생학적 정책과 결부되어 있다.

또한 산아제한에 의한 출산 억제가 실시될 경우 사회·경제적으로 상류층에서 이를 수용하기 쉬우며, 이 현상이 장기간 계속될 경우 사회계층 간의 출산력의 차이로 인구의 자질이 저하된다는 Lenz의 '인구의 역도태현상'도 조정정책의 과제가 된다.

양적 조정정책은 사망률과 출생률의 저하에 관심을 두는데 인구의 양적 조정문제에 관련되는 직접적인 조정대상은 출생률로서 가족계획사업을 통하여 달성하는 방법을 각국이 공히 채택하고 있다.

제 12 장

모성 및 모자보건

1. 모자보건

1) 모자보건의 개념

모자보건은 존엄한 인간의 생명을 출생하고 건전하게 육성한다는 모성의 중대한 사명과 숭고한 기능을 바르게 이해하고 이를 존중하는 것을 기본으로 하고 있다. 모든 인간은 이 세상에 태어나기 이전의 태생기부터 모성의 강한 영향을 받는다.

1953년 WHO의 모자보건전문 분과위원회에서는 '모자보건이란 모성이 건강 유지와 육아에 대한 기술을 터득하여 정상 분만과 정상적인 자녀를 갖도록 함과 더불어 예측 가능한 사고나 질환, 기형을 예방하는 사업이다'라고 정의한 바 있다. 우리나라 모자보건법(2010)에서는 '모자보건사업이란 모성과 영유아에게 전문적인 보건의료서비스 및 그와 관련된 정보를 제공하고, 모성의 생식건강관리와 임신·출산·양육 지원을 통하여 이들이 신체적·정신적·사회적으로 건강을 유지하게 하는 사업을 말한다'라고 하고 있다.

세계보건기구 모자보건 전문분과위원회(1953)의 정의에 의하면 '모자보건이란 모성의 건강 유지와 육아에 대한 기술을 티득하여 정상 분만과 정상적 자녀를 갖도록 하며 예측 가능한 사고나 질환, 기형을 예방하는 사업이다'라고 하였다.

우리나라 모자보건법(1999)에서 '모자보건사업이란 모성의 생명과 건강을 보호하고 건전한 자녀의 출산과 양육을 도모함으로써 국민보건 향상에 이바지함을 목적으로 임산부 또는 영유아에게 전문적인 봉사를 함으로써 신체적, 정신적 건강을 유지하게 하는 것'으로 정의되어 있다.

2) 모자보건의 중요성

모자보건은 건강한 다음 세대를 이어주는 사업, 즉 국민 재생산력과 자질을 향상시키는 데 공헌하는 국가적 사업이다. 그 대상 인구는 모든 여성과 18세 미만의 모든 어린이를 포함한다. 협의의 대상(15~49세의 가임 여성과 영유아를 중심으로 한 학령기 아동)으로 한정하더라도 국민의 반수를 차지하는 국가사업임을 알 수 있다. 이들은 환자가 아닌 건강한 자들이므로 건강에 이상이 발생하기 이전에 체계적이고 지속적인 건강관리와 질병예방에 주력함으로써 효과의 극대화를 기할 수 있다. 그러나 이들은 질병이나 사회 환경의 급격한 변화에 적절히 대응하는 데는 취약한 특성을 가지고 있다. 따라서 국가적으로 이들에 대한 적극적인 대책을 강구하지 않을 때에는 개인건강에 치명적인 결과를 초래할 뿐만 아니라 장기적으로는 국민의 자질과 국력 저하로 이어지게 된다. 영아사망률, 모성사망률, 주산기사망률 등 모자보건 관련 지표가 그 국가발전 수준을 나타내는 지표로 인식되고 있는 이유가 바로 여기에 있는 것이다.

2. 모자보건의 내용

모자보건은 매우 넓은 범위를 가지고 있지만 모자보건의 초점은 분만에 있다고 볼 수 있다. 분만 준비 기간이라 할 수 있는 임신 중의 모자보건 관리는 안전하게 분만하여 건강한 아이를 출산하기 위해서는 중요하다. 그러나 임신 중 모자보건 관리에 더욱 충실을 기하기 위해서는 무엇보다 먼저 임신 전의 보건 관리가 우선되어야 한다. 즉, 사춘기부터 장래 건전한 모성기능을 행하기 위한 신체적 건강관리나 모성기능을 바로 이해시키고 모성 의식을 건전하게 발달시키며, 가정의 중요성을 인식시키기 위한 정신적 보건교육도 아울러 행해져야 한다.

Morley는 모자보건 내용을 모성보건과 소아보건으로 나누어 제시하였으며, 모성보건은 재생산 집단인 15~49세의 가임 여성을 중심으로 다음과 같이 정리하였다.

① 혼전 건강상담과 순결교육을 포함한 성교육,
② 건전한 이성교제와 성숙하고 건강한 결혼,
③ 부모 교육을 포함한 임산부의 산전 보건 관리와 보건 서비스 내용,
④ 안전 분만 및 시설 분만 유도와 분만 직후의 건강관리,
⑤ 해산부 및 산욕부의 건강관리 내용,
⑥ 터울 조절 및 인공 임신중절 예방을 위한 가족계획교육 및 피임 방법의 생활실천 도모,
⑦ 모유수유 권장으로 건강한 산욕기 회복과 어머니와 자녀의 결합,
⑧ 질병예방 및 사망 개선을 위한 생활실천 도모,
⑨ 생애계획과 행복한 가족계획에 의한 생활 개선으로 건강한 가정, 행복한 개인이 되도록 돕는다.

소아보건은 다음과 같다.

① 출생 직후 초생아 건강관리,
② 신생아 건강관리를 통한 주산기 사망의 예방,
③ 영아 및 유아 건강관리,
④ 학교 인구의 건강관리,
⑤ 장애 아동의 건강관리,
⑥ 이상 일련의 건강관리를 통하여 결함 및 질병을 조기 진단, 조기 치료하고 재활로 무능과 장애를 개선하며, 조기사망을 예방하고 사망 구조를 개선한다.
⑦ 예방접종 및 정기검진을 통해 질병예방은 물론 심신이 건강한 아이로 성장하고 성숙하도록 돕는다.

3. 모성보건

1) 모성이란

모성이란 일반적으로 모자보건 관리의 대상으로 보면, 넓은 의미로는 2차 성징이 나타나는 생식기로부터 폐경기에 이르는 여성(15~49세)을 말하며, 좁은 의미의 모성보건(모성보건사업의 3대 목적)은 산전관리, 분만관리 및 산욕관리를 말하나, 여기서는 수유관리를 포함하여 설명한다.

여성은 선천적으로 엄마가 되는 데에 필요한 신체 구조를 가지고 있다. 성장하면서 그 특유한 구조가 발달하여 엄마로서의 기능을 갖추어 가게 되고, 성숙한 여성이 되어서 결혼하고 출산하여 엄마가 된다. 또 자녀양육이 끝난 후에도 일생동안 엄마로서 살아가게 된다. 즉 여성은 태어나면서부터 엄마가 되는 성질을 가지고 있는데 이 성질을 모성이라 한다.

모성은 좁은 의미에서는 엄마로서의 직접적인 기능인 임신, 분만, 산욕, 수유 등에 관한 문제에 한정되지만 넓은 의미에서는 엄마가 되기 위한 기능(모성기능)에 관련된 모든 기능을 포함한다.

Deutsch는 "모성이란 사회적·생리적·감정적인 통일체로서의 엄마의 아기에 대한 관계를 가리킨다"고 정의 했다. 이 정의는 여성의 일생주기(life cycle) 중 주산기(임신 28주~산후 1주 미만)나 육아기에 초점이 맞추어진 것으로 모성에 대한 협의의 정의에 해당한다고 할 수 있다. WHO의 모성보건위원회에서는 '모성이란 지금 아기를 낳고 기르고 있는 여성은 물론 장래에 아기를 낳아 기르는 사람과 과거에 그러한 역할을 한 사람을 포함한다'고 정의함으로써 여성의 생애주기 전체를 포함한 광의의 의미로 해석하고 있다.

2) 모성보건 지표

(1) 모성사망률

모성의 임신 기간 중에 임신, 분만, 산욕의 합병증에 의해 사망할 경우를 모성사망이라 하며, 모성사망률은 주어진 기간(보통 1년)의 출생아 10만 명에 대한 모성사망자 수를 뜻한다.

$$\text{모성사망률} = \frac{\text{연간 모성사망 수}}{\text{연간 출생아 수}} \times 100{,}000$$

정확하게 모성사망률을 측정하려면 어떤 연도의 임신한 모든 여성 중 모성사망자 수의 분율(proportion)로 구해야 하겠지만, 임신자 수를 모두 헤아리기란 현실적으로 불가능하기 때문에 출생아 수로 대용하며, 이 경우 분자가 분모에 포함되지 않으므로 비(ratio)가 된다.

(2) 산전진찰 수진율

일정 지역 내 일정 기간 동안 출산한 산모 100명 당 임신기간 중 산전진찰을 한 번 이상 받은 산모의 수를 뜻하며, 의료이용 관련 지표의 하나로 사용된다.

(3) 시설분만율

일정 지역 내 일정 기간 동안 출산한 산모 100명 당 의료시설(종합병원, 병원, 의원 등)에서 분만한 산모의 수를 뜻하며, 마찬가지로 의료이용 관련 지표로 사용된다.

(4) 제왕절개분만율

일정 지역 내 일정 기간 동안 출산한 산모 100명 당 제왕절개수술을 통해 분만한 산모의 수를 뜻하며 이 또한 의료이용 관련 지표이다.

(5) 합계출산율(합계출산력)

한 여성이 생애주기 동안 낳는 평균 자녀수를 말하며, 이는 어느 시점에서의 각 연령별 출산율을 합하여 산출한다.

(6) 인공 임신중절률

연간 가임 여성(여기서는 15~44세) 1,000명 당 인공 임신중절 횟수를 뜻한다.

(7) 가족계획실천율

일정 시점에서 가임기 여성(15~49세) 100명 당 피임을 실천하고 있는 여성의 수를 뜻한다. 이때, 피임 방법은 어떤 것이든 상관없으며, 남자가 피임을 하는 경우도 포함한다.

3) 모성의 보건사업관리

모성보건사업의 3대 관리요소는 ① **산전관리**, ② **분만관리**, ③ **산욕관리**라 할 수 있다. 원활한 모성발달을 위해서는 영유아기 혹은 사춘기부터 성교육을 포함한 모성 보건교육, 올바른 가정생활이나 사회에 있어서 가족의 역할 등을 인식시키는 교육, 나아가서는 유전학적, 우성학적 견지에 입각한 결혼지도, 가족계획지도, 혼전 교육 등의 보급이 필요하고 임신 중에는 임산부교실 등을 통한 분만준비교육이나 유아교육이 행해져야 한다.

인간의 모성의식은 고도의 정신 차원의 발달과 연계된 것으로 개개인의 성격이나 환경에 따라 크게 다르다. 유아기에서부터 사춘기에 이른 발육 과정에서 가정이나 학교에서 주어진 경험이나 학습이 모성의식의 건전한 발달에 막대한 영향을 미친다. 모친의 부적절한 양육 태도가 사려심 결여를 초래할 수 있고, 모성의식 발달을 저해한다는 것은 이미 지적한 대로이다. 그 외에 모친이 자녀에게 임신이나 출산 혹은 월경에 관하여 말할 때에는 그것이 건강하고 생리적인 기능인 것을 이해시킬 필요가 있다.

농업중심 사회에서 산업사회로 사회구조가 변화함에 따라 핵가족화되어 젊고 경험이 부족한 부부가 가족이나 주위로부터 교육이나 원조를 받지 못한 채 고독한 환경에서 임신기를 보내거나 육아를 하고 있는 경우가 많아졌다. 한편, 성에 있어서도 그 본래의 목적인 생식이나 모성과는 완전히 분리된 것으로 인식하게 됨으로써 미혼자의 임신이나 원하지 않는 임신을 증가시킨 나머지 모성 상실을 초래하고 있다. 또한 종래 가정 내에서 행해지던 출산이 시설로 옮겨지면서 아이가 출산 현장을 접할 기회가 없어지게 되고 핵가족화로 인해 형제, 자매를 돌보는 기회가 줄어듦은 물론, 가정 내에서의 전통교육이나 가정교육을 받을 기회가 없어진 점도 모성의식 확립을 저해하는 요인으로 작용한다. 고도의 경제적, 문화적 발전을 이룬 복잡한 현대사회에 있어서는 특히 모든 모성이 올바른 모성의식에 기초하여 건전한 모성 기능을 발휘할 수 있도록 모성교육에 충실해야 할 필요가 있다.

(1) 산전관리

산전관리는 임산부와 태아의 건강 상태를 주기적으로 진단함으로써 건강 위험 요인을 조기에 발견하여 적절한 조치를 취하는 한편, 보건교육을 통하여 임산부 스스로 건강관리를 잘할 수 있게 하여 결과적으로 모성 자신뿐만 아니라 태아와 출생아의 건강과 안전을 도모하는 데 보건학적 의의가 있다. 이러한 사산관리는 사산율, 저체중 출생아 및 미숙아 출산율, 주산기사망률, 선천성기형아 출산율 등을 감소시키는 데 크게 기여하고 있으며, 모성의 빈혈, 고혈압, 자간전증 및 자간증, 감염 등에 의한 유병률 및 모성사망률의 감소와도 연관된다.

① 분만예정일

분만예정일은 마지막 월경일의 달수에서 3을 빼고, 날수에 7을 더한 숫자로 추정한다. 예를 들어 10월 10일이 마지막 월경일일 때, 제헌절(7월 17일)이 분만예정일이 된다. 최종 월경일이 애매할 경우, 초음파를 통해 태아의 성장 상태를 관찰한 뒤 이를 토대로 분만예정일을 구한다.

② 기본적인 병력의 청취

가장 먼저 환자의 월경력, 산과력, 부인과 병력, 기타 유전적 질환, 결핵, 심장질환, 신장질환, 복부수술 여부 등의 병력에 대해서 자세히 조사해야 향후 산전관리의 방향을 명확히 설정할 수 있다.

③ 진찰 및 검사

매월 체중, 혈압을 측정하고 부종 여부, 태아심음, 태아 위치 등을 진찰한다. 소변검사, 혈액검사 등을 하여 단백뇨, 매독 여부, 풍진감염, 기형아검사 등을 실시한다. 태아의 기형이 의심될 때에는 양수검사를 실시한다.

④ 영양관리

모체는 태아에 영양분을 공급하기 때문에 모체의 영양결핍은 태아의 영양결핍을 초래하며, 태아에 공급되는 영양분을 고려하여 평소보다 많은 영양분을 필요로 하게 된다. 따라서 임산부는 자기 자신과 더불어 태아의 건강을 위해 영양 섭취를 충분히 하는 것이 중요한데, 특히 칼슘, 인, 철분, 비타민 등의 섭취에 소홀함이 없어야 하며, 편식을 금하고, 짜고 매운 자극성 음식은 피해야 한다. 칼슘이 부족하면 모체의 치아나 뼈에 이상을 초래할 수 있으며, 철분이 부족할 경우 빈혈이 발생한다. 영양부족이 심할 경우 유산, 사산, 신생아사망 및 태아 기능부전의 비율이 높아지게 된다. 임신 전과 임신 중 1일 필요영양소는 표 12-1과 같다.

표 12-1. 임신 전과 임신 중 1일 필요영양소(20~49세)

영양소	임신 전	임신 시
열 량	2,000kcal	2,000~2,400kcal
단백질	60g	75g
지 방	20~50g	50~70g
칼 슘	0.7g	1.0g
인	0.7g	1.0g
철	18mg	26g
비타민 A	700ug	800ug
비타민 B_1	1.0ug	1.4ug
비타민 B_2	1.2ug	1.3ug
비타민 C	55mg	70~80mg
비타민 D	10ug	15ug

⑤ 일상생활관리

- 분만 전후 1개월은 심한 일은 금하고, 자주 휴식하는 것이 좋다.
- 술, 담배를 금해야 한다.
- 휴식과 수면: 밤에는 8시간 이상 수면을 취하고 낮에도 자주 휴식해야 한다.
- 배변: 1일 1회 정도 하고 변비가 되는 일이 없도록 한다.
- 임신 중에는 정신적으로 안정을 취하고 희망을 갖고 명랑한 생활을 해야 한다.
- 임신 초 6주와 8개월 이후부터 산욕기까지는 성생활을 금한다.
- 운동과 여행: 임신 중에는 심한 운동이나 여행을 금하되, 특히 3개월 전과 8개월 이후는 여행을 금하며, 모체의 건강관리에 필요한 가벼운 운동을 해야 한다.

(2) 모성의 질병

① 출혈 및 자궁 외 임신

임신과 관계되는 출혈은 임신 전반기(5개월 이전) 출혈, 후반기(6개월부터) 출혈, 산욕기 출혈 등으로 나눌 수 있다. 전반기 출혈은 주로 자궁 외 임신이나 포상기태(胞狀奇胎)에 의하며, 후반기 출혈은 전치태반, 태반조기박리 등에 의한다. 자궁 외 임신은 자궁 내 점막조직 이외의 부위에 성립되는 임신으로 95%가 난관에서 발생하며 난소나 복강 내 임신이 되는 경우도 있다. 증상은 하복통, 무월경 내지 자연월경출혈 등이다. 많은 경우 전에 임균성 및 결핵성 난관염과 인공유산 후의 염증 또는 산욕열을 앓았다든지 습관성 유산이나 장기간 재임신이 안 되었던 사람에게서 많이 발생한다.

② 임신중독증(Toxemia)

임신중독증에는 증상에 따라 전자간증(preeclampsia)과 자간증(eclampsia)으로 구분한다. 이들은 임신 후반기, 특히 8개월 이후에 다발하여 임산부 사망의 가장 흔한 원인이 된다. 전자간증은 고혈압, 단백뇨, 부종의 3대 증상이 나타나는데, 경련이 추가로 나타날 경우 자간증이라 한다. 임신중독증의 원인의 3대 증상은 부종, 단백뇨, 고혈압이 있으며, 임신중독 예방을 위하여 (1) 적당한 휴식 및 겨울철 보온, (2) 단백질 및 비타민의 충분한 섭취, (3) 식염, 당질, 지방질의 과량 섭취를 금함, (4) 정기적 건강진단 등의 주의가 필요하다.

③ 산욕열 및 감염

출산 후 6~8주까지를 산욕기라 하며, 이 시기에 감염에 의해 심한 발열이 나타날 경우 산욕열이라 한다. 자궁 내막의 염증, 손상된 산도를 통한 국소염증, 전신적인 균의 침입 등으로 발생하며, 38℃ 이상의 고열과 오한이 주요 증상이다. 최근에 와서는 예방적 항생제의 사용, 분만의 위생화 등으로 산욕열은 많이 감소하였으며, 선진국이나 도시에서는 발생률이 극히 낮다.

④ 유산, 조산, 사산

유산(流産)이란 임신 7개월(제28주)까지의 분만을 말하며, 조산(早産)이란 임신 제28주부터 제38주 사이의 분만을 말하는 것으로, 조산과 유산은 분만아의 생존 가능성에 따라 나눈 것이다. 사산(死産)이란 죽은 태아를 분만하는 경우를 말한다.

원인은 모체 측과 태아 측으로 나뉘는데, 모체 측 원인으로 임신중독증, 만성 및 급성 전신질환, 성기발육부진, 성기위치 이상, 과로 등을 들 수 있으며, 임부가 결핵, 심장질환, 당뇨병 등이 있을 때 영향을 받기도 한다. 태아 측 원인으로는 기형, 발육이상, 태반이상, 양수과다 등이 유산, 조산, 사산의 원인이 된다. 태위이상, 진통이상, 산도이상, 조기파수 등이 원인이 되기도 한다.

예방 대책으로 정기 검진을 통해 임신중독 시에는 조기 발견 및 조기 치료를 해야 하며, 정기적인 진료를 받도록 하고, 난산자는 입원 분만하도록 지도한다.

(3) 분만관리

분만(delivery)이란 자궁 내에 있던 태아와 그 부속물이 산도(産道)를 지나 모체 밖으로 배출되는 현상을 말한다.

세계보건기구에서 임신기간에 따른 분만의 분류는 다음과 같다.

- 37주 미만의 출생아: 조산아(premature infant or pre-term infant)
- 37주 이상에서 42주 미만의 출생아: 정상기간 출생아(term infant) 또는 정기산
- 42주 이상의 출생아: 과숙출생(post-term infant) 또는 과기산

몸무게 기준에 따라서는 2,500g 미만을 미숙아(immature infant), 4,500g 이상을 과숙아(exceptionally large baby)로 본다.

모든 임산부는 정기적으로 병원을 방문해서 진찰을 받고 의료기관에서 분만을 하는 것이 안전하지만, 특히 다음의 임산부들은 의료기관에서 분만을 하여야 한다.

- 현 임신 중 병행되는 기타 임신합병증이나 임신 후유증 발병 가능한 임산부

- 내과적 합병증과 병행되는 임산부
- 산과적 합병증이 병발된 임산부
- 초산부
- 사산 및 신생아사망 경험 임산부
- 4회 이상 분만의 경산부
- 30세 이상의 고령 임산부

(4) 산후관리

산욕기는 분만 후부터 6~8주까지의 기간으로, 산모가 임신 동안 변화한 여러 생리적 기능이 회복되게 된다. 이 시기에는 여러 산욕기질환에 이환될 확률이 높은데, 출산 후의 자궁무력증이나 산도(産道)의 상처로 출혈이 있는지 확인하고 필요한 조치를 취하는 것이 제일 중요하며, 정상 분만 후라도 1시간 정도는 관찰해 보아야 한다. 자연분만 후 2시간이 지나면 응급수술을 할 경우가 적으므로 음식을 먹도록 한다.

출산 수일 후에 간혹 일시적으로 우울증에 빠지는 경우가 있다. 이는 임신기 출산의 흥분과 공포에서 해방된 허탈감, 산후 통증, 출산으로 인한 피로, 신생아 양육에 대한 불안감과 관련이 많으므로 특별한 치료는 필요하지 않고 휴식과 예상되는 문제에 대한 상담으로 해결이 가능하다.

출산 후 10일간은 하루 4회 정도 체온을 측정하도록 한다. 산후 발열은 대부분 감염 때문이므로 38℃ 이상 열이 나면 즉시 감염을 의심하고 원인을 찾아 치료를 해야 한다.

우리나라는 산전관리에 비해 산후관리에는 소홀한 측면이 많으며, 이에 대한 사회적 인식의 확산과 제도적, 교육적 차원의 개선이 필요하다

(5) 수유관리

분만 2~3일 후부터 모유가 분비되기 시작하는데 이때 처음 분비되는 모유를 초유라 한다. 초유는 영양가가 높으며 면역체가 있으므로 아기에게 반드시 먹이도록 한다. 초유는 약 일주일 정도 분비되며 일반 모유보다 진하고 노란색을 띤다.

처음 수유를 시작하는 것은 어렵고 산모의 노력이 필요하므로 힘들더라도 모유를 먹여야 한다는 의지를 갖고 인내하는 것이 모유수유에 있어 매우 중요하다.

1일 1회 이상 유방을 따뜻한 물로 깨끗하게 씻고 유두는 비누칠을 하지 않는다.

수유 시에는 양쪽을 교대로 먹여야 하며 처음에는 5분씩 빨린 후 점차 시간을 늘려 한쪽 젖을 완전히 빨린다.

분유가 아무리 잘 만들어져도 모유와 완전히 같을 수는 없으며 모유수유는 다음과 같은 장점을 지니고 있다.

- 모유수유는 모체의 자궁수축을 도와준다.
- 소화가 잘되고 먹기에 적당한 온도이다.
- 경제적이고 먹이기 간편하다.
- 모유수유를 하면 배란을 억제하여 임신을 예방하는 효과가 있다.

- 모유는 항상 신선하고 완전 무균상태이다.
- 항체를 지니고 있어 각종 감염으로부터 보호할 수 있다.

모유수유를 피해야 하는 경우는 다음과 같다.

- 유방에 염증이 있을 때
- 급성 감염증이 있을 때
- 당뇨병, 신장병, 폐결핵, 심장병, 영양부족, 악성빈혈일 때
- 산후 합병증이 있을 때(임신중독증, 폐혈증, 심한 출혈)
- 미숙아로 빠는 힘이 약하거나 모유에 대해 과민증이 있을 때
- 선천기형으로 언청이, 구개파열 등 입속에 이상이 있을 때
- 모유로 인하여 황달이 생기는 아이

4. 가족계획

가정이란 남녀 한 쌍의 결혼으로 시작되어 이후에 태어나는 자녀로 구성되는 공동생활의 장소이다. 다시 말해서 가족구성원의 생활이 이루어지는 장소라 할 수 있다. 이 장소란 물리적 공간으로서의 집을 의미할 뿐만 아니라 가족구성원의 상호 인간관계를 포함하는 심리적 공간으로서의 장소도 의미하고 있으며 가족이라는 공동체의 생활 상황도 포함하고 있다.

어린이에게 있어서 가정은 양친의 관심과 보호 아래 심신을 건강하게 키워가는 장소인 동시에 가족과의 인간관계 속에서 집단에서의 역할과 책임을 학습하고 사회성을 익혀가는 기본적인 장소이다. 이런 가정의 기능에는 ① 사회화(개인이 최초로, 그리고 최강의 대인 관계를 갖는 장소), ② 건강의 보호와 유지(아기의 양육, 건강한 생활 태도의 전승), ③ 애정(살아가는 데 필요한 애정, 긴밀한, 결속을 부여하는 장소), ④ 성·생식(성적 통제와 종족 보존-인간의 재생산), ⑤ 경제 기능(생산, 소비 및 노동력의 재생산), ⑥ 기타 기능(교육, 오락, 신앙 등)이 있다.

어린이는 가정에서 성장하고 인격의 기초가 형성된다. 가족 간의 정서적 인간관계 속에서 자주성이 키워지고 책임감이나 협조성이 길러지며 타인의 입장을 이해할 수 있는 사려심이 생기는 등 사회생활을 하기 위한 규칙을 익히게 된다. 양친으로부터 방임, 지나친 간섭, 과보호 등을 받게 될 때 정서불안으로 이어져 사춘기 이후에 여러 가지 문제 행동을 일으키는 원인이 될 수도 있다. 미래 사회를 담당하는 어린이들이 따뜻한 인간관계를 기초로 성장하여 창조적이고 활기찬 생활을 할 수 있는 사회를 실현하기 위해서는 어린이들을 인간성이 풍부한 바람직한 인간으로 육성시켜 나가는 것이 중요하다. 이것이 가정에 주어진 역할이라 할 수 있다.

1) 가족계획의 정의

세계보건기구는 '가족계획이란 근본적으로 산아제한을 의미하는 것으로 출산의 시기 및 간격을 조절하여 출생 자녀수도 제한하고 불임증 환자의 진단 및 치료를 하는 것이다'라고 정의하였다. 우리나라의 모자보건법에서는 가족계획을 '가족의 건강과 가정복지의 증진을 위하여 수태 조절에 관한 전문적인 의료서비스, 계몽 또는 교육을 하는 사업'이라고 정의하고 있다. 즉, 인구 조절을 통해 해당 가족의 복지를 꾀하는 것인데, 이러한 의미에서 가족계획은 수태조절 또는 산아조절과 그 의미가 통하는 면이 있다. 그렇지만 단순히 가족계획을 수태조절과 산아조절로 이해하는 것은 곤란하며, 이는 가족계획은 다른 두 방법에 의한 결과이기 때문이다. 가족계획은 말 그대로 가족을 계획적으로 구성하기 위한 다양한 노력을 의미하며, 이를 통해 가족의 안녕을 추구한다는 점을 잊어서는 안 된다.

가족계획은 산아제한 또는 피임으로 인식하고 있으나 진정한 의미의 가족계획이란 우생학적으로 우수하고 건강한 자녀의 출산을 계획적으로 조절하여 건강한 아이를 분만하고자 하는 출산계획 또는 산아계획이며 따라서 가족계획의 범주 속에는 산아제한이나 피임뿐만 아니라 결혼, 임신, 출산, 육아, 모자보건, 불임문제의 해결을 포함하고 있다.

2) 가족계획의 필요성

가족계획의 필요성에 대해서 이화여대 김초강 교수는 다음과 같이 언급한 바 있다.

- 어머니와 자녀의 건강 유지를 위해서 필요하다.
- 자녀 양육 능력의 조절을 위해 필요하다.
- 생활양식의 개선 및 경제생활 향상을 위해 필요하다.
- 도덕적, 윤리적 입장에서 필요하다.
- 여성의 인권존중이라는 입장에서 필요하다.

3) 가족계획의 내용

(1) 모성보건을 위한 가족계획

빈번한 임신과 난산은 임산부 사망의 3대요인이라 할 수 있는 임신중독증, 출혈, 감염을 초래하며 여성질환의 원인을 제공한다. 따라서 원하는 자녀를 가장 적절한 시기에 낳아 자녀의 성장 및 발육을 증진하고 모체의 건강을 보호하기 위해서는

- 몇 명의 자녀를 가질 것인가(출산 횟수),
- 첫 출산은 언제 할 것인가(초산 연령),
- 자녀 간의 터울 조절은 몇 년으로 할 것인가(출산 간격),
- 원치 않는 임신은 어떻게 방지할 것인가,
- 어머니가 몇 세일 때까지 낳을 것인가(단산 연령)에 대한 계획을 세워야 한다.

① 원치 않는 임신과 인공유산

원치 않는 임신을 하게 되어 인공유산을 할 경우, 모체의 건강을 손상시키고 임신 중 자연유산, 조산, 자궁 외 임신 등 각종 임신성 질환의 원인이 될 수 있으며, 때로 불임의 원인이 될 수 있으므로, 반드시 피임을 철저하게 해야 한다.

인공유산이란 임신 3개월까지의 소파수술, 임신 중기의 중절수술 등에 의하여 모체로부터 생명이 있는 태아를 인공적 시술로써 모체 밖으로 배출시키는 수술이다. 인공유산은 모체의 건강을 손상시키며 다음 임신 시 자연유산, 조산의 원인이 되기 쉬우며 때로는 불임의 원인이 될 수 있다.

② 출산 간격

임신은 극히 생리적인 과정이나 자칫 병적으로 이행하기 쉬운 상태이다. 임신 중에는 쉽게 신체에 이상이 올 수 있고, 또 모체에 잠재해 있던 질병이 임신으로 악화될 수 있으며 그 결과 태아에게 영향을 줄 수 있다. 원만한 모자보건의 유지 및 향상을 위하여 자녀의 터울은 임신기간 9개월, 수유기간 6개월, 모체의 휴식 및 회복기간 최소 12개월로 약 3년간을 유지하는 것이 바람직하다. 짧은 임신 간격 및 출산간격일수록 모성 및 영·유아사망률이 현저히 높으며 자녀에 대한 부모의 관심이 소홀하게 되어 질병 발생과 가정사고가 빈번해지며 성장 및 발육이 지연되고 지능발달이 더디게 된다.

③ 출산기간 및 단산연령

생리적으로 건강한 출산기간은 20대의 10년간이 좋으며 늦어도 35세까지는 출산을 끝내는 것이 바람직하다. 35세 이전에 단산해야 할 이유는 다음과 같다.

- 첫째, 30대 후반기 임산부는 분만 시 회음 또는 자궁경관열상, 제왕절개수술이 요구되며 당뇨병 등 다루기 힘든 질병의 발생이 빈번하다.
- 둘째, 출생하는 신생아에 다운증후군, 수두증, 언청이 등의 선천적 이상이나 기형이 많이 발생되며, 미숙아나 허약아 출생빈도 또한 높다.
- 셋째, 모성사망률의 빈도가 35세 이후의 부인에게 많다. 뿐만 아니라 태아 사망률 및 영·유아사망률에 미치는 영향도 크다.
- 넷째, 아기를 너무 늦게 낳으면 부모와 자녀 사이의 연령차가 너무 많아지고 부모가 노년까지 자녀를 키우고 교육시키는 부담이 크다.
- 다섯째, 35세 이후의 여성에게는 여성 생식기질환의 발생률이 높다.

④ 초산연령의 결정

20대 초반에 초산을 하고 30세 이전에 단산하는 것이 바람직하다 할 수 있는데, 20세 이전에는 사산 또는 미숙아의 분만율과 인공유산의 빈도가 현저히 높으며, 30세 이후에는 유산, 제왕절개의 가능성이 높아지며, 임신중독증, 기형아, 미숙아 분만율도 증가하게 된다.

⑤ 출산 횟수

자녀의 수는 부모의 능력, 건강, 가정 환경, 양육 능력에 따라 결정되어야 하겠지만 비교적 많은 수의 자녀를 출산(다산)함으로써 얻어지는 결과는 미숙아 분만율이나 난산율이 높아지고 출산 시 손상이나 감염으로 인하여 고생하는 예가 많으며, 자녀들은 영양부족, 성장 및 발육의 지연, 질병 이환율이 높아지게 된다.

다산은 모성의 산과적 질환 및 부인과적 합병증의 발생률을 증가시키며, 자궁파열, 산후 출혈, 전자간증, 전치태반, 빈혈, 골반강내염증 등이 많으며 또한 다산한 부인에게 암, 신경질환, 혈관질환, 간질, 고혈압, 류마티스성 심장질환도 다소 높다고 보고되고 있다. 더구나 임신 간격이 짧고 최종 출산 시 모성의 연령이 많을수록 부작용의 출현율이 급격히 증가된다고 한다.

(2) 영·유아보건을 위한 가족계획

가족계획은 출산의 조절, 즉 자녀수의 조절과 자녀의 터울 조절을 포함하고 있어 자녀의 건강 상태와 밀접한 상호 관계를 가지고 있다.

신생아 및 영아 건강 상태는 부모의 건강 상태 등 생물학적인 인자와 주거, 영향 및 의료 등의 환경 요인, 모성의 연령, 출생 순위 및 출산 터울 등과 관련이 있다.

① 태아 및 영·유아 사망

태아 및 영·유아의 사망도 형제 수(출산 횟수 또는 출산 순위와 같은 개념에서 이해할 수 있음), 출산 간격 또는 출생 시 어머니의 나이, 가정의 경제 수준 등이 중요한 변수로 작용하고 있다는 연구 결과가 있다. 형제간의 출생 터울이 짧을 때에도 신생아, 영아 및 유아사망률이 높아진다는 것으로 보고되고 있다.

이와 같이 자녀수가 많고 터울이 짧은 경우에 영·유아사망률이 높아지는 것은 많은 자녀수를 돌보게 됨에 따라 충분한 관심과 관리가 힘들어 질병 이환과 사고 발생의 위험이 높고, 거주 밀도가 높아짐에 따라 감염증과 같은 감염성 질환이 발생할 가능성이 높기 때문인 것으로 보인다.

② 저체중아의 발생 빈도

저체중 출생이란 출생 시 체중이 2,500g 이하인 출생아를 말하는데 여러 가지 건강상의 장애를 가지고 태어나서 영아사망의 중요한 원인이 되고 있다. 저체중아의 발생 빈도는 출산 터울과 밀접한 관련을 보이고 있는데, 특히 출산 터울이 1년 이하인 경우에 그 발생률이 출산 터울이 1년 이상인 그룹과 비교할 때 2배 이상이라는 조사보고가 있다. 이는 모체가 임신에 의한 생리적 및 신체적 변화에서 완전히 회복되지 않은 상태에서 계속되는 임신으로 건강한 태아를 발육시킬 수 없었기 때문으로 보인다.

4) 가족계획과 관련된 고려사항

(1) 성교육 강화

최근 심각한 사회문제로 대두되고 있는 청소년 성문제는 우리 사회가 하루 빨리 해결해야 할 문제 중의 하나이다. 도덕성의 강조, 건전한 에너지의 발산을 할 수 있는 운동 및 레크리에이션의 보급, 성교육의 강화 등이 청소년의 성문제를 해결하는 데 도움이 될 사항이다.

특히, 성교육은 청소년의 성에 대한 인식 변화와 사회 가치의 변화 등에 따라 이제는 필수적으로 필요한 사항이 되었다. 각각의 연령에 적합한 성교육 프로그램의 개발, 학교나 사회기관 등에 상담소의 설치 등과 부모에 대한 교육 프로그램의 개방 등이 이루어져야 할 것이다.

(2) 출생 성비 불균형의 해소

가족계획의 성공적인 수행으로 저출산 시대를 맞이하여 나타난 현상 중에 바람직하지 못한 것의 하나로 출생 시의 성비가 심하게 불균형 상태가 된 것을 들 수 있다(표 12-2).

이는 강한 남아 선호관과 불법적인 태아 성감별에 의한 인공 임신중절로 1980년대 중반 이후 출생 시 성비의 불균형이 심화되었으며, 특히 셋째 아이 이상에서는 불균형 현상이 두드러지고 있다. 출생 성비의 불균형을 해소하기 위해서는 불법적인 태아 성감별에 대한 지속적인 단속과 자발적인 태아 성감별 행위의 억제가 필요하다. 그리고 무엇보다도 남아 선호사상이 남녀가 불평등한 사회경제적 구조에 기인하므로 이에 대한 근본적인 해결책을 범정부적 및 범국민적으로 강구하여야 할 것이다.

표 12-2. 출생 성비 불균형

연도	총출생아	첫째아	둘째아	셋째아	비고
1981	107.2	106.3	106.7	107.1	$성비 = \frac{남자\ 수}{여자\ 수} \times 100$
1990	116.3	108.5	117.0	192.8	
2000	110.2	106.2	107.4	143.9	
2010	107.3	105.0	106.0	130.7	
2020	106.2	105.0	106.0	120.6	예상

5. 피임

1) 피임의 정의

산아제한은 불임수술 및 낙태를 포함하여 출산 방지를 총칭하는 광범위한 개념의 용어로서 피임과 동의어로 사용되기도 한다. 그러나 피임은 임신 자체를 예방하는 최선의 방법이며, 낙태는 임신의 예방에 실패한 뒤 임신된 태아나 배아를 인위적으로 제거하여 출산을 방지하므로 엄격한 의미에서 구분할 필요가 있다.

일반적으로 사용되고 있는 피임 방법은 크게 나누어서 다음과 같이 구분할 수 있다.

- 성교 직후에 질 내에 약품을 주입하는 방법: 질세척
- 자궁강 안으로 정자가 들어가지 못하게 하는 방법: 콘돔, 자궁 내 피임장치, 다이어프램
- 여러 가지 화학물질로 정자를 파괴하거나 비활성시키는 방법: 질크림, 질정제, 젤리, 좌약
- 질 속의 사정을 피하는 방법: 금욕, 성교 중단

- 여러 가지 호르몬제의 사용으로 배란을 억제하는 방법: 경구피임제

2) 피임의 이상적인 조건

현재 사용되고 있는 여러 가지 피임 방법에는 각각 장·단점이 있다. 따라서 건강 상태, 생활양식, 성생활의 양상, 경제적인 여건, 성에 대한 지식 등 제반 여건에 맞추어 여러 가지 방법 중에서 한 가지 또는 몇 가지 방법을 동시에 사용함으로써 그 효과를 높일 수 있다.

피임 방법의 구비 조건은 다음과 같다.
- 피임 효과가 확실해야 하며, 임신을 원할 때는 가능하여야 한다.
- 신체적 또는 정신적으로 무해해야 하며, 부부생활에 지장을 주어서는 안 된다.
- 실시 방법이 간단하고, 불편하지 않아야 한다.
- 피임에 실패했더라도 태아에는 무해해야 한다.
- 비용이 싸고 구입이 용이해야 한다.

3) 피임 방법

(1) 콘돔

콘돔은 16세기경 피임의 목적보다는 성병 예방을 위하여 사용하였으며, 18세기에 이르러 피임을 목적으로 생선이나 동물의 내장을 이용하다가 1870년대에 와서야 오늘날과 같은 콘돔이 대량 보급되었다.

콘돔은 사정된 정액이 질 속이나 질구 부근에 침입하는 것을 막아서 임신을 예방하며, 또한 음경의 피부와 질의 점막이 접촉하는 것을 차단하므로 접촉에 의해 질병이 감염되는 것을 막을 수 있다.

콘돔의 장·단점은 다음과 같이 정리할 수 있다.

① 장점

- 비용이 적게 든다.
- 부피가 작아 휴대, 보관 및 처분이 용이하다.
- 건강상 무해하며 부작용이 없다.
- 의사의 처방, 검사 또는 진단이 없이 사용할 수 있다.
- 사용 후 효과를 즉시 확인할 수 있다.

② 단점

- 매번 성교 시마다 사용해야 하며 단지 1회만 사용하여야 한다.
- 오래되어 낡았거나 불량한 콘돔의 경우 실패율이 높아진다.
- 보관 시 유의하여야 한다.

(2) 경구피임제

월경주기 동안의 난포자극호르몬은 난포의 성숙을 자극하여 배란이 일어나도록 하고, 배란이 되면 난자를 방출한 난포가 황체로 변하면서 황체호르몬의 분비가 시작되고 자궁은 임신에 대한 준비를 하게 된다. 따라서 난포자극호르몬의 분비를 억제하면 배란이 억제되며, 난포자극호르몬의 분비 억제는 혈중의 난포호르몬 수준을 계속 높은 수준으로 유지하면서 가능하다는 원리가 바로 경구피임제의 근본 원리이다.

① 부작용

경구피임제는 피임 효과 이외에 여러 가지의 부작용이 있다.

- 피임제 복용으로 화학적 변화가 일어난다.
- 체중의 변화가 심하다.
- 월경 기간이 짧아지고 출혈량이 적다.
- 유즙이 분비되는 유루증이 일어나기도 한다.
- 월경 기간 사이에 출혈이 있을 수 있다.
- 우울증 또는 흥분 등이 일어나는 경우가 있다.
- 배란 시의 배란통이 없어진다.
- 때때로 오심과 구토가 일어나고 불쾌한 증상이 나타난다.
- 질의 효모균 감염의 가능성이 높다.

② 합병증

- 복통
- 시력의 변화
- 다리의 통증
- 격심한 두통
- 피부가 노랗게 되는 증상
- 흉곽통
- 유방의 팽창과 멍울
- 심한 우울증

이러한 증상이 나타나는 경우에는 가볍게 여기지 말고 증세의 변화를 관찰하여 지속적인 것이 발견되면 피임제의 복용을 중단하고 의사의 진찰을 받는다.

③ 복용 방법 및 복용 중지

피임제를 복용하기 전에 혈압, 체중, 흉부 및 복부나 자궁에 대한 검사, 소변검사, 임신검사 등 여러 가지의 검사 결과로 부작용이나 합병증의 위험이 없을 경우에는 안심하고 피임제를 복용한다.

경구피임제의 포장은 1개월 단위로 하여 포장되어 있는데 20정, 21정 또는 28정의 세 가지 종류로 되어 있고, 21정으로 포장되어 있는 것이 가장 많으며, 특기할 것은 28정의 포장 중에는 호르몬이 들어 있는 21

정과 호르몬이 들어 있지 않은 7정의 두 가지 종류의 정제가 들어 있는 것이 있다.

어떠한 포장이든지 하루에 한 알씩 순서에 따라서 계속적으로 복용하여야 한다. 20정 및 21정의 경우에는 마지막 복용이 끝나면 7일 동안 쉬고 나서 다시 새 포장의 첫 알을 복용하기 시작하게 되나 28정의 경우에는 순서에 따라서 복용해 나가면 제21일까지는 호르몬제가 함유되어 있지 않은 정제를 복용하게 된다.

(3) 자연적인 산아조절법

자연적인 산아조절법의 기초는 월경주기 중에 변화하고 외부로 나타나는 체온, 질의 분비물 및 월경 등의 현상을 산아조절의 목적에 이용하는 데 있다.

일반적으로 두 월경 기간 중간 즈음에 보통 약 1주일 동안의 가임 기간이 월경주기마다 반복되고 있다. 이러한 생리현상에 근거를 두고 산아조절의 목적으로 가임 기간을 알기 위해 배란일을 계산하는 방법으로 최초로 고안된 것이 1930년대의 일본인 의사 오기노의 월경주기법이며, 이 방식의 계산 오차를 줄이고 신빙성을 높이기 위해서 월경 기간 중에 변화하는 체온을 측정하여 이용하는 방법을 기초체온법이라고 한다. 그 후에 위의 두 가지 방법의 단점을 보완하기 위한 방법으로 월경 기간 중, 특히 가임 기간에 변화하는 자궁경관의 점액 및 질의 분비물의 변화 양상을 관찰하여 산아조절에 이용하게 되었는데 이것을 자궁경관점액법이라고 한다.

1930년대에 오스트리아의 Knaus와 오기노에 의해 배란 시기에 대한 결정적인 사실이 밝혀졌는데 월경주기의 장단에 관계없이 배란은 항상 다음 번 월경이 시작되기 14일 전에 일어난다는 것이다. 이 배란 예정일을 기준으로 하여 정자와 난자가 생존 가능한 시간을 가산한 시간이 이른바 가임 기간이 되는 것이다.

① 월경주기법

여성의 월경주기는 평균은 28일이지만 개인마다 약간씩 차이가 있다.

월경주기법은 적어도 8개월 이상의 월경 기록을 근거로 계산하여야 안심할 수 있는 통계가 된다. 각 월경주기는 출혈이 나타나는 첫 날을 제1일로 하고 다음 번 월경이 시작되는 전날을 월경주기의 마지막 날로 계산하게 된다.

월경주기법에서 배란일 및 가임 기간을 계산하는 원리는 다음 번 월경 예정일의 14일 전에 배란이 일어나게 되며, 여기에 정자가 자궁 내에서 생존 가능한 기간인 48시간과 난소에서 배란되어 수정이 가능한 기간을 가산한 것이다. 그런데 대부분 배란일도 예기치 않게 변동되는 경우가 있으므로 약 2일 정도의 여유를 두어 계산한다.

예를 들어, 월경 예정일의 14일 전인 날짜가 3월 15일이라고 가정한다. 만약 3월 15일에 배란되었다면 난자는 24시간 동안 생존 혹은 수정 가능하므로 3월 15일에서 16일까지 2일 동안 정자와 만나면 수정이 가능하다. 그러나 정자는 자궁 속의 환경에서 48시간을 생존할 수 있으므로 3월 13일 이후에 사정되어 있는 정자는 수정이 가능하게 되므로 가임 기간은 3월 13일에서 3월 16일로 늘어나게 된다. 그러나 배란일은 이론상의 배란예정일보다 48시간 전후로 신축성이 있을 수 있으므로 배란이 3월 13일에서 17일 사이에 일어날 수 있음을 의미하여 13일에 배란된다면 11일부터, 17일에 배란된다면 18일까지의 기간이 가임 기간이 된다. 그런데 여기에서 한 가지 고려해야 할 사실은 월경주기마다 신체 상태나 기타 여러 가지 복잡한 요인으로 인해서 월경주기의 기간은 변동이 있으며, 매 월경 기간이 똑같은 경우는 거의 없기 때문에 다음 월경 예정일을 추정한다는 것은 어디까지나 추측이지만, 통계 중에서 가장 긴 주기와 가장 짧은 주기를 선정하여 배란일의 변경 진폭의 영향을 고려해 가능한 한 안전한 가임 기간을 알아내는 방법이다.

② 기초체온법

기초체온이란 사람이 6시간 이상의 휴식이나 수면을 취한 뒤에 측정한 체온을 말하며, 아침에 수면에서 깨어나자마자 아무런 동작도 하지 않고 물을 마시거나 흡연도 하지 않은 채 최소한 3~5분 이상 측정한 체온이다. 체내에서 생산되는 황체호르몬은 체내의 에너지를 발생하는 화학적 변화를 촉진하며 이러한 화학 변화의 기전은 신체 내에서 기초체온을 상승시킨다.

월경주기 동안에 기초체온은 난포의 발달 상태에 따라 변하는데 난포호르몬을 분비하거나 전혀 아무런 호르몬도 분비하지 않은 경우에는 황체호르몬이 생산될 때보다는 매우 낮게 일정 기간 동안 지속된다. 배란 시기가 되면서 기초체온이 다시 약간 저하되고 나서 배란이 되면 곧 이어서 황체호르몬이 생산되면서 기초체온이 갑자기 약 3℃(5.5F) 정도 올라가서 약 72시간 정도 지속하게 된다. 이와 같이 기초체온이 지속적인 안정 상태에서 저하되는 시점이 바로 배란되는 때이며 높은 체온이 지속되는 기간이 난자의 생존 기간이므로 이 기간을 피하면 피임되기 때문에 기초체온법을 이용한 피임 방법에서는 월경주기 초반에 배란이 있는 72시간 후까지 금욕하여야 한다.

기초체온법은 월경주기법에 비하여 정밀하게 배란일을 측정할 수 있으며 월경주기법에서는 배란이 있었는지의 여부를 알 수 없으나 이 방법에서는 이를 확인할 수 있다.

반면에 감염이나 기타의 이유로 인해서 체온은 변화가 심하여 때로는 배란으로 인한 것과 전혀 관계없이 체온이 올라갈 수도 있으므로 이 경우에는 기초체온으로 배란일을 측정할 수 없으므로 산아조절 목적으로 이용할 수 없는 결점이 있다.

③ 자궁경관점액법

자궁경관 점액은 평상시에는 정자에 대하여 부적절한 상태를 유지하다가 배란 시에는 정자의 통과가 용이하도록 점액의 양이 많아지고, 묽고 미끈미끈한 상태로 변하게 된다. 이러한 점액의 변화는 난포호르몬에 의하여 유발되며 배란 후에는 다시 황체호르몬의 영향으로 종전의 진하고 양이 적은 끈적끈적한 상태로 돌아가게 된다.

대부분의 여성들은 질에서 나오는 분비물로서 이와 같은 양상을 알아차릴 수 있으며 마치 계란의 흰자위와 같은 분비물이 최고조에 달한 때부터 약 4일 정도의 기간 동안 금욕하게 되면 안전하고도 확실한 피임이 될 수 있다.

④ 자연적인 산아조절법의 문제점과 위험

자연적인 산아조절법을 피임의 목적에 사용하기에는 고도의 지식과 상당한 노력이 필요하기 때문에 불완전한 배란일의 추측으로 인한 피임 실패의 우려가 매우 높다. 그러나 가장 위험한 문제점은 금욕으로 인한 여러 가지 문제점이 발생하는 것이며, 이 경우에는 신체적인 이상이라기보다는 금욕으로 인한 욕구불만이나 정신적 스트레스 혹은 성생활의 문제점 등으로서 감염이나 질병 등 신체적 이상보다 치료에 더 미묘한 점이 있다.

또한 금욕으로 인해서 사정 또는 배란이 된 후에 너무 오랜 시간이 지난 뒤의 정자와 난자가 수정될 가능성이 매우 높아지는데 인간의 경우를 연구한 결과는 없으나 동물 실험에서는 평균보다 태아의 불구 가능성이 높은 것으로 나타났으므로 위험성이 있다고 보아야 한다.

(4) 질내 살정자제

조직에는 무해하지만 정자를 죽이거나 무력화시킬 수 있는 화학물질을 용제 역할을 하는 물질과 함께 질 안에 삽입하여 피임을 할 수 있다.

이 용제에는 정자를 죽이는 유효 성분이 용해되어 있어야 함은 물론이고 질 안에서 잘 용해되고, 쉽게 질 내막과 자궁경을 뒤덮고 있어야 하며, 정자가 헤엄을 치지 못하도록 화학적으로 방해 작용을 하는 물질이 함유되어 있어야 한다.

(5) 다이어프램

일반적으로 페서리라고 하는데 원리는 자궁경구를 덮어서 외부로부터 자궁경관으로 정자가 침입하는 것을 차단하는 것이다.

얇은 고무막으로 만든 마치 우묵한 그릇이나 둥근 지붕을 거꾸로 한 것 같이 생긴 것으로 둘레에 철사로 된 테의 형태를 붙여서 고무를 씌어 놓았고, 그 테의 직경에 따라 여러 가지의 규격이 있으며, 테의 형태에 따라 몇 가지 종류로 구분된다.

다이어프램은 1938년에 독일인 의사인 Frederic Wilde가 발명한 것으로 경구피임제나 자궁 내 피임장치의 안전도에 관심이 높아지면서 그리 많이 사용되지 않게 되었으나 사용법만 바르게 안다면 경구피임제나 자궁 내 피임 장치에 비해 효율이 떨어지지 않을 뿐만 아니라 부작용이나 합병증의 위험은 매우 낮아서 최근에는 다시 인기를 회복하고 있는 피임 기구이며, 질 크림이나 젤리를 보조적으로 사용해야만 그 효율을 완벽하게 나타낼 수 있다.

(6) 자궁경 캡

고무 플라스틱 또는 금속으로 만들어진 다이어프램보다는 작고 두꺼우며 신축성이 없는 자궁경 캡은 다이어프램의 기능과 원리는 동일하나 구조가 약간 다르다.

자궁경이 마치 병마개와 같이 자궁경 캡 속에 꼭 맞게 들어가 끼이게 되어 있으므로 완전히 자궁경구를 차단하게 되어 다이어프램과는 달리 살정자제 물질을 사용하지 않아도 되므로 비교적 조작이 간편하다.

고무로 된 것은 한 번에 24시간 동안 삽입한 채로 계속 있을 수는 있으나 플라스틱 제품에는 월경주기 말에서 다음 번 월경주기 초까지 계속 삽입한 채로 둘 수 있는 것도 있다.

자궁경 캡은 다이어프램보다도 삽입하기가 더 어려우며 성교 도중에 잘 벗겨지는 결점이 있다. 피임 효율은 비교적 높아 93%나 되지만 비교적 보급이 덜 된 피임 방법이다.

(7) 자궁 내 피임장치(IUD)

자궁 안에 이물질이 출현하면 임신을 방해한다는 사실을 알아낸 것은 매우 오래 된 일이었으나, 이물질로 인한 자궁 내 감염의 위험이 매우 심각한 사태를 초래하게 되므로 피임 방법으로 사용될 수가 없었다. 그 후 항생제의 출현으로 이러한 문제점을 해결하기 아주 쉽게 되어 20여 년 전부터 매우 광범위하게 보급되고 인기 있는 피임 방법으로 각광을 받게 되었다.

자궁 내 피임장치는 콘돔이나 다이어프램 등이 정자의 자궁 내로의 진입을 물리적으로 막고 살정자제가 화학적으로 막는 데 비하여 자궁 내에 수정란이 착상하지 못하게 하는 피임 방법이다.

① 작용

IUD는 임신에 필요한 여러 가지 요소를 변경시켜서 피임이 되는 효과를 지니고 있다.

▪ 이물질에 의한 반사신경 작용설

자궁 안에 이물질이 출현한다면 반사신경이 자극되어 난관의 난자 운반 운동이 촉진되어 난자가 수정되었더라도 자궁 내막에 착상될 만큼 증식되기 전에 자궁 안에 도달하여 착상될 수 없다는 의견이다.

▪ 세포독소 물질설

자궁 내막의 조직이 IUD에 반응하여 세포독소 물질을 축적하게 되어 IUD는 물론 자궁 안에 들어오게 되는 배포까지도 공격하여 파괴한다는 의견이다.

▪ 정자 이동방해 물질설

정자가 난관으로 이동하는 능력을 방해하는 물질의 생산을 IUD가 자극한다는 의견으로 아직 이론이 통일되지는 않았으나 위의 3가지 의견이 가지고 있는 공통적인 사실은 이물질 출현으로 인하여 어떤 형태의 거부반응이 나타났다는 점이다.

IUD 사용자에게 다음과 같은 증상이 있는 경우에는 감염이나 질병의 여부를 즉시 진단받도록 한다.

- 근육통, 피로 또는 두통 등 독감과 같은 증세
- 복부의 통증이나 민감
- 비정상적인 질 분비물 및 출혈
- 고열 또는 오한
- 성교 중의 통증

IUD에 의한 질병 감염 원인으로는 삽입 시의 세균 오염과 비정상적인 질 분비물이나 출혈이 세균의 급속한 성장을 촉진하는 이상적인 환경을 제공하기 때문이며, 특히 월경혈은 질병의 자궁 내 확산 가능성을 증대시키는 주요 원인이다.

② 금기사항

다음과 같은 증상이 있을 때는 IUD를 삽입해서는 안 된다.

- 긴급 의료 처치가 어려운 때
- 활성인 자궁경관염이 있을 때
- 활성인 골반 감염이 있을 때
- 2~6개월 전에 골반 감염이 있었을 때
- 임질이거나 임질에 노출된 우려가 있는 경우
- 이미 임신되었을 때
- 당뇨병, 천식, 관절염 및 기타 질병의 약물 치료로 감염에 대한 저항성이 약화된 경우
- 과거 수차에 걸쳐서 골반 감염이 있었을 때
- 항응고제를 복용하여야 하는 때
- 자궁 내막의 과형성
- 류마티스성 심장병 또는 심장판막이 기형일 때
- 구리에 대한 거부 또는 알레르기 반응이 있을 때의 구리 IUD 사용

③ 장점

- 자궁의 두 벽을 떼어놓아 자궁 내막의 정상적인 증식을 돕고 반흔조직으로 인한 월경 중지를 치유시키는 경우가 있다.
- 한번 삽입하면 제자리에 있는 한 계속 피임 효과를 지속시킨다.
- 체내의 호르몬 순환에 아무런 영향을 미치지 않는다.
- IUD는 피임 방법 없이 성교한 후 5일 이내에 삽입하면 긴급 피임 방법으로도 효과를 발휘할 수 있다.
- 수유 시에 유즙 분비에 영향을 미치지 않는다.
- 다른 피임 방법에 비하여 빈번하게 삽입 제거할 필요가 없으며 다른 기구나 재료가 없어도 된다.
- 성교를 방해하지 않으며 이질감 등을 거의 느끼지 않는다.

④ 주의사항

- IUD의 제거는 반드시 의사에게 의뢰하여야 한다.
- 구리 IUD 사용 시 투열 치료는 자궁을 손상시킬 우려가 있으므로 고주파나 단파를 사용하는 치료는 피해야 한다.
- 사용 중인 IUD의 종류를 확실히 알고 적절한 시기에 교환하여야 한다.
- IUD 삽입 중에 임신된 경우 가능한 한 빨리 IUD를 제거하되 늦어도 임신 7주 이전이라야 한다.
- 적어도 처음 3개월 동안은 매주 1회, 그 후로는 매월 월경이 끝난 후 한 번씩은 정기적으로 IUD 끈을 검사하여야 한다.
- 가능한 한 6개월마다 한 번씩은 검진을 받는다.

제 13 장

학교보건

1. 학교보건의 역사와 개념

1) 학교보건의 역사

학교급식의 무상 제공에 관한 의견은 미국의 Thomoson이 구상했으며, 1865~1909년에 이르는 동안 주로 독일에서 수용되어 급식이 시작되었고, 영국과 미국의 뉴욕에서도 실시되었다.

학교보건의 시조라고 알려진 독일의 피르호(R. Virchow, 1221~1902)는 소아보건 증진을 위하여 학생들의 신체검사를 강조하였고, 1825년 아동건강 향상을 위하여 미국의 Northampton에서 체육 교육을 도입하였으며, 1894년 Boston에서 Samuel Durgin이 처음으로 공립학교 아동들의 건강관찰제도를 만들었으나, 학교 신체검사는 1842년 프랑스에서 최초로 시작하였다는 기록이 있으며 근대화된 과학적인 학교 신체검사는 벨기에에서 처음 시작되었다고 보고하고 있고, 미국에서는 1871년 R. J. Osullivan이 학교 신체검사를 처음 시작하였다. 프랭크(G. P. Frank, 1745~1821)는 학교위생에 관하여 기록하였으며, 19세기 후반부터 생리학 및 위생학이 발달하여 건강과 관련이 깊어지게 되었고, 1872년 미국에서 R. J. Osullivan이 교의로 위촉되어 학교 건물의 위생 감찰을 실시하였으며, 1877년 미국사회과학협회 보건부장인 D. F. Lincoin은 학교위생에 대한 보고서를 발표하였다.

미국은 교육적 입장에서 학교보건이 발달하여 학교가 지역사회의 교육면뿐 아니라 모든 면, 특히 보건 면에서 중심 역할을 한다고 볼 수 있으며, 독일은 교육의 의학적 비판과 학생에 대한 위생적 보호를 주임무로 하는 교의중심(校醫中心)의 학교보건이 계통을 이루었고, 영국에서는 사회복지 요구에 의하여 사회구제의 견지에서 학교위생의 장려를 기도해 왔다.

우리나라의 학교보건은 독일식 의학 교육과 위생 위주로부터 미국식 의학 교육 및 의료제도를 본받는 교육 위주의 체제로 바뀌어 가고 있으나 제도 인식의 부족 등으로 크게 발전을 하지 못하고 있으며, 앞으로도 획기적인 개선이 정책적으로 이루어지지 않는 한 학교보건, 특히 학교보건교육의 전망은 밝지 못하며, 따라서 국민보건 의식 형태 수준은 선진국에 미치지 못할 것이다.

2) 학교보건의 개념

'학교'라는 것은 일반적으로 초등학교, 중학교, 고등학교, 대학교, 전문대학, 맹아학교·농아학교 등의 특수학교, 유치원 및 유아원을 포함한 모든 교육기관을 의미한다. 학교보건학이란 학교생활에 있어서 건강의 보호, 유지, 증진에 관한 과학이다. 따라서 학교생활에 있어서 건강 문제를 논하는 경우, 그 대상이 되는 사람들은 그들의 교육시설에 속한 아동, 학생, 유아 및 교직원을 말하는 것이다.

3) 학교보건의 중요성

우리는 영·유아기를 지나 초등학교에 들어가면 개인 및 공중보건에 관한 교육을 받게 되고, 고등학교를 졸업할 때까지 최소한 12년간 학교생활을 하면서 형성되는 보건에 관한 습성은 일생동안 건강에 영향을 미치게 된다.

인간의 성장발달 단계로 볼 때 영아기 다음으로 학동기가 빠른 성장 속도와 정서적으로 격동기인 사춘기를 겪으며, 집단생활을 하기 때문에 감염성 질병이 집단적으로 발생하기 쉽다. 그러므로 학동기뿐만 아니라 성인기의 건강을 위해 학생들의 신체적 및 정신적 건강을 보호·증진하며 올바른 건강 습성을 길러주어야 한다.

2. 학교보건의 범위와 내용

1) 학교보건의 범위

학교보건은 보건 관리와 보건교육의 두 분야로 대별된다. 즉 보건 관리는 학교의 설치자 측이 아동, 학생 등 대상자의 건강을 관리하기 위한 여러 가지 방법과 대책에 중점을 두고, 보건교육을 아동, 학생들이 적극적인 학습에 의해서 자신의 건강을 보호하고 유지하며, 더 나아가서 건강증진을 계획하는 것을 목적으로 한다.

물론 이들 양자를 분리해서 생각해야 하는 것은 아니고 상호 간에 유기적인 관계를 갖고, 한편으로는 관리를 행하면서 다른 한편으로는 계통적 학습, 실천적 교육 등이 필요한 보건교육을 진행하면서 이에 따른 종합적 성과에 의한 학교보건의 발전이 바람직하다.

또 실제로 각 학급에 있어서는 종합적으로 학교보건을 실시하기 위해 학교보건 계획을 작성하고 그것에 의해서 일상 학급 운영을 행하는 것이 효과적이다. 학교보건 범위를 학교보건 봉사, 건전한 학교생활, 학교보건교육, 학교와 지역사회와의 관계로 대변할 수 있다.

2) 학교보건교육 내용

(1) 초등학교에 있어서의 보건교육 내용

초등학교 보건교육은 주로 체육과 관련해서 담임선생에 의해 실시되고 있다. 앞으로의 보건교육은 타과목과 동등하게 취급하여 올바르게 교육시키므로 어렸을 때부터 건강에 관한 건전한 습관을 형성하여야 한다. 이에 따른 보건교육 영역은 (1) 인체의 구조와 기능, (2) 청결, 단정, (3) 구강 위생, (4) 개인의 건강 유지와 증진, (5) 질병의 예방과 관리, (6) 사고의 예방, (7) 피로, (8) 식사, 휴식, (9) 알코올, 담배, 마약, (10) 가정생활을 들 수 있다.

(2) 중등학교의 보건교육 내용

중학교나 고등학교에서는 보건학습을 하나의 코스로 설정하여 독립 과목으로서 지도하는 것이 바람직하다고 본다. 보건교사로 하여금 보건 학습을 담당하여 건강에 대한 건전한 태도를 육성, 지도하여야 할 것이다. 중학교와 고등학교에서 지도하여야 할 보건교육 내용은 (1) 지역사회의 보건기관과 건강 서비스, (2) 인체의 성장발달과 기능, (3) 정신건강, (4) 개인위생, (5) 안전과 구급처치(교통안전 포함), (6) 영양과 음식, (7) 질병의 예방과 관리, (8) 알코올, 담배, 마약, (9) 산업보건, (10) 소비자 보건, (11) 환경위생이 있다.

중등학교 성교육은 정신건강에서 다루어 주면 이상적이다. 성에 대한 건전한 관심의 육성이나 이성적인 남녀 교제의 방식에 중점을 두고 있다.

지적(知的) 지도와 생활지도, 통합지도의 형태로 실시한다면 더욱 효과적이 될 것이다. 미국에서는 생활지도 측면에 중점을 두고 있다는 것을 참고로 하면 지도에 도움이 될 것이다.

(3) 대학의 보건교육 내용

대학은 올바른 시민으로서의 기본적 조건이 되는 건강한 시민, 건강한 지역사회를 만들 수 있는 시민의 육성을 목적으로 하는 영역을 일반교육에 채택해야 한다. 그러므로 보건대학을 반드시 대학교육에 포함하여야 하는데, 이는 (1) 건강의 개념, (2) 공중보건 사상, (3) 질병관리, (4) 건강한 사회생활 및 가정생활, (5) 보건 조직에 대한 이해, (6) 식품위생 및 환경위생, (7) 의료서비스의 선택, ⑧ 건강 정보, 보건 제품 등에 대한 평가와 같이 정리한다.

3. 학교보건 정책

우리나라에서는 교육기본법 제27조에서 '국가 및 지방단체는 학생과 교직원의 건강 및 복지 증진을 위하여 필요한 시책을 수립, 실시하여야 한다'라고 규정하여 학교보건의 법적 근거를 마련하였다. 이에 전반적인 학교보건에 대해서는 학교보건법에서 정하고 있으며, 이외에도 학교급식법, 학교 신체검사 규칙, 감염병 예방법 등 학교보건에 직간접적으로 관련이 있는 법령들이 상당수 존재한다.

1) 학교보건 관련법

(1) 학교보건법

학교보건에 관하여 전반에 걸쳐 그 내용을 다루고 있으며, 학교의 보건 관리와 환경위생 정화에 필요한 사항을 규정하여 학생 및 교직원의 건강을 보호·증진함을 목적으로 하고 있다. 주요 내용에는 다음과 같은 것들이 있다.

■ 학교보건법 ■

① 보건시설: 학교의 설립 경영자는 학교보건에 필요한 시설 및 기구를 갖추어야 한다(제3조).
② 교의 환경 및 식품위생: 학교의 장은 교사 내의 공기오염, 환기, 채광, 조명, 온·습도, 식단, 식품, 음료수, 상하수도, 화장실, 오물처리 기타 환경위생 및 식품위생을 적절히 유지하여야 한다(제4조).
③ 학교환경위생 정화구역의 설정: 학교의 보건·위생 및 학습 환경을 보호하기 위하여, 교육감은 학교환경위생 정화구역을 설정 고시하여야 한다. **학교환경위생 정화구역**은 학교 경계선이나 학교 설립예정지의 경계선으로부터 200m를 넘을 수 없다(제5조). 학교환경위생 정화구역에서 금지되는 행위 및 시설에는 대기환경보전법, 악취방지법, 수질 및 수생태계 보전에 관한 법률, 소음·진동관리법에 따른 허용기준을

초과하여 학습과 학교보건위생에 지장을 주는 행위 및 시설, 제한상영관, 도축장, 화장장, 납골시설, 고압가스·천연가스·액화석유가스 제조소 및 저장소, 폐기물 수집장소, 폐기물처리 시설, 감염병원, 감염병 요양소, 가축시장, 호텔, 여관, 여인숙, 주류판매점 등의 유흥업소, 당구장, 사행성 행위장(경마장, 경륜장, 경정장 등), 인터넷 컴퓨터 게임시설 제공업, 게임물 시설 등등이 해당한다(제6조).

④ 학생 및 교직원의 보건 관리: 학교의 장은 학생과 교직원에 대하여 건강 검사를 해야 한다(제7조). 그리고 학교의 장은 학생의 신체발달, 체력증진, 질병의 치료와 예방, 음주·흡연 또는 약물오용·남용의 예방, 성교육 등을 위하여 보건교육을 실시하고 필요한 조치를 하여야 한다(제9조). 또한 학교의 장은 학생의 안전사고 예방을 위해 학교의 시설·장비의 점검 및 개선, 안전교육 및 필요한 조치를 하여야 한다(제12조).

⑤ 보건기구의 설치: 교육감 및 교육장 소속으로 대통령령으로 정한 바에 따라 학교보건 관리에 필요한 기구와 공무원을 둘 수 있다(제16조).

(2) 학교 신체검사 규칙

시행규칙에서는 학교보건법 제7조의 규정에 의하며, 학교의 장은 소속 학생 및 교직원에 대하여 질병 또는 건강상 결함의 예방·발견, 간이치료, 건강증진, 체력향상을 도모하기 위하여 신체검사를 실시하도록 하고 있다. 신체검사는 ① 체격검사, ② 체질검사, ③ 체력검사로 구분하였으며, 각각의 신체검사마다 그 시기, 검사 항목 및 방법, 대상 등에 관하여 규정하고 있다.

(3) 학교급식법

최근 결식아동의 증가가 사회 문제로 대두되어 학교급식의 중요성이 재인식되고 있다. 학교급식은 건강적, 교육적, 경제적 및 사회적 측면으로 나누어 요약할 수 있다.

학교급식은 성장기 어린이에게 올바른 식사 습관을 가지게 하고, 또한 건강과 영양 문제, 식량과 식생활 문제 등을 지도하게 되므로 다음과 같은 효과도 얻게 된다.

- 가정의 경제적 부담과 주부의 노력이 감소된다.
- 편식이 없어지며, 가정과 지역사회의 식생활이 개선된다.
- 올바른 식생활 태도가 길러진다.
- 가정에서도 영양 및 위생에 주의하게 된다.
- 체위와 체력이 향상된다.
- 공동체 책임 정신이 함양된다.
- 건강증진 및 질병 발생률이 감소된다.

① 건강적 측면

- 합리적인 영양의 섭취
- 연령에 알맞은 영양 공급

- 건강증진 및 체위 향상

② 교육적 측면

- 질서의식과 예절교육
- 생활규칙과 습득
- 바람직한 식습관 형성 및 개선
- 학습효율 상승

③ 경제적 측면

- 효율적인 급식(최소의 경비로 영양식 공급)

④ 사회적 측면

- 농수산물의 구조개선 촉진
- 국민 식생활의 개선
- 사회적 지원

▪ 학교급식법 항목 ▪

학교급식의 질을 향상시키고 학생의 건전한 심신의 발달과 국민 식생활 개선에 기여하는 것을 목적으로 하고 있다. 내용에는 다음과 같은 것들이 있다.

① 국가와 지방자치단체는 양질의 학교급식이 안전하게 제공될 수 있도록 행정적, 재정적으로 지원해야 하며, 영양교육을 통한 학생의 올바른 식생활 관리 능력 배양과 전통 식문화의 계승·발전을 위하여 필요한 시책을 강구하여야 한다(제3조).

② 학교급식을 실시할 학교는 이를 위하여 필요한 시설과 설비를 갖추어야 하며, 규정에 따라 학교급식을 위한 시설과 설비를 갖춘 학교는 영양교사와 조리사를 두어야 한다(제6조, 제7조).

③ 학교급식의 관리, 운영: 학교급식에는 품질이 우수하고 안전한 식재료를 사용해야 하며(제10조), 학교급식은 학생의 발육과 건강에 필요한 영양을 충족할 수 있고 올바른 식생활 습관 형성에 도움을 줄 수 있는 식품으로 구성되어야 한다(제11조). 그리고 학교급식은 식단 작성, 식재료 구매·검수·보관·세척·조리, 운반, 배식, 급식 기구 세척 및 소독 등 모든 과정에서 위해한 물질이 식품에 혼입되거나 식품이 오염되지 않도록 위생과 안전관리에 철저를 기해야 한다(제12조).

2) 학교보건조직

학교보건에 관련이 있는 기관에는 여러 종류가 있다. 우선 학교보건이 실시되는 현장인 학교는 학교보건을 실천하는 최일선 기관이다. 또 보건소 등이 보건기관과 같이 학교보건을 전문 기술적 측면에서 지원하는 기관도 있다.

■ 학교보건조직 ■

학교보건사업의 효율적 시행을 위해서는 학교보건조직이 적절하게 구성되어 관리·운영되어야 한다. 이러한 학교보건조직은 학교장, 담임교사, 체육교사, 보건교사, 영양사, 학교 의사나 약사 등으로 구성된다. 학교보건법 시행령 6조에서는 이에 관하여, 18학급 이상의 초등학교와 9학급 이상의 중·고등학교는 학교의사 1인, 학교약사 1인, 보건교사 1인을 두도록 하였고, 18학급 미만의 초등학교와 9학급 미만 중·고등학교는 학교의사와 학교약사 중 1인, 보건교사 1인을 두도록 규정하고 있다. 대학, 전문대학의 경우에는 학교의사 1인과 학교약사 1인을 두도록 한다.

학교보건조직의 최고 책임자는 학교장이며, 그 중심적 역할은 보건교사가 담당하게 되어 학교의 보건계획 수립, 학교 환경위생의 유지·관리, 학생과 교직원의 건강진단, 건강상담, 건강평가 등에 관한 사항, 교사의 보건교육 협조 및 보건교육의 실시, 학생 보건기록부 관리, 보건실의 운영에 관한 사항 등을 수행하게 된다. 그렇지만 실제 학생의 건강관리에 가장 많은 영향을 줄 수 있는 사람은 담당 학급을 책임지며 가장 직접적이고도 빈번히 학생과 접촉하는 담임교사이다.

제 14 장

정신보건

1. 정신보건의 개념

정신보건이란 용어는 다양한 목적으로 사용하기 때문에 한마디로 정의하기는 어렵지만 심리적 안녕과 정신질환의 개념을 모두 포함하는 광의의 개념이다.

정신보건의 범위는 첫째, 일반인들이 인식하고 있는 정신장애자로서 진단 가능한 정신장애를 가진 집단으로 일상 사회활동의 적응이 어렵거나 제한되어 있는 정신질환자들이 포함된다. 둘째, 사회에 끼치는 영향이 적고 자신의 사회생활의 적응 능력도 비교적 유지되는 집단이다. 셋째, 잠재력 개발을 원하는 집단으로 개인적인 행복이나 만족도를 높이고 싶은 욕구로 인해 생활에 문제를 가지고 있는 집단이다. 이러한 의미에서 보면 정신보건이 필요한 사람들의 수는 무수히 많으며 인간이 존재하는 곳은 정신보건과 불가분의 관계가 있다.

E. Margaret는 '정신보건이란 인간이 본능적 욕구를 충족시킴으로써 얻어지는 질적으로 양호한 마음의 상태를 말한다'라고 하였으며, Wallace Wallin은 '정신보건사업이란 개인과 사회의 정신적 건강의 유지와 증진, 그리고 정신병 및 정신적 결함과 이에 부수되는 정신적, 교육적, 사회적 부적응의 예방과 치료를 위하여 실시되는 조직적이고 지속적인 봉사를 말한다'라고 하였다.

즉, 정신보건이란 정신장애를 예방하고 치료하여 건전한 정신기능을 유지·증진시키고 정신질환자를 조기에 발견하여 사회에 복귀시키는 데 그 목적이 있다고 할 수 있다.

2. 정신장애의 원인

정신장애의 원인은 크게 기질적, 심리적, 사회적 원인으로 나눌 수 있다. 그러나 정신장애는 단 한 가지의 원인으로 일어나는 경우는 드물며 신체질환에서 보는 단순한 원인과 결과 같은 특정한 인과 관계를 보기가 어렵다. 정신장애는 유전적이거나 선천적인 또는 기질 등의 요소와 이밖에 다양하고 복잡하게 얽힌 환경적이거나 심리적인 요소들이 상호작용하여 발병하게 된다.

또한 개체 내에 있는 내적 원인과 외적 원인으로 구별할 수 있다. 내적 원인이 많으면 외적 원인이 적더라도 발생하고 또한 외적 원인이 많으면 내적 원인이 적더라도 발생한다. 개인의 저항력의 정도, 반등성, 이환경향 등은 어떤 사람이 병에 걸릴 소질의 내적 원인에 포함되며 기질적, 심리적, 사회적 원인들은 외적 원인에 포함된다.

즉, 생물학적 고유의 구조적 바탕과 역동적 발달에 의해서 형성된 인격과 이러한 인격에 가해지는 여러 가지 스트레스의 상호작용에 의해 정신장애가 생기게 된다.

1) 내적 원인

(1) 유전

유전은 개인의 체질을 결정함으로써 개체가 환경과 상호작용하는 양상을 결정한다. 정신분열증, 양극성 장애, 공황장애, 알코올중독증, 정신지체, 간질 등은 유전적 경향이 있다고 알려져 있는 정신과 영역의 질환이다. 하지만 이들은 유전 하나로만 발병이 결정되지는 않는데, 이는 병이 유전되기보다 그 병에 걸릴 소질이 유전되는 수가 많기 때문이다.

(2) 체질

유전인자형과 산전과 상호 과정에서 작용한 여러 가지 영향에 의해 이루어진 개개인의 신체적 편성으로 인격 기능의 기본인 행동 방식을 결정짓는 데 중요한 역할을 한다. 체형과 정신질환과의 연구는 오래 전 Hippocrates와 Galen에 의해 언급되어 왔으며, Kretschmer는 체형을 비만형, 투사형, 세장형, 부전형으로 나누고, 비만형은 조울병에, 나머지 3가지는 정신분열병에 많다고 하였다.

하지만 성인의 체질이 임상적으로 진단적 가치를 갖는 것은 아니며, 오히려 개인이 가지고 있는 신체상이 정신병리적 반응을 결정하는 데 중요한 역할을 한다.

(3) 연령

정신장애는 어린이에게는 드물고 청소년기를 계리로 급격히 늘어났다가 그 후로는 나이에 비례해서 일정한 정도로 늘어나는 경향을 보인다. 정신장애는 종류별로 나이에 따라 호발하는 경향이 있는데, 대개 청소년기, 갱년기, 노년기가 정신장애가 호발되는 위기의 시기이다.

(4) 성

성별에 따라 정신장애의 빈도에 차이가 있다. 남자는 알코올성 정신장애, 외상성 정신장애, 간질과 동맥경화증 관련된 정신장애가 많으며, 여자에게는 주로 우울증, 망상성 장애, 신체질환장애 및 신체질환과 관련된 정신장애가 많다.

2) 외적 원인

(1) 기질적 원인

기질적 원인으로서 첫째, 여러 가지 물리적 생리적 원인 등 신체적 이상에 의해 기인되는 것을 일컫는다. 뇌외상, 뇌막염, 뇌염, 뇌종양 등의 뇌기능의 장애로 정신장애가 나타날 수 있다.

둘째, 만성적인 음주의 결과가 정신장애를 일으키게 되는데 이는 비타민결핍증을 포함하여 간, 뇌, 심장 등에 생물학적 변화를 가져오며 음주에 의한 심리적 효과로서 죄의식이 생기고 공격적 언행을 하게 되며 사고력의 감퇴, 도덕적 황폐화, 금주에서 재음주로의 교체 등으로 부정과 자기혐오의 심리반응을 일으키게 된다.

셋째, 시각과 청각의 선천적 결함이나 선천적 기형, 장애는 부모나 당사자에게 여러 가지 문제를 일으킨다. 부모는 수치심, 우울, 분노, 당황과 죄책감 등을 가지게 되며 당사자는 주위에서 거부되고 자신과 타인의 비교를 통해 열등감을 가지게 되며 공격적이거나 바람직하지 못한 방어기제가 발달되기 쉽다.

넷째, 성장기에 있어 산소, 영양, 수분, 지각적 자극과 같은 기본적인 신체적 욕구가 심하게 또는 장기간에 걸쳐 충족되지 못할 경우 이러한 욕구들의 박탈은 기질성 정신장애를 일으키거나 심인성 장애를 유발시킬 수 있다.

(2) 심리적 원인

개인의 본능적 충동과 그와 관련된 감정은 정신장애의 원인이 된다. 그리고 대인 관계, 특히 어린 시절의 모자 관계, 아버지의 관계는 장래의 정신건강에 가장 큰 영향을 미친다. 그 밖에 생물학적 본능적 충동과 사회문화적 요구 사이의 갈등, 사랑의 상실, 자존심의 상실, 의존의 상실, 죽음, 이별 등은 절망, 미움, 분노와 억압이 합병하여 여러 가지 정신장애를 일으킬 수 있다.

3) 사회문화적 원인

사회문화적 요인으로 첫째, 가족적 요인을 들 수 있다. 가족은 대인 관계의 최초이자 기본적 단위로 가족의 임신, 정신적·신체적 질병, 가족의 사망, 기형아나 질병이 있는 자녀의 출생, 이사나 이민과 같은 생활상의 변화, 별거나 이혼 등의 가족 위기가 있을 때 가족의 정신장애의 증가가 있게 된다.

둘째, 사회적 요인으로서 사회적 불안정과 도시화, 사회적 지위와 경제적 조건, 직업 및 작업량 등은 정신장애의 발현과 관계가 있다.

셋째, 문화적 요인으로 심인성 정신장애, 특히 신경증적 장애는 그 나라의 풍습이나 민속에 따라 여러 가지로 표현된다. 상대적 도덕 관념은 각 개인이 그가 소속하는 사회에서 체면을 깎이는 일이나 놀림을 당하는 일을 어떻게 받아들이고 의식하느냐와 밀접한 관련이 있다.

3. 정신장애의 분류

일반적으로 신체장애는 질병의 원인, 병리, 신체기관에 대한 관계를 근거로 분류하는 것이 가능하지만 많은 경우 정신장애에서는 그 원인이 다양하며 유전적 및 사회적 환경 요인들이 복합되어 있거나 정확히 알려져 있지 않다. 따라서 정신장애의 분류는 증상, 증후 및 질환의 자연적 경과에 대한 관찰에 의거한다. 정신장애의 분류는 다음과 같이 3차원으로 구별할 수 있다.

1. 정신장애는 정신질환(mental illness)과 정신지체(mental retardation)로 구분된다. 정신장애는 출생 시부터 또는 어려서부터 나타난 지적 능력의 결손을 의미한다. 반면 정신질환은 과거에는 건강하였는데 나중에 병세가 나타난 것을 의미한다.
2. 정신질환은 주로 정신신경증(psyconeurosis)과 정신병(psycosis)으로 나뉜다. 정신병에 해당하는 질

환으로는 기질성 정신장애, 정신분열증, 정동장애, 편집장애 기타 정신병적 장애 등으로 망상, 환각, 착란, 기억장애, 퇴행적 행동이 나타나면서 사회생활이나 일상생활을 수행하지 못하는 경우가 많은 사회적 기능과 자아 기능의 손상이 심한 상태이다.

신경증 혹은 정신신경증으로 알려진 장애는 불안이나 우울의 증세를 중심으로 기질적 병변 없이 외적 원인 또는 심인성 원인에 의해서 발현되는 것이 특징이다.

3. 정신병적 장애를 다시 기질적 정신병 및 기능적 정신병으로 구분한다. 기질성 정신병은 뇌암, 혈관성 질환, 감염증, 독성, 외상성 또는 선천성 요인과 같은 신체적 병리가 증명되는 경우이다. 기능적 정신병은 기능의 손상이 있으나 현재는 기질성 병리를 증명해 낼 수 없는 경우로서, 정신분열증, 기분장애, 편집장애, 기타 정신병적 장애들이 여기에 포함된다.

4. 정신질환의 분류

1) 정신분열증(Schizophrenia)

정신분열증은 청년기에 발생해서 만성적으로 진행되는데, 주요 증상은 사고장애로서 망상, 사고의 두절, 사고연상의 장애 등이 나타나고 정동장애로서 불합리한 감정 표현, 비현실적인 감정, 기괴한 감정 반응, 무감동 등을 나타낸다. 환각이나 환청, 환시 등을 경험하고 현실과의 접촉을 피하고 대인 관계를 피하고 판단능력을 상실한다. 따라서 타인이 보기에 기괴한 행동, 생각, 경험 등을 하게 된다.

사회 환경적, 심리적, 생리적 원인 및 유전적 원인이 있는 것으로 보고 있으나 확실한 기전은 밝혀지지 않았다. 그러나 양친 중 한쪽에 정신분열증이 있으면 자녀의 9~10%에서 발병하고, 30~40%는 본증과 유사한 병적 인격자로 발현되며, 양친 모두 질환을 가지고 있는 경우 자녀의 반 이상에서 발현되고, 30% 가까이 병적 인격자로 된다는 보고가 있어 그 유전성이 인정되고 있다.

2) 조울병(Manic depressive illness)

조증기(manic phase)와 우울기(depressive phase)가 교대로 나타나든가 또는 한 가지 증상이 반복적으로 나타난다. 조증기에는 기분이 들뜨고 과대망상을 하며 쉬지 않고 많은 활동을 한다. 그러나 결과가 생산적이지 못하고 자신이나 사회에 손해되는 경우가 많다. 우울기에는 반대로 우울한 기분과 무력감, 자기비하, 절망감으로 의욕을 잃고 삶을 포기하기도 한다. 주기적으로 발병하기 때문에 계속적인 병원 치료를 필요로 한다.

발병 원인은 복합적인데, 양친 중 어느 한쪽이 조울병자인 자녀의 경우 30% 전후에서 발병되며, 양친이 모두 증상을 가지고 있을 경우 60% 가까이 발병한다고 보고된 바 있다.

3) 기질성 정신병(Organic brain system)

어떤 원인으로 인해 뇌에 충격을 받았거나 뇌세포의 기능장애로 야기되는 정신질환으로, 노인 인구의 증가에 따른 노인성 정신병의 증가 추세가 뚜렷하다. 이 부류에 포함되는 정신병으로는 노인성 정신병, 동맥경화성 정신병, 감염성 정신병, 뇌외상에 의한 정신병, 각종 중독 물질에 의한 정신병 등이 포함된다. 증상으로는 기억력, 사고력, 주의력, 지각력 같은 인식 기능의 손상이 나타난다.

4) 인격장애

타인에 대한 불신과 의심이 강하고, 책임 전가를 잘하며, 타인에 대해 무관심하며, 사회적 관계 형성 능력의 결함을 보인다. 특히 반사회적 인격장애를 가지고 있는 경우는 가정과 사회에 큰 불편과 물의를 일으키며 타인의 권익을 침해하는 반사회적 행동을 반복한다.

5. 인격발달

인간은 시간의 흐름 속에서 3가지 요소(생물학적, 심리학적, 사회문화적 요소)가 상호작용하는 가운데 일생을 보낸다. 일생을 출생한 후부터 노쇠하여 죽을 때까지 몇 개의 발전 단계로 나누어 볼 수 있다.

1) 영·유아기(출생 후~3세)

출생 후 신생아는 울거나 매달리는 등의 애착 행동을 보이고 엄마는 여기에 반응해서 아기를 보살피게 된다. 아기에게 제일 중요한 것은 엄마와 긴밀한 애착을 형성하는 것으로, 타인과 공감을 하고 친밀하고 신뢰 있는 상호 관계를 형성하는 등의 기본적인 신뢰와 불신이 형성되는 단계이다.

수유, 배설의 훈련, 식사의 태도와 습관, 친구와의 놀이, 장난감을 가지고 노는 습관 등 어린이의 환경을 정확하게 관찰하여 일상생활에서 발생하는 문제점을 사전에 제거해 주도록 하며 충분한 수면, 충분한 수유, 마음껏 놀 수 있는 환경의 제공 등으로 욕구불만이 없도록 도와주어야 한다.

Erikson의 8단계설에 의하면 2세 전후의 항문기 때의 경험에 의해 자율성이 발전하거나 수치, 의심 등이 생겨난다고 한다.

2) 초기 아동기(3~5세)

남근기 혹은 오이디푸스기(Oedipal period)라고 한다. 성에 대한 호기심, 노출 행동이 나타나는 시기로, 오이디푸스 콤플렉스(Oedipus complex)란 부모와 어린이 사이의 삼각관계에서 어린이가 동성의 부모보다는 다른 성별의 부모와 가까워지는 상태를 말한다. 오이디푸스 시기가 지나면 동성의 부모를 동일시함으로써 자신의 갈등을 해결한다.

이 시기는 부모의 역할, 힘센 어른이나 의사의 역할, 괴물의 역할 등 역할놀이를 함으로써 권위자에 익숙해지고 극복하려는 심리가 내재되어 있다.

Erikson의 8단계설에 의하면 이때 진취성을 획득하게 되나 실패하면 죄책감에 빠지게 된다.

3) 학동기(7~11세)

어린이의 관심이 가정으로부터 학교나 친구에게로 옮겨 간다. 오이디푸스기에 비해서 성에 대한 집착이 떨어진다. 성 역할이 뚜렷해져서 소년은 남자다워지고 소녀는 여자다워지며 동성 친구끼리 잘 어울린다. 학업, 특기 교육, 친구와 협동 관계가 어린이의 심리에 중요한 영향을 미친다. 따라서 Erikson의 정신사회적 8단계설에 의하면 이때 근면성을 획득하거나 실패하면 열등감을 갖게 된다.

놀이에 있어 여러 가지 집단 놀이에 참여한다. 운동 기능 발달, 자신감 발달 및 친구 관계를 형성하고 선의의 승화된 경쟁을 경험하는 과정에서 이기고 지는 것에 관련된 불안에 익숙해지고 이를 극복하게 된다. 친구를 사귀고 그룹에 어울리는 동안 장차 어른으로서의 역할을 하나하나 배운다.

4) 사춘기

생물학적 요인으로 두 가지 면에서 특징이 있다. 첫째, 2차 성징의 발달과 성욕 증진이 나타나며, 둘째, 사고능력의 발달이다. 추상적이고 가설적·연역적 사고, 조합적 사고, 둘 이상 명제 간의 논리적 관계를 따질 수 있는 능력이 발달한다.

부모로부터의 심리적 독립은 인생 전 시기에 걸친 과정이다. 그러나 이때는 자율의 문제가 특별히 대두된다. 옷차림, 머리 모양, 학업, 친구 관계, 식성, 이성교제 등의 여러 면에서 부모와 자식 간에 의견 대립이 생긴다.

이 시기에 자기 정체감의 확립이 이루어지는데, 가정과 가정 밖에서 경험한 가치관, 도덕관, 인생관들이 갈등, 방황, 통합의 과정을 통해 자기 고유의 주체 의식으로 확립된다. 그렇지 않으면 혼란이 온다. 이때는 Erikson의 8단계설에서 주체성과 역할 혼란의 시기이다.

5) 청년기

인생의 방향을 정하는 배우자 선택과 직업 선정의 중요한 결정이 이때에 이루어진다. 심리적으로 편안하고 성적으로 만족할 수 있는 이성 관계를 유지한다. 배우자, 상대방과 의견 충돌 내지 불만이 있을 때에 상대방과의 관계를 깨지 않으면서 대화를 통해 자기 의견을 주장하여 서로가 만족할 수 있는 관계로 이끌어가는 능력이 필요하다. Erikson에 의하면 청년 시기에 이런 일이 잘 진행되면 친밀성을 획득하게 되고 실패하면 고립을 자초하게 된다.

어릴 때의 놀이는 직업이 되면서 직업을 통해서 주체성이 확실해진다. 직업의 선택, 그에 대한 적응, 창조성의 발휘 등이 인생에서 차지하는 비중은 중요하다.

부모의 역할을 하는 것이 이 시기의 과제이다. 주된 과제는 자녀를 교육하여 사회의 유능한 일원이 되게 하는 것이다. 자식을 기르는 동안 자신의 어린 시절의 기억과 갈등들이 되살아난다. 따라서 이때 과거의 상처와 좌절을 수정하고 보상하는 기회가 된다.

동시에 이때는 자식의 역할을 제대로 해야 할 때이다. 효도가 중시된 동양문화권에서 노년의 부모와의 관계를 어떻게 유지할 것인가는 큰 과제이다. 이의 해결을 위해서 많은 생각과 경험을 요한다.

6) 중년기

중년기가 되면 신체적 청춘은 상실되어 가지만 인격적, 사회적으로 더욱 원숙해지며 지도자로서의 역할이 무거워지고 생산 활동에 중추적 역할을 담당하게 된다.

40~53세 사이에 여자의 경우 폐경기가 오면서 신체 내분비기관의 변화와 더불어 심리적 불안, 우울이 수반되기도 한다. 남자에서는 폐경기에 해당되는 구체적인 신체 변화는 없으나 감정적으로 우울과 불안이 오기 쉽다.

자신이 부모로부터 독립하였듯이 자식이 적당한 나이에 이르면 독립시켜 주어야 한다. 직업, 배우자, 기타 상황에 급작스런 변화가 있을 경우 적응하는 동안 불안, 우울반응이 올 수도 있다.

이러한 중년기의 정신사회적 과제로서, Erikson의 8단계설에 의하면 직업적, 가정적으로 성공하면 생산성(generativity)을 획득하게 되나 실패하면 정체(stagnation)가 온다.

7) 노년기

체력과 사고력이 점차 감소하면서 신체질환에 걸릴 가능성이 많아진다. 퇴직, 은퇴 및 수입의 감소가 불안을 야기할 수 있으며 자신이 쓸모없는 사람이라고 자책 혹은 자기비하를 하기도 한다. 어떻게 시간을 유용하게 보내느냐가 문제가 될 수 있다.

가까운 사람과 사별을 하게 되면 죽음을 가까이 느끼고 위기를 맞게 된다. 죽음을 앞두고 자기가 살아온 일생을 평가하게 되는데, 풍요롭고 떳떳하게 살아왔다고 느끼면 만족스런 노년이 될 수 있으나 반대로 부정적으로 평가하게 되면 우울에 빠진다.

Kubler-Ross에 의하면 사망과 관련하여 부정, 분노, 타협, 우울, 수용의 5가지 심리적 단계가 나타난다고 한다. 모든 사람은 결국 죽음의 불가피성을 받아들여야 한다. 이로써 Erikson이 말한 완성감이 유지되며 그렇지 않으면 절망감이 남게 된다.

노인은 자신의 인생 경험에서 얻은 지혜를 후손에게 전수하며 인생의 주기는 후손에 의해 이어지고 반복하게 된다.

6. 정신보건 관리

1) 지역사회 정신보건

지역사회 정신보건이란 일정 지역 내의 인구 집단을 대상으로 정신장애의 예방과 정신건강의 증진을 위해 가능한 모든 방법을 동원하여 시행하는 정신건강 전문가들에 의해 시행되는 활동을 말한다.

정신보건의 지역사회화는 정신보건의 문제가 개인의 문제이기보다는 지역사회 전체의 문제라는 인식에서 요구되고 있다. 그러므로 지역사회 정신보건의 방향은 예방과 조기 발견, 조기 치료 및 사회 복귀이다. 이를 위해 1963년 Kennedy 대통령이 지역사회 정신보건법(Community Mental Health Act)을 제정하면서 지역사회정신건강센터(Mental Heath Center)가 설립되고 운영되기 시작하였다.

2) 예방정신보건

정신보건에서의 예방이란 정신질환의 발생률과 유병률의 감소에 목표를 두는 것이다.

(1) 1차 예방

새로운 환자의 발생을 감소시키는 예방으로 생체기술적 방법과 심리사회적 방법이 있다. 예를 들어, 펠라그라를 방지하는 식이요법이나 3기 매독을 감소시킨 혈청검사와 페니실린 치료, 비타민 보충, 혈액검사, 독성물질의 제거, 신체적 조정 등이 전자에 속하며, 후자로는 개인 습관의 변화, 생활 방식의 변화, 집단 조정, 가족 조정 및 지역사회 지원 체계의 발전 등이 포함된다.

(2) 2차 예방

효과적인 조기 조정을 통해 장애의 기간을 줄여 준다. 조기에 치료함으로써 질환으로부터 올 수 있는 위험도, 합병증, 불쾌도 및 이병 기간을 감소시키고 정신장애의 유병률을 가장 효과적으로 떨어뜨린다.

(3) 3차 예방

장기적인 합병증을 방지하고 만성 정신질환의 합병증을 감소시키는 데 그 주된 목표를 둔다. 두 가지 중요한 방향이 설정되는데, 첫째는 사회성 붕괴증후군(social breakdown syndrome)이라는 중요한 합병증을 예방하여 영구적인 무능력자가 되지 않도록 새로운 사회적 역할을 발전시켜 준다. 둘째는 환자 개개인의 기능수준을 최대한 활용할 수 있도록 재활을 위한 능동적 프로그램의 실시이다. 그러기 위해서 사회적으로 적절한 성인의 역할을 수행할 수 있도록 환자의 행동을 재학습시켜야 한다. 초기 진단과 치료 계획을 수립할 때부터 재활은 시작되어야 한다.

3) 우리나라 정신보건 대책

정신장애자의 치료가 시설 치료에서 지역사회 정신보건 운동으로 지역사회 내로 이동해 가고 있으나 우리나라에서는 시설 중심의 치료와 비의료 시설의 수용이 주를 이루고 있다. 또한 질환의 발병 시 한방요법이나 민속요법에 의지하거나 병원에서 한 번도 치료를 받지 않고 정신요양원에 가기도 한다. 이렇게 정신보건 전달 체계가 마련되어 있지 않는 상황에서는 의료 자원의 측면에서 경제적, 시간적 낭비를 가져오고, 환자 자신과 가족에게 많은 경제적 부담을 안겨 주어, 결국 치료를 포기하고 경제적으로 부담이 덜 가는 요양원을 택하게 된다.

따라서 만성 정신질환의 관리뿐만 아니라 정신질환의 조기 발견, 조기 치료, 사회 복귀를 위하여 정신보건 전달 체계가 필요하다. 이를 위해 정신질환에 대한 전국적인 차원의 역학 조사가 필요하다. 그리고 현재 정신질환자를 수용하고 있는 비의료 수용시설에 대한 파악이 선행 요건이라 할 수 있다.

제 15 장

보건행정

1. 보건행정의 개념

1) 보건행정의 개념

보건행정(public health administration)이란 국민의 수명 연장, 질병예방 및 육체적·정신적 효율의 증진 등 공중보건의 목적을 달성하기 위하여 공공의 책임하에 수행하는 행정 활동이다.

보건행정이란 무엇인가에 대한 뚜렷한 개념과 영역이 아직까지는 확립되어 있지 않다. 이는 보건과 행정이라는 두 가지의 상이한 개념이 혼합되어 하나의 개념을 지향하고 있기 때문이다. 따라서 현재 보건행정이란 개념의 정의는 학자마다 다양하다.

W. G. Smillie(1930)는 "미국보건행정"이라는 저서에서 '보건행정이란 공공기관 또는 사적 기관이 사회복지를 위하여 공중보건의 원리와 기법을 응용하는 것'이라고 하였고, 龜山孝一(1935)은 '보건행정이란 공중의 보건에 관한 행정, 즉 일반 공중의 건강을 유지·증진시키기 위하여 행하는 행정'이라고 하였으며, 橋本道夫는 '보건행정이란 공중보건의 기술을 행정조직을 통하여 주민의 생활 속에 도입하는 사회적 과정'이라고 정의하였다.

1974년 보건행정 교육위원회 보고서에 의하면 '보건행정이란 보건의료 욕구 및 수요에 의거하여 재원 및 절차를 기획, 조직, 지휘, 통제 및 조정함으로써 소비자, 조직 및 지역사회에 부합하는 서비스를 제공하여 건강한 환경을 조성하는 것'이라고 하였다.

여러 정의들을 종합하여 보면 보건행정이란 집단의 공통된 목표를 달성하기 위해 법으로 정한 바를 공공의 책임하에 정해져 있는 대로 실시하는 활동이며 (1) 조직, (2) 인사, (3) 예산, (4) 법규 등이 불가피한 4대 기본 요소로서 이용된다.

2) 보건행정의 특징

① 공공성 및 사회성: 보건행정은 공공복지와 집단의 건강을 증진하는 공공이익을 위한 공공성과 사회성을 갖고 있다.
② 봉사성: 현대 국가행정의 특징인 적극적인 서비스를 하는 봉사행정이다.
③ 조장성 및 교육성: 지역사회 주민을 교육 또는 조장함으로써 목적을 달성한다.
④ 과학성: 보건행정은 발전된 과학과 기술의 확고한 기초 위에 수립된 과학행정이며 기술행정이다.

3) 보건행정의 범위(내용)

보건행정의 개념 정의와 마찬가지로 보건행정의 범위 역시 일치점을 찾지 못하고 있으며 역사적 배경과 정치·경제적 특성에 따라 보건행정의 범위는 차이가 날 수밖에 없다.

다음은 세계보건기구, 미국보건협회, Emerson, Hanlon이 규정한 보건행정의 범위이다.

(1) 세계보건기구 규정

① 보건 관련 통계의 수집, 분석, 보존

② 보건교육

③ 환경위생

④ 감염병 관리

⑤ 모자보건

⑥ 의료

⑦ 보건간호

(2) 미국보건협회 규정

① 보건 관련 통계의 수집, 분석, 보존

② 보건교육

③ 환경위생

④ 개인 보건사업

⑤ 보건시설의 운영

⑥ 여러 사업과 자원 간의 조정

⑦ 감독과 통제

(3) Emerson 규정

① 보건통계

② 보건교육

③ 환경위생

④ 감염병 관리

⑤ 모자보건

⑥ 만성병 관리

⑦ 보건검사실 운영

(4) Hanlon 규정

① 지역사회를 기반으로 실시되어야 하는 활동

② 질병, 불구, 미숙아 사망의 방지

③ 통합적 보건의료와 관련된 활동

④ 보건의료 관련 기록의 수집, 보존, 분석, 활용

⑤ 개인과 지역사회에 대한 보건교육

⑥ 포괄적인 보건 기획과 평가

⑦ 연구

4) 보건행정 사업의 성공을 위한 요소

행정 현상으로서의 보건행정은 결국 질병의 예방, 수명의 연장 및 신체적 효율의 증진이라는 공중보건의 목적을 달성하기 위함이다. 따라서 보건행정 사업들이 성공을 거두기 위해서는 다음과 같은 요소가 중요하다.

① 강력한 공중의 지지와 참여가 있어야 한다.
② 실행이 가능하고 효과적으로 전개되어야 한다.
③ 근대적인 시설과 장비가 있어야 한다.
④ 건전한 행정조직과 공정한 인사 조치가 필요하다.
⑤ 사업을 합리적으로 전개하여야 한다.
⑥ 재정적인 뒷받침이 있어야 한다.
⑦ 잘 교육되고 훈련된 전문가, 기술자, 사무 직원이 있어야 한다.
⑧ 확고한 법적 근거가 있어야 한다.

2. 보건행정의 원리

1) 보건행정의 체계와 성격

(1) 보건행정의 체계

보건행정은 국가행정, 지방행정, 위임행정으로 나눌 수 있는데 우리나라의 현행 보건행정 체계는 이원적 구조를 가지고 있다. 즉, 보건행정의 지휘·통제는 행정자치부의 소관으로 되어 있고, 보건복지부는 단지 기술적 지원만 하고 있으며 보건의료 조직체계 상호 간의 기능적 단절도 커다란 문제점으로 대두되고 있다.

(2) 보건행정의 성격

국민보건의 증진을 목적으로 하는 관리 행정직 사무는 주로 보건소에서 행해지고 있다. 보건행정은 지역사회 주민을 직접적으로 상대하는 최일선의 행정으로 주민의 요구에 민감하고, 만족도가 높은 서비스가 제공되어야 한다. 따라서 보건행정은 적극행정, 참여행정, 사회행정적 성격을 지니고 있다.

2) 행정의 관리 과정

관리(management)란 미리 정해진 목표를 달성하기 위하여 인적·물적 자원을 활용하여 공식 조직체 내에서 행해지는 과정의 상호작용의 집합으로 정의할 수 있다. Gulick은 이를 POSDCORB 관리 과정 이론으로 정리하였다. 이 이론은 planning(기획), organizing(조직), staffing(인사), directing(지휘), coordination(조정), reporting(보고), budgeting(예산)의 단계로 이루어진다.

(1) 기획(Planning)

기획은 관리 과정에서 첫 번째 단계로 여러 가지 대안적인 행동 과정 중에서 하나의 행동 과정을 선택하는 행위이며, 관리자의 여러 관리 기능이 어떻게 이루어지는가를 사전에 결정하는 것이다. 기획은 조직의 목표 설정뿐만 아니라 이를 효과적으로 달성하기 위한 수단으로서의 행동 과정도 포함한다. 기획은 여러 대안적 행위 중에서 하나의 대안을 선택하는 행위이므로 의사결정과 밀접한 관련을 갖는다.

① 기획 과정

- 기본 전제: 기획이 실시될 미래의 외적·내적 환경에 대한 가정을 세운다.
- 예측: 과거와 현재에 대한 정보를 수집하고 분석하여 미래에 대한 추정을 한다.
- 목표 설정: 기획과정의 가장 중요한 활동 중의 하나가 조직의 목표를 결정하는 것으로 전반적인 목표를 설정하고 전체의 목표 달성을 위한 각 부서 고유의 목표를 설정한다.
- 활동 계획의 전개: 외적·내적 환경의 상태와 관련되어 가정, 예측 등의 수단을 통하여 입수된 정보, 설정된 구체적 목표 등을 근거로 해서 조직 활동의 방향을 제시하고 인도하는 행동 계획을 개발한다.

② 기획 방법

■ **계획예산제도**(Planning programming budgeting system)

계획예산제도(PPBS)는 미국 국방성에서 처음 개발하여 시행한 방법으로 장기적인 계획 수립과 단기적인 예산 편성을 연관시킴으로써 자원 배분에 대한 의사 결정을 합리적으로 일관성 있게 하려는 제도이다.

■ PERT(Performance evaluation review technique)

불확실한 상태에서 기획과 통제를 하는 데 사용되는 작업망 체제 모형이다. PERT는 프로젝트의 주요 활동을 확인하고 그 활동들을 진행 도표로써 순서 있게 나열하고 각 활동의 소요 시간을 정한다. 이러한 방법은 대규모의 복잡한 일과성 프로젝트에 사용된다.

■ OR(Operation research)

2차 세계대전 당시 군사작전상의 문제를 해결하기 위하여 고안한 방법으로 해당 환경에서 살아 있는 생물체와 같이 체계, 사업, 봉사, 집행, 운영 등의 전부 또는 일부를 조사 연구하는 것이다.

■ **체계분석**(System analysis)

정책 결정권자에게 사업의 경비와 그 가치에 대해 정확한 정보를 제공하는 것이다. 정책 결정의 수립 과정을 향상시키는 데 목적이 있다.

③ 의사결정

의사결정은 설정한 목표를 달성하거나 문제를 해결하기 위하여 이용 가능한 여러 대안의 집합 중에서 하나의 대안을 선택하는 관리자의 정신적 과정이다. 의사결정의 일반적 과정은 다음과 같이 나타난다.

a. **문제의 정의**: 의사결정 과정의 기본 활동은 의사결정을 해야 할 필요성을 인식하고 문제를 정의하는 것이다.
b. **목표의 설정**: 문제점이 명확하게 밝혀지면 문제 해결의 목표를 설정한다.
c. **자료의 수집과 분석**: 관련된 자료를 수집하고 분석해야 한다. 정확하고 충분한 자료가 수집되고 분석될 때 목표달성과 문제를 해결할 수 있는 최선의 대안이 강구될 수 있다.
d. **대안의 탐색**: 대안은 이미 존재하는 기존대안을 활용할 수 있고 기존대안을 수정하여 사용할 수도 있으며 문제에 맞게 새로이 구상할 수도 있다.
e. **대안의 평가**: 각 대안은 양적, 질적 측면에서 충분히 검토되어야 한다.
f. **대안의 선택**: 평가가 끝나면 비용, 이윤, 질 등의 기준에 의거하여 하나의 대안을 선택한다.
g. **시행**: 대안이 선택되면 의사결정을 시행하기 위해 특정 활동들이 실행되어야 한다.
h. **결과의 평가**: 의사결정의 마지막 단계는 선택된 시행 결과를 평가하는 것이다.

④ 목표에 의한 관리(MBO)

MBO는 조직의 상급 관리자와 하급 관리자가 공동으로 협의하여 공통된 목표를 설정하고 기대되는 결과에 따라서 각 개인의 책임 영역을 확정하며 이를 기준으로 각 개인 및 부서의 목표 달성에 대한 기여도를 측정, 평가하는 과정이다. MBO에서 가장 중요한 사항은 목표 설정, 참여, 피드백(feedback)이다.

MBO의 과정은 학자에 따라 견해가 다르나 일반적으로 다음과 같이 볼 수 있다.

1. 재순환 등을 통해서 이루어진다.
2. 하급자의 최종성과
3. 수정활동 및 조언
4. 하급자의 목표설정
5. 하급자의 목표설정 작업수행
6. 성과에 대한 최종적 검토와 평가
7. 상급자의 예비적 목표의 설정과 제안

(2) 조직(Organizing)

조직 개념은 과정과 구조의 두 가지 의미를 갖고 있다. 과정이라는 시각에서 조직한다는 것은 구성원의 행위를 예측할 수 있도록 만드는 과정이고 이러한 과정의 결과가 구조인 조직을 의미하는 것이다. 어떤 종류의 조직이든지 그 구성원들로 하여금 기획에 의해서 수립된 목표를 달성하도록 하기 위해서는 모든 직무가 명확히 설계되고 유지되지 않으면 안 된다.

따라서 관리자는 조직의 목표를 효과적으로 달성하기 위하여 필요한 조직 구조와 직무를 설계하는데, 이것을 관리의 조직 과정 기능이라고 한다.

① 조직의 원리

조직이란 공동의 목표를 달성하기 위하여 업무를 분담하는 과정을 말한다.

a. **계층제(계층화)의 원리**: 권한과 책임의 정도에 따라 직무를 등급화함으로써 상하계층 간의 직무상 지휘·복종관계가 이루어지도록 하는 것으로 역할의 수직적 분담체계이다.

b. **통솔 범위의 원리**: 한 사람의 관리자가 효과적으로 직접 감독, 관리할 수 있는 하급자의 수를 적절하게 정하는 원리이다.

c. **명령 통일의 원리**: 한 사람의 하위자는 오직 한 사람의 상관에 의해서만 지시나 명령을 받아야 한다는 원칙으로 명령일원화의 원칙이라 한다.

d. **분업 전문화의 원리**: 특정인이 담당하는 업무를 전문화하여 분업화시킴으로써 업무의 전문성과 정확·신속성을 기할 수 있다는 원칙이다.

e. **조정의 원리**: 업무 수행에서의 중복성과 낭비를 배제하고 혼선을 방지하여 공동 목표를 달성할 수 있도록 특정인에게 업무를 조정하는 역할을 부여하여야 한다는 원칙이다. 효과적인 조정을 하기 위해서는 의사소통이 촉진되어야 한다.

f. **권한과 책임의 원리(일치의 원칙)**: 직무 분담에 있어서 각 직무 사이의 상호 관계를 명확히 설정할 뿐만 아니라 그 업무에 관한 책임과 권한도 행사할 수 있도록 한다.

g. **참모 조직의 원리(목적의 원칙)**: 업무 수행을 전문적으로 지원해 주고 조력해 줄 수 있는 스텝을 활용하여 신속하고 정확한 업무가 이루어지도록 한다.

② 공식적 조직 구조-비공식적 조직 구조

■ **공식적 조직 구조**

공식적 구조는 조직의 목표와 철학을 기초로 하여 조직되어야 하며, 계획되고 공식화된 조직 구조로 다양한 흥미와 능력을 가진 직원들의 노력을 조정할 수 있는 직무 관계로 직위를 공식적으로 배열하는 것이다.

■ **비공식적 조직 구조**

비공식조직은 자연스럽게 발생하며 소규모의 집단을 형성하고 조직에 긍정적인 면과 부정적인 면을 갖고 있으며 지연, 학연, 취미 등에 따라 형성된다. 직원들 사이의 비공식적이며 사적인 관계로 기구조직표에 나타나 있지 않는 자연발생적인 관계이다. 비공식적인 조직 구조는 조직에 미치는 영향이 크기 때문에 관리에서 중요하게 인식되어야 한다.

③ 조직의 유형

■ **계선조직(Line organization)**

순수한 계선조직은 공식 조직이 가장 오래된 조직 구조로서 단순한 조직 구조이다. 계층적 구조를 이루는 조직으로서 상관-부하관계를 강조하는 수직적이고 직접적인 명령 계통을 갖는다. 이러한 형태는 모든 계층의 조직 구성원들 사이의 권한과 책임이 명백하고 관리자와 구성원들 사이의 정보전달이 보다 적으므로 다른 조직 구조보다도 효율적인 조직이다.

■ **계선-막료 조직**(Line and staff organization)

계선조직의 상급 관리자의 제활동을 지지하기 위해 외부에 막료 기구를 설치한 조직이다. 계선-막료 조직은 계선기관과 막료 조직의 목표 달성에 간접적으로 기여하고 관리의 질을 높여 주는 역할을 할 뿐 명령이나 지휘권은 없다.

■ **적응 역동조직**(Adhocracy)

새로운 형태의 조직 구조로 어떤 특수한 목표 또는 문제의 해결을 위해 조직되었다가 목표가 달성되거나 문제가 해결되면 해체되는 신축성 있는 조직의 형태이다.

■ **팀조직**(Team organization)

전통적인 부(部)와 과(課)를 대신하여 팀이 기간 조직으로 되어 있는 조직으로 팀장에 의해 관리되는데, 팀장은 다양한 직급에 있는 사람들이 맡는다. 팀원은 자기 담당 업무를 갖고 팀장에게만 책임을 지우는 구조이다.

■ **프로젝트 팀**(Project team)

어떤 특수한 목표 또는 복잡하고 중요한 비일상적 업무를 달성하기 위하여 임시적으로 조직된 다양한 전문가들의 집단이다. 각 부서에서 팀원이 차출되어 프로젝트를 수행하다가 그 프로젝트가 끝나면 팀원은 다시 본래의 부서로 되돌아가는 과제중심조직이다.

■ **행렬조직**(Matrix organization)

조직의 직능 부분을 전문화하면서 동시에 전문화한 부문들을 프로젝트로 통합하는 조직이다. 이 조직은 프로젝트팀이 계선조직에 완전히 첨가되어 조직된 것이다.

(3) 지휘(Directing)

업무 수행을 위한 감독자의 관리를 의미하는 것으로 지휘는 일정한 목적보다 효과적으로 실현하기 위하여 집단행동의 전체를 통솔하는 것을 말한다. 지휘는 인간을 다루는 것이기 때문에 조직 내의 관리자와 피관리자 사이에서 일어나는 인간 상호 간의 관계에 대한 이해가 절실하게 요청된다.

지휘 기능에는 지도하는 기능과 동기를 부여하는 기능의 두 가지 기능이 포함된다. 지휘 기능을 원만히 수행하기 위해서는 의사소통기술이 필요하며 지휘 과정에서 발생될 수 있는 갈등의 관리가 중요하다.

(4) 조정(Coordinating)

조정은 업무 집단의 구성원들이 함께 조화를 이루며 일하도록 하는 활동으로 구성되어 있다. 일선 관리자 혹은 중간 관리자는 말단 업무층에 대한 활동을 조정해야 한다. 이들 관리자들은 직원의 책임과 활동에 대한 지식이 있어야 하며 직원의 상호작용과 의사소통에 영향을 준다.

(5) 보고(Reporting)

조직체의 모든 사업 활동이 효율적으로 관리되기 위해서는 보고 내용이 성실하고 솔직한 보고가 되도록 관리해야 하며, 보고는 지휘체계를 통하여 이루어지도록 하고 보고 과정에서 사실이 왜곡되지 않도록 관리되어야 한다.

(6) 예산(Budgeting)

모든 행정 행위는 예산이 뒷받침되어야 한다. 충분한 예산이 확보되지 못하면 아무리 좋은 계획과 행정 과정이라 할지라도 그 성과는 크게 기대할 수 없다. 충분한 예산의 확보가 실제적으로 행정 과정의 성공 여부를 결정하는 중요한 관건이다.

행정 과정의 각 단계는 다차원적인 행정 현실에 비추어 엄격히 구분될 수 있는 것은 아니다. 행정 과정의 모든 단계와 모든 요인은 상호 밀접한 불가분의 관계에 있으며 각 단계는 다른 모든 단계에 영향을 미치고 있다.

3) 보건행정의 기술적 원칙

보건행정 사업은 공중보건의 목적을 달성하기 위해 행정 활동이 수행되기 위한 과학적인 기술이 행정 활동에 도입되어야 한다. 따라서 다음과 같은 몇 가지 기술적인 접근이 중요하다.

(1) 사회적 관계의 기초 확립

보건사업은 해당지역의 조직을 통해 이루어지므로 그 지역사회의 기관, 단체 및 주민들과의 유대 관계를 확립함으로써 성공적으로 사업을 진행할 수 있다.

(2) 환경위생학적인 기초

질병의 발생 요인을 외적 또는 환경 요소를 중심으로 연구하는 학문이 환경위생학이라 할 수 있다. 질병의 발생은 환경과 밀접한 관계가 있기 때문에 인간, 환경, 병인에 대한 환경위생학적 기초가 마련되어야 한다.

(3) 역학적 기초

질병의 발생과 관련된 숙주적 요인, 환경적 요인, 병인에 대한 역학적 기초자료의 조사는 보건사업을 수행하는 데 있어 매우 중요한 자료가 된다.

(4) 의학적 기초

보건사업의 수행에 있어 의학적 기초는 질병의 예방과 종합적인 보건 봉사, 주민의 건강 향상을 위해 적용된다.

(5) 인구 집단의 생태학적 고찰

보건사업을 하고자 하는 인구 집단에 대한 성별, 연령별 구성과 인구분포, 사회 문화적인 특성 등의 생태학적인 특성을 고려하여 보건사업이 실시되어야 한다.

3. 우리나라 보건행정의 변천사

우리나라 보건사와 관련된 최초의 언급은 고조선의 단군신화인 "고기(古記)"라는 책에 환운 천왕이 내려와 인명과 질병 등 오사(五事)를 주로 해서 인간의 일 360여 가지를 다스렸다는 기록이 있다.

1) 삼국시대 및 통일신라시대(A.D. 935년 이전)

고구려는 양(梁)의 도홍경(陶弘景)이 엮은 "신농본초경(神農本草經)"에 인삼 등 약초에 관한 기술이 있으며, 왕실 치료 담당이던 시의라는 의료제도가 있었다. 시의는 고구려의 왕의를 의미하는 것인지 왕가를 진료했는지 아니면 신하까지 돌보았는지 확실하지 않다.

백제에는 약부(藥部)라는 관서와 의박사(醫博士), 채약사(採藥師), 약사주(藥使主) 등의 관직이 있었다. 약부는 의약에 관한 일체의 업무를 관리하였던 기관이고, 의박사는 의학을, 채약사는 주로 약초를 다루었을 것으로 추측된다.

신라에는 불교가 융성함에 따라 승의(僧醫)의 활동이 컸으며, 통일신라시대에는 궁중의 의료행정기관으로 약전(藥典)이 있었고, 시의(侍醫)인 내공봉의사(內供奉醫師)와 약전에 근무하는 공봉의사(供奉醫師)가 있었다고 "삼국사기"에 기록하고 있다.

이외의 구료제도(救療制度)는 삼국과 통일신라시대에 있어서 비슷하였으며, 고구려의 진대법이 있었다.

2) 고려시대(A.D. 936~1392)

고려시대에는 의약관청인 대의감(大醫監), 왕실의료를 담당하는 상약국(尙藥局)이 있었고, 일반 백성의 의료를 담당하는 제위보(濟危寶) 등이 있었다. 고려 초기 성종 때에는 의박사를 지방에 파견하여 의원의 육성을 시도했으며, 고려 후기 문종 때에는 서민 의료를 위한 혜민국(惠敏局)과 빈민을 위한 대비원(大悲院)이 있어 빈민의 감염병 환자를 구호하고 의복과 음식의 제공, 의약의 공급, 감염병으로 죽은 시신의 처리를 하였다. 의학 교육은 중앙과 서경에 의학원을 두었고 지방에는 의학박사를 두어 교육하였다.

3) 조선시대(1392~1910)

조선시대에는 감염병의 규모나 종류가 많았던 것으로 기록되어 있다. 하지만 그에 대한 대응책은 고려시대보다 특별히 나아진 것은 없었고, 단지 사체의 처리를 한성지역에서는 철저히 처리하도록 법조문화하였다.

조선시대의 중앙의료기관은 고려시대의 직제를 대부분 물려받았는데, 태종 때 대민 업무를 관장하는 제생원(濟生院)과 내의원(內醫院), 전의감(典醫監), 혜민국, 동서대비원, 종약색(種藥色) 등이 있었으며 제생원에는 의녀를 두어 근무하도록 하였다. 지방에는 심약(審藥), 의학교유(醫學敎諭), 의학생도 및 지방의 관서에 의무관을 배치하였다.

전의감에서는 일반 의료행정을 담당하였고, 내의원에서는 왕실의 의료를, 혜민서에서는 서민의 구료사업을 담당하였으며, 활인서에서는 감염병 환자의 치료 및 구호를 담당하였다. 선조 때 허준이 집필한 "동의보감"은 한의학을 집대성한 것으로 한의학사에 큰 업적으로 남아 있다.

조선 말 실학사상의 도입과 더불어 서양 의학의 일부가 소개되었으나 실용화되지 못하였다. 지석영이 우두법의 보급에 노력하였으며, 1899년에 우두법이 지방종두 세칙으로 공표됨으로써 전국적으로 시행되었다.

선교사에 의해 보건의료사업이 본격적인 활동을 하게 된 것은 Allen에 의해서이며 최초의 병원으로 광혜원이 설립되었다.

보건행정조직으로는 1894년에 내부아문에 위생국을 두어 감염병 예방 사무, 의약, 우두 등의 일을 관장하게 하였다. 실제 위생 업무는 경무청에 소속되어 시행되다가 위생국 안에 위생과와 의무과가 생겼다.

4) 일제시대(1910~1945)

1910년 8월 29일 한일합병에 따라 그해 9월에 조선총독부는 경성에 경성총감부(京城總監府)를 설치하여 경찰사무를 총괄하였는데, 그 산하의 경찰국에는 경무과, 보안과, 도서과 및 위생과를 두었으며, 각 도에도 경찰부와 위생과를 두어 공중 위생 업무, 의사 등의 면허 업무, 병원 및 의약품 등의 관리 업무를 수행하도록 하였다.

1911년 8월에는 내부 위생국을 폐지하고 모든 위생업무는 경무총감부 경무국 위생과로 일원화시킴으로써 그 당시의 보건행정은 경찰 행정이 담당했었다고 할 수 있고, 의학 교육은 일본 거류민을 위한 것일 뿐, 조선인을 위한 의학 교육은 이루어지지 않았다.

5) 해방 이후(1945~1948)

1945년 8월 15일 해방과 동시에 일제에 의한 35년간의 경찰 행정은 종식되었고, 같은 해 9월 24일 미군정장관은 제조선 미국 육군사령부정청 법령 제1호로 위생국(衛生局) 설치에 관한 사항을 공포하였으며, 또한 10월 27일에는 미국정령 제18호에 의하여 위생국을 보건후생국으로 개칭하고 그 의무, 직무 및 조직 등을 확대시켰고, 11월 7일에는 미국정령 제25호로 각 도에 보건후생국을 설치하도록 하였다.

해방 전까지만 하더라도 환경 위생 개선, 감염병 예방접종, 환자 격리, 청결과 청소 등 소극적인 협의의 공중보건사업이 실시되어 오다가 미군정이 시작되면서 광의의 보건사업이 시작되었다.

1946년 3월 29일에는 보건후생국을 보건후생부(Department of Public Health and Welfare)로 개칭하여 총무국, 법제재무국, 의무국, 간호사업국, 통계국, 수의국, 예방의학국, 위생국, 약무국, 치무국, 연구국, 구호국, 후생국, 조사분석국 및 부녀국의 15개국 47개 행정과를 두었다. 이는 당시 미군정청 부서 중

조직이나 인력 면에서 가장 강력한 부서였다.

그 후 1947년 6월에 미군정이 끝나고 남한 과도 정부가 수립되면서 보건후생부의 15개국은 의무국, 약무국, 예방의학국, 후생국, 조사분석국, 부녀국의 6개국으로 축소되었다.

6) 대한민국 정부수립 이후(1948년 이후)

(1) 사회부 설치(1948~1955)

우리나라 헌법이 1948년 7월 17일 제정 공포되고 같은 해 8월 15일 대한민국 정부가 수립되게 된다. 이후 보건후생부가 없어지고 사회부가 설치되어 보건국, 노동국, 후생국, 부녀국, 주택국의 5국을 두었으며, 보건국에는 의무과, 보건과, 약무과, 방역과, 한방과, 간호사업과의 6개 행정과를 두게 된다.

(2) 보건부 독립(1949~1955)

1949년 7월 25일 대통령령에 의하여 사회부의 보건국이 보건부로 독립하게 된다. 보건부에는 1실, 3국(의정국, 방역국, 약정국), 11개 행정과를 두었다.

(3) 보건사회부 출범(1955~1994)

1955년 2월 17일에 대통령령에 의해 보건부와 사회부를 통합해 보건사회부로 개편하게 된다. 시작은 의정국, 방역국, 약무국, 원호국, 부녀국, 노동국 등 6개국에 22개 과였으며, 이후 정부 조직법의 개정으로 많은 변화가 있어 1994년에 2실, 6국, 32과에 이르게 된다.

(4) 보건복지부로 개편(1994~2008)

1994년 12월 23일 대통령령에 의해 보건사회부를 보건복지부로 개편하여 2실, 5국, 30개 행정과를 두게 된다. 이후 1998년과 1999년 두 차례 대대적인 개편으로 2실 3개 행정국을 두었다가, 2000년 이후 지속적 개편이 있었으며, 2005년 10월에는 보건복지행정 환경의 변화에 탄력적으로 대응하고 행정의 효율성을 높이기 위하여 보건복지부의 조직을 전면 개편하여 종전의 실·국·과 중심 체제를 성과 중심의 자율행정조직 본부 중심의 체제로 전면 개편하여 실·본부·관의 체제로 변하게 된다. 이에는 기획관리실의 1개 실, 저출산고령사회 정책본부, 사회복지정책본부, 보건의료정책본부, 보험연금정책본부의 4개 본부가 있으며 밑으로는 11개의 관(장애인정책관, 보건 정책관, 국민연금정책관 외), 2개의 사업단, 1개의 센터, 55개 팀이 있다.

(5) 보건복지가족부로 개편(2008~2010)

2008년 초 정부기능의 효율적 재배치를 통해 유연하고 창의적인 정부를 구축하기 위한 '정부조직법'의 개정을 근거로 하여 (1) 국가 청소년 위원회 업무, (2) 여성가족부의 가족 및 보육 업무, (3) 양극화 민생대책 본부의 업무를 통합하여 보건복지부로 이관하여 보건복지가족부로 출범하게 된다(2008. 2. 29). 기획조정실, 보건의료정책실, 사회복지정책실, 아동청소년정책실의 4개 실, 건강 정책국, 보건사업정책국, 저출산고령사회 정책국, 장애인정책국의 4개 국, 17개의 관과 더불어 한시적으로 생명과학단지 조성사업단의 1

개 단을 두었으며, 그 외 79개 행정과(담당관, 센터 포함)를 두었다.

(6) 보건복지부로 개편(2010~)

2010년 3월 보건복지부의 청소년·가족 기능을 여성부로 이관하고 보건복지부의 기능을 보건복지 정책 중심으로 개편되게 된다. 현재 4실, 3국, 15관과 1개 대변인, 그 외 62개 행정과(담당관, 센터 포함)를 두고 운영되고 있다.

4. 우리나라의 보건행정조직

우리나라의 보건행정은 의료 중심의 행정에서 복지 중심의 행정으로 변천하고 있으며, 치료 중심의 행정 활동에서 국민의 건강증진, 질병의 예방 및 재활활동 등 포괄보건의료적 활동으로 변천하고 있다.

1) 중앙 보건행정조직

보건사업은 정부 책임하에 수행하는 경우와 지방자치단체의 책임하에 수행하는 경우로 나누어 생각할 수 있는데, 중앙 보건행정의 주무 관청은 보건복지부이다.

보건행정의 상당 부분을 중앙정부 책임하에 수행해야 하는 중요한 이유로는 감염병 관리와 같이 지역단위만으로는 불가능하거나 의미가 없는 것이 있으며, 정부 각 부처 간의 조직이나 기술 인력의 협력이 없이는 불가능한 보건사업이 있기 때문이다. 또한 보건사업의 중첩을 피하고, 법적 규제만으로는 불가능한 보건사업들이 있기 때문이라 할 수 있다.

중앙정부가 행하는 보건행정은 부처 간에 협력을 요하는 보건사업이나, 지역 단위로는 의미가 없거나 불가능한 것을 담당하며, 지방의 특성적 발전이나 특정 지역에만 국한되어 있는 보건사업은 지방정부가 수행하도록 하고 있다.

2) 보건복지부

우리나라 보건행정의 중앙조직으로서 보건복지부가 있으며, 2010년 보건복지가족부에서 보건복지부로 개편되면서 보다 보건복지 정책 중심의 사무를 관장하게 되었다. 보건복지부는 국민 누구나 건강하고 행복이 넘치는 희망 사회 실현을 비전으로 삼고 있으며, 빈곤·질병·노령 등 사회적 위험으로부터 국민을 보호하고, 일자리와 균등한 사회참여 기회를 제공하며, 평생 복지를 위한 생애 주기별 맞춤형 보건·복지·가족 정책으로 국민의 삶의 질을 향상시키는 것을 그 임무로 하고 있다.

보건복지부에는 (1) 기획조정실, (2) 보건의료정책실, (3) 사회복지정책실, (4) 아동청소년정책실의 4개의 실이 있고, (1) 건강정책국, (2) 보건산업정책국, (3) 장애인정책국의 3개국이 있으며, 사회 정책선진화기획관과 감사관을 포함하여 15개관이 있고, 1개의 대변인이 있다.

(1) 보건복지부 소속 기관

보건복지부의 소속 기관으로는 기존의 국립보건원이 확대·개편된 질병관리본부와, 이외에 국립서울병원, 국립재활원 외 공주, 나주, 부곡, 마산, 춘천, 목포, 소록도의 9개 국립병원이 있으며, 인천, 인천공항, 부산, 군산, 목포, 여수, 마산, 김해, 통영, 울산, 포항, 동해, 제주의 13개 국립검역소를 두고 있고, 국립망향의동산 관리소 등이 있다. 기존에 국립의료원은 보건복지부 소속 국립병원이었으나 2010년 관계 법령으로 인해 특수법인화되었다.

(2) 보건복지부 주요 시책

2010년 보건복지부의 정책 추진 방향은 서민생활 안정, 국격 향상, 미래 대비에 있으며, 이에 따른 핵심 과제로는 다음과 같은 것들이 있다.

① 건강 위기에 관한 국가 대응 능력의 향상
② 경제 위기 회복에도 생활이 어려운 국민에 대한 지원
③ 보건의료산업의 글로벌 강국으로 도약
④ 국가 위상에 걸맞은 품격 사회 형성
⑤ 미래 인구 위기에 대한 선제적인 대응: 베이비 붐 세대 은퇴에 대비한 선제적 대응과 저출산 극복을 통한 미래 성장 잠재력 확보

이러한 시대적 상황을 고려한 핵심 과제 이외에도 상시 관리해야 할 과제로서 핵심 상시 과제를 제시하고 있으며 이는 다음과 같다.

① 식품 및 의약품 안전관리
② 국민연금의 안정적 운용
③ 노인장기요양보험제도 내실화
④ 수요자 중심의 보건의료 정책 추진

3) 지방 행정조직

중앙 보건행정조직은 대통령 → 국무총리 → 보건복지부의 명령 체계가 이루어져 있다고 할 수 있다. 반면 지방 보건행정조직은 각각의 행정자치부 산하에 소속되어 있으면서 각 지역의 상황에 맞는 보건행정을 수행하게 된다. 지방 보건조직의 인사권, 예산권 및 사업의 직접적인 감독권은 해당 지방에 부여되어 있으며 보건복지부는 단지 보건 정책 결정 기관으로서 보건에 관련한 지원을 담당하고 있는 형태이다. 이러한 행정의 이원화는 지방자치의 역할을 강화하는 측면이 있는 한편, 중앙행정의 고유 업무가 지방 행정자치부를 통해 간접적으로 지도 감독되는 불편함을 가져오는데, 만약 두 조직 사이의 업무 조정 및 협력이 잘 이루어지지 않을 경우 보건복지부의 역할이 수동적인 것에 그칠 수 있다는 우려도 있다.

지방 보건행정은 각 지역마다 조직의 구성 및 행정 활동의 내용이 조금씩 차이가 있는데, 지방의 행정 단

위 크기에 따라 특별시·광역시·도청 수준에서는 복지건강국 같은 행정국과 시·도립병원이 있으며, 시·군·구 수준에서는 보건소와 시립병원, 읍·면 수준에서는 보건지소가 있으며, 동·리 수준에는 보건진료소가 있다.

(1) 시·군·구 보건행정조직: 보건소

보건행정조직의 최일선 조직으로 사업 수행을 하는 기관은 보건소이다. 실질적인 의미에서 주민이 느끼는 보건행정의 대부분은 보건소를 통해서 이루어지므로 보건행정에서 보건소가 차지하고 있는 비중은 매우 크다.

① 보건소의 역사

보건소 활동의 효시는 1859년 영국의 Liverpool시에서 William Rathbone이 보건간호사업과 가정방문사업을 위해 18개로 각 구를 나누어 방문간호사를 배치하고 모자보건 상담과 보건지도를 시작한 것으로 알려져 있다.

1887년에는 영국 Edinburgh에 Phillip이 건강상담소를 설치하여 결핵 관리와 영유아 사망에 대한 사업을 하였다.

현대적 의미의 보건소 개념은 1920년 영국의 도슨위원회(Dawson Committee)에 의하여 제창되었다. 이 개념은 경제적 효율성과 더불어 일반 주민과 의료 전문직이 만족할 수 있는 조직을 만들어 가난한 사람뿐만 아니라 일반 지역주민에게 예방보건사업과 치료 사업을 종합적으로 제공하고자 하였다.

1920년에 들어서서 미국에서는 보건 기술자를 양성하기 시작하였으며, 독일에서는 보건소의 활동으로 영아사망률이 저하되자 서구 각국에 급속하게 보급되었다.

영국의 보건소는 일정한 지역 내의 모성 및 영유아 보호를 위한 의학적 상담을 주로 한 활동이 주축이 되어 왔으나 미국에서는 개인의료 및 공중보건과 관련이 깊은 시설과 협력하여 공중보건의 향상을 가져오고자 하는 보건행정의 말단 기관으로 발달되어 있다고 할 수 있다.

오늘날 개발도상국에서는 농촌 보건소와 도시 보건소의 기능이 약간 차이가 있다. 의료 자원이 풍부한 도시 지역의 보건소는 예방 사업에 치중하고 있는 반면 농촌 지역의 보건소는 예방 보건사업과 진료 서비스를 동시에 제공하는 통합 보건사업 방향으로 나아가고 있다.

② 우리나라 보건소

우리나라의 보건소 제도는 1946년 10월 서울에 시범 보건소가 설치된 것이 최초의 보건소이다. 1949년 국립중앙보건소 직제가 공포되었고, 1959년에 현재의 국립보건원으로 발족했다. 우리나라에 처음으로 보건소법이 제정된 것은 1956년 12월이었으나 이 법은 폐지되고 1962년 새로운 보건소법이 제정되어 시·군·구에 189개의 보건소를 설치하였다. 1996년 7월 1일부터는 지역보건법의 시행으로 종전의 보건소법이 폐지되고 기존의 보건소는 지역보건법에 의해 설치된 것으로 본다고 규정하고 있다.

현재 우리나라 보건소는 보건행정의 말단 행정기관으로서, 그 직제는 대도시, 중소도시, 농촌에 따라 다르다. 한편으로 같은 대도시, 중소도시, 농촌의 유형이라 할지라도 지역에 따라 각각의 여건에 맞는 보건소 조직을 갖고 있기 때문에 어느 하나의 형태로 정해서 논하기란 어렵다. 일반적으로는 대도시형의 경우 보건소장 밑으로 보건위생과, 보건지도과, 의약과 등을 설치하고 있으며, 중소도시형의 경우 보건소장 아래에 사무장이 있고 보건행정계, 예방의학계, 가족보건계, 검사계 등이 있으며, 농촌형의 경우 보건소장 아래 보건행정계, 예방의학계, 가족보건계가 있다(표 15-1).

표 15-1. **보건소, 보건지소, 보건진료소의 주요 기능**

구분	주요 기능	비고
보건소	• 국민건강증진, 보건교육, 구강건강 및 영양관리 사업 • 감염병의 예방, 관리 및 진료 • 모자보건 및 가족계획 사업 • 노인보건사업 • 공중위생 및 식품위생 • 의료인 및 의료기관에 대한 지도 등에 관한 사항 • 의료기사, 의무기록사 및 안경사에 대한 지도 등에 관한 사항 • 응급의료에 관한 사항 • 농어촌 등 보건의료를 위한 특별조치법에 의한 공중보건의사, 보건진료원 및 보건진료소에 대한 지도 등에 관한 사항 • 약사에 관한 사항과 마약·향정신성 의약품 관리에 관한 사항 • 정신보건에 관한 사항 • 가정·사회복지시설 등을 방문하여 행하는 보건의료사업 • 지역주민에 대한 진료, 건강진단 및 만성퇴행성질환 등의 질병관리에 관한 사항 • 보건에 관한 실험 또는 검사에 관한 사항 • 장애인의 재활사업과 기타 보건복지부령이 정하는 사회복지사업 • 기타 지역주민의 보건의료 향상·증진 및 이를 위한 연구 등에 관한 사업	• 지역보건법 시행령 제7조 규정에 의하여, 전국 시·군·구별로 1개소 설치
보건지소	• 진료 기능 • 예방 보건 서비스 • 일반 환자 및 치과 환자 진료	• 지역보건법 시행령 제8조 규정에 의하여, 원칙적으로 읍·면에 1개소 설치
보건진료소	• 보건교육 및 예방접종 등 보건예방 활동 • 경미한 질환에 대한 진료 및 응급처치	• 농어촌 등 보건의료를 위한 특별조치법에 근거함 • 의사가 배치되어 있지 않은 벽·오지 의료 취약지역에 의료시설과의 거리가 통상 교통수단에 의하여 30분 이상 소요되는 지역 중 인구 500인 이상, 5,000인 미만인 지역으로 군수가 필요하다고 인정하는 지역에 설치

5. 국제 보건관련 기구

보건 문제는 한 국가만의 노력으로 해결할 수 없는 것들이 많으므로 국제적인 협력이 필요하다. 이념이나 사상을 초월한 상호협력이 필요하게 되어 일찍이 다양한 형태의 지원을 하는 국제기구들이 발족되었다.

1) 국제공중보건사무국(International Office of Public Health)

감염병 예방을 위하여 1851년 파리에서 지중해 연안의 125개국이 모여 국제적인 협력의 필요성을 논의하였다. 그 후 파리에 본부를 둔 국제공중보건사무국을 출범시켰다.

1981년 국제연맹이 창설된 후 1921년 산하조직으로 보건기구(Health Organization)가 발족되고 1923년 보건기구에 국제공중보건사무국이 흡수되었다.

2) 범미보건기구

미주 국제회의가 1889년 워싱턴에서 개최되었고 1902년 멕시코의 제2차 회의에서 범미위생국을 창설하였다. 그 후 1924년 국제연맹보건기구의 지역 사무처로 되었다가 1949년에 PAHO(Pan American Health Organization)는 세계보건기구와 협력을 체결하여 범미보건기구는 세계보건기구의 미주지역기구 역할을 하기로 하였다.

3) 국제연합부흥행정처(UNKRA)

2차 세계대전 후 경제 문제와 보건 문제의 해결을 위하여 1943년에 미국을 비롯한 44개국이 모여 설립했으며, 보건 문제는 질병 전파의 예방을 주로 한 국제 간의 협력이 이룩되어 오다가 1946년에 세계보건기구의 기초를 마련하였다.

4) 세계보건기구(WHO)

1946년 San Francisco 회의에서 국제보건기구의 필요성이 인정되어 그해 New York에서 61개국의 대표가 참석하여 국제보건회의 의결에 의하여 WHO 헌장이 서명되었다. 그리고 1948년 4월 7일 국제연합의 경제사회이사회 전문기관의 하나로 세계보건기구(WHO)가 정식으로 발족되었다. **우리나라는 1948년 8월 17일 65번째로 가입**하였으며, 북한은 1973년 138번째 가입국이 되었다.

세계보건기구의 본부는 스위스 제네바에 있으며 세계를 6개 지역으로 나누어 지역사무소를 두어 운영하고 있다. 6개 지역사무소와 본부의 위치는 다음과 같으며 **우리나라는 서태평양 지역사무소**에 속해 있다.

① 서태평양 지역: 필리핀, 마닐라(Philippines, Manila)
② 동남아시아 지역: 인도, 뉴델리(India, New Delhi)
③ 아프리카 지역: 콩고, 브라자빌(Congo, Brazzaville)
④ 동지중해 지역: 이집트, 알렉산드리아(Egypt, Alexandria)
⑤ 남북아메리카 지역: 미국, 워싱턴 D.C.(USA, Washington D.C.)
⑥ 유럽 지역: 덴마크, 코펜하겐(Denmark, Copenhagen)

세계보건기구의 기능과 관련하여 WHO 헌장의 제1조에 의하면 세계보건기구의 목적은 '전 인류가 가능한 한 최고 수준의 건강을 달성하도록 하는 데 있다'라고 규정하고 있다. 이러한 목적을 달성하기 위하여 다음과 같은 기능을 수행한다.

① 식품, 약물 및 생물학적 제제에 대한 국제적 표준화
② 과학자 및 전문의들의 협력에 의한 보건의료 과학의 발전 사업
③ 국제간의 감염병 검역 대책
④ 보건통계 자료수집 및 의학적 조사연구 사업
⑤ 공중보건과 의료 및 사회보장 향상 사업
⑥ 의료봉사(회원국 요청에 따라)
⑦ 모자보건의 향상
⑧ 각종 보건 문제에 대한 협의, 규제 및 권고안 제정
⑨ 정신보건 향상
⑩ 보건요원의 훈련 및 기술협력 사업
⑪ 재해예방
⑫ 환경위생, 산업보건 개선 사업
⑬ 진단검사 기준의 확립
⑭ 감염병 관리

이러한 주요 기능을 요약하면 (1) 국제적인 보건사업을 지휘 및 조정하고, (2) 회원국에 대한 기술 지원과 자료 공급, (3) 전문가 파견에 의한 기술 자문 활동 등이라 할 수 있다.

5) 유엔국제아동긴급기금

유엔국제아동긴급기금(United Nations International Children's Emergency Fund; UNICEF)은 1946년 UN 총회 직속 기구로 설립되었으며 WHO와 긴밀한 관계를 유지하면서 주로 모자보건 향상에 기여해 오고 있다.

6) 기타

식량 및 농업기구(FAO), 국제노동기구(ILO), 국제연합교육과학문화기구(UNESCO), 유엔개발계획(UNDP), 유엔인구활동기금(UNFPA) 및 유엔환경계획(UNEP) 등이 보건에 관한 일부 기능을 갖고 있다.

제 16 장

사회보장 및 건강보험

1. 사회보장

1) 개념

사회보장이란 social security를 번역한 것인데, 여기에서 보장(security)의 어원은 라틴어로 'SE = without CURA = care'라고 한다. without care, 즉 '케어가 없다'는 의미인데, 여기에서 care는 우리말로 '돌봄, 배려'의 의미가 아니라 오히려 원뜻인 '고민, 걱정'이라는 의미이다. 따라서 security란 '고민, 걱정이 없는 것'을 나타내고 있는 것이다.

사회보장기본법 제3조 제1호의 규정에 의하면 '사회보장이란 질병, 장애, 노령, 사망 등의 사회적 위험으로부터 모든 국민을 해소하며, 국민생활의 질을 향상시키기 위하여 제공되는 사회보험, 공공부조, 사회복지서비스 및 관련 복지제도를 말한다'라고 정의되고 있다.

사회보장이란 용어는 1940년에 개념이 확립되었으나 처음으로 사용된 것은 1935년 미국에서 사회보장법(Security Act)이 제정된 때부터이며, 그 이후에 보편적으로 사용되어 왔다. 그러나 사회보장법의 해석체계가 정립되지 못하여 사회보장이라는 의미는 역사적, 사회적 배경과 시대 및 학자나 국가에 따라서 여러 가지로 표현되고 있다.

우리나라 헌법 제2장 '국민의 권리와 의무'에서는 국민의 기본권인 자유권과 생존권이 명시되어 있다. 1995년 12월에 제정된 사회보장기본법 제2조에서는 '사회보장은 모든 국민이 인간다운 생활을 할 수 있도록 최저 생활을 보장하고 국민 개개인의 생활수준을 향상시킬 수 있도록 제도와 여건을 조성하여, 그 시행에 있어 형평과 효율의 조화를 기함으로써 복지사회를 실현하는 것을 기본이념으로 한다'라고 명시되어 있다.

우리나라에서는 2차 세계대전 후 대한민국 헌법(1948. 7. 17 공포) 제19조에서 '생활무능력자에 대한 보호'가 정해진 이래 널리 사용되고 있는데, 이 제도는 그 전사적 형태(前史的形態)인 구빈법(救貧法), 사회보험의 각 제도를 거쳐 갖가지 형태로 성립되어 왔다.

2) 사회보장의 분류

사회보장제도는 사회보험(social insurance)과 공적 부조(public assistance) 및 공공서비스(social service)로 구분된다.

(1) 사회보험

보험이란 장래에 발생 가능성이 있는 우발적 사고 때문에 생기는 경제적 손실에 대처하기 위하여 다수의 사람이 재원을 갹출하여 위험을 분산시키는 상부공제의 방법이다. 따라서 사회보험은 사회 정책을 위한 보험으로서 국가가 사회 정책을 수행하기 위하여 보험의 원리와 방식을 도입하여 만든 사회·경제 제도라고 정의할 수 있을 것이다. 즉, 국민을 대상으로 질병, 사망, 노령, 실업 및 신체장애 등으로 인하여 활동 능력의 상실과 소득의 감소가 발생하였을 때 보험 방식에 의하여 그것을 보장하고 돌봐주는 제도이다. 오늘날 연금제도와 함께 건강보험이 가장 중요한 역할을 담당하고 있다.

(2) 공적 부조

공적 부조의 예에는 ① 소득 보장을 위한 생활보호제도, ② 의료보장을 위한 의료급여제도가 있다. 사회보험은 보험 혜택을 보기 위해서는 평상시에 보험료를 부담하지 않으면 안 된다. 따라서 소득이 없거나 있더라도 보험료를 부담할 능력이 없는 경우에는 국가가 직접 보호해야 한다.

공적 부조는 자력으로 생계를 영위할 수 없는 자들의 생활을 그들의 자력으로 생활할 수 있을 때까지 국가가 재정 자금으로 보호하여 주는 일종의 구빈제도로 정부의 일반 예산이 재원이 된다. 공적 부조는 납세자의 부담에 의하여 비납세자인 영세민의 생활을 보장하는 것으로 공공부조의 수준은 국가의 책임하에 최저한의 생활 유지에 그 의의를 두고 있다. 이를 국가최저(national minimum) 또는 사회최저(social minimum)의 원칙이라고 부른다.

(3) 공공서비스

공공서비스는 경제적 능력과 관계없이 모든 국민이 행복한 삶을 영위해 갈 수 있도록 모든 국민에게 복지서비스를 지급하는 것으로 사회복지 서비스, 보건의료 서비스, 환경위생, 감염병 관리, 위생적인 상수 급수 등이 포함된다. 사회복지 서비스의 대상은 주로 노인과 장애인들에 대해 생활편의 제공 및 삶의 질을 향상시키고자 하는 서비스 활동이 중심이 되고 있다. 즉, 노인과 장애인들을 위한 가정방문 서비스와 이들을 위한 직업 알선, 노인성 질환자의 진료 서비스를 위한 1차 진료기관의 운영, 장애인을 위한 각종 생활편의시설 운영 등이 있다.

3) 사회보장제도의 발달

사회보장의 발전은 17세기에 들어서부터라고 할 수 있다. 18세기 산업혁명과 더불어 노사분규가 발생하고 빈부의 격차가 심해지고 사회적으로 불안해지면서 사회보장제도가 빠른 속도로 발전하기 시작했다. 최초의 사회보장제도는 독일의 Bismark에 의하여 1883년에 시작된 질병보험법이다. 그 후 1884년 산업재해보상보험, 1899년 폐질 및 노령보험이 실시되었는데 이 보험들은 모두 산업 활동에 참여한 모든 임금 노동자에게 강제(당연적용)로 시행되었다. 사회보장 단독법은 1935년 미국에서 최초로 시행되었다(표 16-1).

표 16-1. 각국의 사회보장제도 개시 연도

연도	국가	연도	국가
1883	독일	1912	벨기에
1883	오스트리아	1918	불가리아
1891	헝가리	1920	폴란드
1897	핀란드	1922	(구)소련
1901	룩셈부르크	1927	일본
1909	노르웨이	1929	이탈리아
1910	스웨덴	1930	프랑스
1911	아일랜드	1933	덴마크
1911	영국	1934	그리스
1912	루마니아	1935	미국

4) 우리나라의 사회보장제도

우리나라의 사회보장제도는 고구려의 진대법, 고려의 의창, 조선의 상평창과 활인서에서 나타났듯이 주로 구빈제도에서 시작되었다고 볼 수 있다.

한국에서의 사회복지사업이나 육아사업은 1885년경부터 가톨릭교회 신부에 의해 경영된 가톨릭교회 고아원, 1911년 6월에 설치된 제생원(濟生院)이 사립시설인 경성고아원의 사업을 계승하는 등 한말에 그 기원을 찾을 수도 있으나, 국가적 규모에서의 사회보장제도의 실시는 1947년의 과도정부 법령 제4호 미성년자 노동보호법의 실시가 그 효시이다.

그 후 6·25전쟁의 쓰라린 경험은 전쟁고아를 수용 보호한다는 당면 과제를 파생시켰으나 그나마 전후 복구의 대과업 속에 파묻혀 미미한 과제로 되는 수밖에 없었다. 그러나 1959년에는 한국 사회보장제도 창설의 모태가 된 '의료보험제도 도입을 위한 연구회'가 보건복지부 주관하에 발족되었고, 그 연구 결과는 1962년 3월에 사회보장제도 심의위원회를 정식 법적 기구로서 탄생시켰다.

사회보장제도에 관한 법령들은 1960년에 들어와 제정되기 시작하였다. 1961년에 생활보호법, 군사원호보상법, 아동복리법 등이 제정되었고, 1962년 사회보장에 관한 연구를 담당하기 위하여 보건사회부에 사회보장심의위원회를 만들어 1963년 사회보장에 관한 법률, 산업재해보상보험법, 의료보험법, 국민연금법 등이 제정되었다.

그러나 1963년에 제정된 의료보험법은 사회보험으로서, 가장 중요한 강제 규정이 아닌 임의 규정으로 사회보험의 성격을 갖지 못하여 실효성이 없었다. 공적 부조나 사회보험 등 본격적인 사회보장제도는 제4차 경제개발 5개년 계획에서 사회 개발이 강조되면서부터라고 볼 수 있다. 그 일환으로 1977년 1월부터 의료보험사업이 시작되고 같은 해 7월부터 500인 이상을 고용하는 사업장에 대하여 당연 적용(강제 적용)으로 의료보험이 실시되었다.

그 후 1979년 공무원 및 사립학교직원의료보험, 1988년 농어촌지역의료보험, 1989년 도시 지역 자영자를 대상으로 지역의료보험을 실시함으로써 13년 만에 전 국민 의료보험이 실현되었다. 1963년에 제정된 사회보장에 관한 법은 폐지되고 1995년 12월에 사회보장기본법이 제정되어 실시되고 있다.

2002년에는 4대 사회보험, 즉 국민연금, 의료보험, 고용보험, 산업재해 보상보험 등의 통합 관리를 목표로 하고 있다.

이러한 사회보장 요구의 사상과 권리를 보다 구체화시키기 위해서는 다음과 같은 점들이 고려되어야 할 것이다.

① 전면적 사회보장의 실시를 위하여 먼저 사회보장에 대한 기본 구상이 확립되어야 한다. 이 기본 구상은 한국 문화와 전통에 알맞은 것이어야 하며, 개개인의 창의성과 소질을 높이고 근로 의욕을 저해하지 않는 것이어야 한다.

② 사회복지의 종착지는 가정이므로 가정의 보호를 제일의적으로 생각하되 집단 복지 개념을 도입하며 기업 내의 후생 복지 제도를 유도 및 발전시켜 나간다.

③ 사회보험에 있어서는 종래와 같은 보험료와 급여 간의 보험수리적 관련, 즉 수지상등(收支相等)의 원

칙을 지양하여 국고 부담의 비율을 제고해 나가는 것이 바람직하다.

④ 기왕의 각종 사회보험이 부문에 따라 개별적으로 운영해 오던 재정과 관리 행정의 일원화를 도모한다.

⑤ 오늘날 선진국에 대한 평가 기준으로 그 나라의 아동과 노인 및 심신장애자에 대한 복지 수준을 중요한 척도로 삼을 정도이니만큼 이 부문에 대한 제도 수립과 복지 증진이 시급하다.

2. 의료보장

우리나라의 사회보장제도는 사회보장기본법에 그 근거를 두고 있으며, 건강보험제도, 고용보험제도, 산재보험제도, 연금제도의 4대 사회보험제도와 더불어 국민기초생활보장법, 의료급여법 같은 공공부조제도가 있으며, 이 중 의료보험 혹은 건강보험으로 대표되는 의료보장(medical security)은 사회보장의 매우 중요한 위치를 차지하고 있어 사회보장의 일반론과 관련하여 흔히 사용되는 용어이다.

의료보장은 질병으로 인한 수입의 중단이나 질병 치료를 위한 치료비 지출이 생활의 위협이 되기 때문에 이를 사회적으로 대처하고자 하는 데 그 초점을 두고 있다. 따라서 의료보장에는 질병으로 인한 수입 중단에 대처하는 경제 보장으로서의 소득 보장과 치료비 지출에 대비하는 의료비 보장이라는 2가지 역할이 포함되는 개념이다. 다만 질병 치료에서 한 단계 더 나아가 질병을 예방하고 건강을 증진시키는 건강 보장이라는 광의적인 개념도 있다.

사회보장에서 의료보장이 차지하는 비중은 매우 크며 여러 나라에서 사회보장의 한 형태로써 의료보장이 실시되고 있다. 의료보장은 사회보장 중에서 국민의 건강을 보장하는 것으로 '빈곤으로부터의 해방'에 그치지 않고 '질병으로부터의 해방'을 뜻한다. 이러한 관점에서 의료보장은 의료비 보장과 경제 보장으로서의 소득 보장을 포괄해야 하며, 더 나아가 질병을 예방하고 건강을 증진시키는 광의적인 의미에서 건강보장이라는 개념을 포함해야 할 것이다.

의료보장을 구현하는 방법이나 이론이 여타의 사회보장과 크게 차이가 나는 이유는 사회보장은 사회적 위험으로 인한 소득 상실에 대비한다는 소득 보장의 개념이며, 의료보장은 질병이라는 사회적 위험에 따른 소득 상실에 대비한 소득 보장과 동시에 치료비를 공동으로 부담하는 의료비 보장이 추가되는 개념이라는 것이다.

1) 재원 조달 방식에 의한 의료보장의 분류

재원 조달 측면에서 살펴보면 보험료에 의한 사회보험 방식과 조세에 의한 방법으로 대별할 수 있다. 그리고 의료서비스의 제공 측면에서 본다면 재원 조달자가 서비스를 직접 제공하는 방식과 계약에 의하여 간접적으로 제공하는 방식으로 구분할 수 있다. 재원 조달과 서비스 제공 방법을 결합시킬 경우 4가지 방법으로 구분할 수 있다.

(1) 국가보건서비스 제도(National Health Service; NHS)

중앙정부의 일반 재정으로 모든 국민에게 필요한 의료서비스를 무료로 제공하는 방법으로 이 방법을 택한 국가들은 의료기관을 국가의 직접 관리 하에 두어 재원 조달을 책임진 정부가 국민들에게 의료서비스를 직접 제공하고 있다. 의료서비스의 제공에 대한 책임을 국가가 직접 갖게 됨에 따라 질병 치료뿐 아니라 보건교육, 예방, 재활에 이르는 모든 서비스를 포함하는 포괄적 서비스를 제공함으로써 건강보장에 유의하고자 하는 특징을 갖고 있다. 질병 치료는 보건부가 책임을 지는 대신에 질병으로 인한 소득 중단에 대비하는 현금 급여의 소득 보장은 국민보건서비스에서 제외시켜 별도의 사회보험제도에서 다루고 있다. 이러한 방법을 택하고 있는 대표적 국가로는 영국, 뉴질랜드, 이탈리아, 그리스 등이 있다.

(2) 지방보건서비스 제도(Regional Health Services; RHS)

지방정부의 일반 재정으로 모든 국민에게 필요한 의료서비스를 무료로 제공하는 방법으로 이 방법을 택한 국가들은 모든 의료기관들을 지방정부의 소유로 하고 있으며, 재원 조달을 책임진 지방정부가 직접적으로 주민에게 의료서비스를 제공하는 특징이 있다. 그리고 지방정부가 의료서비스는 물론이며 보건교육, 예방, 치료, 재활에 이르기까지 포괄적인 보건서비스를 제공하는 특징을 갖고 있다. 질병으로 인한 소득 중단에 대비하는 현금 급여의 소득 보장은 별도의 사회보험기구에서 다루고 있다. 이 방법을 택한 전형적인 국가로는 스웨덴, 덴마크, 핀란드가 있다.

(3) 국민건강보험 제도(National Health Insurance; NHI)

보험료로 의료보장 재원을 조달하되 의료서비스의 제공은 기존의 의료기관과 보험조합이 계약을 맺어 간접적으로 제공하는 방법으로 사회보험에서는 서비스가 치료 중심으로 제공되어 왔으나, 1942년 영국에서 Beveridge 보고서가 발표된 이후 점차 포괄적 서비스로 옮아가는 추세이다. 이 방법이 전형적인 건강보험 방식이며, 의료부조나 의료보호가 가미되어 보험료 부담 능력이 낮은 계층을 보호하고 있다. 현금 급여는 동시에 취급되고 있으며, 대표적 국가로는 독일, 프랑스, 일본, 우리나라 등이 있다.

(4) 사회보험 방식(National Health Insurance)

재원을 조달하는 의료서비스는 보험자가 직접 의료기관을 설립하고, 의사를 고용하여 피보험자에게 제공하는 직접 서비스 제공 방식을 택한 모형이다. 이 제도는 재원 조달을 보험료라는 형태로 택할 뿐 의료기관을 보험자가 소유하기 때문에 실질적으로는 NHS형의 관리 방식과 큰 차이가 없다. 대표적 국가로는 남미 국가들이 있다. 남미 국가들은 대부분의 프로그램이 근로자를 대상으로 하고 있으며, 자영자들을 모두 포괄하는 전 국민 의료보장을 달성한 국가는 브라질밖에 없다.

2) 건강보험의 개념 및 특성

질병은 개인의 의사와는 별개로 발생하며 질병 발생 시기를 예측하기는 힘든 일이기 때문에 개인의 상병 상황은 보험 사고율을 파악하기 어려워 보험 적용이 어렵다. 그러나 집단의 경우는 질병 발생률의 예측이 가능하고 질병이라는 공통적인 사건은 누구에게나 발생할 수 있기 때문에 보험의 대상이 될 조건을 가지고 있다고 할 수 있다. 따라서 건강보험이란 예측이 불가능하고 우발적인 의료사고로 인한 경제적인 위협에 대비하기 위하여 재정적인 준비를 필요로 하는 다수인이 자원을 결합해서 확률 계산의 기초 하에 의료 수요를 상호 분담하는 경제 준비의 사회적 형태라고 정의할 수 있다.

건강보험은 보험 가입자들에게 보험료를 받은 후 이들 중에서 의료 수요가 발행하면 쉽게 의료를 이용할 수 있도록 서로 약속하는 장치이다. 즉 건강보험은 질병 발생으로 인한 의료비 부담을 보험 가입자 전체에게 분산시켜 의료 혜택을 주거나 의료비 부담을 경감시켜 주는 집단 의료비 조달 기전의 하나이다.

건강보험은 예측이 불가능한 질환을 보험 사고의 대상으로 하며, 건강보험의 보험료는 본인 외에 국가와 고용주가 일부 부담하는 것이 보통이다. 또한 건강보험은 다른 보험과는 달리 의료서비스라는 현물 급여를 주로 하기 때문에 보험자와 피보험자 사이에 의료인 또는 의료기관이라는 제3자가 존재한다.

3) 건강보험의 유형

(1) 상환 방식(배상형: 현금 급여)

피보험자는 치료를 받을 때 우선 자신의 현금을 지급하고 그 후에 보험자로부터 현금으로 급여를 받게 되는 형태로 민간보험에서 대부분 상환 방식을 채택하고 있다.

현금 급여는 피보험자가 진료비를 선불하고 사후에 진료비를 받는다는 점에서 상환제 혹은 환불제라고 한다.

(2) 현물 급여 방식(직접 서비스형)

현물 급여형 건강보험의 경우 보험자와 피보험자 사이에 의료기관이 참여하는 3자 참여 방식이 된다. 피보험자는 보험료를 보험자에게 납부하고 의료기관 이용 시 본인 부담금을 내고 의료를 이용하며, 의료기관은 나머지 진료비에 대해 보험자에게 청구하는 가장 보편적인 건강보험 유형이다.

이 방식은 3자 지불 방식에 의하기 때문에 의료이용자나 의료 공급자 모두 도덕적 해이, 즉 도덕적 불감증에 의한 의료 남용과 과잉 진료의 발생으로 국민 의료비가 상승하는 문제를 내포하고 있다.

(3) 혼합형(변이형)

보험자가 의료기관을 직접 소유함으로써 의료 공급과 경영 관리를 하나의 체계로 연결시키는 유형이다. 미국의 건강유지조직(Health Maintenance Organization; HMO)이 가장 대표적인 것으로 보험자가 의료기관을 직접 운영하여 의료비를 절감하고 포괄적인 의료서비스를 제공하는 유형이다. 우리나라의 경우도 보험자가 피보험자나 피부양자의 복지를 증진하기 위하여 의료시설 및 복지시설을 설립·운영할 수 있다.

4) 우리나라의 건강보험

(1) 우리나라 건강보험의 역사

우리나라 건강보험은 사회보장제도라는 장기적인 종합계획과 사회·경제적 여건에 바탕을 둔 국민적 요구에 의해서 마련된 것이 아니라 사회정의를 구현해야 한다는 정책 목표에 이끌려 충분한 사전 준비 없이 출범하게 되었다. 또한 법 자체가 강제적용 방식이 아닌 임의적용 방식을 택하였기 때문에 여러 가지 사회여건상 건강보험의 발전은 기대할 수 없는 실정이었다.

의료보험법은 1963년 제정 당시 강제규정이 아니라 임의규정으로, 특정 사업의 소수인을 대상으로 시범적으로 시행되었다. 그러던 것이 1977년부터는 500인 이상 사업장에 대하여 당연 적용(강제 적용)으로 실시되었으며, 1979년에는 공무원과 사립학교 교직원을 대상으로 실시하던 것을 군인 가족 및 퇴직 연금수급자까지 적용하게 되었다. 1988년에는 5인 이상 사업장까지 직장의료보험을 확대하였고 1989년에는 군단위의 지역의료보험사업을 실시하여 비로소 전 국민에 적용하도록 시작하게 된다. 이후에는 각각의 의료보험을 통합하는 움직임이 있어 1998년 10월 공무원 및 사립학교 교원의료보험과 지역의료보험을 통합하였고, 2000년 1월부터는 국민의료보험법에 근거하여 직장의료보험과 지역의료보험을 통합하고 결국 모든 의료보험의 통합을 이루게 되었으며, 2003년 7월에 각 보험의 재정적 통합도 이루어지면서 오늘날의 국민건강보험공단이 되었다.

(2) 건강보험 적용 및 관리운영

건강보험의 적용 대상은 국내에 거주하는 모든 국민으로 하며, 지역 가입자와 직장 가입자로 구분하여 적용하고 있는데, 직장 가입 대상에는 사업장 근로자와 사용자, 공무원 및 사립학교 교직원, 그리고 이들의 피부양자로 하고 있다. 여기서 말하는 피부양자란 직장 가입자에 의해 생계를 유지하는 자로서 보수나 소득이 없는 자이다. 즉 직장 가입자의 (1) 배우자, (2) 직계존비속(배우자의 직계존비속까지 포함)과 그 배우자, (3) 형제, 자매가 해당된다. 지역 가입 대상은 직장 가입자와 그 피부양자를 제외한 자로서 농어촌, 도시주민 같은 비임금소득자이다.

이렇게 소득이 있든 없든 모든 국민은 건강보험의 혜택을 누릴 수 있는 전 국민 건강보험의 체계가 구축되어 있다. 다만 따로 의료급여법에 의해 급여를 받는 수급권자, '독립유공자예우에 관한 법률' 및 '국가유공자 등 예우 및 지원에 관한 법률'에 의하여 의료보호를 받는 자, 외국인, 재외국민은 대상에서 제외된다.

(3) 진료체계

건강보험 적용 대상자는 건강보험법에 의하여 의료보호를 받는 자와 국가유공자 예우 등에 관한 법률에 의하여 의료보호를 받는 자를 제외한 국내 거주하는 모든 국민이 된다.

국민건강보험이 실시되기 전에는 전국을 약 140개의 중진료권과 8개의 대진료권으로 구분하여 1차 진료는 자기가 속한 중진료권의 모든 의료기관(3차 의료기관 제외) 및 보건기관을 이용할 수 있었으며, 2차 진료는 1차 진료기관에서 발행한 진료의뢰서를 바탕으로 1차 진료를 받을 수 있는 요양기관 이외의 모든 요양기관에서 받을 수 있었다. 그러나 국민의료보험이 실시된 2000년 7월부터 전국을 하나의 진료권으로 통합하였으며, 요양급여는 1단계 요양급여와 2단계 요양급여로 구분하였으며, 가입자 또는 피부양자는 1단계 요양급여를 받은 후 2단계 요양급여를 받도록 하였다.

(4) 보험료 부과체계

임금 노동자의 경우, 피보험자가 근로의 대가로서 지급받는 금품(일정한 금품은 제외)을 기준으로 선정한 표준보수월액에 보험료를 곱하여 산정한다. 표준보수월액은 보수에 가장 근사하도록 일정 기간의 보수액을 평균하여 그것을 일정 범위마다 여러 단계로 구분하여 등급을 매김으로써 표준이 되는 금액을 결정하는 것으로 현재 53등급으로 나뉘어 있다.

비임금 노동자의 경우 수득 능력을 객관적으로 추정하기 위하여 피보험자 세대의 경제적 능력, 생활수준, 소득 능력을 평가할 수 있는 요소를 선정하고 이를 이용하여 보험료를 부과하는 방식으로 평가소득보험료를 적용한다. 평가소득보험료는 성, 연령, 재산 및 자동차가 부과 요소로 활용된다.

(5) 본인일부부담금

건강보험에 의하여 진찰·검사, 약제·치료제의 지급, 처치·수술 등 기타의 치료, 예방·재활, 입원, 간호, 이송 등, 가입자 및 피부양자의 질병·부상·출산 등에 의하여 의료서비스를 받게 될 경우 보험금이 지급되는데, 이를 '요양급여'라고 한다. 그렇지만 보험 재원에 한계가 있기 때문에 보험 가입자가 그 비용의 일부를 부담하게 되는데 이를 '본인일부부담금'이라고 한다.

이는 건강보험의 재정 안정성을 도모하고, 의료의 남용을 억제하여 의료서비스 분배에 균형을 맞추는 데 그 목적이 있다.

(6) 기타 건강보험제도의 특성

우리나라 건강보험제도는 보험제도의 구조적인 측면에서 볼 때 다음과 같은 특성을 지니고 있다.

첫째, 진료비 지불 방식이 제3자 지불 방식으로 가입자, 건강보험, 의료기관의 3자가 연관되어 있다. 이러한 제3자 지불 방식은 피보험자의 의료 이용을 쉽게 보장하여 의료 체계와의 연관 운영에 유리한 반면 피보험자와 보험자, 의료기관 측에 낭비가 조장되어 국민 의료비를 상승시키는 요인이 된다.

둘째, 진료 보수는 진료 행위별 수가제(free-service)를 적용하고 있다. 현행 진료 보수 체계는 의료 기술을 인정하되 물적 요소에 대한 이윤을 배제시키고 있다.

셋째, 전통 의학인 한방을 건강보험 급여에 포함시켜 현대 의학과 한의학의 접목을 시도하고자 하였으나 한방 건강보험의 이용 실적이 매우 저조하게 나타나고 있다.

넷째, 우리나라 국민의 의료 이용에 대한 관행을 고려하여 약국건강보험이 실시되고 있다. 의약 분업이 실시되면 많은 변화가 있으리라 예측되었으나 현재까지는 이용 실적이 저조하여 유명무실한 제도이다.

3. 의료보호

의료보호는 기초생활보장 수급자와 일정 수준 이하의 저소득층을 대상으로 그들이 자력으로 의료 문제를 해결할 수 없는 경우 국가 재정으로 의료서비스를 하는 공적 부조의 한 방법으로 건강보험과 더불어 국민

의료보장 정책의 중요한 수단이 되는 사회보장 제도이다.

1) 의료보호 대상자

의료급여법에 따른 수급권자는

① 국민기초생활보장법에 의한 수급자,

② 재해구호법에 의한 이재민,

③ 의사상자 등 예우 및 지원에 관한 법률에 따른 의상자와 의사자 유족,

④ 입양촉진 및 절차에 관한 특례법에 의하여 국내 입양된 18세 미만의 아동,

⑤ 독립유공자 예우에 관한 법률 및 국가유공자 등 예우와 지원에 관한 법률의 적용을 받고 있는 자와 그 가족,

⑥ 문화재보호법에 의하여 지정된 중요무형문화재의 보유자 및 그 가족,

⑦ 북한 이탈 주민의 보호 및 정착 지원에 관한 법률의 적용을 받고 있는 자와 그 가족,

⑧ 5·18민주화운동 관련자 보상 등에 관한 법률에 의하여 보상금 등을 받은 자와 그 가족,

⑨ 이외 생활 유지의 능력이 없거나 생활이 어려운 자들로 규정하고 있다. 다만 수급권자 중 다른 법령에 따라 의료급여를 받고 있는 경우, 의료급여법에 따른 의료급여 대상에서 제외된다.

의료급여에 관한 업무는 수급권자의 거주지를 관할하는 시장, 군수, 구청장이 행하며, 의료급여의 내용은 다음과 같다.

① 진찰·검사

② 약제·치료 재료의 지급

③ 처치·수술과 그 밖의 치료

④ 예방·재활

⑤ 입원 및 간호

⑥ 이송과 그 밖의 의료 목적의 달성을 위한 조치

2) 의료보호 제도의 발전 과정

의료급여 제도의 발전 과정은 크게 5기로 나누어 볼 수 있다.

① **제1기**: 암흑기로서 1961년 12월 생활보호법이 제정되기 전까지로 의료보호에 관하여 전혀 언급이 없는 시기로, 저소득층의 의료는 스스로 해결하거나 자선에 의존하는 수밖에 없었다.

② **제2기**: 여명기로 1961년 생활보호법이 제정된 후 1977년 12월 31일 의료보호법이 제정될 때까지로 무료 의료구호 사업의 형식이었던 것을 1977년 1월 4일 의료보호에 관한 규칙을 제정하여 의료보호사업을 93억 원의 예산을 책정하여 실시하였다.

③ **제3기**: 제도 정착기로서 의료보호법이 제정된 후 의료보호 대상자 확대를 위하여 1980년 11월 의료보

호법 시행령을 개정할 때까지이다.

④ 제4기: 확대 발전기로서 1980년 의료보호법 시행령이 개정되어 의료보호 대상자가 확대된 시기로부터 현재까지이다. 이 시기에 1986년 의료부조 제도가 신설되었는데, 이는 의료보호 대상자에는 해당되지 않으나 소득이 적어 정기적으로 의료보험료를 납부할 능력이 없는 저소득층을 대상으로 하였다. 그러나 1994년부터 2종 대상자 기준을 확대하고 의료부조 제도는 폐지하였다.

⑤ 제5기: 1999년 9월 생활보호법을 폐지하고 국민기초생활보장법을 제정하여 소득 보장을 향상시키고 2001년 5월 의료보호법을 의료급여법으로 전문 개정하여 수급 기간의 제한을 폐지하고 급여 내용에 예방과 재활 등에 대해서도 의료급여를 행하도록 하여 총괄적인 의료보장이 되도록 하는 내용상의 확산 단계이며, 용어도 의료보호에서 의료급여로, 의료보호 대상자에서 수급권자로 하여 의료를 받을 권리를 강조하고 있다.

제 17 장

보건교육

1. 보건교육의 개념 및 정의

보건교육(health education)이란 '건강(health)'을 '교육(education)한다'는 건강과 교육의 합성어이다. 즉 인간이 최적의 건강을 지닐 수 있도록 변화시켜 주는 것을 보건교육이라고 할 수 있다. '건강을 교육한다'라고 하였을 때 교육의 대상을 인간에 국한한다면 인간의 건강을 유지하는 데 필요한 바람직한 행동을 실천하게 하기 위해 인간이 가지고 있는 잠재 능력을 개발하는 과정을 보건교육이라고 할 수 있다.

그런데 인간의 건강이란 신체적인 것과 정신적인 것 및 사회적인 요소, 정서적인 것, 영적인 것 등이 포함되어 있으므로 보건교육이란 단순히 건강에 대한 지식을 알게 함으로써만 해결할 수 있는 것이 아니다. 따라서 보건교육이란 인간이 건강을 유지, 증진하고 질병을 예방함으로써 적정 기능 수준의 건강을 항상 유지하는 데 필요한 지식, 태도, 습성 등을 바람직한 방향으로 변화시켜 주는 것이라고 정의할 수 있다.

보건교육은 의학, 간호학, 영양학, 생물학 등의 자연과학을 교육 내용으로 하고, 교육 방법에 있어서는 행동과학, 철학, 교육학, 심리학, 사회학, 경영학, 행정학 등의 사회과학 분야의 접근을 필요로 하는 절충적 학문으로 보건의료에 대한 기초 지식을 충분히 쌓고 전문적으로 준비가 된 보건교육가에 의해서 실시되는 것이 가장 바람직하다.

다음은 학자에 따른 여러 가지 보건교육에 대한 개념들이다.

① 보건교육이란 개인이나 집단의 건강과 관련된 지식, 태도, 행동에 영향을 미칠 목적으로 학습 경험을 주는 과정이다(미국의 학교보건교육 용어제정위원회).

② 보건교육이란 우리가 알고 있는 건강에 관한 지식을 교육이라는 수단을 통하여 개인 또는 지역사회가 바람직한 건강 행위를 습관화하도록 바꾸어 놓는 것을 말한다(Dr. Ruth Grout, University of Minnesota).

③ 보건교육이란 개인, 집단, 인종의 건강에 바람직한 영향을 줄 수 있는 습성, 태도, 지식의 통합된 경험을 하게 하는 것을 말한다(Wood).

④ 보건교육이란 새로운 지식을 얻든가 아니면 이미 알고 있는 지식을 새롭게 이해하여 이를 통한 새로운 태도를 개발하거나 기존으로 가지고 있는 태도를 강화 또는 수정하며, 이를 기반으로 새로운 건강 행위를 하도록 노력하고 이미 활용하는 습성이나 행위를 수정하여 올바른 건강 행위를 실천하게 하는 것을 의미한다.

이상의 여러 가지 보건교육에 대한 개념을 고찰한 결과 보건교육이란 단순히 지식을 전달하는 것이나 지식을 가지고 있는 데 그치는 것이 아니라 건강을 자기 스스로 지켜야 한다는 긍정적인 태도를 가지고 건강에 올바른 행동을 일상생활에서 습관화하도록 돕는 교육 과정이라고 요약할 수 있다.

2. 보건교육의 목적

보건교육의 목적은 자신의 건강은 자신이 지켜야 한다는 긍정적인 태도를 갖고 자신의 건강을 지킴과 동시에 자신이 속한 지역사회가 발전하는 데 건강이 중요한 재산이며 목표임을 인식하고 지역사회의 건강은 구성원들 스스로의 노력으로 해결할 수 있도록 하는 데 있다.

보건교육은 잘못되어 있는 지식, 태도 및 행동에 영향을 주어 이를 새롭게 올바른 양상으로 바꾸어 놓는 것으로써, 보건교육의 궁극적인 목적은 사전에 계획된 구체적인 행동목표(specific behavioral objective)를 설정하고, 이 목표를 달성하기 위하여 학습 과정을 부여함으로써 개인이나 집단의 형태가 변화되고 건강한 생활을 유지, 향상시킬 수 있도록 유도하는 것으로써 형태의 변화에 궁극적 목표를 둔다.

세계보건기구(Would Health Organization)가 주최하는 제1차 보건교육 전문위원회에서는 보건교육의 기본 목표를 다음과 같이 제시하였다.

- 지역사회 구성원의 건강은 지역사회의 발전에 중요한 재산임을 인식시킨다.
- 세계보건기구헌장에 규정된 건강을 완전히 구현하기 위하여, 개인이나 혹은 집단의 구성원으로서 자기 스스로 해야 할 일을 수행할 수 있는 능력(self health care ability)을 갖도록 돕는다.
- 개인이나 집단 또는 지역사회가 자신의 보건 문제를 인식하고 스스로 행동하여 이것을 해결함으로써 자신의 건강을 증진시킬 수 있도록 하는 데, 즉 보건에 대한 자주적인 정신을 배양해 주고 자주적인 태도를 갖게 하는 것이다.

3. 보건교육의 중요성

올바른 교육을 통해서 얻어진 보건교육의 결과는 지식이나 명령으로 얻어진 결과에 비해 영구적인 특성을 지니고 있으며, 우리나라 보건 요구의 조사를 보면 전문의 치료와 일반의의 치료 요구는 30%를 차지한 반면, 보건에 대한 무지로 발생하는 보건 문제는 40%로 나타났다. 이러한 국민의 건강 요구 40%는 건강에 관한 기초 지식만 있으면 스스로 해결하거나 예방할 수 있음을 의미하여 보건교육을 필요로 함을 알 수 있다.

보건교육은 개인과 지역사회가 자체적으로 건강에 대하여 관심을 갖고 건강 행태를 변화시키는 과정이며, 의료기관을 이용하는 치료 중심의 건강 행태가 아니라 질병의 예방과 건강의 증진을 중심으로 하는 건강 행태라 할 수 있다. 이는 공중보건적 측면에서 국민건강의 실현 방법과 그 목적에 부합하며, 자체적인 건강 실현을 가능하게 한다는 점에서 보건 행정 활동이나 법적 규제들보다도 그 중요성이 더 크다. 실제로 보건교육은 보건사업의 성패를 좌우함에 있어 가장 기본적이고도 중요한 접근 방법이다. 올바른 보건교육을 통해 얻어진 결과는 단순한 지식이나 명령으로 얻어진 결과에 비해 영구적인 특성을 지니기 때문에 보건교육에 대한 관심과 지원에 아낌이 없어야 할 것이다.

4. 보건교육의 접근 방법

1) 질병 중심 접근(Medical approach)

건강관리에 대한 개념이 질병모형(medical model)일 때, 즉 병을 예방하고 병이 없으면 건강이라고 생각하던 시대의 접근 방법으로서 보건교육의 내용은 모두 질병예방 및 치료 등에 국한된 경우를 의미한다.

그러나 건강증진을 강조하고 건강에 대한 개념이 건강모형(health model)으로 전환된 현재에도 일부 지역 보건소나 학교의 보건교육 접근이 질병 중심에서 벗어나지 못하고 있음을 볼 수 있다. 물론 질병예방 등이 교육의 일부가 될 수 있으나 보건교육 전체가 질병에 국한하는 것은 나머지 중요한 것을 제외하는 결과를 갖게 된다.

2) 행위변화 중심 접근(Behavior change approach)

건강관리에 대한 개념이 건강 모형에서 비롯된 접근 방법으로 건강에 가장 영향을 미치는 것은 개개인의 생활 습관(건강습관)이 가장 중요한 변수이므로 건강에 영향을 주는 잘못된 건강 행위변화가 보건교육 접근에 중요한 초점이 된다.

3) 교육적 접근(Educational approach)

교육 자체가 대상자의 변화를 목표를 하고 있기 때문에 보건교육도 일반 교육 과정에 포함하여 자연스럽게 시도하려는 접근이다. 이는 건강인들에게 건강을 계속 유지하고 증진하는 데 필요한 교육을 생애주기별로 교육하는 전략으로 매우 유익한 전략이라고 할 수 있다.

4) 대상자 중심 접근(Client-directed approach)

보건 분야에서 가장 많이 쓰이고 있는 접근 방법 중 하나로 교육 대상자의 긴급한 요구가 무엇인지를 진단하여 그 대상자가 가지고 있는 문제 중심 교육으로 접근하는 방법이다. 이 접근 방법에는 대상자의 요구에 따라 질병 문제 해결도 포함될 수 있고 행위변화 중심 접근도 포함될 수 있기 때문에 포괄적인 접근이 될 수도 있다.

5) 사회변화 중심 접근(Social change approach)

건강증진이 강화되면서 더욱 강조되고 있는 보건교육 접근 방법으로 교육적 접근이나 행위변화 중심 접근 방법이 그 지역사회의 제도나 법 분위기 등이 형성되지 않아 접근이 어려울 때 사회변화 중심 접근이 시도되어야 한다.

5. 보건교육의 계획 및 준비 과정

1) 보건교육의 범위

보건교육의 내용이나 방법, 활동 내용들을 규명하는 것은 매우 어려운 일이며 학자에 따라서 그 견해의 차이는 다양하다. 그러나 공통점을 요약하면 보건교육이 관여해야 할 범위는 다음과 같다.

(1) 건강 문제의 분석연구(Analysis of the health problem)

개인, 집단의 건강에 영향을 미치는 영향 요인, 건강 문제의 지역별·개인별 분포, 건강 문제의 해결 방법에 관한 연구와 분석

(2) 홍보(Sensitization)

건강과 관련된 문제에 대한 주의를 환기시키기 위하여 표어를 내건다거나 TV나 라디오, 게시판을 통한 짧은 삽입 방송 실시

(3) 출판 및 홍보물 발행

홍보에서 제시된 내용에 대한 해결 방법을 많은 사람이 구체적으로 알게 하는 과정

(4) 교육(Education)

직접 대상자를 대하고 그들이 가진 잘못된 건강에 관련된 지식, 태도, 습관을 변화시켜 목표한 학습이 일어나도록 하는 과정

(5) 동기부여(Motivation)

새로 알게 된 지식이나 건강 습관을 행동화하도록 지원

2) 보건교육의 영역

보건교육의 영역은 교육 대상에 따라 다르게 설정될 수 있다. 교육 대상을 보건교육 유형에 따라 나누면 일반 주민, 학생, 산업장 근로자, 환자 및 가족 등으로 나누어 보았을 때 산업장 근로자에 대한 보건교육은 주로 산업장 내 안전과 질병관리이며 환자 및 가족에 대한 보건교육은 질병의 예방과 주기 발견 그리고 질병관리 등으로 비교적 한정되어 있다.

학생 대상의 학교보건의 경우 미국에서는 금연, 영양, 환경위생, 개인건강·위생, 안전, 질병예방, 구강보건, 성교육, 성병 및 에이즈 교육, 응급처치, 발육 및 발달, 지역사회보건, 해부·생리학 등을 주교육 내용으로 하고 있다. 우리나라의 경우 학교보건교육의 영역은 신체의 성장 및 발달, 영양, 가족 및 가정의 건강한 생활, 안전사고, 응급처치, 질병예방, 약물오남용, 정신건강, 지역사회보건, 환경보건 등으로 구분하고 있다.

일반 주민 대상의 보건교육 영역으로는 건강검진, 이유식, 예방접종, 모자보건, 가족계획, 가구환경, 의료

보장, 노인, 마약, 환각제, 청소년 성교육, 에이즈, 급성 질환 관리, 만성 질환 관리, 건강관리 행위 등으로 구분하기도 하였다.

국민건강증진법 시행령 제17조에 의하면 건강 생활의 실천에 관한 사항, 질병의 예방에 관한 사항, 영양 및 식생활에 관한 사항, 구강건강에 관한 사항, 공중위생에 관한 사항, 건강증진을 위한 체육 활동에 관한 사항, 기타 건강증진 사업에 관한 사항 등을 보건교육 내용으로 규정하고 있다(표 17-1).

표 17-1. 보건교육의 영역과 내용

	학교보건	산업보건	지역사회 보건	환자 관리 (병원 및 재가)
대상	학생 교직원 학부모	근로자 관리자 관련 가족	보건 인력 공공단체 민간단체 주민(위험 집단 우선환자)	전문 인력 환자 환자 가족
내용	교과과정 내(정규교육) 수시교육(모임, 보건서비스)	안전교육 보건교육 산재예방 치료, 재활	지역사회 건강 • 개인 • 집단 • 지역사회 조직 • 인력개발	처방순응교육 가족교육 재활교육

3) 보건교육의 계획

보건교육 과정 중 계획 단계는 상당히 중요한 부분으로 사업을 계획하는 데에는 많은 시간이 소요된다. 효과적으로 계획을 하는 것이 수행하는 것보다 더 어려우며, 계획을 잘 세워놓으면 수행의 결과에 좋은 평가가 내려질 것이다.

따라서 보건교육을 실시하는 주체가 대상자의 여건에 적합한 계획을 수립하여야 하는데 무엇보다도 보건교육 대상자들의 보건적 욕구와 문제의 실상을 사전에 정확히 파악하는 일이 가장 중요하고 이것을 기초로 하여 계획이 수립되어야 하며, 보건교육의 목표, 실시 시기, 교육 방법, 교육 담당자의 확보, 소요 예산 및 평가 등에 관한 사항을 계획에 포함시키는 일이 중요하다.

보건교육의 계획과 추진의 지침이 되는 원칙에 대하여 세계보건기구의 보건교육 전문위원회에서 권장한 것에 대하여 살펴보면 다음과 같다.

① 보건교육은 전체 보건사업의 일부로서 처음부터 계획되어야 하며 사전 지역사회 진단이 필요하다.

② 보건교육 계획에 주민들이 참여하여야 한다.

③ 지역사회의 인재와 자원에 관한 실태 파악을 하며 지도자를 발견한다. 그리고 지역 개업의 및 공공기관의 협조를 얻도록 한다.

④ 보건교육은 뚜렷한 목표가 있어야 하며, 그 목표 달성을 위하여 구체적인 계획이 서야 한다.

⑤ 시범 사업으로부터 시작하여 점차 확대한다.

⑥ 모든 보건요원은 보건교육을 위한 팀의 일원으로서 역할을 하여야 한다. 또한 보건교육 전문가는 보건

교육 사업보다 효율적인 수행을 위한 역할을 할 수 있다.

⑦ 보건교육에도 예산의 뒷받침이 있어야 한다. 그리고 이 예산은 사업의 우선순위에 따라 사용되어야 한다. 그리고 효과적인 보건사업을 위하여 적절한 평가가 따라야 한다.

4) 보건교육 요구사정

보건교육을 실시하기 위한 계획을 수립하는 데 있어 가장 먼저 해야 할 일은 교육 대상자의 보건교육요구를 사정하는 것이다. 요구를 사정하는 데 있어서 보건교육가가 요구에 대한 분명한 개념을 갖고 있다면 보다 높은 효과를 낼 수 있다.

일반적으로 교육요구를 살펴 볼 때에는 3가지 측면을 고려하게 되는데 교육자의 관점에서 전문적인 판단으로 파악되는 요구, 학습자에 의해 파악되는 요구, 그리고 사회적 상황 및 배경에서 파악되는 요구이다.

요구사정에 있어 가장 중요한 점은 학습자의 참여라는 점이다. 보건의료 전문가 또는 보건교육 전문가의 단편적 입장에서 요구를 정의하는 것은 불충분하다는 점을 고려하여 반드시 학습자를 참여시켜야 한다.

5) 보건교육의 실시를 위한 준비 과정

(1) 보건교육 실시를 위한 준비사항

보건교육을 효율적이고 능률적으로 수행하기 위해서는 교육 대상, 교육 장소, 교육 매체, 교육 내용, 교육 시간 등을 고려해야 한다.

① 교육 대상의 유형, 인원수, 교육 정도, 생활수준, 흥미, 욕구 등의 예비 지식을 갖추어야 한다.

② 교육 장소의 크기, 시청각 기재 설치 가능성 등의 사전 조사가 필요하다.

③ 교육 효과를 높이기 위한 매체의 선정과 사용 방법, 매체에 대한 피교육자의 흥미 등을 고려하여야 한다.

④ 교육 순서를 미리 정하고 교육 내용은 피교육자가 관심과 흥미를 가질 수 있는 내용으로 교육자는 그 내용을 정확하게 파악하고 있어야 한다.

(2) 보건교육 실시과정에서 고려할 사항

보건교육의 목적을 달성하기 위해서는 보건교육을 계획하는 과정에서 뿐만 아니라 보건교육을 실시하는 과정에서도 여러 가지 장애 요소를 파악하고 실시하여야 한다.

① 보건교육 내용은 자연과학 및 사회과학적인 근거가 확실하여야 한다.

② 대상 지역사회의 사회·경제적인 요인이 충분히 고려되어야 한다. 즉 주민의 주택 사정, 경제적인 능력, 지역사회 환경 등을 고려하여 이에 적절한 교육이 이루어져야 한다.

③ 지역사회 주민의 교육·문화 수준을 고려해야 한다. 즉, 교육의 정도, 종교의 분포, 지역사회 고유전통, 습관, 관습, 생활양식, 종족 등이 고려되어야 한다.

④ 보건교육자는 교육자로서의 자질을 갖추고 있어야 한다. 보건교육을 맡은 사람은 교육자적 태도, 교육

내용에 대한 정확한 지식, 공중보건 및 예방의학에 대한 지식, 인류학, 심리학 및 사회학에 대한 지식과 경제적 사정에도 정통해야 한다.

6) 보건교육의 실시

(1) 보건교육 실시자의 역할(Role of the health education)

보건교육을 계획해서 실제로 대상자들을 대하고 교육을 실시하는 모든 사람을 보건교육자라고 말할 수 있으며 보건교육 실시자의 1차적인 목표는 대상자들이 어떻게 하면 제한된 시간 내에 설정된 목표에 재미있고 완벽하게 도달할 수 있을 것인가 하는 데 있다.

즉, 어떻게 하면 설정된 목표 쪽으로 쉽게 변화할 수 있는 것인가에 1차적인 관심이 집중되어야 한다. 보건교육 실시자와 역할은 교육 대상자들이 목표에 용이하게 도달할 수 있도록 도와주는 입장에 있다고 생각해야 하고 일방적인 지식 전달자의 입장에 있어서는 안 된다는 것을 기억해 두어야 한다.

보건교육 실시자의 역할을 구체적으로 나열하면 다음과 같다.

① 교육 도중 대상자들이 능동적으로 교육에 참여하도록 유도하여야 한다.

② 교육 도중 대상자들이 질문 내용이나 교육자가 대상자들에게 제시한 문제나 질문 내용에 대해서는 명확히 답해 주어야 한다.

③ 교육 실시 시에 교육자의 말과 행위는 대상자들에게 혼선이 일어나지 않도록 정확히 전달되어야 한다.

④ 동일한 내용의 지식이나 정보라 하더라도 교육자의 이해가 용이하게 될 수 있도록 교육 내용의 재구성을 통하여 쉽게 이해할 수 있도록 하여야 한다.

⑤ 교육자는 교육을 시작하기 전에 이번 시간에는 어떤 학습 목표를 갖고 어떤 방향으로 교육을 실시한다는 것을 제시하여야 한다.

⑥ 교육자는 교육 실시 시에 설정된 학습 목표에 도달하고 있는지의 유무를 계속 확인하여야 한다.

⑦ 교육자는 교육 대상자의 개인차를 인정하고 교육 실시 중 다음 내용들을 고려하여야 한다.

⑧ 교육자는 교육 대상자에 대한 이해와 관심을 항상 갖도록 노력한다.

⑨ 학습자의 요구에 맞는 구체적인 교육 계획서를 작성하도록 노력한다.

⑩ 어떤 일이 있어도 교사의 교육 시간은 꼭 지키도록 한다.

⑪ 교육 도중 교육 목표 도달 유무를 확인하기 위하여 질문을 하거나 실제 실습을 시켜 보았을 경우 기대에 어긋난 대답을 했더라도 화를 내거나 실망하지 말고 다음에는 더 잘할 수 있을 것이라고 격려해 준다.

⑫ 대상자에게 어려운 내용이나 새로운 용어, 새로운 개념 등은 쉬운 말로 바꾸어 설명하도록 한다.

⑬ 교육자의 목표는 교육 대상자의 학습 목표 도달에 두도록 한다.

⑭ 교육 대상자들에게 계속 적절한 동기가 부여될 수 있도록 교사는 동기부여에 노력하여야 한다. 학습자들에 대한 절적한 동기부여는 교육 목표에 도달할 수 있는 주요인이 된다.

결론적으로 어떤 종류의 교육이든 어떤 장소에서 실시하는 모든 교육 담당자들은 반드시 교육을 계획하는 과정, 주의할 점, 학습이 이루어지는 과정, 학습에 영향을 주는 요인, 교육자의 역할에 대한 명확한 이해와 확립적인 지식 및 실천에 옮기려는 긍정적인 태도를 가지도록 노력해야 성공적인 교육이 이루어질 수 있다.

6. 보건교육의 방법

보건교육을 위한 방법은 여러 가지 형태가 있는데 보건교육 대상의 수에 따라서 (1) 개별접촉 방법, (2) 집단접촉 방법, (3) 대중접촉 방법 등이 있으며, 보건교육을 담당하는 교육자 측에서 볼 때는 (1) 일방적 보건교육 방법, (2) 왕래식 보건교육 방법, (3) 절충식 보건교육 방법이 있다.

1) 교육 대상자의 수에 의한 방법

(1) 개인접촉 방법

환자와 의사와의 관계, 예방접종, 위생지도 가정방문 등 보건사업에서 개인접촉에 의한 보건교육을 실시할 기회가 많다. 개인접촉의 대표적인 것은 면접으로 면접에 있어 주의할 점은 첫째, 피면접자로부터 신뢰를 얻도록 한다. 둘째, 피면접자의 말을 경청하여야 한다. 셋째, 피면접자가 주인공이라는 느낌을 주어야 한다. 넷째, 피면접자가 대답할 때까지 기다리도록 하고 대답을 강요하지 않아야 한다.

개인접촉 방법은 제시된 목표와 자료를 자기고 자율학습을 실시하는 동안 문제 해결 능력을 향상시킬 수 있고 또한 개인의 태도와 행위에 영향을 크게 미칠 수 있는 가장 효과적인 방법이지만, 타인을 역할 모델로 삼을 수 있는 기회가 적고, 많은 시간과 경비가 소요된다는 것이 단점이다.

개인접촉 방법 적용 시 주의할 점은 다음과 같다.

① 상대방이 신뢰를 갖도록 한다.
② 명랑하고 쾌활한 태도로 임해야 한다.
③ 기탄없이 대화할 수 있는 자유스러운 분위기가 조성될 때까지 문제의 핵심에 들어가지 않는다.
④ 말은 혼자 독점하지 않는다.
⑤ 끝까지 주제에서 핵심을 벗어나지 않는다.
⑥ 교육자는 친근감을 보이되 위신을 지키고 상대방의 심각한 문제를 소홀히 여기는 태도를 절대 금한다.
⑦ 대상자에게 심각한 문제가 발생하였을 때 더 큰 자극을 주지 않도록 한다.
⑧ 실시자의 언어나 행동은 시종일관 친절하고 민주적이어야 한다.

(2) 집단접촉 방법

집단접촉 방법에는 좌담회 형식의 모임, 보건교육으로서의 집회, 토론회, 강의, 반상회, 어머니회, 종교적인 집회, 견학 등이 있다. 비교적 적은 비용으로 실천을 유발할 수 있다는 데에 그 장점이 있다.

(3) 대중접촉 방법

특정 집단이 아닌 무제한의 대중을 위한 교육 방법으로서 라디오, TV, 신문, 인터넷, 전시, 포스터 등의 방법이 이용된다. 비교적 적은 비용으로 다수인을 대상으로 실시하기 때문에 빠른 시간 내에 다수인에게 지식을 제공할 수 있고, 여론 형성의 효과가 크다는 점에서 능률적 방법이라 할 수 있으나 개인접촉이나 집단접촉에 비하면 덜 효과적이다.

2) 교육자 언행의 근원에 따르는 방법

(1) 일방적 또는 교훈식 방법(One-way or didactic method)

교육자가 어떤 내용을 피교육자에게 일방적으로 직접 가르치며, 여러 매체를 써서 설명할 수 있다. 지식은 일방적으로 교육자로부터 피교육자에게 주입된다. 일반적으로 교육 내용에 관하여 피교육자가 별로 기본지식이 없을 때 이용되는 방법으로, 피교육자가 행동으로 옮기는 데 상당한 시간이 소요된다.

보통 강의, 영화 상영, 전단 배포, 포스터, TV 및 라디오 방송, 신문 논설 등이 있다. 한 번에 많은 피교육자를 상대로 교육하기 때문에 편리하지만, 피교육자의 반응, 받아들이는 정도 등을 알 수 없는 단점이 있다.

(2) 왕래식 또는 소크라틱 방법(Two-way or Socratic method)

피교육자가 보건교육을 하는 과정에서 교육 내용에 관해 지식, 정보, 신념, 느낌, 관심, 흥미를 어느 정도 갖고 있다고 판단하여 상호의견을 교환하고 같이 행동하면서 교육하는 방법이다.

집단토의, 협의회, 좌담회, 강습회, 면접, 연극, 실연 교수 등의 방법으로 일방식 방법에 비해서 발달된 방법이라고 할 수 있으며 효율적이다. 하지만 시간과 비용이 일방식 방법보다 더 드는 단점이 있다.

3) 절충식 보건교육 방법

(1) 단체 활동을 통한 보건교육 방법

효율적인 교육은 잘 조직되고 계획된 단체 활동을 통해서 이루어지는데, 개별적으로 배우는 것보다 단체 경험을 통해서 배우면 지식의 주입이 용이하다. 또한 단체 활동은 문제 해결에 있어서나 건전한 인간관계를 맺는 데 민주주의적 양식을 마련할 수 있다.

① Brainstorming

'**묘안 착상법**' 또는 '**팝콘회의**'라 부르며, 번개처럼 날아오는 기발한 생각을 잘 포착해 낸다는 뜻을 내포하고 있다. 문제에 대하여 순간적으로 떠오르는 머릿속의 생각을 포착하여 이를 자유롭게 발표하는 방법으로 어떤 문제의 여러 면을 검토하는 데 좋은 방법이다. 보통 12~15명이 한 그룹을 이루어 10~15분 정도 단지 토의를 하는 것을 원칙으로 한다.

② 집단토의(Group discussion)

집단 내의 참가자들이 어떤 특정 주제에 대하여 자유로운 입장에서 상호의견을 교환하고 결론을 내리는 회화식 방법이다. 효과적인 토론을 위해서는 참가자 모두가 토론의 목적을 이해하고 토론을 시작해야 하며 참가자의 수가 클수록 참가자의 토론 참여 기회는 적어지므로 5~10명이 적당하다.

장점은 모든 교육 대상자들이 능동적으로 참여할 수 있는 기회를 제공하며 상호 사고를 깊이 하고 협력해서 결론을 내리므로 참가자들은 상호 협동적, 민주적 회의 능력을 배울 수 있으며 수동적인 태도를 벗어나 적극적인 문제 해결을 모색하는 과정에서 동기와 의욕을 고취시킬 수 있다. 단점은 많은 대상자가 참석할 수 없으므로 경제적이지 못하고 교육자 및 좌장의 토론 유도 기술이 부족하면 집단 토론의 장점을 살릴 수 없다.

③ 심포지엄(Symposium)

동일한 주제에 대한 전문적인 지식을 가진 몇 사람을 초정하여 주제에 대하여 의견을 발표하도록 한 후 발표된 내용을 중심으로 사회자는 마지막 토의 시간을 마련하여 문제 해결에 임하는 방법이다. 이때 2~5명의 전문가가 각자의 의견을 각각 10~15분 정도 발표하고 사회자는 청중을 공개 토론 형식으로 참여시키는 교육 방법으로서 사회자는 토론 분야의 최고 전문가이어야 한다.

장점은 특별한 주제에 대한 밀도 있는 접근이 가능하고 의사전달의 능력 여하에 따라 강의가 다채롭고 창조적이고 변화 있게 진행될 수 있으며, 청중이 알고자 하는 문제의 전체적인 파악은 물론 부분적인 이해가 가능하다는 점이다. 단점은 연사의 발표 내용에 중복이 있을 수 있고 청중이 주제에 대한 지식이 없을 때에는 비효과적이라는 것이다.

④ 배심토의(Panel discussion)

단상토의라고도 하며 어떤 주제에 대해 대립되거나 다양한 견해를 가진 전문가 4~7명이 의장의 안내에 따라 토의를 진행하는 방법이다. 전문가는 정해진 시간 안에 발표를 한 후 청중과의 질의·응답을 통해 청중의 참여를 촉진시킨다.

장점은 연사나 청중이 서로 친밀히 토의함으로써 문제의 해결을 제시할 수 있으며, 청중은 비교적 높은 수준의 토론을 경험하고 타인의 의견을 듣고 비판하는 능력과 어떤 주제에 대해 다각도로 분석하고 미래를 예측할 수 있는 능력이 배양된다. 단점은 전문가 위촉 시 부담이 있고 청중이 기존 지식에 대한 이해가 없을 때 토론의 이해 속도를 따르지 못한다는 점이다.

⑤ 분단토의(Buss session)

대상자 전체의 의견을 반영해야 하거나 분위기가 침체되었을 때 실시하는 방법으로, **전체를 몇 개의 소집단으로 나누어 토의시킨 뒤 다시 전체 회의에서 종합하는 방법**이다. 각 분단은 사회자와 서기를 두고 토론을 진행하는 것이 좋으며, 인원은 6~8명 정도로 한다.

⑥ 세미나(Seminar)

토의 내용, 연구, 선정된 문제 등을 효과적으로 분석하기 위한 집회로, 참가자 개개인이 새로운 결과를 도출할 수 있도록 유도하는 토의 방법의 일종이다. 참가자들이 정해진 시간 동안 충분히 토의할 수 있도록 적합한 문제를 선택하는 것이 중요하다.

(2) 연극적 기술과 절차를 통한 보건교육

① 역할극(Role playing)

역할극은 교육자들이 직접 실제 상황 중의 한 인물로 등장하여 연극을 하면서 건강 문제나 어떤 상황을 분석하고 해결 방안을 모색하면서 이를 통해 학습 목표에 흥미 있게 도달할 수 있게 도달할 수 있는 방법이다.

장점은 직접 극에 참여함으로써 흥미와 동기유발이 가능하고 극중 역할을 통해 심리적 정화를 경험하게 되는 것과 여러 사람이 함께 참여함으로써 학습자들의 사회성이 계발될 수 있다. 단점은 역할극 준비에 비용과 시간이 많이 요구되고, 극중 인물 선택 시 어려움이 있을 수 있으며, 극중 인물의 성격 및 배경, 주위 환경 등이 사실과 거리감이 있을 때 효과가 떨어질 수 있다.

② 사회극(Sociodrama)

어떤 주제에 대해 참가자들이 자발적으로 행위화하는 방법으로서 역할극이 각 개인에 의해서 연출되는 반면에 사회극은 단체에 의해 의사가 표시되는 연극이다.

③ 모의실험극(Simulation)

학습자에게 실제와 유사한 상황을 제공하여 위험부담 없이 실제 경험을 하도록 하여 학습의 효과를 얻는 방법이다. 주의할 점은, 모의실험극이 너무 사실적이라면 학습 자체가 너무 복잡해져 학습자가 중요한 것이 무엇인지 파악하기 어렵고, 너무 사실성이 결여된 경우 배우고 나서 실제 상황에 적용하기 어렵다는 점이 있다. 장점은 발견 학습이나 태도, 기술을 습득해야 하는 교육에 유용하며 학습자에게 실제 현장과 거의 같은 여건에서 안전하고 빠르게 현실을 경험하게 함으로써 학습자의 참여 조장이 용이하다. 단점은 시간과 비용이 많이 소요되며 학습 준비가 잘못되었을 경우 학습자가 교육 목적을 인지하지 못하여 흥밋거리로 끝날 위험성도 있다.

4) 보건교육에 이용되는 매체

(1) 보건교육매체의 의의

보건교육을 실시할 때 교육자는 대상자에게 강의나 자료 읽기에 그치지 않고 광범위한 교육매체(media)를 사용한다. 교육매체란 교육이 실시되는 모든 현장에서 사용되는 학습에 도움이 되는 자료나 기구이며, 교육에 필요한 지식이나 기술의 목표에 맞게 전달되는 데 도움이 되는 내용이나 전달을 용이하게 하는 각종 도구를 모두 포함한다.

Kemp와 Smellie(1989)는 교수-학습 과정에서 교육매체의 기여도를 다음과 같이 정리하였다.

① 교육 활동이 보다 표준화될 수 있다.

② 가르치는 것을 보다 재미있게 해 준다.

③ 교수이론의 적용을 통하여 학습을 보다 상호작용적으로 만들어 준다.

④ 교육에 소요되는 시간을 줄여준다.

⑤ 학습의 질을 높여준다.

⑥ 필요 시 필요한 장소에서 교육 활동이 일어날 수 있게 한다.

⑦ 학습자들은 배우는 것과 학습 과정 자체에 대해 긍정적인 태도를 갖게 된다.

⑧ 교육자의 역할이 긍정적인 방향으로 바뀔 수 있다.

(2) 보건교육매체의 종류

① 비투사매체

비투사매체는 교육현장에서 흔히 볼 수 있는 교육매체들로 다른 첨단 매체가 가지지 못한 독특한 차이점이 있으며 이들을 적절히 활용하는 것은 중요하다.

여기에는 실물, 모형, 칠판, 융판, 게시판, 전화상과 그림, 포스터, 전단, 소책자, 팸플릿, 괘도, 전시 등의 매개물 없이 교수-학습을 위해 적절히 활용할 수 있는 자료이다.

② 투사매체

투사매체이므로 주로 강한 빛을 이용해서 투명한 필름을 투사하여 시각적으로 자료를 제시하는 매체로 OHP, 실물 화상기, 슬라이드 환등기 등이 포함된다.

최근에는 이미지를 디지털 형태로 저장하여 파워포인트와 같은 형태로 투사하는 것이 있다.

③ 시청각매체

시청각매체란 정보를 전달하기 위해 시각과 청각이 함께 사용되는 매체를 말하는 것으로 시각적, 청각적 방법으로 정보를 전달한다는 점에서 정보의 전달을 시각적 방법에 의존하는 시각매체와 구별된다.

시청각매체에는 주로 비디오카메라에 의해 제작되고 VTR에 의해 시청되는 비디오 자료, 영화, 교육 방송 등이 있다.

④ 상호작용매체

상호작용매체는 피교육자에게 일방적으로 보이는 매체에 비해 학습 활동을 보다 역동적으로 만들어주며 주어진 학습 환경과 상호작용이 높을수록 학습효과는 향상된다.

상호작용매체에는 컴퓨터, 인터넷, 멀티미디어, CD-ROM, DVD-ROM, 사진 CD, 디지털 카메라 등이 있다.

7. 보건교육의 평가

보건교육 프로그램을 계획하여 실시한 다음에 계획자나 교육 담당자, 그리고 보건교육에 관한 정책 결정자들은 '보건교육 프로그램이 계획한 대로 실시되었는가', '얼마나 효과가 있었는가', '정해진 기준까지 도달하였는가' 등 많은 질문을 하게 되고 객관적인 답변을 얻고 싶어 한다. 이렇게 계획한 것을 수행하고 그 결과에 관한 답변을 얻기 위해 행하는 것이 보건교육평가이다.

1) 평가의 목적

① 보건교육 목적 도달 유무 진단
② 보건교육 효과에 영향 요인 확인
③ 보건교육 방법과 교육 기교의 적절성 확인
④ 교육 과정 및 내용 타당도의 적절성 확인
⑤ 보건교육의 결과에 대한 Feed-back
⑥ 피교육자의 교육 요구 확인

2) 평가의 대상

보건교육 평가의 대상은 피교육자뿐 아니라 보건교육을 실시한 교육 담당자와 보건교육 전반에 걸친 교육 과정 그리고 보건교육자와 피교육자를 둘러싼 보건교육 환경이다.

3) 평가의 원칙

① 평가는 계속하여 시행되어야 하며 측정하는 기준이 명시되어야 한다.
② 평가는 가능한 한 객관적이어야 하며 장점과 단점을 지적하여야 한다.
③ 평가는 계획평가, 진행평가, 결과평가가 수행되어야 한다.
④ 평가는 습득의 경험 자료로 사용되어야 하고 평가결과보고서는 누구든지 알 수 있게 쉽게 사용되도록 마련되어야 한다.
⑤ 평가는 명확한 목적 아래 시행되어야 한다.
⑥ 평가는 기획에 관련된 사람, 사업에 참여한 사람, 평가에 의하여 영향을 받게 될 사람들에 의해 행해져야 한다.
⑦ 평가는 그 결과들이 사업의 진보와 성장을 위하여 반영되어야 한다.

4) 평가방법

평가는 계획 자체에 대한 계획평가, 보건교육 진행에 대한 중간평가, 보건교육 성과에 대한 결과평가 등 3단계 평가가 이루어져야 한다. 계획평가는 해당 분야의 전문가뿐만 아니라 보건교육 전문가의 검토를 받아야 하며, 진행평가나 결과평가는 전문가에 의한 현장조사, 문제점 토의, 대조표나 질의서와 통계 자료 분석 등을 통한 평가가 요구된다.

(1) 계획평가

보건교육 내용 설정의 적합성, 보건교육 대상 설정의 적절성, 보건교육에 참여하는 인력이나 보건교육에 활용되는 자재의 질 및 예산의 설정은 적정한지 등의 보건교육계획 자체에 대한 사전 평가를 하여야 한다.

(2) 진행평가

보건교육 활동은 계획대로 진행되고 있는지 또는 새로운 문제점은 없는지 등을 파악하기 위한 중간평가를 수시로 실시하여야 한다. 특히 보건교육의 활동 범위, 보건교육의 시기, 방법의 적정성 및 참여 대상자의 협조 상태와 교육 자재나 교육 매체의 효율성 등을 평가하여야 한다.

(3) 결과평가

보건교육 참여자 수나 교육 실시 영역 등 양적 결과 및 보건교육이 의도했던 건강 생활에 관한 지식, 태도, 습관 등의 개선이나 변화 및 보건 수준의 향상 상태 등의 질적 변화를 평가하여야 한다.

5) 평가내용

보건교육 평가내용은 보건교육 활동 자체가 적합했는지, 교육의 영향을 받을 수 있는 인구의 영역은 적절한지, 목표하는 바 조건에 관한 지식과 태도 및 습관에 어느 정도의 변화를 가져오고 있는지, 사업의 진척이나 결과는 어떠하였는지를 평가내용으로 해야 한다.

이를 위해 보건교육 평가는 보건교육 자재, 교육 활동 사항, 보건교육 결과 등에 대해서 구체적 평가가 이루어져야 한다.

제 18 장

보건영양

1. 보건영양의 개념

인간은 공기, 물 그리고 음식물을 생명을 유지하기 위해서 반드시 필요로 한다. 영양이란 음식물을 먹음으로써 생명을 유지하며 성장 발육하고 신체조직을 보수하는 현상을 말한다. 원래 과학 용어이나 이와 같이 일상적으로도 널리 사용되고 있다. 한편, 세계보건기구(WHO)에서는 영양을 '생물이 생명을 유지, 성장, 장기와 조직의 정상적인 기능 유지 및 에너지 생산 등을 위하여 음식물을 이용하는 과정'이라고 정의하였다. 영양학이란 생리 기능과의 관계를 다루는 학문 분야로 우리가 먹는 음식물 중의 기본 요소(영양소)들과 체내에서 일어나는 복잡한 현상들이다.

인간이 일상생활을 하고 건강을 유지하기 위해서 충분한 영양을 섭취하고 적절한 식생활을 영위해야 한다는 것은 당연한 사실이다. 충분한 영양 섭취는 건강 생활의 증진과 질병예방에 결정적인 요소가 되며, 질병으로부터의 회복, 재활 또는 문화생활을 향상하는 데 있어서도 중요한 요소이다.

보건영양은 지역사회 주민을 대상으로 집단의 영양 문제를 다루는 분야로 공중보건의 목표인 지역사회 주민의 건강 향상을 위하여 음식물과 인간과의 관계를 연구하는 학문이다.

지역사회의 영양과 관련한 문제는 개인적인 기호, 경제 상황, 자연 조건, 문화, 관습 등 여러 가지 요소들이 복합적으로 상호작용하므로 영양 상태를 향상시켜 주민들의 건강을 증진하기 위해서는 영양 문제를 사회 현상에 반응하는 인간 집단의 행위로 이해하여야 한다. 따라서 보건영양 또는 지역사회 영양은 그 대상이 지역사회 주민이고 궁극적으로 지역 주민의 건강증진을 위하여 식생활의 결함을 개선하고 영양 부족이나 결핍이 없도록 하는 데 있다고 한다.

2. 영양소

1) 영양소의 종류 및 작용

(1) 영양소의 종류

영양이란 식품의 과학, 즉 영양소와 거기에 있는 다른 물질의 작용을 통해 질병을 방지하고 건강을 유지하는 균형을 뜻하며, 음식물의 섭취, 소화, 흡수, 이용, 배설 등 생체 내에서의 대사 과정을 총괄하는 말이다.

영양소란 생물의 생활 및 성장을 영위할 수 있도록 하는 물질이며, 이는 다시 열량소와 조절소로 크게 나눌 수 있다. 열량소란 에너지를 생성하는 자원으로서 이에는 단백질(protein), 탄수화물(carbohydrate), 지방질(fat)이 해당하고, 조절소는 몸의 기능을 조절하는 물질로 무기질(mineral)과 비타민(vitamin)이 해당한다.

영양소는 여러 가지 작용을 하지만 이를 요약하면 (1) 신체의 조직 구성(단백질, 무기질), (2) 신체의 열량 공급 작용(탄수화물, 지방, 단백질), (3) 신체의 생리 기능 조절작용(비타민, 무기질)을 하며 이를 영양소의 **3대 작용**이라고 한다.

이러한 5대 영양소와 더불어 물도 신체 기능을 조절하는 데 중요한 역할을 하며 신체의 60% 이상을 차지하기 때문에 물을 포함하여 6대 영양소라고 하기도 한다. 한편 열량소와 무기질을 합쳐 4개의 영양소는 우리 몸을 구성하는 요소로서 중요하여 구성소라고도 한다.

(2) 영양소의 작용

① 신체의 열량 공급 작용

영양소는 신체가 활동할 수 있는 원동력이 되는 에너지를 공급한다. 이 에너지의 직접적인 공급원은 탄수화물을 위시하여 지방, 단백질이고, 무기질과 비타민류는 에너지 발생을 간접적으로 돕는다. 단백질과 탄수화물은 1g당 4kcal의 열을 내며, 지방은 1g당 9kcal의 열을 발생시킨다.

② 신체의 조직 구성

비타민류는 간접적으로 관여하지만, 단백질을 주축으로 무기질과 물은 직접 관여한다. 영양소는 근육, 골격, 중요한 기관, 혈관 등의 조직을 구성할 뿐만 아니라 조직의 평형 유지, 소모성 구성 성분의 보충 및 교환에 참여한다. 무기질은 골격 및 치아와 같은 견고한 조직의 주성분이며, 단백질은 근육, 피부, 연골 등의 조직을 구성하며, 혈액은 단백질, 무기질 기타 각종 영양소에 의하여 구성되어서 영양 상태 판정의 척도가 되기도 한다. 물은 조직 구성 요소 중 가장 큰 비중을 차지하며 성인 체중의 약 65%를 차지한다.

③ 신체의 생리 기능 조절

신체의 기능이 원활히 될 수 있는 것은 물, 무기질, 비타민 등의 작용에 의하는데, 주로 식품의 산화작용, 신경작용, 심장운동, 각종 분비선의 기능 조절 등의 작용을 한다.

2) 열량소의 작용

열량소는 모두 신체에 에너지를 공급함과 동시에 구성 요소로서 중요한 물질이 된다. 따라서 이러한 영양소가 부족하게 될 경우 건강을 저해하고 심할 경우 질병이나 장애가 올 수 있다. 한국영양학회(2005)에서 권장하는 1일 에너지 필요량과 연령별 섭취구성기준으로 한다(표 18-1, 18-2).

표 18-1. 한국인 1일 필요열량

연령	남자(kcal)	여자(kcal)
15~19	2,700	2,000
20~29	2,600	2,100
30~49	2,400	1,900
50~64	2,200	1,800
65세 이상	2,000	1,600

표 18-2. 3대 열량소 적정섭취 비율

영양소		1~2세	3~19세	20세 이상
탄수화물		50~70%	55~70%	55~70%
단백질		7~20%	7~20%	7~20%
지방		20~35%	15~30%	15~25%
	n-6 불포화지방산	4~8%	4~8%	4~8%
	n-3 불포화지방산	0.5~1.0%	0.5~1.0%	0.5~1.0%

출처: 사)한국영양학회. 한국인영양 섭취기준. 2005.

(1) 단백질

단백질은 탄소, 수소, 산소, 질소를 함유하고 있다. 단백질은 인체 내에서 중량으로 물을 제외하고는 가장 많은 양으로 존재하고 있으며 생체의 구성 재료로서 가장 중요하다.

특히 단백질의 구성 요소인 아미노산은 어린이의 성장에 반드시 필요하다. 단백질은 세포, 효소, 항체 그리고 많은 종류의 호르몬의 구성 성분이며 모든 세포의 핵과 원형질의 필수 구성 성분이다. 또한 체내에 질소를 보충해 줄 수 있는 유일한 물질이며 피부, 모발, 손·발톱 등을 만드는 데에도 필요하다.

체내에 당질이나 지질의 섭취가 부족할 때에는 단백질은 체단백의 합성보다 우선적으로 에너지원으로 이용되며 오랫동안 기아 상태에 있는 사람은 체조직의 단백질이 에너지원으로 이용된다.

단백질의 대표적인 식품으로는 곡류, 계란, 우유, 옥수수 등이 있다. 곡류는 단백질 함량이 낮으나 한국인의 식생활에서는 총식품 섭취량의 40% 이상을 곡류가 차지하기 때문에 단백질 공급원에 있어 중요하다. 곡류에 함유된 식물성 단백질에는 아미노산 중 리신이 매우 부족하기 때문에 식생활에서 우유를 함께 섭취하면 부족한 아미노산을 보완하여 아미노산의 균형을 이룰 수 있게 된다.

생물 체세포의 주성분인 단백질은 모든 세포의 구조적, 기능적 특성을 위하여 필수적인 역할을 담당하고 있으며 모든 생물이 단백질 없이는 생명을 유지할 수 없다. 단백질의 주요 작용은 체조직의 구성 물질, 효소와 호르몬의 성분, 면역과 항독 물질의 성분, 체내 생리작용의 조절 기능 및 열량 공급원으로서의 기능을 한다.

단백질은 아미노산이 여러 가지 비율로 결합되어 있는 복잡한 고분자 화합물로서 필수 아미노산에는 arginine, threonine, histidine, phenylalanine, tryptophan, methionine, leucine, isoleucine, lysine valine 등이 있다. 필수 아미노산을 많이 함유하는 단백질일수록 조직을 보충하는 능력이 크다.

1일 필요량은 체중 1kg당 1.07g이다. 성인의 평균 체중을 고려하여 볼 때 남자는 70g, 여자는 60g이다. 단백질이 부족하면 (1) 발육저하, (2) 신체소모, (3) 부종, (4) 빈혈, (5) 지방간 초래, (6) 감염병에 대한 저항력 감소 등을 유발한다. 아프리카, 라틴아메리카 지역의 어린이들에게서 나타나는 **단백열량부족증(kwashiokor)**은 전형적인 단백질 결핍증이다.

열량과 단백질의 상호 관계는 매우 복잡하게 나타나며 Munro가 '단백질이 부족하면 열량식품의 효과적 사용이 저지되고, 열량식품의 섭취가 부족하면 단백질의 섭취가 충분하여도 최대의 효과를 얻지 못한다'라고 한 것은 열량과 단백질 간의 균형 있는 식품(food) 섭취가 대단히 중요하다는 것을 지적한다.

(2) 탄수화물

당질(탄수화물)은 탄소(C), 수소(H), 산소(O)로 이루어졌다. 당질을 함유한 식품을 섭취하면 소화 작용을 통해 포도당으로 분해, 흡수된다.

탄수화물이 부족하거나 소모가 끝나면 단백질이 분해되어 열량원으로 되는 까닭에 탄수화물은 단백질을 절약하는 작용을 한다.

특히 탄수화물의 열량소로서의 특징은 체내에서 산화·분해되기 쉬우며 신체에 부담을 주지 않는 점이다. 피로를 빨리 회복시키는 효과가 있고 활발한 활동을 하는 사람에게는 많이 필요하나 인체의 구성 성분 중 성인 남자의 경우 1% 정도이며, 과잉된 당질은 지방으로 변하여 체내에 저장되므로 과잉 섭취는 비만증의 원인이 될 수 있다. 당질은 성장, 체온 유지 및 활동의 원동력을 위한 에너지원으로서의 역할을 담당하고 있으며 이 밖에도 지방, 단백질 및 비타민 B군 등의 다른 영양소의 대사를 도우며 음식의 맛과 조직을 위해 조리상 필요한 영양소이다.

당질을 함유하고 있는 식품은 대개 곡류와 감자류이다.

(3) 지방(Fat, Lipid)

지질은 식품과 영양에서 포화지방산과 불포화지방산으로 구분하여 건강과의 관련성을 논하고 있다. 불포화지방산 중에서 리놀레산과 리놀렌산은 정상적인 성장에 꼭 필요하나 체내에서 합성이 되지 않으므로 반드시 섭취하도록 권장하고 있으며 이를 필수지방산이라 한다. 지질은 당질과 더불어 중요한 에너지원으로 당질이나 단백질보다 약 2.2배의 에너지를 내기 때문에 농축된 에너지원이라고도 한다. 지질은 위에서의 정체 시간이 길기 때문에 포만감을 주는 역할도 하며 지용성 비타민의 흡수를 돕는 역할과 필수지방산을 공급하는 역할도 한다. 또한, 지질은 당질과 마찬가지로 음식의 맛과 조직을 위해 조리상 필요한 영양소이다.

포화지방산의 급원이 되는 식품으로는 버터, 리아드, 코코넛 기름, 우지, 수소를 첨가한 쇼트닝 등이 있으며, 불포화지방산이 함유되어 있는 식품은 옥수수기름, 콩기름, 면실유, 참기름, 들기름, 어유, 올리브유 등이 있다.

지방이 부족하면 허약, 빈혈, 거친 피부 등의 부작용이 생길 수 있다. 그리고 지방의 과잉 섭취는 동맥경화증 및 심혈관질환의 원인이 될 수 있다.

3) 조절소의 작용

(1) 무기질(Mineral)

무기질은 미네랄이라고도 하며, 인체를 구성하고 있는 여러 화학원소들 중에서 물과 유기물을 구성하고 있는 C, H, O, N 등을 제외한 나머지를 총칭한다. 무기질이 인체 내에 비교적 많은 양(체중의 0.005% 이상)이 들어 있으면 다량 무기질이라 하며, 체중의 0.005% 이하의 미량으로 들어 있는 것을 미량 무기질(micronutrient minerals) 또는 미량원소(trace elements)라고 한다. 다량 무기질에는 무기질 중에서 체내에 가장 많이 들어 있는 칼슘(체중의 1.5~2.2%)과 인, 칼륨, 황, 나트륨, 염소, 마그네슘 등이 있다.

무기질은 뼈나 치아 등의 경조직과 근육이나 신경 등의 연조직을 구성하는 조직의 구성 성분이다. 또한, 인단백질, 인지질, 헤모글로빈, 호르몬, 아미노산 및 효소 등 각종 유기화합물의 구성 성분이기도 하다. 무기질은 구성원으로서의 역할만 할 뿐 아니라 체내의 삼투압 조절이라든지 산-염기 균형의 유지, 심장의 규칙적 박동 유지, 자극에 대한 신경의 정상적인 기능 및 혈액 응고 등에 관여하는 체내의 중요한 조절작용을 한다.

우리 몸에 필요한 무기질은 반드시 식품으로 섭취해야 하는데 칼슘, 철, 요오드 등을 충분히 섭취하도록 하며 다른 것들은 보통의 균형 잡힌 식사에서 공급될 수 있는 것으로 보고 있다(표 18-3).

① 식염(NaCl)

무기질 중에서 가장 필요량이 많은 것으로 근육 및 신경의 자극, 전도, 체액의 수지 균형 등 조절소로서의 기능을 하며 결핍되면 열중증이 발생하고 탈력감이 생긴다. 필요량은 성인의 경우 1일 15g 정도인데 발한 시 탈수 등에는 보충해 주어야 한다.

② 칼슘(Ca)

칼슘은 뼈와 치아의 주성분이며 근육수축과 정상적인 심장박동, 신경흥분에 필수적이다. 칼슘이 결핍되면 뼈와 치아의 쇠퇴, 발육불량, 형태이상을 초래한다. 칼슘은 우유, 치즈, 아이스크림 등에 많이 함유되며, 성인의 경우 1일 0.5~0.7g이 필요하고 임산부, 수유부, 청소년은 1.2g 이상 필요하다.

③ 철분(Fe)

철분은 혈액 성분의 구성 성분으로서 체내에 저장이 안 되므로 음식물을 통해서 보충되어야 한다. 철을 많이 함유하는 음식물은 간, 고기, 계란 노른자 등이다. 1일 성인 남자는 10~12mg, 여자는 20mg이 필요하고 결핍되면 빈혈이 주요 증상으로 나타난다. 특히 임산부, 수유부, 영·유아에서는 많은 양의 철분이 필요하다.

④ 인(P)

뇌신경, 뼈, 치아의 주성분이며 부족하면 뼈 및 신경작용에 장애가 오고, 질병에 대한 저항력이 약화될 수 있다. 지방, 탄수화물 및 에너지대사에 관여하며 인체 중에 약 1% 정도 함유되어 있고 성인 1인당 체중 1kg에 대하여 0.02g이 필요하다. 우유, 치즈, 계란 노른자, 수육, 어육, 곡류, 콩 등에 많이 함유되었다.

⑤ 요오드(I)

요오드는 갑상선기능 유지 작용을 하며 부족하면 **갑상선기능장애**를 초래한다. 해조류에 많이 함유되어 있다.

(2) 비타민(Vitamin)

'Vital amine'에 어원을 둔 비타민은 그 뜻대로 인체의 정상 성장과 건강에 없어서는 안 될 영양소로서 세포와 조직에서 특수한 생명기능을 수행하는 것으로 체외로부터 섭취되어야 하고 생물학적 활성이 있는 유기화합물이다.

비타민의 주역할은 신체 기능 조절로서 효소기능을 촉진하는 보조 효소로서의 기능을 한다. 각기병, 괴혈병, 구루병, 펠라그라 등의 질병이 해당되는 비타민의 결핍 시 나타난다(표 18-4, 18-5).

① 비타민 A

물에 잘 녹지 않는 지용성 비타민으로서 비타민의 생리적 기능 중 잘 알려져 있는 것이 암적응(暗適應) 기전에 작용한다는 사실이다. 혈액에서 공급받는 retinol형의 비타민 A가 산화되어 여러 복잡한 작용을 거쳐 rhodopsin을 합성시키면서 어두운 곳에서 물체를 보는 능력을 생기게 한다. 그 외에 상피조직의 형성과 유지, 항산화제로서의 작용이 있다. 결핍 시의 증상으로 야맹증, 세균 등의 감염에 대한 저항력의 약화 및 안구건조증이 있다. 성인의 1일 필요량은 700~750RE이며 간, 난황, 버터, 녹황색 야채, 황색 과일 등에 많이 있다.

② 비타민 B군

비타민 B는 B_1, B_2, niacin, B_6, B_{12}로 분류된다. 비타민 B_1 부족 시 각기병, 식욕부진, 피로감을 초래하며 성인의 1일 필요량은 1.3~1.5mg이다. 비타민 B_2(rivoflabin) 부족 시에는 성장억제, 식욕감퇴, 체중감소, 구순염, 설염, 각막염, 피부병 등이 초래된다. Niacin 결핍 시에는 **펠라그라**를 일으키며, 비타민 B_6의 결핍은 피부염, 비타민 B_{12}는 성장촉진 인자로 조혈 작용을 하기 때문에 부족 시에는 악성 빈혈증을 일으킬 수 있다.

③ 비타민 C

비타민 C는 아미노산 대사, 철 흡수 작용의 보조, 치아 및 골격 형성에 관여, 모세혈관 벽의 보호 등의 작용을 한다. 따라서 비타민 C가 부족하면 괴혈병, 치아의 발육이상의 원인이 된다. 비타민 C는 고열에 파괴되며 철분 흡수를 도와주고 혈색소 형성에 관여한다. 성인의 1일 필요량은 50~60mg이며 야채나 과실에 많이 함유되어 있다.

④ 비타민 D

정상 성장 발달에 관여하며 체내에서 생성될 수 있는 유일한 비타민으로 뼈의 생성에 관여하는데 결핍 시에는 구루병, 골연화증과 같은 골격계의 질환을 일으킨다. 1일 필요량은 400IU이며 난황, 간, 버터 등에 많이 함유되어 있다.

⑤ 비타민 E

인간에게는 정확히 알려져 있지 않지만 동물 실험 결과 생식기능에 관여하는 것으로 부족 시에는 불임증 및 유산의 원인이 될 수 있다. 식물성 기름에 많이 함유되어 있으며 동물성에는 간, 우유, 계란 등에 있다.

⑥ 비타민 K

혈액 응고에 관여하는 단백물질인 프로트롬빈의 생성에 기여하는 응혈성 비타민이다. 비타민 K의 결핍은 혈액 응고 시간을 지연시킨다. 녹색 채소와 차, 과일, 곡류, 우유, 계란 등에 많다.

표 18-3. 미량 무기질의 역할과 식품원

무기질	역할	식품원
철(F)	헤모글로빈 구성, 마이오글로빈의 일부가 됨, 에너지 이용에 관여	육류의 살코기, 간, 염통, 콩팥, 계란 노른자, 굴, 녹색 채소류, 건조과실, 두류
아연(Zn)	효소의 일부가 되며 효소작용에 관여, 핵산 및 단백질대사에 관여, 면역기능 및 호르몬 활성에 관여, 비타민 A 운반, 미각기능에 관여, 상처 치유, 태아의 정상 성장 등	단백질 식품, 패류(특히 굴), 육류, 생선류, 유류, 곡류, 채소류
셀레늄(Se)	황산화제 역할로써 세포손상 방지	해산식품, 내장, 육류, 곡류, 우유 및 유제품
망간(Mn)	효소와 함께 세포의 분화를 도움, 효소활성화기능	식품에 널리 분포, 특히 곡류(전립), 견과류, 채소, 과일
몰리브덴(Mo)	효소와 함께 세포의 분화를 도움	두류, 곡류 식품, 내장
구리(Cu)	철의 흡수를 도움, 몇 가지 효소의 구성 성분이 됨	육류, 패류, 견과류, 두류, 곡류의 배아, 간, 초콜릿, 버섯, 마른 과일, 바나나, 토마토, 포도, 감자
요오드(I)	갑상선 호르몬의 구성 성분, 갑상선기능	해산식품, 요오드화 소금
크롬(Cr)	인슐린의 보조인자로서 포도당의 정상대사에 관여(에너지 방출에 필요)	육류, 간, 곡류(전립) 지방, 식물기름
불소(F)	뼈와 치아 형성, 충치예방 및 뼈의 무기질 손실 방지	먹는 물, 차, 해산식품

표 18-4. 수용성 비타민의 역할과 식품원

수용성 비타민	역 할	식품원
비타민 C (ascorbic acid)	골격, 치아 및 혈관조직의 세포 사이의 물질(콜라겐) 형성 및 유지, 환원물질로서 작용(여러 가지 반응에 조효소로 쓰임), 비타민A, E 및 일부 비타민 B의 산화억제, 감염에 대한 방어 역할, 철분 흡수 촉진	신선한 채소류와 과일류, 귤, 레몬, 딸기, 토마토, 풋고추, 고춧잎, 콩나물, 감자
비타민 B_1 (thiamin)	당질의 대사 중 에너지 방출에 조효소 역할 → (당질의 이용을 원활히 해 줌), 정상 식욕 유지, 위장의 정상 기능 유지, 신경계 정상기능 유지	돼지고기, 이스트, 곡류(도정하지 않은 전립), 두류, 견과류, 살코기, 생선류
비타민 B_2 (riboflavin)	당질, 지방, 단백질의 에너지 방출에 조효소 역할, 피부 건강 및 정상 사각에 도움을 줌. 트립토판이 나이아신으로 전환할 때 필요	육류, 생선류, 우유, 치즈, 녹색 채소류, 두류, 난류, 곡류
나이아신 (nicotinic acid)	당질, 지방, 단백질의 에너지 방출에 조효소 역할, 피부, 신경 및 소화관의 정상 유지	간, 살코기, 생선류, 두류, 땅콩, 밀의 배아, 현미
비타민 B_6 (pyridoxine)	조효소의 부분이 되어 단백질과 지질대사에 관여, 항체 및 적혈구 형성, 트립토판이 나이아신으로 전환하는 데 도움	이스트, 곡류(특히 도정하지 않은 전립), 육류, 생선류, 난류, 동물의 내장(간, 콩팥), 녹색 채소류
엽산 (folate)	적혈구 형성, 단백질대사에 관여, 아미노산과 핵산 합성에 필수적, 세포의 분화와 성장에 특히 중요	자연계에 널리 분포(특히 식물의 푸른 잎에 많음), 신선한 엽채류, 과일류, 간, 두류, 이스트
비타민 B_{12} (cobalamin)	신경 세포의 정상 유지, 적혈구 형성, 핵산 합성	동물 조직과 미생물에 함유, 육류와 그 제품, 어패류, 계란, 우유 및 유제품
판토텐산 (pantothenic acid)	활성 조효소인 coenzyme A의 일부가 됨 → 당질, 지질 및 단백질대사에 관여하며 에너지를 내는 반응에 관여함	식품에 널리 분포, 동물성 식품, 곡류(도정하지 않은 전립), 두류
비타민 H	활성 조효소인 coenzyme A의 일부가 됨. 에너지대사, 지질 합성 및 글리코겐 형성에 관여함	식품에 널리 분포, 간, 이스트, 계란 노른자, 콩, 곡류

표 18-5. 수용성 비타민의 결핍증과 중독증

비타민	결핍증	중독증
비타민 C (아스코르브산)	괴혈병(scurvy), 모세혈관 약화로 인한 출혈, 빈혈, 치아와 잇몸의 약화, 상처 회복의 지연, 면역기능 감소	구역질, 복부경련, 설사, 선천성 대사이상자에서 적혈구 파괴
비타민 B_1 (티아민)	각기병(beriberi)(다발성 신경염, 부종 또는 신체조직의 허약, 불안, 초조, 심장장애)	거의 나타나지 않음. 100배 이상을 주사로 공급 시 두통, 무력감, 마비 및 과민 반응 등
비타민 B_2 (리보플라빈)	구각염(cheilosis), 구순염, 설염, 코와 입주위의 피부염, 눈에 장애(결막염에서 백내장까지)	알려져 있지 않음. 그러나 과잉 섭취 시 다른 비타민 B의 결핍을 일으키는 것으로 생각됨
나이아신	펠라그라(pellagra), 식욕감퇴, 졸음, 피로, 소화 장애, 기억 상실	흔하지 않음. 질병 치료 목적으로 복용 시 부작용(피부 홍조, 간장기능 이상, 혈당 상승)
비타민 B_6 (피리독신)	신경장애, 피부염, 근육 약화, 빈혈, 경련	흔하지 않음. 치료 목적으로 장기간 복용 시 운동실조, 신경증 등을 초래
엽산 (플레이트)	빈혈(거대적아구성 빈혈), 가슴앓이, 설사, 혀에 이상, 우울증, 성장 불량	비타민 B_{12}의 결핍 상태를 가림, 신장 비대증과 신장 손상, 치료제로 복용 시 치료제의 흡수 저해로 발작
비타민 B_{12} (코발라민)	빈혈(거대적아구성 빈혈), 혀에 이상, 피로, 신경장애	알려져 있지 않음, 독성이 매우 낮음
판토텐산	불면증, 피로, 메스꺼움(사람에서 결핍증은 드문 것으로 생각되고 있음)	비교적 독성이 낮은 것으로 생각됨. 설사, 부종
비타민 H (비오틴)	식욕 감퇴, 메스꺼움, 우울증, 근육 통증, 무력감, 피로, 피부가 벗겨지고 탈모증이 일어남	독성이 거의 없는 것으로 생각됨

4) 수분의 작용

인체를 구성하는 성분은 비타민을 제외한 4대 영양소와 수분으로 구성되는데, 인체의 60~70%가 수분으로 되어 있다. 수분의 기능은 영양소와 노폐물의 운반, 분비액의 성분, 대사 과정의 촉매 작용, 체온 조절작용 등이 있다.

3. 에너지대사

1) 열량대사

인간은 식품에서 에너지를 섭취하지 않으면 생활을 영위해 나가기 위한 여러 가지 활동을 할 수 없으며, 건강을 유지하기 어렵다. 에너지는 glycogen으로 체내의 근육 또는 간에, 지방은 중성지방으로 피하에 저장된다. 단백질은 근육이나 다른 세포조직의 구성 물질들로서 생체 내에 존재하며 비상시에 각 에너지를 생산하는 연료가 된다. 에너지는 근육수축을 일으키는 기계적 에너지, 신경전달을 위한 전기적 에너지, 물질합성을 위한 화학적 에너지, 체온조절을 위한 열에너지 등 여러 가지의 형태로 전환되어 이용된다. 이와 같은 에너지 전환 현상을 에너지대사라고 한다. 에너지대사는 기초대사, 수면대사, 안정대사로 분류되며, 이밖에도 음식을 섭취할 때 에너지대사가 항진하는 특이동적 작용(specific dynamic action)이 있다.

2) 기초대사

신체 내에서 생명을 유지하기 위하여 필요한 최소한의 에너지를 요구하는 상태가 기초 상태이다. 즉 사람이 생명을 유지하기 위해서는 비록 노동이나 운동을 하지 않더라도 심장은 뛰고, 숨을 쉬며 체온을 유지하고 배설을 하는 등 여러 가지 기능이 잠시도 쉬지 않고 진행되고 있다. 이러한 기능을 유지하기 위한 에너지대사를 기초대사(basal metabolism)라고 한다.

기초대사량은 체표면적에 비례하므로 종래에는 기초대사량을 1시간의 체표면적 1㎡당 kcal(kcal/㎡/hr)로 표시하였다.

기초대사량은 식품의 섭취에 의한 대사량의 증가를 피하기 위하여 식후 12~18시간이 지난 아침, 18~20℃의 실내에서, 정신적으로 안정된 상태로 조용히 누워 있을 때 측정한다.

기초대사량은 개인마다 다른데 일반적으로 체중 1kg당 1시간에 1kcal로서 일정 기간 중에 기초대사율의 변동은 5% 전후로서 항상 일정하기 때문에 이를 기초대사의 항일성(恒一性)이라고 한다. 기초대사량은 여러 가지 요인, 즉 나이, 임신, 영양 상태, 성별, 내분비, 체온, 기후 등의 요인에 영향을 받는다.

3) 식품의 특이동적 작용

식품을 섭취하면 비록 안정 상태에 있더라도 O_2 소비량과 CO_2 배출량은 증가한다. 마치 어떤 노동에 종사하고 있는 것과 같은 결과로 나타나지만 노동을 위한 에너지소비는 아니다. 즉 우리가 음식물을 섭취했을 때 그 식품 자체가 가지고 있는 생리적 열량가를 모두 공급받는 것이 아니라 식품 자체의 대사 과정에 일부는 이용되고 그 나머지를 우리가 공급받는다. 이와 같은 식품 섭취에 의한 대사량의 특이적 증가를 특이동적 작용(specific dynamic action; SDA)이라고 한다. 특이동적 작용은 식품의 질에 따라 다른데 단백질은 30%, 탄수화물과 지방은 6% 정도의 에너지 소비가 증가한다. 따라서 단백질이 열량원으로 불리하다는 것은 SDA에 소요되는 열량이 많기 때문이다.

4) 활동(노동)대사

활동을 하기 위해서는 근육이 수축되어야 하며 근육수축이 일어나려면 에너지를 필요로 한다. 육체적 활동, 즉 근육수축이 일어나는 과정을 활동대사라 하고, 이에 필요한 에너지를 활동대사량이라고 한다.

(1) 1일 소모 에너지량

사람의 에너지소비량은 각 개인의 생활상태, 환경 조건에 의해서 달라지기 때문에 에너지 소비량은 성별, 연령, 체격, 신체 활동을 고려해서 결정해야 한다. 따라서 활동에 필요한 에너지량은 기초대사량과 총활동대사량 및 특이동적 작용에 의해 소모되는 양에 의해 결정된다.

특이동적 작용에 에너지 소모량을 보통 10%로 계산한다.

1일에 소요되는 에너지량(A)은 기초대사량(B)과 생활 활동에 소요되는 에너지량(BX) 및 식품 섭취에 의한 에너지 소비량 등을 합한 것을 말하며, 다음 식에 의해 구한다.

$$A = B + BX = A/10$$

A: 1일 에너지소요량(kcal)
B: 1일의 기초대사량(kcal),
X: 생활활동지수
BX: 1일의 생활 활동에 소요되는 에너지량,
A/10: 1일의 특이동적 작용에 소요되는 에너지량

일상생활 활동에 소요되는 에너지량(BX)은 이것이 기초대사량의 몇 배에 해당하는가를 나타내는 것으로 생활활동지수(X)를 사용해서 계산한다. 이 X는 생활시간 조사와 에너지대사율(relative metabolic rate)의 실측치로부터 각 연령별로 할 수 있으나 여기서는 표 18-6과 같이 근로 강도에 따라 구분하였다.

표 18-6. 활동별 에너지대사율과 생활활동지수

근로강도	주활동의 RMR	생활활동지수(X)
경작업	0.0~0.9	0.38
중등작업	1.0~1.9	0.54
강작업	2.0~6.9	0.82
중노동	4.0~3.9	1.08

(2) 노동할 때의 에너지소비량

기초대사량은 공복 시 조용히 누워서 측정한 값으로, 실제의 활동대사에 필요한 에너지량은 기초대사량을 초과한 값을 이용하기보다는 식후의 안정 시 대사량을 초과한 값을 이용하는 것이 편리하다.

노동할 때 소비대사량이 기초대사량의 몇 배인가를 나타내는 값을 에너지대사량(relative metabolic rate; REM)이라고 한다.

지금까지 노동 강도를 나타낼 때는 에너지대사율을 사용하고 있다. 에너지대사율은 다음과 같이 계산한다.

$$RMR = \frac{\text{활동 시 열량소요} + \text{안정 시 열량소요}}{\text{기초대사량}} = \frac{\text{활동대사량}}{\text{기초대사량}}$$

일반적으로 수면 시는 RMR이 기초대사량의 0.9, 보행 시 1.5, 달리기할 때는 4.0~7.0, 경작업 시는 1.0, 중등노동 시 1.0~2.0, 중노동 시는 4.0~7.0이다. 다음 표 18-7은 기초대사량을 100으로 보았을 때의 활동에 따른 대사량을 나타낸 표이다.

표 18-7. 기초대사량과 활동에 따른 대사량의 비교

활동	대사량	활동	대사량
안정(기초대사량)	100	보행	272
앉은 생활	119	달리기	456
기립생활	144	급히 달리기	636

4. 영양 상태 판정

영양 상태를 판단하는 데는 객관적인 판단과 주관적인 판단으로 나누어 볼 수 있다. 객관적 판단으로는 신체의 형태면에서 보는 방법과 기능면에서 보는 방법이 있다. 주관적인 판단 대상은 식욕, 통편(通便), 수면, 피로도, 내구력, 저항력, 권태감, 정신 상태 등을 들 수 있다.

또한 지역사회의 영양 상태를 판단하기 위해서는 직접적인 방법은 다시 여러 가지 방법을 통해 객관적인 자료를 얻는 방법(신체계측이나 혈액검사 등), 측정자의 주관적인 판단에 의한 것(의사의 진찰 등)으로 나누어 생각할 수 있으며, 간접적인 방법은 연령별 특수 사망, 특수 질병의 이환율, 식이 섭취 평가 등의 다양한 조사 방법이 있다.

1) 형태 면에서 보는 방법

신체의 계측 형태로 체력과 일치하며 또한 잠재성 체력을 갖고 있을 때 평가가 타당하다. 신장, 체중, 흉위, 앉은키 등의 신체 계측치를 기준치와 비교하여 판정하거나 이들의 조합에 의한 계측 방법이 쓰이고 있다.

영·유아에게는 'Kaup 지수'가 사용되는데 22 이상은 비만아, 15 이하는 마른 아이로 판정한다. 또한, **초등학교 입학 전의 소아에게는 'Rohrer 지수'가 사용되는데 160 이상은 비만으로 판정**한다.

성인의 비만증 판정에도 비만도, 비체중, BMI, Broca 지수 등이 이용된다.

(1) Kaup 지수

영·유아 또는 학령 전 아동에 사용되는 방법으로, 22 이상은 비만아, 15 이하는 마른 아이로 판정한다.

$$\text{Kaup 지수} = \frac{\text{체중(kg)}}{(\text{신장(cm)})^2} \times 10^4$$

(2) Rohrer 지수

학령기 이후의 소아에게 사용되는 방법이며, 160 이상은 비만, 110 미만은 마른 아이로 판정한다.

$$\text{Rohrer 지수} = \frac{\text{체중 (kg)}}{(\text{신장 (cm)})^3} \times 10^7$$

(3) 성인에서의 비만도 측정

$$비만도(obesity\ index) = \frac{실측체중 + 표준체중}{표준체중} \times 100$$

$$비체중(relative\ weight) = \frac{체중(kg)}{신장(cm)} \times 10^2$$

$$BMI(body-mass\ index) = \frac{체중(kg)}{(신장(m))^2}$$

한편, 복부비만의 경우 성인병과 밀접한 관계가 있어 이를 측정하기도 한다.

$$복부비만도 = \frac{허리\ 둘레(cm)}{엉덩이\ 둘레(cm)}$$

허리 둘레는 배꼽 및 2cm 부위를 측정하여 사용하며, 엉덩이 둘레는 측정치 중 가장 넓은 것을 사용한다. 남자는 0.91 이상, 여자는 0.83 이상이면 복부비만증으로 진단한다.

2) 기능면에서 보는 방법

최근에는 영양 상태나 질병 상태의 판정을 위해서 생화학적 검사 방법이 많이 쓰이는데, 혈액검사, 소변검사 등 미량 정량검사와 간이정량법이 발전됨에 따라서 임상 검사나 집단 검사에 응용되고 있다.

5. 영양 개선

1) 영양 개선의 중요성

영양 개선을 통해서 전 국민의 질병을 예방하고 건강을 증진시키며, 국민들의 체력을 향상시킴으로써 크게는 국가의 경제력에 기여할 수 있다.

국민의 영양 개선의 중요성을 구체적으로 들면 다음과 같다.

① 국민의 균형 잡힌 영양 공급은 건강한 신체와 왕성한 창조력과 노동력을 증진시켜 높은 생산성을 보장하는 기초가 된다.

② 정부는 영양 정책의 목표를 개인의 건강증진을 바탕으로 국가 사회의 발전은 물론 국민 전체의 복지증진에 목표를 두고 있다. 우리나라도 경제생활의 급속한 발전에 따라 국민의 건강에 대한 욕구 증대에 알맞게 영양 개선 정책으로 전환해야 할 시점이 와 있다.

③ 국민 영양 개선은 국민의 오랜 전통에 따른 식습관 자체의 변화가 있어야 하므로 국민의 편식이나 조식(朝食)을 예방하기 위해서는 외식에 대한 영양 평가를 실시, 소비자의 기호와 영양을 고루 충족시키

는 방안을 강구하여야 한다.

우리나라 국민 영양 문제는 다음과 같은 많은 문제점을 안고 있다.

- 지역 간, 계층 간의 영양 상태 불균형
- 국민 영양 개선 지도를 위한 행정 체계와 각종 기초 자료의 미비
- 일반 국민의 영양에 관한 인식 부족
- 장래 국민 자질 향상을 위한 조기 영양관리 및 지도 기준의 미약 등이다.

2) 건강한 식생활의 요령

활력 있는 생활과 건강을 위해서는 균형 있는 영양 섭취가 필수적이다. 따라서 다음과 같은 몇 가지 유의 사항을 지킴으로써 충분한 영양을 섭취하도록 함이 바람직하다(표 18-8).

최근에 '한국영양학회'에서 제정한 식사 지침을 보면 다음과 같다.

- 지방질로 총열량의 약 20%를 섭취하자.
- 술, 담배, 카페인 음료 등을 절제하자.
- 단백질을 충분히 섭취하자.
- 치아 건강을 유지하자.
- 식생활 및 일상생활의 균형을 이루자.
- 식사는 즐겁게 하자.
- 정상 체중을 유지하자.
- 다양한 식품을 골고루 먹자.
- 짜게 먹지 말자.
- 우유를 매일 마시자.

표 18-8. 우리나라 5가지 기초식품군

군별	식품류	주요영양소	식품명
단백질군	고기, 생선, 알 및 콩류	단백질, 철분, 비타민, 아연, 나이아신, 비타민 B_{12}, 비타민 B_1	쇠고기, 돼지고기, 닭고기, 토끼고기, 생선, 조개, 굴, 두부, 콩, 땅콩, 된장, 달걀, 햄, 베이컨, 소시지, 치즈, 두유, 생선묵
칼슘군	우유 및 유제품, 뼈째 먹는 생선	단백질, 칼슘, 비타민 B_2, 비타민 B_{12}, 비타민A	멸치, 뱅어포, 잔새우, 잔생선, 사골, 분유, 아이스크림, 요구르트
무기질 및 비타민군	채소(녹황색 채소, 담색 채소) 및 과일류	무기질 및 비타민	시금치, 당근, 상치, 깻잎, 토마토, 배추, 양배추, 콩나물, 무, 양파, 오이, 파, 숙주, 쑥갓, 사과, 귤, 딸기, 포도, 참외, 수박, 미역, 다시마, 파래, 김, 톳
당질군	곡류(잡곡 포함), 감자류	당질, 단백질, 아연, 비타민 B_1	쌀, 콩, 옥수수, 보리, 밀, 감자, 토란, 밤, 밀가루, 국수류, 미숫가루, 초콜릿, 설탕, 꿀
지방군	유지류	지용성 비타민, 지방	옥수수기름, 포도시유, 올리브유, 쇠기름, 돼지기름, 참기름, 들기름, 버터, 마아가린, 호도, 땅콩, 콩기름, 쇼트닝

제 19 장

노인보건

1. 노인보건의 개념

1) 노인 인구의 증가

인구의 고령화 경향이 가속화되어 최근에는 노인 문제에 대한 대응책이 사회문제화되고 있다. 노인 문제는 다방면에 걸쳐 제기되나 건강 문제와 관련하여 노화 현상으로 인한 기능 저하와 만성 퇴행성 질환으로 의료비가 크게 증가하고 있다.

인구의 노령화란 노령인구의 구성 비율이 높아서 전체 인구 집단의 평균 수명이 연장되었음을 의미한다. 인구의 노령화 현상은 의학 및 과학 기술의 발달과 출생률 및 사망률의 저하와 생활수준의 개선과 관련되어 있다.

따라서 최근 이러한 노인 인구의 증가로 인하여 노인을 대상으로 연구하는 노인학과 노인의학이 관심을 끌고 있다. 노인학(gerontology)은 노인에 관한 생체학적, 정신적, 의학적, 사회적 및 경제적 인자에 대하여 연구하는 학문이라 할 수 있다. 노인의학은 노인의 질병에 대한 임상적, 예방적, 치료적 및 사회적 측면을 다루는 일반의학의 한 분야라고 할 수 있다. 노인보건이란 노년에 대한 사항들 중에서 주로 보건에 관한 문제를 다루는 것으로 최근 들어 노인보건이 중요한 문제로 대두한 배경을 살펴보면 다음과 같다(표 19-1).

첫째, 평균 수명의 연장으로 노인 인구가 현저하게 증가하고 있다.

둘째, 노인 인구의 증가에 따라 노화의 기전이나 유전적 조절 등에 관한 관심이 고조되고 있다.

셋째, 노인 인구의 증가에 따라 질병의 유병률과 발병률이 급격히 증가하고 있다.

넷째, 노인성 질환은 대부분 만성적인 질환이므로 의료비가 현저하게 증가하고 있다.

표 19-1. 인구의 연령 구조 및 부양비 추이 (단위: 천 명, %)

연도	계	0~14세 인구(%)	15~64세 인구	65세 이상 인구	노년부양비	노령화지수
1990	42,869	10,974	29,701	2,053	7.0	18.2
1995	45,093	10,537	31,900	2,657	8.3	25.2
2000	47,275	10,233	33,671	3,371	10.0	32.9
2010	50,618	10,080	35,506	5,032	14.2	49.9
2020	52,358	9,013	36,446	6,899	18.9	76.5

출처: 보건복지부, 보건복지통계연보.

2) 노인의 건강 문제

인간은 나이가 들어감에 따라 노화 현상으로 인하여 생리 기능이 저하되고 경제, 사회적 활동력이 감소함으로써 의존성을 보이게 된다. 대부분의 노인은 건강한 상태에 있을지라도 연령과 함께 와상 상태가 되거나 일상생활에서 타인의 도움을 받게 된다. 노인의 유병률은 생리적 기능의 저하로 인하여 다른 연령층에 비해 2배 정도 높은 것으로 보고되고 있다.

상병의 내용으로는 급성 상병의 경우 급성 상기도질환이 가장 많고 만성 상병의 경우 신경통, 소화성 궤양, 고혈압성 질환, 류마티스성 관절염이 우선순위를 차지하고 있다.

인구의 고령화로 인하여 와상 노인, 유병 노인 및 치매 노인의 수가 크게 증가할 것으로 전망되며 이러한 노인을 위한 보건의료체계의 구축이 필요하다.

일반적으로 노인들의 의료요구는 다른 인구 계층과 구분되는 몇 가지의 특징을 가지고 있는데 이를 구분해 보면 다음과 같다.

첫째, 노인의 질병이나 장애는 만성적이고 복잡하여 장기간의 관리가 필요하다.

둘째, 노인의 보건의료요구는 다른 연령층에 비해 높으나 노인의 의료비 부담 능력은 일반적으로 낮아 의료 이용에 대하여 제한을 가져다 줄 수 있으며 의료 이용 시 가족에게 부담을 주게 된다.

셋째, 노인을 포함하여 그 가족에게는 인생의 종말을 대비한 관리가 필요하다.

넷째, 노인 환자는 젊은 연령층에 비해 현저히 많은 양의 수발을 필요로 한다.

노인에 대한 보건의료는 이러한 특징을 염두에 두고 실시되어야 한다.

3) 노인보건사업

노화와 관련된 전신적 기능의 퇴행적 변화로 인해 노년기에는 각종 질환, 특히 만성 질환의 발생이 많다. 그러나 노년기의 질병 관리만이 노인 건강을 증진시킬 수 있는 것이 아니라 질병에 이환되지 않도록 예방서비스를 제공하는 것과 더불어 노년기의 생리적 변화에 적절히 대처하게 되면 건강한 생활을 누리게 됨으로써 노인 건강을 유지, 증진시킬 수 있다.

노인의 건강관리는 육체적 건강, 정신적 건강, 사회적 건강으로 나누어 볼 수 있다. 노인의 육체적 건강을 증진하기 위해서는 노인 각자가 지닌 육체적 건강 상태의 문제를 파악하는 것이 선결 과제가 된다. 지역사회 보건간호사들이 각 노인의 보건의료요구를 인식함으로써 건강 상담과 교육 및 홍보 매체를 통하여 개별적 또는 집단적으로 접근하고 방문 지도나 기능 훈련을 실시할 수 있다. 노인의 건강관리는 적절한 건강관리 지식의 공급과 보건교육이 동시에 수반됨으로써 효과를 배가시킬 수 있으며 건강한 생활습성을 익히는데 도움을 줄 수 있다.

노인의 정신적 건강 유지 및 정신질환에 대응하기 위해서는 지역사회 정신보건의 활성화가 필수적이다. 그러므로 보건소나 보건지소 수준에서의 지역사회 정신보건 사업을 정착시켜 나감과 동시에 가정간호제도가 활성화되어야 한다.

지역사회는 육체적, 정신적 건강 수준을 유지, 증진시킬 뿐만 아니라 사회적 건강 수준의 증진을 도모해야 한다. 이러한 사업은 보건사업 단독으로서는 그 목적을 달성할 수 없고 여타 대인 사회봉사와 연계를 이루어 나가야 한다.

2. 노인 및 노년기의 의미

1) 노년기의 일반적인 특징

일반적으로 노년기의 특징은 육체의 쇠퇴와 사회적인 연결의 감소, 경제적 기반의 상실이 일어나는 시기이다. 육체적인 쇠퇴로 질병에 걸리기 쉽고 피로해지기 쉬우며 회복되기 어렵고 시력장애 또는 청각장애가 나타난다. 이러한 변화는 연령이 많아짐에 따라 증가하게 되며 이와 더불어 신체 활동에 제한이 일어나고 생활 범위도 협소해지며 자신만으로 생활할 수 없게 된다. 이러한 육체적 노화가 심리 상태에 영향을 미치게 되어 노인은 자신이 이전과 같이 사람들에게 도움이 되지 못하는 것이 아닌가, 다른 사람으로부터 나 자신이 어떻게 보이는가, 앞으로도 지금까지 살아온 것처럼 살아갈 수 있을까를 생각하게 된다.

R. J. Havighurst는 30년 전에 미국 사회를 배경으로 노년기의 과제에 대해 다음의 6가지 구체적인 사항을 들었다.

첫째, 체력 및 건강의 쇠퇴에 적응해 가는 것
둘째, 은퇴 및 수입의 감소에 적응해 가는 것
셋째, 배우자의 죽음에 적응해 가는 것
넷째, 동년대의 사람들과 친밀한 관계를 만들어 가는 것
다섯째, 사회적, 시민적 의무를 기하는 일
여섯째, 만족스러운 주거 환경을 정비하는 것

최근 노년기를 연대로 구분하여 65~74세를 young-old, 75세 이상을 vulnerable-old 혹은 old-old라는 2가지의 시기로 나누어 young-old는 양친, 배우자 및 친지의 죽음에 대처하고 있으며, vulnerable-old는 체력의 소실, 질병과 자신의 죽음이 가까워지는 것에 적응해 가는 것을 시사하고 있다. 또는 노인의 건강 상태에 주목하여 전기노년기(65~74세)와 75세 이상의 후기노년기로 나누어 보는 경향도 있다.

2) 노인의 발달 과업

인간의 생애는 각각의 시기에 따라 달성하여야 할 과업이 있다. 학습해야 할 것에서부터 적응하여야 할 것, 해결하여야 할 여러 가지 문제가 있는데 이러한 것들을 총칭해서 발달 과업이라 한다.

Evelyn Duvall은 노인에서 중요한 두 가지 발달 과업을 들고 있다. 하나는 은퇴 후에도 의의가 있는 인생을 발견하고 유지해 가는 것이며, 다른 하나는 육체적인 건강과 힘의 저하에도 불구하고 적응해 가는 것이라고 말하고 있다. 그리고 개인의 사회적, 신체적, 정서적, 경제적 적응에 관여하는 그 외의 모든 발달 과업은 위의 중요한 기본적 발달 과업에 딸린 것이라고 지적하고 있다.

노인의 발달 과업 과정 중의 하나가 죽음에 대한 현실적인 수용이다. 대부분의 사람은 죽음에 관해서 이야기하거나 생각하는 것을 꺼려한다. 그러나 인간은 인생의 단계에서 생과 죽음에 대한 의미 있는 철학을 발전시킬 필요가 있다. 부부는 죽음에 대한 현실을 서로 이야기함으로써 어느 한쪽의 죽음에 대비하여 현실적인 계획을 세울 수 있어야 한다.

배우자의 죽음은 심한 정서적인 긴장을 가져다주며 공동생활은 단절되고 고독한 '단일성'이 생겨난다. 사별한 사람들은 배우자의 상실감에서 서서히 회복하여 다시 정상 생활로 돌아오나 결코 이전과 같은 상태로 회복된 것이 아니며 고독은 영구히 계속된다. 혼자된다고 하는 것은 수입의 변화, 친구의 상실, 사교생활의 감소, 새로운 책임의 부여라는 많은 변화에 적응하는 것이다. 배우자를 상실한 사람들의 대부분은 격한 후회감, 고독감, 욕구불만 등의 감정을 체험하게 된다. 따라서 사회적 관계를 유지하기 위해서 의식적인 노력이 요구되며 친지와 친척의 지원을 받으면서 사회적, 종교적, 지역적 활동을 계속하면서 의의 있는 인생을 보내도록 노력하여야 한다.

3) 노화 현상

(1) 노화이론

노화란 수정에서부터 출생, 성장, 그리고 죽음에 이르기까지 생물이 시간의 경과와 더불어 서서히 모든 장기의 기능이 저하하여 체내의 항상성이 붕괴되어 버리는 과정을 말한다. 노화와 달리 노쇠(senescence)는 성숙기 이후에 나타나는 변화를 말한다.

노화는 일반적으로 정의되고 있으나 이의 기전은 아직 명확하지 않다. 몇 가지 노화학설을 살펴보면 다음과 같다.

① 소모설(Wear and tear theory)

신체를 기계 혹은 energy field로 보려는 이론으로 계속적으로 신체를 사용하면 닳아서 못쓰게 되어 죽음에 이름을 설명한 이론이다. 생체는 소모에 대해 보충재 생현상이 존재하는 것이 판명됨으로써 중요시되지 않게 되었다.

② 생활속도설(Rate of living theory)

생체가 살아가기 위해서는 생활 물질이 모두에게 부여되고 있다고 본 것이다. 이것이 시간의 흐름과 더불어 서서히 소비되고 소비가 보충을 상회해 버리면 생체는 소멸된다는 이론이다. 이 학설은 생명의 장단을 소비 속도에 연관시키려는 과정이라고 볼 수 있다.

③ 스트레스설

인간은 태어나면서 스트레스에 대처하는 능력을 가지고 태어나며 이렇게 가지고 태어난 스트레스 대처능력이 소멸함과 더불어 노화가 일어난다는 이론이다. 스트레스가 장기간 계속되면 생체는 피로해지고 그 결과 수명은 단축된다는 학설이다.

④ 중독설

신진대사의 결과로 체내에 유독물질이 생겨 이것이 노화를 가져다준다는 이론이다. 즉, lipofuscin 축적이론으로 lipofuscin이라는 노폐 물질이 세포 내에 축적되어 세포 기능이 나빠지고 늙는다고 보는 학설이다.

⑤ 세포단위설

세포라는 자체는 아무리 환경 조건을 잘하여도 어느 정도 분열을 반복하면 사멸한다는 유전학적 요인을 붙인 학설이다.

⑥ 자가면역설

생체는 스스로 조직세포 또는 그 산물에 대해서 항체를 생산한 결과 자기 면역반응을 일으킨다. 이것을 노화의 원인이라고 하는 것으로 노화 과정을 자가면역의 과정으로 생각한 것이다. 연령의 증가와 함께 자가면역체가 증가한다는 이론으로 실제 노년기에 자가면역질환이 증가함을 설명하고 있다.

⑦ 체세포변이설

체세포는 화학물질, 뢴트겐 혹은 자연의 시간적 경고에 의해서 돌연변이를 받을 기회가 늘어나고 이에 따라 염색체이상 세포가 증대한다. 이것이 노화를 일으키게 한다는 학설이다.

⑧ 유전자 이론 및 DNA 장애설

여기에는 biological program설과 error설이 있다. Biological program설은 동물의 수명은 결국 유전자의 조작된 정보의 전개라고 하는 것으로 노화 과정과 수명이 프로그램되어 있다고 주장하는 이론이다. Error설은 유전자 DNA에서 생긴 error가 원인이 되어서 단백질 합성에 장애가 생김으로써 문제로 발전되어 노화가 일어난다는 이론이다.

⑨ 교배접합설

DNA 이중 나선에 교차 연결이 생겨서 DNA 분열에 방해가 생기고 결국 세포가 죽음에 이른다고 보는 이론이다. 피부, 골, 관절은 노화가 눈에 띄는 부위로 결합조직의 주성분인 교원질의 변화에 기인하는 것으로 알려져 있다. 생물에서 결합조직이 차지하는 부분이 90% 정도로 많으며 결합조직은 연령이 들면서 노화한다. 노화 원인은 교원질 분자 중에 아미노산이 분자 내에서 다리(cross-link)를 만들기 때문에 분화가 불가능해져 생긴 것이라고 생각한다.

⑩ 유리기설

생체 내의 분자는 수소원자와 그 이외의 원자군과의 결합에 의해서 구성되고 있다. 결합이 무엇인가의 원인으로 떨어지면 유리기(free-radical) 또는 자유기를 생기게 한다. 유리기는 생체 내에서 핵산 및 지질과 반응하여 과산화체 또는 산화체를 만들어 세포와 조직을 장애한다는 학설이다.

(2) 신체적 노화 현상

노화기의 과정은 출생과 더불어 시작되는 것으로 노화와 수반되는 생리적인 변화는 각기 다른 조직에서 각기 다른 속도로 진행되고 있다. 노화는 나이가 들었다고 하는 외모상의 변화와 관련해서 우리에게 인지되는데 사실은 외모에 나타나기 훨씬 이전부터 생리적 변화가 시작된 것이다.

① 근골격계의 변화

노년기에 나타나는 근육 및 골격계의 가장 현저한 변화는 신장의 감소이다. 이것은 골다공증으로 인해 추간판이 위축되면서 나타난다. 외관상으로 몸체가 짧아 보이는 데 비해서 사지가 길어 보이는 것이 특징이다. 흉추의 단축은 상부 흉곽의 후굴을 가져다주며 경추의 변화로 두부가 뒤쪽으로 경사진 것처럼 보인다. 노인은 골다공증에 의한 자세의 변화와 더불어 골격은 약해져서 골절되기 쉽다.

또한 근력의 저하와 더불어 운동성의 저하가 나타난다. 일부의 관절은 관절 내의 성질이 변화하면서 가동성이 감소되고 일부는 관절을 지지하는 인대가 약해져 가동성이 조절되지 않는 경우가 있어 문제가 되고 있다. 대부분 오랜 시간 좌위 상태로 있으면 관절이 굳어져 걷거나 이동하는 것이 어렵게 된다.

② 순환기계의 변화

노년기에는 신진대사의 저하에 따라서 체열의 생산이 저하되고 그 결과 체온은 낮아진다. 건강한 성인의 정상 체온의 범위는 36.2~37.2℃이지만 건강한 노인의 체온 범위는 이보다 폭이 훨씬 넓다. 노인의 혈압치는 수축기 혈압 및 확장기 혈압이 함께 증가한다. 노화에 의해 관상동맥에 혈액 공급이 감소되어 심장은 효과적인 박출 활동이 불가능하게 되고 사지는 충분한 혈액량의 공급이 주어지지 않게 된다. 신체 활동의 감소, 신진대사의 저하, 동맥경화증 등은 모두 노화를 촉진시킨다.

노인은 심장의 힘이 감소하면서 심근의 수축 과정에서 보다 많은 에너지가 소비된다. 따라서 심장에 스트레스가 갑자기 주어졌을 때 재빨리 이에 대해 적응하는 것이 어렵다.

③ 호흡기계의 변화

폐의 노화에 따라 생리적인 변화가 부가되어 기도를 통해 직접적으로 외계로부터 침입을 받기 쉬우므로 대기오염 등의 환경인자, 장기간의 흡연 습관, 감염 및 염증의 반복 등에 의한 병적 변화에 의해 호흡기계의 장애로 고생하는 경우가 많다.

흉곽은 외호흡 운동에 영향을 미치는데 척추후굴이나 골다공증 등의 변화로 흉곽 운동이 제한되며 복근의 수축력 약화로 폐활량이 감소한다. 비강에서 폐포에 이르는 기도의 퇴행성 변화로 분비물의 점도가 증가하고 호흡은 구강 호흡을 하게 된다. 비강에서의 여과 작용이 약화되고 이물질의 침입에 대한 방어 반사인 객담 반사의 능력이 약해진다.

기관지도 신축성이 적어지고 폐포의 수는 감소하며 이를 보완하기 위해 기관지가 가늘어지면서 확장된다.

노년기에는 호흡기의 기질적 및 기능적인 노화 현상에 의해 호흡 기능의 저하 예비력의 감소가 나타난다. 따라서 호흡근의 근력 저하와 최대 환기량의 감소, 호기 시 잔여량의 증가가 나타난다.

④ 소화기계의 변화

미각이 저하되며 치아의 탈락, 치아의 결손으로 음식을 씹는 데 어려움을 느끼게 된다. 음식을 씹는 것이 어려워지면서 부드러운 음식을 먹게 되고 이것은 영양 상태의 악화와 연관이 되며 소화기관을 자극하는 음식의 부족으로 장벽 운동이 완만해져서 변비를 일으키게 된다.

소화기능 자체의 장애는 없으나 노화에 의한 소화력의 변화와 식사에 의한 가슴앓이, 설사, 변비 등을 경험하게 된다.

⑤ 생식 및 비뇨기계의 변화

방광 용량이 감소하고 배뇨의 자각 증상이 둔해짐으로써 실금증상이 나타난다. 뿐만 아니라 배뇨 후에도 방광 내에 소변이 남게 되는 소변 정체 현상이 늘어난다. 방광 용량의 감소로 밤중에 배뇨를 하게 되는 야뇨증이 생긴다. 노년기의 여성은 방광 괄약근이 약해지면서 빈뇨와 실금이 남성 노인에 비해 많이 나타난다.

남성은 전립선 비대가 많으며 이로 인해 방광 경부가 압박을 받아 배뇨장애가 나타난다. 여성은 폐경으로 인하여 난소의 위축이 일어나며 이로 인하여 난자 생성 능력이 소실하게 된다. 난소 호르몬의 변화에 의해 자궁이 위축되고 외음부의 지방 조직 감소와 점액 분비량이 저하되면서 질의 염증이나 감염이 증가하게 된다.

⑥ 내분비계의 변화

내분비계의 변화는 에스트로겐(estrogen)의 분비 저하를 제외하고는 호르몬의 분비 감소 및 과다는 크게 일어나지 않은 것으로 알려지고 있다. 다만 영양, 약물, 스트레스, 방사선의 노출, 기온 등의 외부 환경의 노출 정도에 따라 신체의 내부 환경이 변화되어 여러 가지 다양한 호르몬의 변화가 나타난다.

⑦ 피부의 변화

연령과 더불어 모든 피부층이 얇아지고 피하지방이 적어진다. 그로 인해 피부는 얇고 주름이 생기며 상처받기 쉽다. 이러한 쿠션층의 감소로 반상출혈이나 피하출혈이 생기기 쉬우며 교원질과 탄력 섬유에 장기간 가해진 중력은 피부의 주름과 피부 늘어짐의 원인이 된다.

노화에 따라 피부는 땀샘과 피지선 분비의 기능 저하로 건조해진다. 안드로겐(androgen)의 감소에 따라 남성과 여성 모두 피지선 분비 감소가 나타난다.

노인성 반점은 노인의 피부에 많이 나타난다. 특히 햇빛에 많이 노출되는 손등이나 팔등에 많다. 이것은 멜라닌세포의 국소적인 증식으로 생기는 경계가 불규칙한 갈색 색소의 점이다.

⑧ 신경계의 변화

노화의 진행에 따라 뉴런의 구조적, 기능적인 변화가 나타난다. 구조적인 변화는 뉴런의 상실, 뇌 총중량의 감소, 라이포퓨신이라는 색소의 침착, 신경근섬유의 엉킴 등이다. 기능적 변화는 신경세포 사이의 신경전달의 감소, 고도의 피질기능저하, 신경근육과 자율신경계에서의 반응 시간의 지연 등을 포함한다.

신경근섬유의 엉킴은 노인성 치매 또는 알츠하이머 질환(Alzheimer's disease)을 유발할 수 있다. 신경섬유의 엉킴은 뉴런 내 전달을 방해하고 영구적 기능 상실의 원인이 된다.

신경전달의 감소로 노인은 복잡한 운동감각기술을 수행하는 데 시간이 걸리며 젊었을 때보다 자극에 대한 반응 시간이 길어진다.

노인은 상황에 대처하거나 정보를 통합함이 늦어지고 배우는 시간이 길어지기는 하나 학습 능력이 손상받지는 않는다. 따라서 배울 수는 있으나 개인에 따라 지식을 습득하고 통합하고 기억하는 데 있어 좀 더

긴 시간이 필요하다.

⑨ 감각계의 변화

노화가 진행되면서 눈, 귀 등의 감각기관에 현저한 변화가 나타난다. 안구의 굴절과 투명도의 장애는 시력을 저하시킨다. 눈의 조절 작용이 상실되며 명암에 대한 반응력, 색의 식별 능력이 저하되어 일상생활을 하는 데 장애가 된다. 눈이 외관상으로도 변화하여 하안검이 이완되며 안구 가운데에 회색의 테가 끼는 노인환이 발생한다. 이는 단순한 노화 현상의 징후로 안구의 색소 소실에 의한 것이다. 노인은 젊은 사람보다도 시력 저하에 의한 사고가 많이 일어나는데 사실은 감각과 운동의 협응성 저하에 의한 것과 더불어 눈의 적응이 어렵게 되어 일어난다.

청각장애는 시력의 저하보다 일반적으로 더 많이 일어난다. 이는 생리학적인 변화로 청각신경섬유의 장애, 고막의 비후와 안구의 감소로 나타난다. 노인은 일상적인 회화의 범위 내에서 음조를 알아듣는 능력이 저하한다. 노인의 귀는 일상적인 음성을 듣는 것이 어렵게 되고 중추신경계는 귀에서 들린 정보를 다시 의미를 가진 말로 바꾸는 것이 곤란하게 된다.

(3) 심리적 노화 현상

신체적인 노화와 지적 능력의 저하를 확실히 자각하거나 현실사회에서 적응할 수 없다고 느끼면서 받는 심리적 영향을 일컫는다. 심리적 영향이 크면 노년기 인생에 적응할 수 없게 되어 신경증이나 우울 상태에 빠지거나 치매 상태가 되거나 자살을 기도한다.

3. 노인의 일상생활과 건강

노년기를 건강하게 보내기 위해서는 식사, 배설, 수면 등의 일상생활 활동을 적절히 하고 정신적으로 충실한 생활을 하는 것이 중요하다. 이를 위해서는 노화 현상이 나타나기 시작하는 40대 이전에 일상생활을 통한 올바른 생활 습관을 쌓아 올리는 것이 중요하다.

1) 식사

노인은 기초대사량이 저하하고 운동량이 감소하기 때문에 영양소요량은 적게 된다. 과식은 비만을 초래하고 당뇨병 등 성인병의 요인이 되므로 피하도록 한다.

단백질은 신체조직을 형성하는 데 사용되므로 노인의 경우는 1일 65~70g, 체중 1kg당 1.0~1.5g이 필요하다. 세 끼에 걸쳐서 골고루 섭취하는 것이 좋으며 저녁 식사에 치우쳐 많이 섭취하면 단백질의 특이동적 작용으로 신경이 흥분하여 불면을 초래할 수 있다.

지방의 소화력은 젊은 사람의 1/2 이하 정도로 감소하게 되어 기름기 있는 음식을 좋아하지 않게 된다. 조리 시에는 동맥경화를 예방하는 의미에서 동물성 유지보다도 불포화지방산을 많이 포함한 식물성 기름을 사용하도록 한다.

칼슘의 양은 체중 1kg당 1일 약 10mg의 섭취가 적당하며 골다공증의 예방을 위해 매일 일정량을 섭취하도록 한다.

2) 배설

장의 운동 기능이 저하하고 섭취 식사량의 감소와 더불어 소화가 잘되는 음식을 먹기 때문에 대변의 양이 줄어든다. 또한 전신운동이 줄어들어 복근력도 약해지며 항문 괄약근이 완화되기 쉽고 방광 괄약근의 힘도 약해진다. 남성에서는 전립선의 비대로 배뇨장애가 오기 쉬우며 방광벽이 위축되어 작아지게 된다.

노인에게 정상적인 배설은 중요한 의의가 있다. 규칙적으로 배변이 있어 배뇨통이나 잔뇨감이 없이 기분 좋게 배뇨할 수 있으며 사람의 도움을 빌리지 않고 자기 힘으로 배설할 수 있는 등 배설이 원활하게 행해지는 것은 노인의 생활이나 삶을 적극적으로 한다. 반대로 배설상의 문제는 고민과 열등감 및 불안을 가져다준다.

규칙적인 배설을 위해 매일 정해진 시간에 화장실에 가는 습관을 들이고 낮 동안에 적당하게 몸을 움직여 장의 연동운동을 촉진한다. 변비를 예방하기 위하여 섬유질이 많은 식품을 섭취하도록 하며 야간의 배뇨 횟수를 줄이기 위해 저녁부터는 수분 섭취를 피한다. 실금이나 배설 시의 실패를 책망하지 않도록 하고 야간에 필요할 때 쉽게 사용할 수 있도록 변기나 소변기를 준비한다. 기저귀의 사용은 의존성을 키우고 와상상태나 치매를 촉진시키므로 가능한 자제한다.

3) 수면

노년기의 수면은 일반적으로 얕고 짧은 경향이 있다. 낮 동안의 활동량이 적어 적절한 피로가 없거나 낮잠 등으로 야간에 숙면이 안 된다. 또한 야간 빈뇨 등으로 수면이 중단되기 쉽다.

낮 시간의 활동과 수면은 하나의 리듬을 가지므로 낮 시간은 되도록 자지 않도록 하고 몸을 움직여서 가볍게 피로를 느끼는 것이 야간에 깊은 수면을 취하도록 한다. 취침 전의 목욕은 혈액순환을 촉진하여 몸이 따뜻하게 되고 야간의 소변량도 감소시키는 작용을 한다. 40℃의 온수욕은 진정 효과가 있으므로 수면을 도와준다.

4) 운동

노년기의 운동은 피로하지 않을 정도로 매일 규칙적으로 행하는 것이 바람직하다. 체력, 예비력은 개인차가 크므로 개인에게 알맞은 운동을 하도록 하며 운동 도중에 휴식을 하거나 운동 후는 충분한 휴식을 취하도록 한다. 실외에서 운동을 할 때에는 겨울과 여름에 특히 바깥 날씨에 주의한다. 겨울에는 하루 중에서 따뜻한 시간에 실시하고 여름에는 아침과 저녁의 서늘한 때를 이용한다.

제 20 장

재활보건

1. 재활의 정의

재활이란 rehabilitation인데 이는 re의 '다시'라는 의미와 habituate의 '능숙하게 하다' 또는 '습관들이다'라고 하는 단어가 합하여져 생긴 용어로 '기능 회복'이라는 뜻을 갖는다. 다시 말해 재활이라 하면, 선천적 혹은 후천적인 장애가 있는 사람들에게 사회재활, 의료재활, 교육재활 등을 통하여 심리적, 사회적, 정신적, 신체적, 직업적 능력을 최대한 개발시켜 주는 것으로 정의될 수 있다. 또한 재활이라는 용어는 의료, 교육, 사회 각 부분에 걸쳐 전반적으로 사용되고 있는 용어이다. 따라서 분야는 서로 다르다 하더라도 사용되는 의미는 '직업을 갖도록 하여 사회에 복귀시키다', '반복해서 훈련시켜 받아들이게 하다', '기능 회복을 시키다'라고 하는 유사한 뜻을 지니고 있다.

2. 재활의 개념

인간은 출생하여 계속적으로 외부 환경과 접하면서 새로운 기능인 학습, 신체의 운동 기능 발달, 사회생활에 필요한 기술, 인지 및 정신 기능의 발달 등을 습득하고 그 기능을 통하여 한 독립된 인간으로 사회의 구성원으로 최적의 생활 상태를 유지하다가 어느 정도의 연령이 지나면 습득한 기능을 점차 소실하게 되고 궁극적으로는 사망에 이르게 된다.

그런데 인간은 선천적으로 장애를 가지고 태어날 수도 있으며, 태어나서 어느 정도까지는 타인과 다를 바 없이 새로운 기능을 학습하는 도중에 각종 질환, 사고 등으로 장애를 입어 후천적으로 장애를 가지게 되는 사람들도 있다.

이처럼 선천적, 후천적 장애를 가지고 있는 사람들은 새로운 기능을 습득하는 데 있어서 상당한 시간이 요구된다는 것과 그때까지 상당수의 장애인들은 타인의 도움을 받지 않으면 안 된다. 따라서 선천성이건 후천성 장애인이건 적절한 재활서비스가 필요하다.

이처럼 재활의 목표는 장애인이 일반인들에 비해 일반적으로 질병에 이환되기 쉽고, 건강 유지 측면에서도 의료와 밀접한 관계가 있기 때문에, 장애인들이 갖고 있는 신체적, 정신적, 사회적 기능을 최대한 이끌어 주어 이들 스스로 타인의 도움을 최소화시켜 독립적인 일상생활과 사회 복귀를 통한 양질의 삶을 영위할 수 있도록 해주는 것이다.

3. 의료재활

재활이란 사회재활, 교육재활, 직업재활서비스, 의료재활 등의 적용으로 장애를 지닌 이들에게 훈련을 시킴으로써 장애를 최소화하여 일상생활뿐 아니라 사회생활의 수행 능력을 회복, 증진, 강화시켜 주는 것이다.

이와 같은 재활서비스 내용 중 전인적 재활의 중요한 단계이며 가장 우선적으로 이루어져야 할 부분은 바로 의료재활서비스이다.

의료재활이란 정신적, 신체적으로 기능장애를 가지고 있는 이들에게 가장 적절한 재활치료를 통하여 기능 회복을 도와주는 영역으로, 물리치료사, 재활의학과 전문의사, 작업치료사, 보장구 제작자 등과 같은 전문인들이 담당한다. 양질의 의료재활서비스가 이루어지기 위해서는 이러한 의료재활 전문인력 간의 수평적인 협조 관계가 매우 중요하다.

즉, 의료재활은 단순히 외상이나 질병에 대한 병소를 치유시키는 것만으로 끝나는 것이 아니고 환자가 장애를 갖게 되었을 때 동작 및 사회로의 복귀가 이루어질 수 있도록 하는 내용까지도 포함하고 있다.

다가올 21세기는 인구의 노령화와 만성 질환의 증가로 의료 재활 분야의 역할이 매우 중요한 위치를 차지하게 될 것이며, 장애 인구의 증가와 이들의 재활 욕구가 매우 증가할 것이다.

Rusk의 의료재활의 목표는 첫 번째는 할 수 있는 대로 신체적 장애를 예방하는 것이고, 둘째로는 신체적 장애를 제거 또는 경감시키는 것이며, 마지막으로 장애가 있더라도 그 제약 내에서 능력을 최대한 발휘하여 인간다운 생활을 할 수 있도록 훈련시키는 것이다. 의료재활은 같은 종류와 같은 정도의 신체적 결손 또는 기능저하(impairment)를 보유한 경우에도 재활치료를 받음에 따라서 어떠한 일을 수행할 수 있는 능력의 결여(disability) 정도가 달라질 수 있으므로 더욱 중요하다.

다시 말해서, 같은 장애를 가졌더라도 재활치료를 통하여 장애로 인한 문제를 극소화시킴으로써 기능적, 사회적으로 활동을 극대화할 수 있는 반면 장애에 대한 적절한 재활치료를 실시하지 않을 경우 장애가 심화되어 의학적, 기능적으로 더욱 중증의 장애인이 될 수 있다.

이러한 의료재활의 과정은 먼저 신체적, 정신적, 사회적 평가(직업 재활평가) 등의 종합적 평가를 통하여 장애의 종류, 장애 정도 및 유형을 객관적으로 파악하기 위한 평가 과정과 장애 발생을 예방 또는 극소화시키고 저하된 기능을 회복 또는 향상시켜 일상생활 동작의 독립적 수행을 위한 목적으로 물리치료, 작업치료, 언어치료 그리고 필요한 경우, 약물 및 수술적 치료 등을 포함한 치료 과정으로 나누어진다.

1) 물리치료

(1) 물리치료의 정의

물리치료(physical therapy)란 열, 전기, 광선, 물, 운동의 법칙과 같은 물리적 에너지현상뿐만 아니라 치료사의 손에 의한 도수적 방법(manipulation)으로 통증 등을 완화하거나, 근육의 수축 및 이완, 혈액의 순환 등을 치료적인 수단을 이용하여 도와주고, 비정상적 자세 및 운동 형태를 교정할 목적으로 전문가인 물리치료사(physical therapist)에 의하여 이루어지는 체계적이고 과학적인 재활치료의 한 전문 영역이다.

(2) 물리치료의 과정

물리치료의 과정은 물리치료를 필요로 하는 서비스 대상 환자의 문제점 파악 및 치료 계획을 설정하는 측정 및 평가 과정과 이러한 평가 과정에 선택한 적절한 치료 방법(modality나 운동 치료 방법 등)을 선택하여 대상자에게 직접적으로 치료를 행하여 주는 치료서비스 제공 과정으로 분류할 수 있다. 평가 과정은 환자의 상태를 정확히 평가하여 치료 방법을 선정하고, 장차 환자의 예후 및 목표 등을 설정하는 데 매우 중요한 과정이다. 따라서 올바른 평가를 하기 위해서는 관절 가동범위 검사, 근력검사, 감각검사, 운동발달검사, 반사검사, 심호흡계 평가 등에 대한 포괄적인 평가가 이루어져야 한다. 치료는 이러한 평가 결과에 따라서 적절한 치료 방법을 선정하여 치료에 적용하여야 한다.

(3) 물리치료의 유형 및 내용

물리치료의 유형을 살펴보면, 온열 및 냉열을 이용하여 통증 및 혈액순환을 돕는 열치료, 전류를 이용하여 근육 및 신경을 자극하여 근육의 위축 및 통증을 완화시키는 전기치료, 자외선, 적외선, 레이저광선을 이용하여 살균 및 피부질환 등을 치료하는 광선치료, 물이 지닌 물리학적인 성질, 즉 점성과 부력을 이용하여 관절 운동의 개선과 통증 완화를 위한 수치료, 운동에너지를 치료에 응용하여 자세의 교정 및 자연스런 운동 형태가 이루어지도록 하는 운동치료, 그리고 척주 및 주위 조직의 이상을 경감하기 위한 정형도수치료(orthopedic manual therapy), 그리고 물리치료 대상자들에 대한 장애 정도와 진전 정도에 대한 예후를 결정하기 위한 진단 및 평가 등으로 구분할 수 있으며, 이밖에 보장구의 선택 및 이에 대한 기능 훈련, 물리치료에 필요한 기기, 약품의 사용 및 관리 기타 보호자 및 가족 구성원들에 대한 적절한 교육과 물리치료에 대한 전문 교육 등을 담당한다. 다음은 물리치료의 실제 적용 예를 들어 물리치료에 대한 이해를 돕고자 한다.

① 전기치료(Electrotherapy)

전기가 가지고 있는 물리적 성질을 이용하여 신경 손상으로 인하여 근육마비가 온 이들에게 신경 재생을 돕고 근육 위축을 방지하기 위한 전기자극치료(electrical stimulation therapy; EST), 통증이 심하여 관절 운동을 할 수 없는 이들에게 통증 완화를 위한 목적으로 사용되는 경피신경자극치료(transcutaneous electrical nerve stimulation; TENS), 우리 신체의 심부조직까지 열을 침투시키며 미세한 진동 자극을 통하여 마사지 효과를 내는 초음파 치료가 있다. 또한 초단파나 극초단파로 인하여 열이 발생하여 혈액순환 및 통증을 완화시키는 초단파, 극초단파 치료도 있으며, 근래에는 미세전류자극(microcurrent stimulation), 레이저치료(laser therapy), 간섭파치료(interferential therapy) 등이 통증 치료에 많이 사용되고 있다.

② 광선치료(Phototherapy)

빛은 파장의 특성에 따라서 열효과, 살균 효과, 화학적 효과 등 다양한 효과를 나타낸다. 이러한 빛의 성질을 이용하여 치료하는 것을 광선치료라고 하며 가시광선보다 낮은 파형인 적외선(infrared ray)은 주로 열을 발생시킴으로써 혈액순환을 좋게 하고 진정 효과도 있으므로 통증 완화 작용을 나타낸다. 따라서 적외선 치료는 뻣뻣해진 근육 및 관절을 부드럽게 이완시켜 주기 때문에 통증이 있는 관절의 운동치료를 실시하기 전 적용하면 효과가 좋다. 또한 가시광선보다 높은 파장을 지닌 자외선(ultraviolet ray)은 화학적 효과 및 살균작용으로 상처 회복을 촉진시켜 주고 백납, 건선 등과 같은 피부질환자의 치료 목적으로 사용되고 있다.

③ 수치료(Hydrotherapy)

물이 지닌 물리적 성질을 치료에 적용하는 방법으로, 물의 부력을 이용하여 지상에서는 보행이 어려운 환자를 물속에서 보행 훈련을 시키면 환자의 체중이 물의 부력 때문에 가벼워져 쉽게 걸을 수 있다. 또한, 욕창 등으로 연부조직에 괴사가 발생하였을 경우, 물을 회전시켜 조직을 자극하게 되면 상처에 대한 소독 효과 및 새로운 조직이 생기는 데 많은 도움이 된다. 이 밖에 상하지의 혈액순환을 돕기 위하여 찬 물과 뜨거운 물로 번갈아가면서 연부 조직을 자극하는 교대욕(contrast bath), 파라핀이 가지고 있는 보온성을 이용하여 관절염 등과 같이 통증 및 관절의 뻣뻣함이 있는 환자의 국소관절의 혈액순환을 돕는 초욕(paraffin bath)도 수치료의 유형이다.

④ 운동치료(Exercise therapy)

운동의 원리 혹은 운동 발달의 원리 등을 치료에 적용하는 방법으로 운동치료의 기본이 되는 운동 유형은 다음과 같은 것이 있다.

■ **수동운동(Passive exercise)**

우리 인체의 관절은 움직이지 않으면 구축이 온다. 일반적으로 의식불명이 있거나 완전 마비로 인하여 환자 스스로 관절을 움직이지 못하는 경우에 물리치료사나 관절 운동기(continuous passive motion; CPM)에 의하여 관절 운동을 수동적으로 시켜 주는 운동 방법으로, 이러한 운동 방법은 관절의 구축뿐만 아니라 근육의 길이를 일정하게 유지시켜 주고, 관절 운동에 대한 감각을 잃지 않도록 해주는 데 중요한 역할을 한다.

■ **능동보조운동(Active assistive exercise)**

완전 마비되었던 사람이 스스로 근육을 수축할 수 있게 되면 치료사 혹은 여러 가지 장치의 도움으로 관절 운동을 할 수 있게 되는데 이러한 운동을 능동 보조 운동이라고 한다. 예를 들면, 고무밴드나 스프링과 같은 탄력성 있는 재질을 이용하여 약화된 근육의 기능을 대신하여 운동을 하게 해 준다면 스스로 관절 운동을 할 수 있다.

■ **능동운동(Active exercise)**

단어의 뜻 그대로 환자 스스로 하는 운동 방법이다. 이는 타인의 도움이 없어도 관절을 움직일 수 있으면 시작할 수 있는 운동으로 전문가인 치료사의 도움을 받아 관절의 유연성을 길러 주기 위하여 하는 운동 방법이다. 대표적인 능동운동은 스트레칭 운동이다.

■ **저항운동(Resistive exercise)**

저항운동은 근력강화(muscle strength)를 위한 운동으로 환자의 상태에 따라 저항의 양을 점차 늘여나감으로써 근력 향상을 도와주는 방법이다. 대표적인 저항운동 방법은 '점진적 저항운동(progressive resistive exercise; PRE)'이다.

이 외에도 운동 발달 정도 및 운동 조절 능력, 그리고 신경생리학적인 특성에 따라 적용하는 운동치료기법들이 많다. 예를 들면, 중추신경계 손상 환자를 위하여 많이 사용되는 방법으로는 신경발달치료법(neuro-developmental treatment; NDT)을 들 수 있는데 이러한 방법은 뇌성마비 아동이나 뇌졸중으로 인한 편마비 환자의 운동 기능 회복을 위하여 사용되는 기법이고, 우리 신체에 있는 감각 수용기(예, 근육, 관절 등)를 자극하여 운동을 유발시키는 고유 수용성 신경근육촉진법(proprioceptive neuromuscular facilitation; PNF), 압박 감각자극을 통하여 뇌성마비 아동의 운동을 유발시키는 보이타(Vojta) 치료, 반사 등을 이용하여 운동을 촉발시키는 Brunnstrom 치료 등의 다양한 치료 방법이 사용되고 있으며, 치료 방법도 계속 발전하고 있다.

⑤ 물리치료 진단 및 평가

의학적 진단은 일반적으로 환자의 질병을 규명하고 치료하는 데 있다. 이러한 의학적 진단을 바탕으로 물리치료학에서는 통증, 기능이상, 손상, 장애 등에 대하여 기능적이고 포괄적인 평가 체계를 필요로 한다. 물리치료사는 환자의 통증, 기능과 장애 정도를 평가하고 적절한 방법으로 평가에 준하여 치료 계획에 따라 치료한다. 이러한 과정은 환자에 대한 의학적 진단을 기준으로 물리치료적 진단과 평가를 통하여 치료가 시작된다는 것을 뜻하고 물리치료적 진단의 중요성과 필요성이 강조되며 환자의 증상이나 예후에서 단계별로 측정 및 평가가 이루어져야 한다.

물리치료에서 평가는 객관적 검사 결과를 바탕으로 결론적인 의학적 소견 및 진단에 따라 환자의 기능을 평가하는 것으로 관찰, 검사, 측정에 의한 환자의 장애 정도, 문제점, 치료 목표, 치료 계획을 세우는 것과 통합, 해석에 의한 치료 효과, 예후 등 물리치료 전반적인 것을 말한다.

a. **관찰**: 관찰은 일상적인 상황에서 자연스럽게 나타나는 환자의 행동을 기술 또는 기록함으로써 특정 현상에 대한 객관적인 자료를 수집하는 방법으로 환자로 하여금 현 병력과 주호소 등의 정보를 얻은 다음 외면적인 관찰을 통하여 전체적 관찰, 부분적 관찰을 시행하고 환부의 직접적인 동적 관찰과 동작 관찰을 시행하며 마지막으로 환자의 정서·심리적인 면을 관찰하여 기록한다.

b. **측정 및 검사**: 측정은 환자의 질병이나 장애의 양적 또는 수량적 자료를 과학적, 객관적으로 측정하는 것으로 여러 측정 도구를 이용하여 측정치를 수치로 나타내는 것 등을 말한다.
검사는 측정의 또 다른 방법으로 실험이나 검증 절차를 통하여 일반화된 방법으로 질병이나 이상 유무를 확인할 수 있는 여러 실험이나 검증 절차를 말하며 일반적으로 기본적 측정 방법과 기록 방법을 숙달하여야 한다.

c. **기록**: 기록은 환자의 관찰, 측정 및 검사의 과정에서 생산하거나 접수한 결과물로 내용은 문자, 기호, 숫자, 그림 등으로 저장한다. 의학적 기록은 일반적으로 정확성, 일관성, 정직성, 객관성을 기반으로 기록되어야 하며, 환자와 관련되어 있는 의사, 간호사, 물리치료사, 작업치료사, 언어치료사, 사회복지사 등과의 의사소통의 도구로 사용되기도 한다.

d. **통합과 해석**: 사정은 의사결정에 필요한 수량적 형태로 제시된 양적 자료와 서술적 형태로 제시되거나 요약된 질적 자료를 의미하는 것으로 결과를 바탕으로 질병의 상태, 정도, 예후 등을 평가할 수 있는

과정을 말한다. 또한 사정은 평가나 치료 과정에서 평가를 통해 치료 방법과 종류, 횟수 등의 중재 방법들의 적합성 등도 평가하는 것이므로 일련의 체계적인 평가 절차를 포괄적으로 의미하는 임상의사결정의 중요한 절차이다.

e. 평가의 시기

- 초기평가: 의학적 진단 이후 치료 시작에 앞서 환자의 현재 상태를 파악하고 치료 계획을 수립하기 위한 평가 단계로 그 목적은 다음과 같다.
  * 현재 환자의 질병의 증상이나 장애의 정도, 잔존능력 파악
  * 환자의 객관적이고 체계적인 측정 및 검사에 따른 치료 목표 설정
  * 치료 후 예측되는 회복 단계의 설정
  * 치료 구성원들 간의 상호 의사소통과 치료 진행에 따른 추가적인 병의 비교를 위한 기록
- 중간평가: 초기평가에 따른 치료 방법 및 절차의 성공 여부를 확인하는 평가로, 환자의 회복 과정에 따른 치료 계획의 변경, 치료 방법을 수정하기 위한 평가 단계로 그 목적은 다음과 같다.
  * 치료 계획과 회복 과정의 적절성 파악
  * 치료 계획과 치료 방법의 수정과 변경에 대한 필요성 유무 판정
  * 치료 회복 단계의 구체적인 예측
  * 치료구성원들 간의 상호 의사소통과 치료 진행에 따른 추가적인 병의 비교를 위한 기록
- 최종평가: 치료 계획에 따른 결과로서 치료의 연장, 회복 가능성, 퇴원, 통원의 시기 등을 결정하기 위한 평가 단계로 그 목적은 다음과 같다.
  * 치료 계획에 따른 회복의 정도를 파악
  * 치료의 계속 및 계속적인 입원, 통원 치료의 결정 및 치료 종료의 결정
  * 치료의 종료 또는 통원 시기 및 기간 등을 결정
- 기록(SOAP note): SOAP Note(Dr. Weed, 1971)의 형식은 문제 중심이라 불리는 의료기록을 체계화하는 시스템의 일부이다.

⑥ 기능훈련 및 일상생활 활동 훈련(Functional exercise and ADL training)

물리치료의 최종 목표는 장애인 스스로 독립적인 일상생활을 할 수 있도록 해 주는 데 있다. 이를 위해서는 이동 동작 훈련, 예를 들면, 목발 보행, 휠체어 보행 시 적절한 방법으로 걷는 방법, 턱이 있는 곳에서의 휠체어 사용 기술 등을 가르쳐 주는 것과 침대에서 휠체어로 이동하거나 휠체어에서 침대로 이동하는 방법 등에 대해 훈련시켜 주는 것을 말한다.

(4) 물리치료사의 근무기관

물리치료사가 근무하는 곳은 위에서 열거한 물리치료사의 업무 범위에 근거하여 각 종합병·의원의 물리치료실과 재활원 및 종합복지관의 물리치료실, 특수학교, 노인전문병원 등을 포함한 노인 재활시설, 각 보건소에 설치되어 있는 물리치료실, 스포츠 구단 및 체육 관련 시설, 물리치료와 관련된 전문 연구기관 및

대학교육기관, 유아 훈련 놀이시설 그리고 시설 내 근무 이외에 지역사회 재활 프로그램의 일환으로 이루어지는 가정방문 물리치료사 등의 역할을 수행한다.

2) 작업치료

(1) 작업치료의 정의

작업치료(occupational therapy)란 선택된 작업 활동(activity, work, task, play)을 통하여 환자가 지닌 병변을 감소시키거나 교정, 예방하여 환자 스스로 외부 환경에 적응할 수 있는 능력을 길러 주고, 보다 생산적인 활동에 참여하게 하는 데 필요한 기술과 기능을 학습하도록 도와주어 궁극적으로는 환자의 일상생활 활동(activities of daily living; ADL)뿐만 아니라, 사회생활의 수행 능력을 회복, 증진, 강화시켜 주는 재활치료의 한 전문 영역이다.

(2) 작업 활동의 선택 기준 및 그 방법

작업 활동을 선택하는 데 있어서는 일반적으로 다음과 같은 사항들을 고려하여야 한다.

첫째, 장애인의 정신기능(인지 및 지각 능력) 및 신체의 기능 수행 정도

둘째, 치료 목적과 관련 있는 작업 활동 선택

셋째, 환자의 동기를 유발할 수 있는 흥미 있는 작업 활동 선택

넷째, 환자에게 친숙해 있거나 친숙해질 수 있는 작업 활동 선택(예: 일상생활 활동)

다섯째, 개별 작업 활동 및 집단 작업 활동 중 어느 것이 환자에게 유익한가?

여섯째, 시작 자세는 어떤 자세가 바람직한가?

일곱째, 문제 해결 능력에 따라 점차로 어떤 방법으로 작업 활동의 등급(grade)을 높여갈 것인가?

(3) 작업치료의 각 영역에 따른 실제 적용의 예

앞에서도 언급한 바와 같이 작업치료에는 신체의 기능 향상을 위한 기능적 작업치료, 정신과 영역의 환자뿐만 아니라 신체의 기능 손실과 동반된 인지 및 지각 능력이 상실된 사람들을 위한 심리적 재활을 위한 작업치료, 마지막으로 환자의 신체적, 정신적 상태에 알맞은 작업 활동을 선택해 줌으로써 장차 이들이 사회에 나가 직업을 가질 수 있도록 돕는 직업 재활을 위한 작업치료로 분류할 수 있다. 이와 같이 작업치료는 그 범위에 있어서 타 학문(예: 임상심리학, 행동과학 및 행동수정, 재활심리학 등)과의 긴밀한 협조가 요구된다. 이번에는 직업 재활과 관련된 작업치료는 생략하고 작업치료 영역 중 신체 기능 증진을 위한 관련된 작업치료와 정신과 영역에서의 작업치료에 대하여 간단히 알아보도록 한다.

① 기능적 작업치료

기능적 작업치료는 그 치료의 초점을 환자의 신체적 기능장애의 회복을 위해 주로 다음과 같은 목적으로 실시한다.

첫째, 입체감각(stereognosis), 이점 식별 능력(two point discrimination)과 같은 피부감각의 식별 능력

을 길러 준다. 예를 들어 부드러운 천 혹은 거친 물체, 여러 가지 입체를 지닌 물체로 자극을 반복적으로 줌으로써 식별 능력을 길러 준다.

둘째, 장애자의 운동 발달을 촉진시키기 위함이다. 이를 위하여 현재까지 많은 치료 접근 방법이 나와 있다. 예를 들면, Rood approach, Bobath의 NDT(neurodevelopmental treatment), Ayres의 감각 통합(sensory integration), Kabat, Knot, Voss의 고유수용성 신경근 촉진법(proprioceptive neuromuscular facilitation), Brunnstrom의 운동치료법, Carr와 Shepherd의 운동재교육 방법 등이 있다.

셋째, 환자의 관절가동 범위 증가 및 손의 기민성(dexterity) 및 눈과 손의 협응능력(eye-hand coordination)을 길러 주기 위함이다. 예를 들면, 매듭 꼬기, 나사 돌리기, peg board, 종이접기, 톱질하기, 콩 담기 및 핀 줍기, 베틀을 이용하여 천 짜기, 재봉틀을 이용하여 꿰매기 등이다. 평가 시 사용되는 도구로는 Jebsen-Taylor hand function test, Minnesota rate of manipulation test, box and block test 등이 있다.

넷째, 근력(strength) 및 근의 지구력(endurance)을 높여 주기 위함이다. 여기에는 skate board의 무게를 증가시켜 줌으로써 작업대의 기울기를 높여 줌으로써 근력 향상을 볼 수 있다. 또한 대패질할 때 날의 위치를 바꾸어 줌으로써 근력 향상을 볼 수 있다. 지구력 증가는 주로 우리 신체의 체위를 유지하는 근육(type I muscle)에 대한 신체 유지 능력을 증가시키는 것을 말함인데, 이는 작업 활동량을 늘려나감으로써 얻어지는 것이다.

다섯째, 심폐기능의 증진을 위하여 실시한다. 이는 주로 호흡량을 증가시키거나, 호흡 근육의 재교육 등의 목적으로 실시되며, 작업으로는 풍선 불기, 촛불 끄기, 탁구공 불기 등의 놀이로써 행할 수 있다.

여섯째, 환자 스스로 독립적인 일상생활을 할 수 있도록 돕는다. 일상생활을 가르칠 때에는 환경을 환자의 가정 및 사회 환경과 비슷하게 조정한 후 실시한다. 일생생활 동작의 예를 들면, 세수하기, 목욕하기, 면도하기, 화장하기, 대소변보기, 옷 입고 벗기, 밥 먹기 등과 같이 환자 스스로 자기를 돌보아야 하는 내용(self care)과 침대에서 앉기, 침대에서 휠체어로 이동하기, 보행 보조기구의 도움으로 보행하기 등과 같은 이동 방법에 관한 내용, 그리고 글씨를 한다든가, 전화 사용, 단추 꿰기, 수도꼭지 틀기 등과 같은 손동작(hand activities)의 증진을 위한 내용 등을 포함한다. 환자의 일상생활 활동의 수행 능력을 측정하는 도구로는 Barthel index, Klein Bell A. D. L. scale, Harmaville assessment 등이 사용되고 있다.

② 심리재활을 위한 작업치료(정신과 작업치료)

환자를 치료하기에 앞서 정신과적 질환을 가진 환자에 대한 평가를 하는 데 있어서 더욱 많은 신경을 기울여야 하며, 다른 재활팀으로부터의 정보를 평가 시에 중요한 참고로 활용해야 한다. 주된 평가는 치료사에 의해 이루어지는데 평가의 내용은 환자의 심리적 기능, 정신적 기능, 인지 기능 등을 평가하는 것이다. 이러한 영역의 작업치료에서 주로 사용되는 평가 방법들은 발달검사, 감각통합검사(sensory integration test), 지능검사, 심리검사, 스트레스검사 등이 있다.

다음으로는 정신과 작업치료 영역에서 시행되는 치료의 예를 들어보도록 한다.

첫째, 환자의 정서적인 순화를 위하여 사용된다. 공격적인 기질이 있는 환자들에게 물감을 이용하여 손바닥 혹은 손가락으로 찍어 마음대로 그리게 하는 finger painting, 조심스럽게 접근해야 하겠지만 망치로 못박기, 가죽 공예 시 punching 작업 등을 시도할 수 있다.

둘째, 신체상(body image)에 대한 개념을 주기 위하여 사용된다. 예를 들면, 처음에는 신체의 조각이 단순화(머리, 몸통, 상지, 하지)되어 있는 인형 맞추기 놀이에서부터 복잡한 것으로 진행시켜 나가고, 후에는 입체 인형에서 점차로 인간 신체를 이용해 직접 지적할 수 있도록 하며, 종이에 신체를 그리도록 하는 작업 활동도 이러한 개념을 높여주는 데 좋다. 이때 환자의 반시야 결손(hemianopsia) 유무도 알아볼 수 있다. 신체상을 길러 줄 때 치료사는 강화제를 사용하는 것이 좋다.

셋째, 환자의 집중력(attention span)을 높이는 데 도움을 준다. 예를 들어, 행동과다 아동치료(hyperactive child therapy) 시 치료사는 일 대 일로 붙어서 아동이 흥미 있는 작업 활동을 하도록 하여 계속해서 집중할 수 있도록 강화 작용을 줌으로써 아동의 행동이 수정될 수 있도록 지도하여야 한다. 이때 치료실은 반드시 조용한 곳에서 실시하도록 해야 한다.

넷째, 환자의 눈과 손의 협응(eye hand coordination)을 증가시키기 위하여 사용한다. 예를 들면, 앞에 있는 물건을 잡아서 통 안에 넣기를 하는데 처음에는 큰 물체로 시작하여 점차로 조그마한 물체를 잡아서 통 안에 넣기를 행할 수 있으며, 물건 쌓기 등으로도 도움을 줄 수 있다.

다섯째, 성취에 대한 만족감을 제공해 준다. 작업을 통하여 원하던 작품이 완성되었을 때 나도 할 수 있다고 하는 강한 만족감을 준다.

여섯째, 일상생활과 관련되어 있는 시장 보기 및 물건 사기 등의 시장 놀이를 통하여 혹은 환자와 같이 시장에 나가서 물건을 고르고 사는 것을 직접 하도록 함으로써 일상 및 사회생활의 적응에 도움을 줄 수 있다.

4. 장애인 복지시설의 유형

우리나라의 장애인 복지시설은 '장애인복지법 제38조 제2항'의 규정에 의하여 설립된 시설로서 총 7개의 유형으로 나뉘어 있으며, 그 내용은 다음과 같다.

- 장애인 직업재활시설
- 점자도서 및 녹음서 출판시설
- 장애인 유료복지시설
- 장애인 요양시설
- 장애인 이용시설
- 장애인 재활시설
- 특수 도서관

찾아보기

ㄱ

ㄴ

ㄷ

ㅅ

ㅊ

ㅋ

ㅌ

ㅍ

ㅎ

참고문헌

- 강병우(2005). 공중보건학. 현문사.
- 구성회 외(2006). 공중보건학. 고문사.
- 권명진 외(2009). 공중보건학. 서원미디어.
- 김성미 외(2006). 공중보건학. 현문사.
- 김양호 외(2007). 공중보건학. 현문사.
- 예방의학편찬위원회(2007). 예방의학, 제3판. 계축문화사.
- 용준형 외(2011). 최신 공중보건학. 북샘터.
- 윤희종(2012). 공중보건학. 현문사.
- 이광성 외(2012). 공중보건학. 한미의학.
- 황병덕 외(2008). 새로 쓴 공중보건학. 수문사.
- 국가통계포털(Korean Statistical Information Service).

저 자

권 오 성 (서남대학교)
김 성 렬 (경남대학교)
김 용 남 (남부대학교)
김 운 신 (광주여자대학교)
김 정 연 (대전보건대학교)
남 형 천 (경북전문대학교)
노 종 수 (대전보건대학교)
박 대 성 (건양대학교)
신 형 수 (경운대학교)
양 승 훈 (전주비전대학교)
유 재 호 (선문대학교)
이 건 철 (경남정보대학교)
이 재 춘 (군장대학교)
이 현 민 (호남대학교)
임 원 식 (안동과학대학교)
(가나다순)

공중보건학총론

발행일 2014년 3월 5일
저 자 권 오 성 외
발행인 최 용 원
편 집 조 성 희
표 지 이 은 의
발행처 **대한나래출판사**
등 록 제2012-000051호(1994.12.14)

주 소 서울특별시 성동구 성수2로 147 (성수동2가 289-319번지)
아이에스비즈타워 903호
전 화 (02) 922-7080
팩 스 (02) 922-0841
이메일 nrpub@chol.com

ISBN 978-89-5741-308-1 **정가 30,000원**

www.dhpub.com